针灸甲乙经校释

下册

第2版

校释单位 山东中医学院
审定单位 河北新医大学
南京中医学院
黑龙江祖国医药研究所
福州市人民医院

人民卫生出版社

图书在版编目(CIP)数据

针灸甲乙经校释. 下/山东中医学院校释. —2 版.
—北京:人民卫生出版社,2009. 1
ISBN 978-7-117-10839-3

Ⅰ. 针…　Ⅱ. 山…　Ⅲ. ①针灸甲乙经-校勘②针灸甲乙经-注释　Ⅳ. R245

中国版本图书馆 CIP 数据核字(2008)第 175569 号

人卫社官网	www.pmph.com	出版物查询，在线购书
人卫医学网	www.ipmph.com	医学考试辅导，医学数据库服务，医学教育资源，大众健康资讯

针灸甲乙经校释（下）

第 2 版

校　　释：山东中医学院
出版发行：人民卫生出版社（中继线 010-59780011）
地　　址：北京市朝阳区潘家园南里 19 号
邮　　编：100021
E - mail：pmph@pmph.com
购书热线：010-59787592　010-59787584　010-65264830
印　　刷：廊坊十环印刷有限公司
经　　销：新华书店
开　　本：850×1168　1/32　　印张：18.5
字　　数：460 千字
版　　次：1980 年 4 月第 1 版　　2025 年 3 月第 2 版第 20 次印刷
标准书号：ISBN 978-7-117-10839-3/R·10840
定　　价：37.00 元
打击盗版举报电话：010-59787491　E-mail：WQ@pmph.com
（凡属印装质量问题请与本社市场营销中心联系退换）

目　录

（下　册）

卷之六…………………………………………………………579
八正八虚八风大论第一……………………………………579
逆顺病本末方宜形志大论第二……………………………585
五脏六腑虚实大论第三……………………………………595
阴阳清浊顺治逆乱大论第四………………………………611
四时贼风邪气大论第五……………………………………615
内外形诊老壮肥瘦病旦慧夜甚大论第六…………………619
阴阳大论第七………………………………………………631
正邪袭内生梦大论第八……………………………………645
五味所宜五脏生病大论第九………………………………649
五脏传病大论第十…………………………………………665
寿夭形诊病候耐痛不耐痛大论第十一……………………681
形气盛衰大论第十二………………………………………686

卷之七…………………………………………………………691
六经受病发伤寒热病第一上………………………………691
六经受病发伤寒热病第一中………………………………708
六经受病发伤寒热病第一下………………………………735
足阳明脉病发热狂走第二…………………………………749
阴衰发热厥阳衰发寒厥第三………………………………753

太阳中风感于寒湿发痓第四……764
阴阳相移发三疟第五上……771

卷之八……795
五脏传病发寒热第一上……795
五脏传病发寒热第一下……810
经络受病入肠胃五脏积发伏梁息贲肥气痞气奔豚第二……824
五脏六腑胀第三……842
水肤胀鼓胀肠覃石瘕第四……850
肾风发风水面胕肿第五……857

卷之九……865
大寒内薄骨髓阳逆发头痛第一（额项痛附）……865
寒气客于五脏六腑发卒心痛胸痹心疝三虫第二……871
邪在肺五脏六腑受病发咳逆上气第三……878
肝受病及卫气留积发胸胁满痛第四……887
邪在心胆及诸脏腑发悲恐太息口苦不乐及惊第五……894
脾受病发四肢不用第六……899
脾胃大肠受病发腹胀满肠中鸣短气第七……902
肾小肠受病发腹胀腰痛引背少腹控睾第八……913
三焦膀胱受病发少腹肿不得小便第九……931
三焦约内闭发不得大小便第十……935
足厥阴脉动喜怒不时发癞疝遗溺癃第十一……936
足太阳脉动发下部痔脱肛第十二……946

卷之十……948
阴受病发痹第一上……948
阴受病发痹第一下……958

阳受病发风第二上 …………………………………………… 969
阳受病发风第二下 …………………………………………… 984
八虚受病发拘挛第三………………………………………… 997
热在五脏发痿第四…………………………………………… 998
手太阴阳明太阳少阳脉动发肩背痛肩前臑皆痛肩似拔
第五 ………………………………………………………… 1005
水浆不消发饮第六 ………………………………………… 1009

卷之十一 …………………………………………………… 1011
胸中寒发脉代第一 ………………………………………… 1011
阳厥大惊发狂痫第二 ……………………………………… 1012
阳脉下坠阴脉上争发尸厥第三 …………………………… 1030
气乱于肠胃发霍乱吐下第四 ……………………………… 1031
足太阴厥脉病发溏泄下痢第五 …………………………… 1033
五气溢发消渴黄瘅第六 …………………………………… 1037
动作失度内外伤发崩中瘀血呕血唾血第七 ……………… 1043
邪气聚于下脘发内痈第八 ………………………………… 1051
寒气客于经络之中发痈疽风成发厉浸淫第九上 …… 1055
寒气客于经络之中发痈疽风成发厉浸淫第九下 …… 1058

卷之十二 …………………………………………………… 1085
欠哕唏振寒噫嚏亸泣出太息漾下耳鸣啮舌善忘善饥
第一 ………………………………………………………… 1085
寒气客于厌发喑不能言第二 ……………………………… 1098
目不得眠不得视及多卧卧不安不得偃卧肉苛诸息
有音及喘第三 ……………………………………………… 1102
足太阳阳明手少阳脉动发目病第四 ……………………… 1110
手太阳少阳脉动发耳病第五 ……………………………… 1119
手足阳明脉动发口齿病第六 ……………………………… 1126

血溢发衄第七(鼻鼽息肉著附) …… 1131
手足阳明少阳脉动发喉痹咽痛第八 …… 1134
气有所结发瘤瘿第九 …… 1135
妇人杂病第十 …… 1136
小儿杂病第十一 …… 1149

据校书目 …… 1154

引用及参考书目 …… 1156

卷之六

八正八虚八风大论第一

[提要] 本篇主要论述八正、八虚、八方之风所致疾病的情况。内容有：

一、遇岁露的原因和虚风致病的病情。

二、八风的性质及对脏腑的危害情况。

三、"三虚"、"三实"对人体的影响。

按：本篇的大部分内容难以理解，其实用价值如何，也有待进一步研究，故仅作校释，未作语译。

[原文] 黄帝问曰：岁之所以皆同病者，何气使然？

少师对曰：此八正①[1]之候也，候此者，常以冬至之日。风②从南方来者，名曰虚风[2]，贼伤人者也。其以夜半至者，万民皆卧而不犯，故其岁民少病。其以昼至者，万民懈堕而皆中于邪风，故民多病。虚邪入客于骨而不发于外，至其立春，阳气大发，腠理开，有③因立春之日，风从西方来，万民皆中虚风。此两邪相搏，经气结④代[3]，故诸逢其风而遇其雨者，名曰遇岁露[4]焉。因岁之和而少贼风者，民少病而少死；岁多贼风邪气，寒温不和，则民多病而死矣。

[校勘]

①"八正" 原作"八症"，据《灵枢》岁露论、《太素》八正风候改。

②"风" 此下《灵枢》岁露论、《太素》八正风候均有

“雨”字。

③“有” 《灵枢》岁露论、《太素》八正风候均无。

④“结” 《太素》八正风候作“绝”字。

[注释]

[1]“八正” 《灵枢集注》张志聪注:“八正者,冬至夏至、春分秋分、立春立夏、立秋立冬,定八方之正位,以候八方之风雨也。”

[2]“虚风” 本篇下节云:“风从其冲后来者,名曰虚风。”即从节气所居方位对方刮来的风。如冬至在阴历十一月,本月在十二地支中为子,位属北方,风从南方来者,以南方属午,与子对冲,故谓之虚风。此是当时对病因认识的一种术语。

[3]“两邪相搏,经气结代”结代,此指不正常的气候形成病邪,侵入人体留而不去。《类经》贼风邪气乘虚伤人注:“立春之日,月建在东,而风从西方来,亦虚风也,冬至中之,立春又中之,此两邪也,邪留而不去,故曰结,当其令而非其气故曰代。”

[4]“岁露” 指一年当中感受的风雨之邪。《灵枢集注》张志聪注:“风者,天之气;雨者,天之露。故诸逢其风而遇其雨者,命曰遇岁露焉。”《太素》八正风候注:“露有其二,一曰春露,主生万物者也;二曰秋露,主衰万物者也。今岁有贼风暴雨以衰于物,比秋风露,故曰岁露焉。”

[语译] 从略。

[原文] 曰:虚邪之风,其所①贵贱[1]何如?候之奈何?

曰:正月朔日[2],风从西方来而大,名曰白骨。将国有殃,人多死亡。正月朔日,平旦西北风行,民病多,十有三也。正月朔日,日中北风,夏,民多死者(一作多病)。正月朔日,平旦北风,春,民多死者。正月朔日,夕时北风,秋,民多死者。正月朔日,天时和温不风,民无病;大寒疾风,民多病。二月丑[3]不风,民多心腹病。三月戌不温,民多寒热病。四月巳不暑,民多瘅病。十月申不寒,民多暴死。诸所谓风者,发屋拔树,扬沙石,起毫毛,发腠理者也。风从其冲后来者,名曰虚风,贼伤人者也,主杀害,必谨候虚风而谨避之。避邪之道,如避矢石,然后邪弗能害也。

[校勘]

①"所" 《灵枢》岁露论太素八正风候此下有"伤"字。

[注释]

[1]"贵贱" 此指轻重而言。

[2]"朔日" 即阴历每月初一。此日月亮处在太阳和地球的连线之后,完全看不到月光。

[3]"丑" 古人以天干地支配合,用以记年、记月、记日,"丑"即丑日。下同。

[语译] 从略。

[按语] 此节文字,脱漏甚多。如正月朔日,《灵枢》、《太素》列九条,此处仅有五条半,且次第亦不一致,现将《灵枢》岁露论原文附录于下,以资对照,原文即不再校勘。

黄帝曰:虚邪之风,其所伤贵贱何如?候之奈何?

少师答曰:正月朔日,太一居天留(《太素》作溜)之宫,其日西北风,不雨,人多死矣。正月朔日,平旦北风,春,民多死。正月朔日,平旦北风行,民病多者,十有三也正月朔日,日中北风,夏,民多死。正月朔日,夕时北风,秋,民多死。终日北风,大病死者十有六。正月朔日,风从南方来,命曰旱乡;从西方来,命曰白骨,将国有殃(《太素》作白骨将将,国有殃),人多死亡。正月朔日,风从东方来,发屋,扬沙石,国有大灾也。正月朔日,风从东南方行,春有死亡。正月朔(《太素》有日字),天利(《太素》作和)温不风,籴贱,民不病;天寒而风,籴贵,民多病。此所谓候岁之风(《太素》作虚风),戗(《太素》作贼)伤人者也。

[原文] 风从南方来,名曰大弱风。其伤人也,内舍于心,外在于脉,其气主为热。

风从西南方来,名曰谋风。其伤人也,内舍于脾,外在于肌肉，其气主为弱。

风从西方来，名曰刚风。其伤人也，内舍于肺，外在于皮肤，其气主为燥。

风从西北方来，名曰折风。其伤人也，内舍于小肠，外在于手太阳之脉，脉绝则泄①，脉闭则结不通，善暴死。

风从北方来，名曰大刚风，其伤人也，内舍于肾，外在于骨与肩背之膂筋，其气主为寒。

风从东北方来，名曰凶风，其伤人也，内舍于大肠，外在于两胁腋骨下及肢节。

风从东方来，名曰婴儿风，其伤人也，内舍于肝，外在于筋纽[1]，其气主为湿。

风从东南方来，名曰弱风，其伤人也，内舍于胃，外在于肌，其气主为体重。

［校勘］

①“泄”　《灵枢》九宫八风篇、《太素》九宫八风均作“溢”。

［注释］

［1］“筋纽”　筋与骨之衔接枢纽处。

［语译］　从略。

［按语］　本节说明八风致病与脏腑组织的关系。《类经》九宫八风注云：“南方，离火宫也。凡热盛之方，风至必微，故曰大弱风。其在于人，则火脏应之，内舍于心，外在于脉，其病为热……西南方，坤土宫也，阴气方生，阳气犹盛，阴阳去就，若有所议，故曰谋风。其在于人，则土脏应之，故内舍于脾，外在于肌，脾恶阴湿，故其气主为弱……西方，兑金宫也，金气刚劲，故曰刚风。其在于人，则金脏应之，内舍于肺，外在皮肤，其病气主燥也……西北方，乾金宫也，金主折伤，故曰折风。凡风气伤人，南应在上，北应在下，故此小肠手太阳经受病者，以小肠属丙，为下焦之火腑，而乾亥虚风，其冲在巳也；然西方之金，其气肃杀，北方之水，其气惨冽，西北合气，最伐生阳，故令人善暴死……北

方，坎水宫也，气寒则风烈，故曰大刚风。其在于人，则水脏应之，内舍于肾，外在于骨，肩背膂筋，足太阳经也……东北方，艮土宫也，阴气未退，阳和未盛，故曰凶风。其在于人则伤及大肠，以大肠属庚，为下焦之金腑，而艮寅虚风，其冲在申也，两胁腋骨下，大肠所近之位，肢节，手阳明脉气所及……东方，震木宫也，风生于东，故曰婴儿风。其在于人，则木脏应之，故病舍于肝，外在于筋纽……东南方，巽木宫也，气暖则风柔，故曰弱风。东南湿胜，挟木侮土，故其伤人，则内舍于胃，外在肌肉，其病气主体重也。"此说可作参考。

[原文] 凡此八风者，皆从其虚之乡来，乃能病人，三虚相薄，则为暴病卒死；两虚一实①，则为淋露[1]寒热；犯其雨湿之地则为痿。故圣人避邪，如避矢石。其三虚偏中于邪风，则为击仆偏枯[2]矣。

[校勘]

①"两虚一实" 《灵枢》九宫八风篇、《太素》九宫八风均作："两实一虚"。

[注释]

[1]"淋露" 指淋雨和露体受风而言。

[2]"击仆偏枯" 《灵枢注证发微》注："击仆者，如击之而仆晕也；偏枯者，或左或右偏枯也。"形容突然发病，出现半身不遂的症状。

[原文] 曰：四时八风之中人也，因有寒暑，寒则皮肤急，腠理闭，暑则皮肤缓，腠理开。贼风邪气，因得以入乎？将[1]必须八正风邪，乃能伤人乎？

曰：贼风邪气之中人也，不得以时。然必因其开也，其入深，其内亟（一作极）也疾，其病人也卒暴；因其闭也，其入浅以留，其病人也徐以迟[2]。

[注释]

[1]"将" 抑或，还是。表选择疑问的连词。

[2]“贼风邪气之中人也……徐以迟” 《类经》贼风邪气乘虚伤人注：“凡四时乖戾不正之气，是为贼风邪气，非如太一所居，八正虚邪之有常候，此则发无定期，亦无定位，故曰不得以时也。然其中人，必因肤腠之开，乃得深入，深则内病极，故其病人也卒暴；若因其闭，虽中必浅，浅而不去，其邪必留，亦致于病，但徐迟耳。”

[语译] 从略。

[原文] 曰：其有寒温和适，腠理不开，然有卒病者，其故何也？

曰：人虽平居，其腠理开闭缓急，固常有时也，夫人与天地相参，与日月相应，故月满则海水西盛，人血气积①，肌肉充，皮肤致，毛发坚，腠理郄[1]，烟垢[2]著。当是之时，虽遇贼风，其入浅，亦不深。至②其月廓空，则海水东盛，人血气虚，其卫气去，形独居，肌肉减，皮肤缓，腠理开，毛发薄③，烟垢落④；当是之时，遇贼风，其入深，其病人卒暴。

[校勘]

①“积” 《太素》三虚三实作“精”。

②“至” 原作“到”，据《灵枢》岁露论改。

③“毛发薄” 《灵枢》岁露论作：“毛发残，膲理薄”。

④“烟垢落” 原作“胭垢泽”，据《灵枢》岁露论、《太素》三虚三实改。

[注释]

[1]“郄” 《类经》贼风邪气乘虚伤人注：“郄，闭也。”

[2]“烟垢” 指皮肤上所积之污垢而言。《类经》贼风邪气乘虚伤人注：“烟垢，腻垢如烟也。”

[语译] 从略。

[原文] 曰：人有卒然暴死①者，何邪使然？

曰：得三虚者，其死②疾；得三实者，邪不能伤也。乘年之衰，逢月之空，失时之和，人气乏少，因为贼风邪气所伤，是谓三虚。故论不知三虚，工反为粗。若逢年之盛，遇月之满，得时之和，虽有贼风邪气，不能伤也[1]。

［校勘］

①“死” 此下《灵枢》岁露论、《太素》三虚三实有“暴病”二字。

②“死” 此下《灵枢》岁露论、《太素》三虚三实有“暴”字。

［注释］

［1］“乘年之衰……不能伤也” 《类经》贼风邪气乘虚伤人注：“乘年之衰，如阴年岁气不及，邪反胜之，及补遗刺法、本病二论所谓‘司天失守’等义是也。逢月之空，如八正神明论曰：‘月始生则血气始精，卫气始行’，及上文‘月满则海水西盛’、‘月廓空则海水东盛’等义是也。失时之和，如春不温，夏不热，秋不凉，冬不寒，客主不和者是也。三虚在天，又必因人之虚，气有失守，乃易犯之，故为贼风所伤，而致暴死暴病。使知调摄避忌，则邪不能害，故曰乘、曰逢、曰失者，盖兼人事为言也……反于三虚，即三实也，故邪不能犯。”

［语译］ 从略。

［按语］ 本篇内容主要是从天人相应的观点，探讨自然界变化对人体疾病的影响，但由于历史条件的限制，不可避免地掺杂了一些唯心主义的主观臆测，因此，我们应当正确理解其文义，做到有批判地继承。

逆顺病本末方宜形志大论第二

［提要］ 本篇论述临症时必须根据病情的逆顺、标本，以及地理环境和形志苦乐等具体情况进行分析，才能作到恰当的治疗。其主要内容有：

一、对病人的治疗和护理，必须适应病情，并应根据病情的缓急轻重，分清标本，决定治疗的先后次序。

二、根据地理、生活、发病等方面的特点，分别运用砭石、毒药、灸焫、微针、导引按跷等治疗方法，即因地制宜、因人制宜。

三、因形志苦乐不同，可以产生不同的疾病，其治疗方法，亦应有所区别。

[原文] 黄帝问曰：治民治身，可得闻乎？

岐伯对曰：治民与自治，治彼与治此，治小与治大，治国与治家，未有逆而能治者，夫惟顺而已矣。故入国问其俗，临病人问所便[1]。

曰：便病①奈何？

曰：中热消瘅则便寒，寒中之属则便热。胃中热则消谷，令人悬心[2]善饥，脐已上皮热；肠中热，则出黄如糜[3]色②，脐已下皮寒③。胃中寒则䐜胀④；肠中寒则肠鸣飧泄。胃中寒肠中热，则胀且泄；胃中热肠中寒，则疾饥，少腹痛胀。

[校勘]

①“病” 此下《灵枢》师传篇、《太素》顺养有“人”字。

②“糜色” 《灵枢》师传篇、《太素》顺养均无“色”字。

③“寒” 《医学纲目》治寒热法改为“热”，注云：“胃居脐上，故胃热则脐以上热；肠居脐下，故肠热则脐以下热。”此说义长。

④“䐜胀” 原作“填胀”，据《太素》顺养改。

[注释]

[1]“便” 方便，指病人的喜好。

[2]“悬心” 《类经》为治之道顺而已矣注：“悬心者，胃火上炎，心血被烁而悬悬不宁也。”

[3]“糜” 小米粥。《释名》：“煮米使糜烂也。”

[语译] 黄帝问：治理百姓和治理自己的道理，可以告诉我吗？

岐伯答：治民和自治，治彼和治此，治小和治大，治国和治家，没有违背其自然规律而能治理好的。惟有顺从其自然规律，才可办到。治病也同样。所以到了一个国家，首先要了解他们的风俗习惯；接近病人的时候，首先要问明病人的喜好，以便采取适当的治疗措施。

问：怎样了解病人的喜好以适应他的情况呢？

答：体内有热的消渴病人，由于内热炽盛，寒凉对他是相宜的；体内有寒的病人，由于阳气不足，温热对他是相宜的。胃中有热的，则消谷善饥，心悬不宁，脐以上的肚皮发热；肠中有热的，则大便色黄，稀如糜粥，脐以下的肚皮发寒。若胃中有寒，则运化无力，发生腹胀；若肠中有寒，则传导失职，清浊不分，发生肠鸣和水谷不化的泄泻。若胃中有寒肠中有热的，就会发生胀满而且泄泻；胃中有热肠中有寒的，就容易很快的饥饿和少腹部胀痛。

[原文] 曰：胃欲寒饮，肠欲热饮，两者相逆，治之奈何？

曰：春夏先治其标，后治其本。秋冬先治其本，后治其标[1]。

曰：便其相逆者奈何？

曰：便此者，食饮衣服，欲适寒温，寒无凄怆[2]，暑无出汗。食饮者，热无灼灼[3]，寒无沧沧[4]。寒温中适，故气将①持[5]，乃不致邪僻[6]。

[校勘]

①“将” 原作“搏”，据《灵枢》师传篇、《太素》顺养改。

[注释]

[1]“春夏先治其标……后治其标” 本，谓根与本也；标，谓标末也。《类经》为治之道顺而已矣注：“春夏之气达于外，则病亦在外，外者内之标，故先治其标，后治其本；秋冬之气敛于内，则病亦在内，内者外之本，故先治其本，后治其标。”

[2]“凄怆” 寒冷的意思。

[3]“灼灼” 烧灼的意思。

[4]“沧沧” 寒凉的意思。

[5]“将持” 能以支持的意思。

[6]“邪僻” 是不正之气。僻,不正的意思。

[语译] 问:胃热欲寒饮,肠寒欲热饮,两者的性质相反,应当怎样治疗呢?

答:春夏应当先治其在外的标病,后治其在内的本病,秋冬应当先治其在内的本病,后治其在外的标病。

问:病人的喜好与病情相反的时候,应当怎样处理?

答:处理这样的病人,宜使其饮食、衣服寒温适当,例如病本不宜寒,而病人自欲寒的,可给与轻微的寒凉,不要寒冷过甚;本不宜热的,而病人自欲热的,可给与轻微的温暖,不要热得出汗。欲食热的不要过热,欲食凉的不要过凉,使寒热适中,则元气就可以支持,不致于再受邪气的侵害。

[按语] 以上两节所论,主要指出在诊断治疗过程中应当注意的事情,首先了解患者的喜恶情况,即“临病人问所便”。所以文中反复强调顺和逆的问题,提出一定要顺适病情,相逆者须寒热适中,不可太过,但病情的表现,有时是比较复杂的,又必须根据不同的季节、病变的实际情况,结合病人的需要,给以适当的处理。这些原则,直到现在,在临床上仍有其重要意义。

[原文] 先病而后逆[1]者,治其本;先逆而后病者,治其本。先寒而后生病者,治其本;先病而后生寒者,治其本。先热而后生病者,治其本;先病而后生热者,治其本。先热①而后生中满者,治其标。先病而后泄者,治其本;先泄而后生他病者,治其本,必先调之,乃治其他病。先病而后中满者,治其标;先中满而后烦心者,治其本。人有客气固②气[2],小大不利,治其标;小大便利,治其本。病发而有余,本而标之,先治其本,后治其标;病发而不足,标而本之,先治其标,后治其本。谨察间甚而调之,间者并行,甚者独行[3]。小大不利而后生他病者,治其本。

[校勘]

①“热” 原作“病”,据《素问》标本病传论改。

②“固” 原作“同”。原校“同一作固”。《素问》标本病传论新校正云:“按全元起本同作固。”与原校同,据改,并删原校。

[注释]

[1]“逆” “逆”字说法不一。马莳认为是病势之逆,张介宾认为是气血之逆,吴昆以为呕逆,张志聪以为厥逆。今从张介宾说。

[2]“客气固气” 客气,指外感邪气而言。固气,指体内固有病气而言。

[3]“谨察间甚而调之,间者并行,甚者独行” 《类经》标本逆从治有先后注:“间者,言病之浅,甚者言病之重也。病浅者,可以兼治,故曰并行。病甚者,难容杂乱,故曰独行。”

[语译] 先患病而后气血逆乱的,治其先病;先气血逆乱而后患病的,治其气血。先因寒邪致病而后发生其他病的,治其本病之寒;先患病而后生寒的,治其先病。先患热病而后发生其他病的,治其先病之热;先患病而后生热的,治其先病。先患热病而后发生中满症的,先治其中满之标。先患病而后发生泄泻的,治其先病;先患泄泻而后发生其他病的,先治其泄泻之本,必先调治好泄泻,然后再治疗其他病。先患病而后发生中满症的,当先治其中满之标;先患中满症,而后发生心烦的,先治其中满的本病。人有新感外邪而生病的,也有固有之邪内发而生病的。不论新感之邪和固有之邪,凡是出现大、小便不通利的,当先治其大、小便不通利之标;大、小便通利的,先治其本病。疾病发生属于邪气有余的实证,以邪气为本,其他的症候为标,应先治其本病之邪,然后再调治其他症候。疾病在发展过程中,若精气不足时,以精气为标,病邪为本,先治其精气不足,然后治其病邪。必须谨慎的观察病情轻重缓急来进行调治,病轻的,可以标本兼治,病重的,或治标或治本,应单独治疗。若是先大、小便不利,而后发生其他病者,必须先治其大、小便不利。

[按语] 标本治法是解决疾病过程中矛盾对立双方主次

关系的治疗原则。原出《素问》标本病传论，其含义较广，从病因与症状来说，病因为本，症状为标；从人体与致病邪气来说，人体正气是本，致病的邪气是标；从疾病的新旧、原发与继发来说，旧病与原发是本，新病与继发是标；从疾病所在来说，在内的为本，在外为标。由于疾病的过程有时甚为复杂，往往矛盾也不止一个，有主要矛盾和次要矛盾，治疗应当抓主要矛盾，治其根本，解决本质的问题。但矛盾常有变化，有时次要矛盾在一定条件下可上升为主要矛盾，这一点也是必须掌握的。

本节着重说明临床要通过详细的观察，分析病情的本末、主次，然后决定治疗的先后、缓急，所列各项治疗准则，大部分以治本为主，是“治病必求于本”与“必伏其所主，而先其所因”的具体体现。只有找到致病的因素，病机所在，明确诊断，才能从根本上获得治愈，但在特殊情况下，也可采取灵活的治疗方法。“治从证转”“药随病变”。文中所言治标的情况，先患病而后发生中满或大小便不利者，就是属于“急则治标”的例证。中满为脾胃功能运化不好，关系到饮食的受纳、消化、吸收，从而影响气血精微的化生。机体失去了供应之源，会使病程延长或加重，治疗难以收到预期的效果。前后二阴乃人体排泄水分和糟粕的主要途径，如传导障碍，决渎不行、大便不利、粪尿停留，能造成关格不通，引起癃痾。此二者皆为危急症候，故无论什么病发生了“中满”或“二便不利”者，都应采取“急则治标”的方法。

[原文] 东方滨海旁水，其民食鱼嗜咸。鱼者使人热中，咸者胜血。其民皆黑色疏理，其病多壅肿①，其治宜砭石[1]。

[校勘]

①“壅肿” 《素问》异法方宜论作“痈疡”，义同。

[注释]

[1]“砭石” 古代用的石针，多用以刺治痈肿病。

[语译] 东方靠海近水，那里的人们多吃鱼类而喜好咸味。鱼性热，吃多了容易产生内热，咸能走血，多吃咸又容易耗

伤血液。所以那里的人们大多皮肤色黑,腠理疏松,多发生痈肿一类的疾病,治疗以使用石针较为适宜。

[原文] 西方水土刚强,其民华食[1]而脂肥,故邪不能伤其形体,其病生于内[2],其治宜毒药[3]。

[注释]

[1]"华食" 《素问》异法方宜论王注:"华,谓鲜美,酥酪骨肉之类也。"

[2]"其病生于内" 指饮食、七情之病,内生于脏腑。

[3]"毒药" 《类经》五方治病不同注:"毒药者,总括药饵而言,凡能除病者,皆可称为毒药。如五常政大论曰:'大毒治病,十去其六,常毒治病,十去其七,小毒治病,十去其九',之类是也。"

[语译] 西方的水土刚强,那里的人们吃的是酥酪肉类等鲜美食物,因而肌肉比较丰满,外邪不易伤害他们的身体,故疾病大多由于饮食不调、情志不遂等原因产生的,以使用药物治疗,较为适宜。

[原文] 北方风寒冰冽,其民乐野处而乳食,脏寒生①病,其治宜灸焫[1]。

[校勘]

①"生" 此下原有"满"字,据《素问》异法方宜论新校正、《太素》知方地、《医心方》卷一删。

[注释]

[1]"灸焫(ruò 若,又读 rè 热)" 《素问》异法方宜论王注:"火艾烧灼,谓之灸焫。"焫,烧的意思。

[语译] 北方的气候寒冷,风雪凛冽,那里的人们多在野外住宿,过着游牧生活,吃的是牛羊乳汁,常因内脏受寒而发生疾病,这一类病,以使用温灸治疗,较为适宜。

[原文] 南方其地洼①下,水土弱,雾露之所聚也。其民嗜酸而食胕②[1],故致理而赤色。其病挛痹,其治宜微针[2]。

[校勘]

①“洼” 原无，据《医心方》、《太素》日抄本引本经补。

②“胕” 原作“臊”，据《素问》异法方宜论、《太素》知方地、《医心方》改。

[注释]

[1]“胕” 同腐。此处指酵化食物，如豉、鲊、曲、酱之属。

[2]“微针” 王冰指为小针，马莳认为是泛指九针，以马氏之说较妥，乃对砭石而言，如《灵枢》九针十二原曰：“无用砭石，欲以微针通其经脉。”

[语译] 南方地势洼下，水土较弱，由于水湿的蒸发，经常雾露集聚。那里的人们喜欢吃酸味和酵化过的食物，所以腠理细致而带赤色，多发生筋脉拘挛麻痹不仁一类的疾病，以使用微针治疗，较为适宜。

[原文] 中央其地平以湿，天地所生物者众，其民食杂[1]而不劳，故其病多痿厥寒热，其治宜导引按跷[2]。

故圣人杂合以治，各得其宜。

[注释]

[1]“食杂” 食物种类繁多的意思。

[2]“导引按跷” “导引”即气功，“按跷”即按摩。

[语译] 中央地势平坦而潮湿，自然界出产的物资众多，那里的人们，食物品种繁杂，生活安逸，少于劳动，多发生痿弱、厥逆、寒热等一类的疾病，以使用导引按摩方法治疗，较为适宜。

高明的医生，能够综合各种方法，使各种疾病都得到适宜的治疗。

[按语] 以上五节，主要说明由于地理、气候等自然环境和物质生活条件的差别，可以产生不同的疾病，古人在长期和疾病斗争的实践过程中，创造出适应于各种疾病的治疗方法，每种医疗技术，都是来自广大劳动人民的智慧，是群众战胜疾病的经验总结。但是应当注意一个问题，就是说，无论哪一种治疗方

法，皆不是万能的，都有局限性，各有其一定的适应证，因此，凡成就较好，精益求精的医生，必须全面掌握这些技术，才能针对不同的疾病，给以恰如其分的治疗。

根据不同的季节气候、地理环境、人体状况，施用不同的治疗方法，谓之“制宜”，这是祖国医学辨证施治的一大特点，例如南方炎热潮湿，腠理疏松，对于患风寒感冒者，不能过用辛温解表之剂，以免汗多耗伤阳气，热药伤阴；北方干燥少雨，气候寒冷，腠理致密，风寒感冒患者，用辛温解表之剂，药量可以稍重，否则发不出汗来，病即难以解除。

[原文] 形乐志苦，病生于脉，治之以灸刺[1]；形苦志乐，病生于筋，治之以熨引[2]，形乐志乐，病生于肉，治之以针石[3]；形苦志苦，病生于困竭①，治之以甘药[4]；形数惊恐，经络不通，病生于不仁，治之以按摩醪醴[5]，是谓五形志。故曰②：刺阳明出血气，刺太阳出血恶[6]气，刺少阳出气恶血，刺太阴出血恶气③，刺少阴出气恶血④，刺厥阴出血恶气。

[校勘]

①“困竭” 原作“咽喝”。原校：“一作困竭”。《素问》血气形志篇新校正引本经与原校同，据改。

②“志。故曰” 原作“故志曰”。《素问》血气形志篇作“志也”，属上句，无“故曰”二字。《太素》知形志所宜作“故曰”，属下句。疑本经“故、志”二字颠倒，据改。

③“出血恶气” 原作“出气恶血”，据《灵枢》九针篇改。《太素》知形志所宜作“出血气”。

④“出气恶血” 原作“出血恶血”，据《素问》血气形志篇、《太素》知形志所宜改。

[注释]

[1]“形乐志苦，病生于脉，治之以灸刺” “形”指形体，“志”指心志。《素问经注节解》注：“脉，周身脉络也。脉络者，血气之所荣，今身虽逸而心独苦，气秘血滞，周身之脉络为之壅

遏而病生矣,秘者疏之,滞者导之,疏秘导滞,无如灸刺。"

[2]"形苦志乐,病生于筋,治之以熨引" 《素问经注节解》注:"过劳则筋伤,筋伤遇热则弛缓,遇寒则拘急,熨而引之,斯柔和而无缓急之患矣。"

[3]"形乐志乐,病生于肉,治之以针石" 《类经》形志苦乐病治不同注:"形乐者逸,志乐者闲,饱食终日,无所运用,多伤于脾,脾主肌肉,故病生焉。肉病者,或为卫气留,或为脓血聚,故当用针石以取之。"

[4]"形苦志苦……治之以甘药" 形苦志苦,乃形神俱伤。若以阴阳论之,则形属阴而神属阳,为阴阳俱伤之证,故当治以甘药。本经卷五针道终始第五所谓:"阴阳俱不足,补阳则阴竭,泻阴则阳脱,如是者,可将以甘药。"就是这个意思。

[5]"醪醴(láo lǐ 劳里)" 指药酒而言。醪,浊酒,醴,清酒。

[6]"恶" 此处有不宜的意思。

[语译] 形乐志苦的人,病多生于脉络,治疗宜用针灸;形苦志乐的人,病多生于筋脉,治疗宜用温熨导引;形乐志乐的人,病多生于肌肉,治疗宜用针刺砭石;形苦志苦的人,病多为阴阳衰竭,治疗宜用甘药;形数惊恐的人,惊则气乱,恐则气下,气血散乱,经络不通,病多为麻木不仁,治疗宜用按摩和药酒,这就是所谓五形志病。所以说,因阳明是多气多血,刺时可以出血出气;太阳是多血少气,刺时可以出血,不宜出气;少阳是少血多气,刺时可以出气,不宜出血;太阴是多血少气,刺时可以出血,不宜出气;少阴是少血多气,刺时可以出气,不宜出血;厥阴是多血少气,则刺时可以出血,不宜出气。

[按语] 此节叙述劳逸失度和情志失调引起的疾病及其所应采取的治疗方法。由此我们体会到要保持身心健康,必须劳逸结合,保持经常的活动,才能减少疾病。所谓"流水不腐,户枢不蠹,"就是很好的比喻。在情志方面,力求精神舒畅,心

情愉快,不然,肝失条达,疏泄功能障碍,则七情郁结,引起各种疾病。文中指出形志协调,能促进身心健康的发展,杜绝疾病的发生,就是这样的意思。

五脏六腑虚实大论第三

［提要］ 本篇重点论述了五脏六腑与神、气、血、形、志、经络、病因等各方面的关系及虚实变化。其主要内容有:

一、五脏与神、气、血、形、志的关系,其有余不足的临床表现及治疗方法。

二、"血气相并"、"阴阳相倾"导致虚实变化的病机。

三、风雨寒湿,饮食起居,阴阳、喜怒等,引起脏腑经络虚实寒热变化的病机。

四、补虚泻实的针刺手法。

［原文］ 黄帝问曰:刺法言:有余泻之,不足补之,何谓也?

岐伯对曰:神有有余,有不足;气有有余,有不足;血有有余,有不足;形有有余,有不足;志有有余,有不足。心藏神,肺藏气,肝藏血,脾藏肉,肾藏志①。志意通达,内连骨髓,而成形②。五脏之道,皆出于经渠③,以行血气,血气不和,百病乃变化而生,故守经渠焉。

［校勘］

①"志" 此下《素问》调经论、《太素》虚实补泻均有"而此成形"四字。

②"而成形" 《素问》调经论、《太素》虚实补泻均作"而成身形五藏。"

③"经渠" 《素问》调经论、《太素》虚实补泻均作"经隧",下同。

［语译］ 黄帝问:刺法上曾说:病属有余的用泻法,不足的用补法,是什么意思?

岐伯答：神有有余的，有不足的；气有有余的，有不足的；血有有余的，有不足的；形有有余的，有不足的；志有有余的，有不足的。神、气、血、形、志的有余不足，都是生于五脏，心主神明，肺主气，肝藏血，脾主肌肉，肾藏志。人的意志通达，内与骨髓互相连系，即成此身形。五脏借以连系的道路，都是出于经脉，通过经脉，以运行气血，如果气血不和，就会出现各种变化而产生疾病，所以必须使经脉通畅，不失其常。

[原文] 神有余则笑不休[1]，不足则忧①（《素问》作悲，王冰曰：作忧者误）[2]，血气未并[3]，五脏安定，邪客于形，凄厥（《素问》作洒淅）起于毫毛，未入于经络，故命曰神之微[4]。神有余则泻其小络之血，出血勿之深斥[5]，无中其大经，神气乃平。神不足者，视其虚络[6]，切②而致之[7]，刺而和③之，无出其血，无泄其气，以通其经，神气乃平。

曰：刺微奈何？

曰：按摩勿释，著针勿斥，移气于不④足，神气乃得复。

[校勘]

①“忧” 《太素》虚实补泻、《素问》调经论新校正引本经及全元起注本均同此。

②“切” 《素问》调经论作“按”，义同。

③“和” 《素问》调经论及《太素》虚实补泻均作“利”。

④“不” 原无。原校：《素问》作“不足”。《素问》调经论与原校同，据补，并删原校。

[注释]

[1]“神有余则笑不休” 心在声为笑，在志为喜，神有余者，则志有余，故本经卷一精神五藏论解曰：“心实则笑，笑则喜。”又心属阳，故神有余者，为阳气有余，《灵枢》行针曰：“多阳者多喜”，与此处义亦相合。

[2]“不足则忧” 忧为肺之志，心藏神，神不足则心虚，肺反侮之，故忧。本经卷一精神五脏论解曰：“心虚则悲，悲则

忧。”即此义。

[3]“血气未并” 《类经》有余有五不足有五注：“并，偏聚也，邪之中人，久而不散，则或并于气，或并于血，病乃甚矣，今血气未并，邪犹不深。”

[4]“神之微” 《素问》调经论王注：“始起于毫毛，尚在于小络，神之微病，故命曰神之微也。”

[5]“出血勿之深斥” 《素问》调经论王注：“邪入小络，故可泻其小络之脉出其血，勿深推针，针深则伤肉也。”

[6]“虚络” 《素问注证发微》注：“神不足，其络必虚，当治其心经之络，为虚者治之。”

[7]“切而致之” 切按其处致气来也。

[语译] 神藏于心，神有余时则喜笑不止，神不足时则忧愁不乐，若血气尚未偏聚时，则五脏安定，邪气仅是客于形体，有寒冷的感觉，起于肌表毫毛，尚未侵入经络，这叫做神的微邪。神有余时，应泻其小络，使之出血，但不要向里深推其针，也不要中伤大经，神气自然就可以平复。神不足时，其络必虚，应察其虚络处，先以手切按，使其气得至，再以针刺之，以调和其气血，但不要使其出血，也不要使气外泄，只要使经络通畅，神气就可以平复。

问：刺微邪时应当怎样？

答：按摩的时间要久一些，刺针时不要向里深推，使其气移于不足之处，神气就可以平复。

[原文] 气有余则喘咳上气，不足则息利少气，血气未并，五脏安定，皮肤微病，名曰白气微泄[1]。有余则泻其经渠，无伤其经，无出其血，无泄其气。不足则补其经渠，无出其气。

曰：刺微奈何？

曰：按摩勿释，出针视之，曰：我将①深之。适人必革[2]，精气自伏，邪气乱散，无所休息②，气泄腠理，真气乃相得。

[校勘]

①“我将” 原作“故将”，据《素问》调经论、《太素》虚实补泻改。

②“休息” 《素问》调经论同。《太素》虚实补泻作“伏息”，于义较长。

［注释］

［1］“白气微泄” 肺主气，外合皮毛，其色白，故白气即肺气。今言皮肤微病，则肺气微泄也。

［2］“革” 改变的意思。

［语译］ 气属于肺，气有余时，则喘咳气上逆，气不足时，则呼吸虽然顺利而必少气。若血气尚未偏聚时，则五脏安定，邪气仅是客于皮肤，发生轻微的疾病，使肺气微泄，叫做白气微泄。气有余时，应当泻其经渠，但不要伤动其经脉，既不能使其出血，也不能使其气泄。气不足时，应当补其经渠，不可使其出气。

问：刺皮肤微病的，应当怎样？

答：以手按摩，时间要久一些，然后拿出针让病人看着，并告诉他说：“我要深刺。”此人心情必然紧张，面色改变，全神贯注的等待着深刺，精神自然深伏于内，邪气则散乱于外，而不能留止，邪气从腠理外泄，而人的元真之气乃得通行无阻。

［原文］ 血有余则怒，不足则恐①。血气未并，五脏安定，孙络外溢，则经②有留血。有余则泻③其盛经，出其血。不足则补其虚经④，内针其脉中，久留之，血至（《素问》作而视）脉大，疾出其针，无令血泄。

曰：刺留血⑤奈何？

曰：视其血络，刺出其血，无令恶血得入于经，以成其病[1]。

［校勘］

①“恐” 原作“慧”，原校：“《素问》作恐”。《素问》调经论与原校同，并与本经卷一精神五脏论“肝气虚则恐”之义合，据改。

②“经” 原作“络”，据《素问》调经论、《太素》虚实补

泻改。

③“泻” 原作“刺”，据《素问》调经论、《太素》虚实补泻改。

④“经” 原无，据《太素》虚实补泻、《素问》调经论补。

⑤“血” 原无，据《素问》调经论、《太素》虚实补泻补。

[注释]

[1]“无令恶血得入于经，以成其病” 《素问经注节解》注：“血不能流动则留滞而成恶血矣。恶血在络，若不刺出，必入于经而为病也。”

[语译] 血藏于肝，血有余时则发怒，血不足时则恐惧。若血气尚未偏聚时，则五脏安定，邪气仅客于孙络，孙络盛满则外溢于经脉，因而经脉发生血液留滞的现象。血有余时，应当泻其血气充盛的经脉，刺之出血。血不足时，应当补其血气不足的经脉，刺入脉内久留其针，等到血气已至，脉搏转大时，即迅速出针，不可使血液外泄。

问：刺留血时应当怎样？

答：看到有留血的血络，刺出其血，不要使恶血得入于经络之中，变成其他疾病。

[原文] 形有余则腹胀，泾溲不利；不足则四肢不用。血气未并，五脏安定，肌肉蠕（一作溢）动，名曰微风[1]。有余则泻其阳经[2]，不足则补其阳络[3]。

曰：刺微奈何？

曰：取分肉间，无中其经，无伤其络，卫气得复，邪气乃索[4]。

[注释]

[1]“肌肉蠕动，名曰微风” 风邪客于肌肉，肌肉蠕动如虫行，然而风气尚微，故命曰微风。

[2][3]“阳经”“阳络” 《素问集注》张志聪注：“阳谓阳明也，阳明与太阴为表里，盖皮肤气分为阳，脾所主在肌肉，故当从

阳以补泻。”

[4]“索” 此指散的意思。

[语译] 形属于脾,形有余时则腹胀,大小便不利;形不足时则四肢不能随意运用。若血气尚未偏聚时,则五脏安定,风邪仅客于肌肉,使肌肉有蠕动的感觉,这叫做微风。形有余时应当泻足阳明的经脉,使邪得以外出。形不足时应当补足阳明的络脉,使气血得以内聚。

问:刺微风时应当怎样?

答:刺微风应当取皮肤肌肉之间,不要刺到经脉,也不要伤其络脉,使卫气能够恢复,通行于肌肤腠理,邪气就可以消散。

[原文] 志有余则腹胀飧泄,不足则厥。血气未并,五脏安定,骨节有伤①。有余则泻然筋②血者,出其血③;不足则补其复溜。

曰:刺未并奈何?

曰:即取之,无中其经,以去其邪④,乃能立虚。

[校勘]

①“伤” 《素问》调经论、《太素》虚实补写均作“动”,义均通。

②“然筋” 《素问》调经论新校正云:“杨上善云:‘然筋当是然谷下筋’。再详诸处引然谷者多云:然骨之前血者,疑少‘骨之’二字,前字误作筋字。”可参。

③“出其血” 《素问》调经论无。

④“以去其邪” 《素问》调经论作“邪所”,联下句读,《太素》虚实补写作“以邪”,联上句读。

[语译] 志属于肾,志有余时则腹胀飧泄,志不足时则手足厥冷。若血气尚未偏聚时,则五脏安定,风邪客于骨节,则骨节被伤。志有余时,应当泻然谷,以出其血;志不足时,应当刺复溜穴,用补法。

问:血气未并,风邪客于骨节的,应当怎样刺法?

答:就在有病的骨节处刺治,不要中伤经脉,邪气去后,骨节就会立即恢复正常。

[原文] 曰:虚实之形,不知其何以生?

曰:血气已并,阴阳相倾[1],气乱于卫,血逆于经,血气离居,一实一虚。血并于阴,气并于阳,故为惊狂。血并于阳,气并于阴,乃为炅[2]中。血并于上,气并于下,心烦闷,善怒。血并于下,气并于上,乱而喜忘[3](《素》作善忘)。

[注释]

[1]"血气已并,阴阳相倾" "并",偏聚也。"倾",斜也。邪气或与血并,或与气并,致使气血偏聚。气为阳,血为阴,今气血偏聚,则阴阳各有偏盛偏衰,而出现虚实之证。

[2]"炅(jiǒng 炯)" 热的意思。

[3]"血并于上……乱而喜忘" 《素问经注节解》注:"气血运行,上下循环,乃为无病。并则偏于一,而病起矣。血者生于心而藏于肝。血并于上,则血偏盛而气自并于下,下冲其上,心与肝动,故令烦惋善怒也。气者蓄于丹田,则神自清而精自摄;今并于上,则气尽升而血自并于下,上离乎下,精神涣散,故令乱而喜忘也。"

[语译] 问:关于以上五实五虚的情况,不知是怎样发生的?

答:虚实的发生,是由于邪气与血气偏并,血属阴,气属阳,血气偏并,则阴阳相倾而不协调,气乱于卫分,血逆于经脉,气血分离,不相协调,就形成一实一虚的现象。血并于阴为重阴,气并于阳为重阳,重阴则癫,重阳则狂,所以发生惊狂的疾病。若血并于阳则阴居于表,气并于阴则阳入于里,阳气不能向外宣发,必郁而为热,故为热中。若血并于上,气并于下,则阴邪抑心,火动于肝,故心烦闷善怒。若血并于下,气并于上,则阴阳相失,故神乱而善忘。

[原文] 曰:血并于阴,气并于阳,如是血气离居,何者为

实,何者为虚?

曰:血气者,喜温而恶寒,寒则泣不流,温则消而去之[1]。是故气之所并为血虚,血之所并为气虚[2]。

曰:人之所有者,血与气耳。乃言血并为虚,气并为虚,是无实乎?

曰:有者为实,无者为虚。故气并则无血,血并则无气。今血与气相失,故为虚焉。络之与孙脉俱注(一作输)于经,血与气并,则为实焉。血之与气并走于上,则为大厥[3],厥则暴死;气复反则生,不反则死。

[注释]

[1]"消而去之" 是说血气得温则消散而流行。"消",散的意思。"去",行的意思。

[2]"气之所并为血虚,血之所并为气虚" 《类经》气血以并有者为实无者为虚注:"气并于阳则无血,是血虚也;血并于阴则无气,是气虚也。"

[3]"大厥" 指突然昏倒的中风之类。《景岳全书》厥逆注:"气血并走于上,则阴虚于下,而神气无根,是即阴阳相离之候,故致厥脱而暴死。复反者轻,不反者甚。此正时人所谓卒倒暴仆之中风,亦即痰火上壅之中风。"

[语译] 问:血并于阴,气并于阳,象这样血气分离,失其常所,怎样是实?怎样是虚?

答:血和气虽然不同,但都是喜温暖而恶寒冷的,因为寒冷可以使气血涩滞而运行不畅。温暖可以使气血的滞涩消散而流行。气血在循环过程中,必须保持其相互联系和相对的稳定性,否则就会发生疾病。因此气若并于阳时则形成血虚,血若并于阴时则形成气虚。

问:人身的重要物质是血和气,你说血偏盛是虚,气偏盛也是虚,这岂不是没有实了吗?

答:血或气偏盛的就是实,血或气不足的就是虚。所以气偏盛的地方，血就少了，就是气实血虚；血偏盛的地方，气就少了，就是血实气虚。现在正是由于气血的运行，失去了相互联系和相对的稳定性，所以有了实的一面，也就有了虚的一面。人身的络脉和孙脉，都与经脉相通，其中的血气都要灌注到经脉中去，如果血和气同时偏盛于一处，就成为实了。譬如血和气同时偏盛而走于上，就成为大厥病，由于上盛下虚，阴阳相离，使人突然昏厥如死。如果气机能够恢复，气血得以及时下行的，还可以生；如果气机不返，气血全壅于上的，就要死亡。

[原文] 曰：实者何道从来？虚者何道从去？

曰：夫阴与阳，皆有输会。阳注于阴，阴满之外[1]，阴阳紃平[2]（《素》作均平），以充其形，九候若一，名曰平人。夫邪之所生，或生于阳，或生于阴[3]。其生于阳者，得之风雨寒暑①；其生于阴者，得之饮食起居，阴阳喜怒。

[校勘]

①“风雨寒暑” 《素问识》简按：“按下文，宜云风雨寒湿”。

[注释]

[1]“阳注于阴，阴满之外” 《太素》虚实所生注：“脏腑阴阳之脉，皆有别走，输会相通，如足阳明从丰隆之穴别走足太阴，太阴从公孙之穴，别走足阳明，故曰外也。”《类经》气血以并有者为实无者为虚注：“阳注于阴，则自经归脏，阴满之外，则自脏及经。”以上二说均通。今从杨注。

[2]“紃（xún 旬）平” 均平的意思。紃通循。

[3]“或生于阳，或生于阴” 《类经》气血以并有者为实无者为虚注：“风雨寒暑生于外也，是为外感，故曰阳；饮食居处，阴阳喜怒生于内也，是为内伤，故曰阴。”

[语译] 问：实是从哪里来？虚又从哪里去？

答：阳经和阴经都有俞有会，借以相互沟通和联系。阳经的气血灌注到阴经，从阴经又满溢到外面，这样循环不已，使身体都得到气血的充养，九候的脉象均匀平和，就是正常的人。凡邪气的发生，或由于外感而属阳，或由于内伤而属阴。生于外感属阳的，是由于风、雨、寒、暑自体外侵袭而得。生于内伤属阴的，是由于饮食不节，起居不时，阴阳失调，喜怒无常等积渐而成。

[原文] 曰：风雨之伤人奈何？

曰：风雨之伤人也，先客于皮肤，传入于孙脉，孙脉满则传入于络脉，络脉满乃注于大经脉，血气与邪气并客于分腠之间，其脉坚大，故曰实。实者外坚充满不可按，按之则痛。

曰：寒湿之伤人奈何？

曰：寒湿之中人也，皮肤收（《素问》作不收）[1]，肌肉坚紧①，营血涩，卫气去，故曰虚。虚者摄辟[2]，气不足，血涩，按之则气足以②温之，故快然而不痛。

[校勘]

①“坚紧” 《太素》虚实所生无“紧”字。

②“以” 原无，据《素问》调经论、《太素》虚实所生补。

[注释]

[1]“皮肤收” 《太素》虚实所生注：“皮肤收者，言皮肤急而聚也。”

[2]“摄辟” 皮肤皱折而不舒展的样子。

[语译] 问：风雨之邪伤人是怎样的？

答：风雨之邪伤害人体，首先侵入于皮肤，从皮肤传入于孙脉，孙脉满后则传入于络脉，络脉满则输注于大经脉。由于邪气客于分肉腠理之间，人体的气血也必然大量的充实到这里以抵抗邪气。由于血气和邪气同时处于分腠之间，脉搏就坚实而大，所以叫做实证。实证受邪部位的表面比较坚实充满，不可按摩，按摩就疼。

问：寒湿之邪伤人是怎样的？

答：因为寒湿为阴邪，阴邪必伤阳气，寒性又善于收引，所以寒湿之邪中于人体以后，则皮肤收缩，肌肉也较为坚实，营血为寒湿所凝则涩滞而不畅，卫气被寒湿所伤则散失而不充，所以叫做虚证。虚证皮肤皱折不舒，卫气不足，营血滞涩，按摩能使气血畅行，气血畅行则气渐充足，就能起到温煦的作用，所以虚证按摩感到很痛快而不疼痛。

[原文] 曰：阴之生实奈何？

曰：喜怒不节[1]，则阴气上逆，上逆则下虚，下虚则阳气走之①，故曰实。

曰：阴之生虚奈何？

曰：喜则气下[2]，悲则气消，消则脉空虚；因寒饮食，寒气动脏（一作重满），则血泣气去，故曰虚。

[校勘]

①“之”　原作“乏”，据《素问》调经论、《太素》虚实所生改。

[注释]

[1]“喜怒不节”　此节喜怒为泛指七情而言，而此处所重在怒，因怒则气上，故致阴气上逆而为实证。

[2]“喜则气下”　《素问》举痛论曰：“喜则气缓”，“恐则气下”，此言“喜则气下”者，乃统而言之，故应灵活理解。

[语译] 问：阴分所发生的实证是怎样的？

答：人若喜怒而不加节制，则肝气不舒，阴气上逆，阴气逆于上则必虚于下，阴虚者阳必凑之，所以阴分出现实证。

问：阴分所发生的虚证是怎样的？

答：人若过喜则气易下陷，过悲则气易消散，遂使气虚，气为血之帅，气虚则血行迟缓，至脉道空虚；又因为吃了寒凉的食物，寒气在内，伤动脏气，因而血涩气去，所以叫做虚证。

[原文] 曰：阳虚则外寒，阴虚则内热，阳盛则外热，阴盛则内寒，不知所由然？

曰：阳受气于上焦，以温皮肤分肉之间，今寒气在外，则上焦不通，不通则寒独留于外，故寒栗[1]。有所劳倦，形气衰少，谷气不盛，上焦不行，下焦(《素问》作下脘)不通，胃气热熏胸中，故内热[2]。上焦不通利，皮肤致密，腠理闭塞(《素问》下有玄府二字)不通，卫气不得泄越，故外热[3]。厥气上逆，寒气积于胸中而不泻，不泻则温气[4]去，寒独留，则血凝泣，凝则腠理①不通，其脉盛大以涩[5]，故中寒[6]。

［校勘］

①“腠理”《素问》调经论、《太素》虚实所生均作“脉”。

［注释］

［1］“阳受气于上焦……故寒栗”《素问集注》张志聪注：“经云：‘上焦开发，宣五谷味，熏肤充身泽毛，是谓气。’是阳受气于上焦，以温皮肤分肉。假令寒气客于外，则上焦之气不通，而寒气独留，故寒栗也。”栗，战抖貌。

［2］“有所劳倦……故内热”《素问集注》张志聪注：“如饮食劳倦则伤脾，脾主肌肉，故形气衰少也。水谷入胃，由脾气之转输，脾不运行则谷气不盛矣。上焦不能宣五谷之味，下焦不能受水谷之津，胃为阳热之腑，气留而不行，则热气熏于胸中而为内热矣。”

［3］“上焦不通利……故外热”《类经》阴阳虚实寒热随而刺之注：“上焦之气，主阳分也，故外伤寒邪，则上焦不通，肌表闭塞，卫气郁聚，无所流行而为外热。所谓人伤于寒，则病为热，此外感证也。”

［4］“温气”　在此指阳气而言。

［5］“盛大以涩”　厥气上逆，故脉盛大，血凝涩不通，故脉涩。

［6］“厥气上逆……故中寒”　厥气在此指寒厥之气。或因寒气伤脏，或因饮食寒冷，致使阳气被伤，故为胸中寒。此系内伤证。

［语译］　问：阳虚就外寒，阴虚就内热，阳盛就外热，阴盛就内寒，这是什么原因产生的？

答：阳气承受于上焦，以温煦皮肤分肉之间，并卫护体表。现在由于寒气从外面侵袭，使上焦不能宣通，不能宣通就不能受气于阳，阳气不能外达温煦卫护肌表，则寒气独留于体表，所以恶寒战栗。劳累过度，则消耗营养较多，形气因而衰少，同时过劳则伤脾，脾不能为胃行其津液，以致水谷的精微不能充盛于身体，上焦不能宣发五谷气味，下焦不能蒸化津液，则胃气郁而生热。由于阴气不足，阳气亢盛，胃中热气上熏胸中，所以就成为内热。上焦不通利，则卫气不宣，卫气有充皮肤、肥腠理、司开阖的作用，气不宣通，则皮肤致密，腠理闭塞，汗孔不通，使卫气不能向外散越，郁而为热，所以就成为外热。若阳气不能上升，则寒厥之气反而上逆，若寒气积于胸中而不泄，则阳气必然受到损耗。寒性凝敛，寒气独留于胸中，不但伤气，营血也必因之凝涩不畅，故其脉象于盛大之中反见滞涩的现象，所以就成为胸中寒。

[原文] 曰：阴与阳并，血气已并，病形已成，刺之奈何？

曰：刺此者，取之经渠，取血于营，取气于卫，用形哉，因四时多少高下[1]。

曰：血气已并，病形已成，阴阳相倾，补泻奈何？

曰：泻实者，气盛乃内针，针与气俱内，以开其门，如利其户，针与气俱出，精气不伤，邪气乃下。外门不闭，以出其疾，摇大其道，如利其路，是谓大泻，必切而出，人气乃屈[2]。

曰：补虚奈何？

曰：持针勿置[3]，以定其意，候呼内针，气出针入，针空四塞，精无从去，方实而疾出针。气入针出，热不得还①，闭塞其门，邪气布散，精气乃得存。动无后时②，近气[4]不失，远气[5]乃来，是谓追之[6]。

[校勘]

①“还” 《太素》虚实所生作“环”。

②“动无后时” 原作“动后时”，原校：“《素问》作动气后

时”。《素问》调经论新校正云:“按《甲乙经》作动无后时。”《太素》虚实所生与新校正同,据改,并删原校。

[注释]

[1]“用形哉,因四时多少高下” “用形哉”,言因其形之长短宽窄肥瘦而施行针刺。“因四时多少高下”,即以春夏秋冬四时的变化决定行针的次数和取穴的高下部位。

[2]“大气乃屈” 谓邪气屈伏消失的意思。

[3]“持针勿置” 即持针勿立即刺入,先安定神志,然后下针。

[4][5]“近气”“远气” 《素问》调经论王注:“近气,谓已至之气。远气,谓未至之气。”

[6]“追之” 《素问》调经论王注:“追言补也,《针经》曰:追而济之,安得无实,则此谓也。”

[语译] 问:阴与阳并,血气已并,病已经形成时,针刺的方法是怎样的?

答:针刺这种病,应当取其经脉,病在营分的,针刺其血,病在卫分的,针刺其气,同时要根据病人体形的肥瘦高矮,四时气候的寒热温凉等不同情况,来决定针刺的次数和选择穴位的高下。

问:血气已并,病已形成,阴阳偏倾失去平衡的,应当怎样运用补法和泻法?

答:实证用泻法,要在气充盛的时候进针,即在吸气时针和气一齐入内,以开其俞穴,好象门户流通一样,使邪气容易外泄,并在呼气时出针,使针和气一齐出来,这样可以使精气不伤,邪气又能外泄。针时俞穴不要闭塞,使病邪得以外出,并时时摇大针孔,以通利其道路,这叫做大泻,出针时必须以手切按针孔,无使正气外泄,邪气自然就屈服了。

问:怎样运用补法?

答:以手持针,但不要立即刺入,首先安定神气,等到病人呼气时进针，即气出时将针刺入，针入后不可摇动，令针体紧密地充实于孔穴的四周，使之没有孔隙，则精气就不能外泄，等到针下气至正盛时，迅速出针，出针要在吸气时，即当气吸入时将针拔出，这样可使精气不泄，针下所致的热气不至返退，出针后，立即按住针孔，使邪气得散，精气得存。另外，针入得气以后，一定要等到气实之时才能出针，这样可使已至的气不至散失，未至的气尚能续来，这就叫做补法。

[原文] 曰：虚实有十，生于五脏五脉耳。夫十二经脉者，皆生百(《素》作其)病，今独言五脏。夫十二经脉者，皆络三百六十五节，节有病，必被[1]经脉，经脉之病者，皆有虚实。何以合之乎？

曰：五脏与六腑为表里，经络肢节，各生虚实，视其病所居，随而调之。病在脉，调之血①；病在血，调之络；病在气，调诸卫；病在肉，调之分肉；病在筋，调之筋；病在骨，调之骨。燔针劫刺②其下，及与急者[2]。病在骨，焠针药熨。病不知所痛[3]，两跷为上[4]。身形有痛，九候莫病[5]，则缪刺之。病在于左而右脉病者[6]，则巨刺之。必谨察其九候，针道毕矣。

[校勘]

①“病在脉，调之血” 《太素》虚实所生、《素问》调经论新校正引全元起本及本经均作：“病在血，调之脉”，与下句“病在血”重，故仍从其旧。

②“燔针劫刺” 《吴注素问》在此句前补“病在筋”三字，义长。

[注释]

[1]“被” 及的意思。

[2]“急者” 指筋脉挛急之处。

[3]“病不知所痛” 即病无定处的意思。

[4]“两跷为上” 阳跷应取申脉，阴跷应取照海，俱取之为好，故曰为上。

［5］“身形有痛，九候莫病” 《类经》阴阳虚实寒热随而刺之注：“形体有痛，而大经之九候莫病者，病不在经而在络也。”九候，即上、中、下，天、地、人之九部脉候。

［6］“病在于左而右脉病者” 即病形在左侧，而病脉在右侧的意思。与卷二缪刺篇所谓：“邪客于经也，左盛则右病，右盛则左病”之义同。

［语译］ 问：前面所说的虚证和实证共有十种，都是生于五脏和五脏的经脉。但十二经脉，都能发生许多疾病，现在你为什么只谈到五脏呢？十二经脉又都联络于三百六十五节，如果在节处有了病，必然波及于经脉，而经脉所发生的病，也都有虚证和实证，和五脏的虚实怎样结合呢？

答：五脏和六腑，是表里关系，十二经脉也都内属于五脏六腑，五脏又外应于筋脉骨肉，所以经络肢节虽然都能发生虚证和实证，只要审察他的病变所在，随其虚实而给以调治就可以了。如病在脉的，可以调治于血；病在血分的，可以调治其络脉；病在气分的，可以调治其卫；病在肌肉的，可以调治其分肉；病在筋的，可以调治其筋；病在骨的，可以调治其骨。病在筋时，也可以燔针劫刺其病之下以及筋脉挛急之处。病在骨时，也可用焠针和药熨的方法治疗。病痛无定处的，可以取阴跷阳跷脉。身形有疼痛，九候没有病脉的，可以用缪刺法，即刺络脉的穴，左痛刺右，右痛刺左。病在左侧而右侧有病脉的，可以用巨刺法，即刺经脉的穴，也是左痛刺右，右痛刺左。必须谨慎的审察九候脉象，根据病情，运用针刺的方法，如此则针刺的技术，就算完备了。

［按语］ 本篇着重阐述了五脏六腑的虚实变化及针刺治疗的手法。在针刺治疗虚实方面，指出了补虚泻实的问题。提出泻实者，应在气盛时进针，吸气和针一起入内，不要闭塞俞穴，时时摇大其针孔，并在呼气时出针，以手切按针孔。补虚者，应以手持针而不要立即刺入，首先安定神气，待病人呼气时进针，

针入后不要动摇，使针体紧贴四周，候针下气盛时与吸气同时出针，出针后立即按住针孔。这种补虚泻实的针刺方法，是前人治病的宝贵经验，至今仍有很大的实用价值。

阴阳清浊顺治逆乱大论第四

[提要] 本篇论述了人体的阴阳清浊之气互相协调则机能正常，若互相违逆则机能紊乱。其主要内容有：

一、人体经络脏腑营卫之气，必须协调一致，并和自然界的气候变化相适应，即所谓“相顺而治”。

二、阴阳清浊之气相逆，就是“乱气”。并指出“乱气”在胸中，心、肺、肠胃、头、臂足等不同部位的症状和针刺穴位。

三、指出“乱气”致病，和其他有余不足证在治疗上的不同点。

[原文] 黄帝问曰：经脉十二者，别为五行，分为四时。何失而乱？何得[1]而治[2]？

岐伯对曰：五行有序[3]，四时有分，相顺而治，相逆而乱。

[注释]

[1]“得” 在此有相得之义，亦即彼此协调的意思。

[2]“治” 有条不紊的意思。

[3]“序” 次序的意思。

[语译] 黄帝问：人身的十二条经脉，分属于木、火、土、金、水五行，又分别应于春、夏、秋、冬四时，怎样就会失调而使人体机能紊乱？怎样就能互相协调而正常呢？

岐伯答：五行相互之间的生克关系有其一定的次序，四时气候的寒、热、温、凉，也有一定的时间，人体的十二经脉与自然界的四时五行，凡相互之间能顺应其变化规律的，就表现正常，违背其变化规律的，就会造成紊乱。

[原文] 曰：何谓相顺而治？

曰：经脉十二，以应十二月[1]。十二月者，分为四时，四时者，春夏秋冬，其气各异。营卫相随[2]，阴阳相和①，清浊不相干，如是则顺而治矣。

［校勘］

①“相和” 原作“相合”，据嘉靖本改。《灵枢》五乱篇、《太素》营卫气行均作“已和”。

［注释］

［1］“经脉十二，以应十二月” 《素问》阴阳别论王注：“十二月，谓春建寅卯辰，夏建巳午未，秋建申酉戌，冬建亥子丑之月也；十二脉，谓手三阴三阳，足三阴三阳之脉也。以气数相应，故参合之。”

［2］“营卫相随” 《太素》营卫气行注：“营在脉中，卫在脉外，内外相顺，故曰相随。”

［语译］ 问：怎样才是相顺而正常呢？

答：人体的十二经脉，应于一年的十二个月。十二个月分属于四季。四季是春夏秋冬，四季的气候又有春温、夏热、秋凉、冬寒的差异。人的经脉也是适应气候变化的，以使营卫内外相随，阴阳互相协调，清气和浊气不相干犯，这样，人体的机能就可以相顺而正常。

［原文］ 曰：何谓相逆而乱？

曰：清气在阴，浊气在阳[1]，营气顺脉，卫气逆行，清浊相干[2]，乱于胸中，是谓大悗①。故气乱于心，则烦心密默[3]，俯首静伏；乱于肺，则俯仰喘喝，按手以呼；乱于肠胃，则为霍乱；乱于臂胫，则为四厥；乱于头，则为厥逆，头痛（一作头重）眩仆。

［校勘］

①“悗” 原作“悦”，据嘉靖本，日刻本及《灵枢》五乱篇、《太素》营卫气行改。

［注释］

［1］“清气在阴，浊气在阳” 《太素》营卫气行注：“清气在

于脉内为营为阴也,浊气在于脉外,为卫为阳也。"

[2]"清浊相干" 指营卫阴阳相互干扰的意思。营气虽顺脉,卫气却逆行,故可致清浊相干,营卫逆乱。

[3]"密默" "密",宁静的意思。"默",不言语。

[语译] 问:怎样才是相逆而乱呢?

答:清气在于脉内为营为阴,浊气在于脉外为卫为阳。营气虽能顺行于脉中,但卫气却在脉外逆行,营卫清浊相互干扰,气乱于胸中,致使气机郁滞不畅而烦闷,叫做大悗。所以气乱于心的,则心烦而沉默不语,低头静伏;气乱于肺的,则使人俯仰喘喝不宁,两手按胸长呼以泄闷气;气乱于肠胃的,则发生上吐下泻的霍乱病;气乱于臂胫的,则四肢厥冷;气乱于头的,则发生厥逆,以致头痛、眩晕,甚至仆倒。

[按语] 以上各节提示了人体十二经脉的运行和自然界气候的变化是息息相关的。如机体能适应外在环境,使机能活动相互协调,则人体健康,"相顺而治"。反之,如机体不能适应环境,就会使机能紊乱而不协调,十二经脉与营卫的循行失度,气机的升降出入逆乱,当升的反降,当降的反升,就成为"乱气"。这种"乱气"程度尚轻的不一定生病,严重的,无论集中在什么部位,都要发生疾病,即所谓"相逆而乱。"

[原文] 气在心者,取之手少阴心主之俞。

气在于肺者,取之手太阴荥,足少阴俞[1]。

气在于肠胃者,取之手①、足太阴、阳明,不下者,取之三里。

气在于头者,取之天柱、大杼②;不知,取足(《灵枢》作手③)太阳④之荥俞。

气在臂足者,先去血脉,后取其阳明、少阴之荥俞。

徐入徐出,是谓之导气。补泻无形,是谓之同精。是非有余不足也,乱气之相逆也。

[校勘]

①"手" 《灵枢》五乱篇、《太素》营卫气行均无。

②“大杼” 原作“太杼”，据嘉靖本，京师医局本改。

③“手” 今本《灵枢》五乱篇仍作足。

④“太阳” 原作“大阳”，据嘉靖本，京师医局本改。

[注释]

[1]“足少阴俞” 《太素》营卫气行注：“足少阴俞，乃是肾脉，以其肾脉上入于肺，上下气通，故上取太阴荥，下取足少阴俞。”

[语译] 气乱于心的，当取手少阴经的俞穴神门，手厥阴经的俞穴大陵。

气乱于肺的，当取手太阴经的荥穴鱼际，足少阴经的俞穴太溪。

气乱于肠胃的，当取手太阴经的俞穴太渊，手阳明经的俞穴三间，足太阴经的俞穴太白，足阳明经的俞穴陷谷；若邪气不去的，可再取足阳明经的三里。

气乱于头的，当取足太阳经的天柱和大杼；如病不愈，可再取足太阳经的荥穴通谷和俞穴束骨。

气乱于臂部和足部的，先当刺出瘀血。在臂部的，再取手阳明经的荥穴二间和俞穴三间，手少阳经的荥穴液门和俞穴中渚；在足部的，再取足阳明经的荥穴内庭和俞穴陷谷，足少阳经的荥穴侠溪和俞穴临泣。

针刺时要慢慢进针和慢慢出针，以引导其乱气的平复，这叫做“导气”。虽然补泻手法的运用不那样明显，但都是以保护精气为主要目的，这叫做“同精”。因为这一类疾病，不是由于邪气有余和正气不足所致，而是因为人体机能紊乱所发生的乱气造成，所以要用这种治疗方法。

[按语] 气机逆乱，是文中所说“清浊相干”引起的一种功能紊乱状态，既能发生在脏腑，也可发生于头足各部分。治疗时，气乱于脏腑的，一般均取本经的俞穴。刺法要掌握“徐入徐出”，“补泻无形”，只有这样，才能使气机逆乱的情况，通过引

导,转为平复。

四时贼风邪气大论第五

[提要] 本篇着重论述了四时的贼风邪气对人体的危害,其主要内容有:

一、贼风邪气之能伤人,主要决定于人的体质。

二、有的病人虽然没有感受贼风邪气也会卒然发病者,多是素有宿因,再加轻微的诱因,为新旧邪气相加而发病。

三、指出疾病的产生,不是由于鬼神,而为什么祝由可以治好病的道理。

[原文] 黄帝问曰:有人于此,并行并立,其年之长少等也,衣之厚薄均也,卒然遇烈风疾雨,或病或不病,或皆死①,其故何也?

岐伯对曰:春温风②,夏阳风[1],秋凉风,冬寒风。凡此四时之风者,其所病各不同形。黄色薄皮弱肉[2]者,不胜春之虚风;白色薄皮弱肉者,不胜夏之虚风;青色薄皮弱肉者,不胜秋之虚风;赤色薄皮弱肉者,不胜冬之虚风。

曰:黑色不病乎?

曰:黑色而皮厚肉坚,固不能③伤于四时之风,其皮薄而肉不坚,色不一者,长夏至而有虚风者病矣。其皮厚而肌肉坚者,长夏至而有虚风者不病矣。其皮厚而肌肉坚者,必重感于寒,内外皆然,乃病也。

[校勘]

①"或皆死" 《灵枢》论勇篇作:"或皆病,或皆不病。"

②"温风" 《灵枢》论勇篇作:"青风"。

③"能" 《灵枢》论勇篇无。

[注释]

[1]"夏阳风" 热为阳,夏阳风,即夏热风之义。

[2]“薄皮弱肉” 《灵枢集注》朱永年注:“盖皮肤肌腠之间,五脏元真之所通会,是以薄皮弱肉,则脏真之气虚矣。五脏之气虚,则不能胜四时之虚风矣。”

[语译] 黄帝问:有些人在同一个地方,同行同立,他们的年龄老少相等,穿的衣服厚薄相同,但在突然遇到暴风疾雨的情况下,有的病了,有的不病,或者都死亡了,这是什么原因呢?

岐伯答:春季属木,风是温的;夏季属火,风是热的;秋季属金,风是凉的;冬季属水,风是寒的。这四个季节的风,由于性质不同,各有所克制,因而在它们的影响下,所发生的疾病也不一样,凡是颜色黄皮肤薄肌肉弱的人,是脾气不足,易受木克,经不住春季的虚风;颜色白皮肤薄肌肉弱的人,是肺气不足,易受火克,经不住夏季的虚风;颜色青皮肤薄肌肉弱的人,是肝气不足,易受金克,经不住秋季的虚风;颜色赤皮肤薄肌肉弱的人,是心气不足,易受水克,经不住冬季的虚风。

问:黑色的人就不生病吗?

答:黑色的人往往皮肤厚肌肉坚实,所以不能被四时虚风所伤,若是他的皮肤薄而肌肉不坚实,颜色又变化不定的,是肾气不足,易受土克,到了长夏而遇到虚风时就要生病。若是皮肤厚而肌肉坚实的,到了长夏,就是遇到虚风,也不生病。像这样皮肤厚而肌肉坚实的人,必须再次感受寒邪,内外俱伤,才能生病。

[按语] 本节是根据人与自然相应的道理结合五行生克的规律,说明四季虚邪贼风对人体内脏的不同影响。此说似多拘泥,故应灵活对待。

[原文] 曰:贼风邪气之伤人也,令人病焉。今有不离屏蔽,不出室穴之中,卒然而病者,其故何矣。

曰:此皆尝有所伤于湿气,藏于血脉之中,分①肉之间,久留而不去,若有所坠堕[1],恶血在内而不去,卒然喜怒不节,饮食不适,寒温不时,腠理闭而②不通,其开③而适遇风寒,则血气凝结,与故邪相袭,则为寒痹[2]。其有热则汗出,汗出则受风,虽不遇贼风邪气，必有因加而发矣。

［校勘］

①"分"　原作"外"，据《灵枢》贼风篇、《太素》诸风杂论改。

②"而"　原无，据《灵枢》贼风篇、《太素》诸风杂论补。

③"其开"　原无，原校："《素》下有其开二字"。按：《素》当为《灵枢》之误，今本《灵枢》贼风篇、《太素》诸风杂论与原校同，据补，并删原校。

［注释］

［1］"坠堕"　从高处跌落的意思。

［2］"其开而适遇风寒……则为寒痹"　《灵枢注证发微》注："及其腠理开而或遇风寒，则血气凝结，与湿气恶血之故邪相袭，则为痹，即痹论之所谓寒气胜者为痛痹。"

［语译］　问：贼风邪气伤害人体，固然能使人生病，但有的人不离开屏蔽，不出屋门，有时也能突然发生疾病，这是什么原因呢？

答：这都是平素为湿气所伤，湿邪蕴藏于血脉之中和分肉之间，停留日久，邪气不去，或者从高处跌落下来，瘀血停滞在内而不去，又突然遇到暴喜暴怒的情志变化，或饮食调摄不当，或气候的寒热变化不正常等原因，使腠理闭塞不通，三焦不能通会元真之气，及至腠理开泄时，恰巧遇到风寒，使血气凝结，这样新感的邪气与故有的邪气相因为患，就成为寒痹病。也有的因为热而出汗，毛孔开放，感受风邪，虽然没有遇到严重的贼风邪气，但也必须是因有旧邪再加上新邪，才使人发病的。

［原文］　曰：夫子之所言，皆病人所自知也。其无遇邪风，又无怵惕之志，卒然而病，其故何也？唯有因鬼神之事乎？

曰：此亦有故邪留而未发也，因而志有所恶，及有所慕①，血气内乱，两气相薄，其所从来者微，视之不见，听之不闻，故似鬼神[1]。

[校勘]

①“慕” 《太素》诸风杂论作“梦慕”。

[注释]

[1]“此亦有故邪留而未发也……故似鬼神” 《灵枢注证发微》注：“久有湿气恶血等之故邪，留而未发，因病人素所不知，因而遇有所触，或好或恶，则血气内乱，故邪与心志相搏，遂尔为病。此其所从来者甚微，非见闻之所能及，故人不知其故，而以鬼神为疑。”

[语译] 问：先生所说这些情况，都是病人自己所能知道的，但是有的人，既没有遇到邪风，又没有惊恐等情志触动，也突然生病，这是什么原因呢？可能因为鬼神的事情了吧？

答：这也是有故邪停留在内而没有发病，由于情志方面有所厌恶或有所爱慕，致使血气内乱，故有的邪气和血气相迫而突然发病，但这种病变化的原因很细微，往往是看不见和听不到的，所以就象有鬼神作祟似的。

[按语] 以上两节说明：有些疾病并不是贼风所致，而是由于旧有伏邪，因气候或情志等变化所诱发。如文中所举的“伤于湿气”，或“有所坠堕，恶血在内”，而“适遇风寒”，或“汗出则受风”，或“志有所恶及有所慕”等，都是说明新旧邪气相加而发病。因此，在探求病因的时候，不能完全以病人意识到的原因为依据，必须多方面的察出其发病的远因和近因，特别是各方面都不明显的时候，更要注意，这样才有可能使诊断符合病情，从而作出正确的治疗。

[原文] 曰：其有祝由[1]而已者，其故何也？

曰：先巫者，因知①百病之胜，先知其②病之所从③者，可祝由而已也。

[校勘]

①“因知” 《太素》诸风杂论作“固知”。

②“其” 原作“百”，据《灵枢》贼风篇、《太素》诸风杂

论改。

③“从”　此下《灵枢》贼风篇、《太素》诸风杂论均有“生”字。

[注释]

[1]“祝由”　是古代巫人用符咒祈祷等治病的方法，虽有精神安慰的方面，但多属迷信行为。

[语译]　问：有的用祝由方法治好了病，是什么道理呢？

答：从前的巫医，因为知道一些疾病的发展规律，并且事先找出了病人发病的原因，因此通过祝由，使他的精神上得到安慰，思想转移，精气变化，有时也能将病治好。

[按语]　巫是科学不发达的产物。在漫长的原始社会中，由于人们还不能认识某些疾病的发病原因，故把疾病现象归之于鬼神作怪，从而出现了巫。巫利用画符、念咒、祈祷等方法来为人们消灾治病，即所谓“祝由”。这种迷信形式，虽能使病人得到精神安慰，但从本质上讲，是对疾病无能为力的表现，只能起某些消极作用，甚至贻误病情。文中明确指出，有些疾病，虽然其发病原因还不清楚，但绝不是由于什么鬼神所致，这种认识在当时的历史条件下，是非常可贵的。

内外形诊老壮肥瘦病旦慧夜甚大论第六

[提要]　本篇的主要内容有：

一、脏腑体表的阴阳属性，病理特点和治疗原则。

二、皮肉气血筋骨病的诊断特点和治疗原则。

三、老壮少小在年龄上的区别。

四、人体肥瘦及脂、膏、肉三种体型的生理病理特点。

五、病人在一日内旦慧、昼安、夕加、夜甚的不同变化，与一日四时阴阳盛衰消长和五行生克规律的密切关系。

[原文]　黄帝问曰：人之生也，有刚有柔，有弱有强，有短

有长，有阴有阳，愿闻其方。

岐伯对曰：阴中有阳，阳中有阴①，审知阴阳，刺之有方。得病所始，刺之有理。谨度病端，与时相应[1]，内合于五脏六腑，外合于筋骨皮肤。是故内有阴阳，外有阴阳。在内者，五脏为阴，六腑为阳；在外者，筋骨为阴，皮肤为阳。故曰：病在阴之阴者，刺阴之荥俞[2]；病在阳之阳者，刺阳之合[3]；病在阳之阴者，刺阴之经[4]；病在阴之阳者，刺阳之络[5]。病在阳者，名曰风；病在阴者，名曰痹；阴阳俱病，名曰风痹。病有形而不痛者，阳之类；无形而痛者，阴之类[6]。无形而痛者，其阳完[7]（《九墟》完作缓，下同）而阴伤，急治其阴，无攻其阳②；有形而不痛者，其阴完而阳伤，急治其阳，无攻其阴③；阴阳俱动，乍有乍无④，加以烦心，名曰阴胜其阳，此谓不表不里，其形不久也[8]。

［校勘］

①“阴中有阳，阳中有阴”　《灵枢》寿夭刚柔篇作：“阴中有阴，阳中有阳。”

②“急治其阴，无攻其阳”　原作“急治其阳，无攻其阴”。原校：“《九墟》作急治其阴，无攻其阳”，今本《灵枢》寿夭刚柔篇与原校同，据改，并删原校。

③“急治其阳，无攻其阴”　原作“急治其阴，无攻其阳。”原校：“《九墟》作急治其阳，无攻其阴”，今本《灵枢》寿夭刚柔篇与原校同，据改，并删原校。

④“乍有乍无”　《灵枢》寿夭刚柔篇作“乍有形，乍无形”。

［注释］

［1］“谨度病端，与时相应”　“度（duó 夺）”：揣度的意思。《类经》阴阳形气外内易难注：“谨度病端者，谓察其风因木化，热因火化，湿因土化，燥因金化，寒因水化，故与时相应也。”

［2］“病在阴之阴者，刺阴之荥俞”　《灵枢注证发微》注：“即五脏有病，而在于筋骨，当刺阴经之荥腧，如刺手太阴肺经之鱼际为荥，太渊为腧之类。”《灵枢集注》张志聪注：“病在阴之

阴者，病内之五脏，故当刺阴之荥输。”《类经》阴阳形气外内易难注：“阴之阴者，阴病在阴分也，当刺其荥输，以诸经荥输气微。”按：前二家之说，各说到一个方面，后者之说又不甚具体，故当合三家之说，则比较全面。以下三注亦同。

[3]“病在阳之阳者，刺阳之合” 《灵枢注证发微》注：“即六腑有病而外在于皮肤，当刺阳经之合，如刺手阳明大肠经曲池为合之类。”《灵枢集注》张志聪注：“病在阳之阳者，病在外之皮肤，故当刺阳之合。”《类经》阴阳形气外内易难注：“阳之阳者，阳病在阳分也，当刺其合穴，盖所入为合，犹在阳分，刺此以防深入。”

[4]“病在阳之阴者，刺阴之经” 《灵枢注证发微》注：“即六腑有病而在于筋骨，当刺阴经之经，如刺手太阴肺经经渠为经之类。”《灵枢集注》张志聪注：“病在阳之阴者，病在外之筋骨，故当刺阴之经。”《类经》阴阳形气外内易难注：“阳之阴者，阳病在阴也，当刺阴之经穴。盖所行为经，其气正盛，即阴中之阳。”

[5]“病在阴之阳者，刺阳之络” 《灵枢注证发微》注：“即五脏有病，而在于皮肤，当刺阳经之络，如刺手阳明大肠经偏历为络之类。”《灵枢集注》张志聪注：“病在阴之阳者，病在内之六腑；故当刺络脉。”《类经》阴阳形气外内易难注：“阴之阳者，阴病在阳也，当刺诸络脉。盖络脉浮浅，皆在阳分。”

[6]“病有形而不痛者……阴之类” 《灵枢集注》张志聪注：“有形者，皮肉筋骨之有形，无形者，五脏六腑之气也，病有形而不痛者，病在外之阳也。病无形而痛者，气伤痛也。”

[7]“完” 完备、完整。此指未病的意思。

[8]“阴阳俱动……其形不久也” 《类经》阴阳形气外内易难注：“阴阳俱动，表里皆病也，乍有形乍无形，往来不常也，加以烦心，阴病甚于阳也。大凡治病必求于本，若求其在表而里亦病，求其在里而表亦病，此以阴阳并伤，故曰不表不里，治之为难，形将不久矣。”

[语译] 黄帝问:人的性情有柔有刚,体质有弱有强,身形有短有长,生理与病理的变化有阴有阳,愿意听听其中的道理。

岐伯答:以生理活动和病理变化来说,虽然可用阴阳来概括,但是阴中有阳,阳中有阴,如果能辨清了阴阳,就可以准确地掌握针刺方法。得知病情开始发作的情况,针刺才能有道理。因此必须谨慎的揣度病情的各个方面,以及与四时气候相应的变化,在内合于五脏六腑,在外合于筋、骨、皮肤。所以体内有阴阳,体外也有阴阳。在内的是五脏为阴,六腑为阳;在外的是筋骨为阴,皮肤为阳,所以说:病在内而属于五脏的,或病属五脏而外应于筋骨的,是阴病在阴分,应当刺阴经的荥穴和俞穴;病在外而属于皮肤的,或病属六腑而外应于皮肤的,是阳病在阳分,应当刺阳经的合穴;病在外而属筋骨的,或病在六腑而外应于筋骨的,是阳病在阴分,当刺阴经的经穴;病在内而属六腑的,或病在五脏而外应于皮肤的,是阴病在阳分,当刺阳经的络穴。病在阳分的,叫做风;病在阴分的,叫做痹;阴分阳分都有病的;叫做风痹。病在皮肤筋骨等处,有形不痛的,为病浅在外,属于阳病一类;病在脏腑等处,无形而痛的,为病深在内,属于阴病一类。无形而痛的阴病,其阳的一面尚属完备,仅阴的一面受伤的,应当急治其阴,不要治其阳;有形而不痛的阴病,其阴的一面尚属完备,仅阳的一面受伤的,应当急治其阳,不要治其阴;如果阴阳两方面均受了伤,脏腑之气和皮肤筋骨都有病变,时而有形,时而无形,并有心烦症状的,叫做阴病胜于阳病,这种病可说是不全属表,也不全属里,其病情复杂,治疗起来也比较困难,因此,他的形体就难以持久了。

[原文] 曰:形气病之先后,内外之应奈何?

曰:风寒伤形,忧恐忿怒伤气。气伤脏,乃病脏。寒伤形,乃应形。风伤筋脉,筋脉乃应。此形气内外之相应也[1]。

曰:刺之奈何?

曰:病九日者,三刺而已。病一月者,十刺而已。多少远近,以此衰之[2]。久痹不去身者[3],视其血络,尽去其血。

曰:外内之病,难易之治奈何?

曰:形先病而未入脏者,刺之半其日,脏先病而形乃应者,刺之倍其日,此外内难易之应也[4]。

[注释]

[1]"风寒伤形……之相应也" 《灵枢注证发微》注:"风寒伤人之形,故寒气伤形,乃病于形,而应之于外。忧恐忿怒伤人之气,故气伤脏,乃病于脏,而应之于内。至于风伤筋脉,则筋脉为应,而应之于内外之间,此形气与病外内之相应者如此。"

[2]"病九日者……以此衰之" 《灵枢注证发微》注:"病有九日,则三次刺之,而病可已;病有一月,则十次刺之,而病可已。其间人之感病不同,日数各有多少远近,以此大略,病三日而刺一次者之法,等而杀之。"

[3]"久痹不去身者" 即痹病日久不愈的意思。

[4]"形先病而未入脏者……此内外难易之应也" 《类经》阴阳形气外内易难注:"外病而内不病者,其病浅,故当半其日,谓减于前法日数之半,如病一月者,可五刺而已也;内病而应于外者,其病深,故当倍其日。"

[语译] 问:在外之形病与在内之气病的发病先后,及其内外相应,是怎样的?

答:风寒之邪易伤人形体,忧、恐、忿、怒易伤人之气机。气机损伤则影响到五脏,使五脏生病。寒伤形体则使形体生病。风邪易伤筋脉,因而发病就应在筋脉。这就是形病与气病的内外相应情况。

问:怎样刺法?

答:比如发病九天的,针刺三次就可以好。发病一个月的,针刺十次就可以好。一般可根据发病日期的多少,按照这种约数去确定应刺的次数。如果是痹病日久,留滞不去的,应当诊察其有血络之处,全部刺去恶血。

问：形体脏腑外内之病，有的难治，有的易治，针刺时如何区别？

答：先由风寒伤形为病尚未传入五脏的，其病浅，针刺的日数应当减去一半。先由气伤脏为病而使在外之形体也发病的，其病深，针刺的次数必须比前者加倍。这就是外内难易相应的刺法。

［原文］ 曰：何以知其皮肉血气筋骨之病也？

曰：色①起两眉间薄泽者，病在皮；唇色青、黄、赤、白、黑者，病在肌肉；营气濡然[1]者，病在血气（《千金翼方》作脉）；目色青、黄、赤、白、黑者，病在筋；耳焦枯受尘垢者，病在骨。

［校勘］

①"色" 《千金翼方》诊气色法作"白色"。

［注释］

［1］"濡然" 汗出湿润的样子。濡，湿润也。《灵枢注证发微》注："欲知血气有病，当观之营气，但营气无形，而濡然多汗，则知病在血气也。"

［语译］ 问：怎样可以知道皮肉血气筋骨的病变？

答：两眉间（即阙中）应于肺，肺主皮毛，所以色起两眉之间，薄而光泽的是病在皮；唇应于脾，脾主肌肉，所以唇色青、黄、赤、白、黑的，是病在肌肉；人的营气，可泌其津液注之于脉化为血，也可化为汗，所以经常汗出湿润的，是病在血气；目为肝之窍，肝主筋，所以目色青、黄、赤、白、黑的，是病在筋；耳为肾之窍，肾主骨，所以耳部焦枯不润好象被尘垢污染的，是病在骨。

［原文］ 曰：形病何如？取之奈何？

曰：皮有部，肉有柱，气血有俞，筋有结①，骨有属[1]。皮之部俞在于四末[2]，肉之柱在臂胻诸阳分肉②间与足少阴分肉之间③[3]；气血之俞在于诸络脉，气血留居则盛而起；筋部无阴无阳，无左无右，候病所在④；骨之属者，骨空之所以受液而溢⑤脑髓者也[4]。

曰：取之奈何？

曰：夫病之变化，浮沉浅深，不可胜穷，各在其处，病间者浅之，甚者深之；间者少之；甚者众之。随变而调气，故曰上工也。

［校勘］

①“筋有结”　原脱，原校：“《千金翼》下有筋有结。”据补。并删原校。

②“分肉”　原作“肉分”，据《灵枢》卫气失常篇、《千金翼方》诊气色法改。

③“分肉之间”　原作“分间”，据《千金翼方》诊气色法补改。

④“候病所在”　《千金翼方》诊气色法作“唯疾之所在”。

⑤“溢”　《灵枢》卫气失常篇、《千金翼方》诊气色法均作“益”，于义较明。

［注释］

［1］“骨有属”　骨属，指两骨相交之关节处。

［2］“皮之部俞在于四末”　《类经》卫气失常皮肉气血筋骨之刺注：“病在皮者，在阳分也，阳受气于四末，以其皮浅气浮也，故皮之部俞于四末。”

［3］“肉之柱……与足少阴分肉之间”　《类经》卫气失常皮肉气血筋骨之刺注：“病在肌肉，当治其柱，柱者，䐃之属也，坚厚之肉，多在手足三阳分肉间，以肉主于脾，而脾主四肢也，足少阴之经，自足心循内踝后，入足跟，以上腨内，出腘内廉，上股内后廉，会于尻臀贯脊，其肉俱厚，故亦为肉之柱。”

［4］“骨之属者，骨空之所以受液而溢脑髓者也”　《灵枢》决气篇云：“何谓液？岐伯曰：谷入气满，淖泽注于骨，骨属屈伸，泄泽，补益脑髓，皮肤润泽，是谓液。”与此同义。

［语译］　问：形病是怎样的？怎样取穴治疗？

答：病在皮的当取皮部，病在肌肉的当取肉柱，病在气血的，当取其俞，病在筋的当取筋结，病在骨的当取骨属。皮之部俞在四肢；肉之柱在臂部胫部的诸阳分肉间及足少阴经循行部位之肌肉丰厚处；气血之俞，在诸经的络脉，因气血留滞，使络脉壅盛高起；筋结的部位，不分阴经阳经和左侧右侧，应根据病变所在之部位取之；骨之属，当取骨空，因为骨空是承受津液以补益脑髓之处。

问：取治的原则是什么？

答：病情的变化很大，有的浮浅，有的深沉，很难说完，主要是根据病情，各在其一定的部位进行治疗，病轻的要浅刺，少用针；病重的要深刺，多用针，随着病情的变化而调整气机，这才是好医生。

［**原文**］　曰：人之肥瘦小大寒温，有老壮少小之别奈何？

曰：人年五十已上为老，三十①已上为壮，十八②已上为少，六岁已上为小。

曰：何以度其肥瘦？

曰：人有脂，有膏，有肉。

曰：别此奈何？

曰：䐃肉坚，皮满者，脂；䐃肉不坚，皮缓者，膏；皮肉不相离者，肉。

曰：身之寒温何如？

曰：膏者，其肉淖而粗理者身寒，细理者身热；脂者，其肉坚，细理者热③；粗理者寒[1]（少肉者寒温之症未详）。

［**校勘**］

①“三十”　《灵枢》卫气失常篇、《病源》养小儿候均作“二十”。《千金》卷五第一及《外台》小儿方序例引《小品方》均同本经。按《礼记》曲礼、《释名》释长幼均作“三十”。当以三十为是。

②“十八”　《灵枢》卫气失常篇、《病源》养小儿候与本经同。《千金》、《外台》均作“十六”。

③“热”　原作“和”，原校：“《灵》作热”，《灵枢》卫气失常

篇与原校同，据改，并删原校。

[注释]

[1]“膏者，……粗里者寒” 《灵枢集注》任谷庵注：“此言卫气之所以温分肉也。膏者肉不坚，故其肉淖。淖，和也。言膏之与肉相间而相和者也。脂者䐃理固密，故其肉坚；粗理者，卫气外泄，故身寒；细理者，卫气收藏，故身热。”

[语译] 问：人体的肥瘦大小寒温，有老、壮、少、小的不同，怎样来区别？

答：年龄在五十岁以上的为老，三十岁以上的为壮，十八岁以上的为少，六岁以上的为小。

问：怎样度量其肥瘦的差别呢？

答：有脂、膏、肉三种不同的类型。

问：如何区别？

答：䐃肉坚实，皮肤丰满的为脂。䐃肉不坚实，皮肤松弛的为膏；皮肉互相连接而不相离的为肉。

问：身体的寒温，如何区别？

答：膏体之人肌肉柔润，脂体之人，肌肉坚实。二者都是䐃理细致者，气易内敛，容易身热；䐃理粗疏者，气易外泄，容易身寒。

[原文] 曰：其肥瘦大小奈何？

曰：膏者，多气而皮纵缓，故能纵腹垂腴[1]；肉者，身体容大；脂者，其身收小。

曰：三者之气血多少何如？

曰：膏者多气、多气者热，热者耐寒也。肉者多血，多血者则形充，形充者则平也；脂者，其血清，气滑少，故不能大。此别于众人也。

曰：众人如何？

曰：众人之皮肉脂膏不能相加也，血与气不能相多也，故其形不小不大，各自称其身，名曰众人。

曰：治之奈何？

曰：必先别其三形①，血之多少，气之清浊，而后调之，治无失常经。是故膏人者，纵腹垂腴；肉人者，上下容大，脂人者，虽脂不能大。

［校勘］

①“三形” 原作“五形”，据《灵枢》卫气失常篇改。

［注释］

［1］“纵腹垂腴（yú 于）” 就是腹肌纵缓不收，膏脂下垂。“腴”，腹下脂肪。

［语译］ 问：人体的肥瘦大小怎样区别？

答：膏体之人多气，而皮肤纵缓，所以腹肌松弛，膏脂下垂；肉体之人，身体容积很大；脂体之人，身体紧收而较小。

问：这三种体型的人，其气血多少，是怎样的？

答：膏体之人多气，气为阳，气多则热，热则耐寒。肉体之人多血，血能充养形体，血多则形体充盛，身体平正。脂体之人，其血清淡，其气滑利而少，所以身形不能大。这是他们和一般人的区别。

问：一般人的情况是怎样的？

答：一般人的皮肉膏脂肥瘦适宜，都不过分的肥大，气血也协调而不偏多偏少，所以其体型不大不小，各方面都和身体相称，这就是一般人的体型。

问：应当怎样治疗呢？

答：必须首先区别三种体型的人，看他们的血之多少，气之清浊，然后进行调治，在治疗时，一定不要脱离常规。所谓三种体型，就是指膏体之人，腹肌松弛，膏脂下垂；肉体之人，身体上下容积很大；脂体之人，虽有脂肪，但不能过于肥大。

［原文］ 曰：病者多以旦慧昼安，夕加夜甚者，何也？

曰：春生夏长，秋收冬藏，是气之常也[1]，人亦应之。以一日一夜分为四时之气，朝为春，日中为夏，日入为秋，夜半①为冬。朝则人气始生，病气衰，故旦慧；日中则人气长，长则胜邪，故安；夕则人气始衰，邪气始生，故加；夜半人气入脏，邪气独居于身，故甚[2]。

［校勘］

①“半” 原无，据《灵枢》一日分为四时篇补。

［注释］

［1］“春生夏长，秋收冬藏，是气之常也” 《类经》病气一日分四时注：“春之生，阳气升也，夏之长，阳气盛也，秋之收，阳气降也，冬之藏，阳气伏也，是气之常，皆以阳气为言也。”

［2］“朝则人气始生……故甚” 《类经》病气一日分四时注：“盖邪气之轻重，由于正气之盛衰。正气者，阳气也。升则从阳，从阳则生，降则从阴，从阴则死，天人之气，一而已矣。”

［语译］ 问：病人大多是在清晨时神志清爽，中午时比较安静，日落时逐渐加重，半夜时较为严重，这是什么道理？

答：阳气在一年四时中的消长是：春天阳气初升，主生；夏天阳气较盛，主长；秋天阳气始降，主收；冬天阳气潜伏，主藏。这是一年之中阳气消长的正常规律，人体阳气的消长，也和这一规律相适应。一日一夜中的阴阳消长规律，也可以分为四时，就是早晨为春，中午为夏，日落为秋，夜半为冬。早晨阳气初升，人体的阳气也应之而生，病气即衰，所以神志清爽；中午阳气盛，人体的阳气也应之而盛，正气胜邪，所以安静；日落时，阳气渐降，人体阳气应之而渐衰，阳气衰则邪气转盛，所以病邪加重；半夜时阳气潜藏，人体阳气应之而内入于脏，邪气独居于人体，没有阳气的制约，所以病情就比较严重。

［按语］ 古人认为人和自然界都是受着阴阳规律的支配，所以人和自然界有相通或相类的关系，因此产生了“天人相应”的整体观念。这种思想对祖国医学理论的影响很大，是祖国医学的基本特点之一。

本文说明自然界的气候变化，一年的四季——春、夏、秋、冬，一日的四时——旦、昼、夕、夜，都是由于阴阳之气的消长而出现的，人生长于天地间，时刻受着自然环境的影响，所以人体阴阳之气的消长变化和自然界阴阳之气的消长变化是一致的，无论在生理活动方面，还是在病理变化过程中均是如此。疾病的"旦慧、昼安、夕加、夜甚"，就是这一规律的具体表现。依据"天人相应"的整体观去观察病人，可以进一步了解病变的性质，正邪的盛衰，寒热的转化，从而更好的掌握病机，进行适当的治疗。

[原文] 曰：其时有反者，何也？

曰：是不应四时之气，脏独主其病者，是必以脏气之所不胜时者甚，以其所胜时者起也[1]。

曰：治之奈何？

曰：顺天之时，而病可与期[2]，顺者为工，逆者为粗也。

[注释]

[1]"以脏气之所不胜时者甚，以其所胜时者起也。"《灵枢注证发微》注："如脾病不能胜旦之木，肺病不能胜昼之火，肝病不能胜夕之金，心病不能胜夜之水，故为加为甚也，若人之脏气能胜时之气，如肺气能胜旦之木，肾气能胜昼之火，心气能胜夕之金，脾气能胜夜之水，故至于慧且安也。"

[2]"顺天之时，而病可与期"《灵枢注证发微》注："治之者，能顺其时，如脾病不能胜旦之木，则补脾而泻肝；肺病不能胜昼之火，则补肺而泻心；肝病不能胜夕之金，则补肝而泻肺；心病不能胜夜之水，则补心而泻肾，斯病可与期也。"

[语译] 问：疾病的变化，也有和上述情况不一样的，是什么道理？

答：这是和四时之气不相应而为某一脏气单独所主的病。这种病根据五行生克的规律，往往是因为脏气所属的一行，在遇到四时五行中能克制它的一行（即所不胜的一行）的时候，病情加重，遇到四时五行中受它克制一行（即所胜的一行）的时候，病情就好转。

问：怎样治疗呢？

答：能顺适四时阴阳的消长和五行的生克规律，在治疗上就能达到如期的效果。这样就是好的医生，反之，若违背了这些规律的，就是不好的医生。

［按语］ 人体组织结构、生理现象和疾病过程，与自然界的变化有相对应的关系。前面所说，是论述病情的变化同四时阴阳消长的关系，此处所说则指病情变化与四时五行生克的关系，这些均是医务工作者了解病情变化时必须知道的事情，不能单纯孤立地只考虑机体内部的情况。如此，才能得到正确的治疗，所以文中指出“顺者为工，逆者为粗。”

阴阳大论第七

［提要］ 本篇论述了阴阳相互依存和相互制约的关系及阴阳失调所引起的病理变化、诊断方法、治疗原则、预后判断等，其主要内容有：

一、从自然界和人体的各个方面，来论述阴阳。

二、具体说明外感邪气和情志变化所致阴阳失调的病证，并提出诊察方法。

三、指出各种病变的治疗原则。

四、根据阴阳消长的道理，推测疾病的预后。

［原文］ 阴静阳躁，阳生阴长，阳杀阴藏[1]。阳化气，阴成形[2]。寒极生热，热极生寒[3]。寒气生浊，热气生清[4]。清气在下则生飧泄，浊气在上则生䐜胀[5]。此阴阳反作，病之逆顺也。故清阳为天，浊阴为地，地气上为云，天气下为雨，雨出地气，云出天气，故清阳出上窍[6]，浊阴出下窍[7]，清阳发腠理，浊阴走五脏，清阳实四肢，浊阴归六腑[8]。水为阴，火为阳。阳为气，阴为味。味归形，形归气，气归精，精归化[9]。精食气，形食

味[10]。化生精，气生形[11]。味伤形，气伤精[12]。精化为气，气伤于味[13]。阴味出下窍，阳气出上窍。味厚者为阴，薄为阴之阳，气厚者为阳，薄为阳之阴。味厚则泄，薄则通。气薄则发泄，厚则发热。壮火之气衰，少火之气壮[14]。壮火食气，气食少火，壮火散气，少火生气[15]。气味辛甘发散为阳，酸苦涌泄为阴。阴胜则阳病，阳胜则阴病，阴病则热，阳病则寒（《素问》作阳盛则热，阴盛则寒）。重寒则热，重热则寒[16]。寒伤形，热伤气。气伤痛，形伤肿[17]。故先痛而后肿者，气伤形也；先肿而后痛者，形伤气也。风胜则动，热胜则肿[18]，燥胜则干，寒胜则浮[19]，湿胜则濡泄。天有四时五行，以生长收藏，以生寒暑燥湿风；人有①五脏化②五气，以生喜怒悲忧恐。故喜怒伤气，寒暑伤形；暴怒伤阴，暴喜伤阳[20]；厥气上行，满脉去形[21]。故曰：喜怒不节，寒暑过度，生乃不固。重阴必阳，重阳必阴，此阴阳之变也。

［校勘］

①“人有”　此下原重“人有”二字，据嘉靖本、京师医局本删。

②“化”　此下原有“为”字，据《素问》阴阳应象大论、《太素》卷三残篇删。

［注释］

［1］“阳生阴长，阳杀阴藏”　《内经知要》阴阳注：“阳之和者为发育，阴之和者为成实，故曰阳生阴长，此阴阳之治也。阳之亢者为焦枯，阴之凝者为封闭，故曰阳杀阴藏，此阴阳之乱也。”

［2］“阳化气，阴成形”　《类经》阴阳应象注：“阳动而散，故化气，阴静而凝，故成形。”

［3］“寒极生热，热极生寒”　《类经》阴阳应象注：“阴寒阳热，乃阴阳之正气。寒极生热，阴变为阳也。热极生寒，阳变为阴也……如人伤于寒，则病为热。本寒而变热也。内热已极，而反寒栗，本热而变寒也。故阴阳之理，极则必变。”

[4]“寒气生浊，热气生清” 《素问注证发微》注：“寒气主阴，阴主下凝而不散，故浊气生焉；热气主阳，阳主上升而不凝，故清气生焉。”

[5]“清气在下则生飧泄，浊气在上则生䐜胀” 《类经》阴阳应象注：“清阳主升，阳衰于下而不能升，故为飧泄。浊阴主降，阴滞于上而不能降，故为䐜胀……䐜胀，胸膈满也。”

[6][7]“上窍”“下窍” 上窍指耳、目、口、鼻。下窍指前后二阴。

[8]“清阳发腠理……浊阴归六腑” 《素问集注》张志聪注：“清阳之气，通会于腠理，而浊阴之精血走于五脏，五脏主藏精者也；四肢为诸阳之本，六腑者传化物而不藏，此言饮食所生之清阳，充实于四肢，而浑浊者，归于六腑也。”

[9]“味归形……精归化” 《素问》阴阳应象大论王注：“形食味，故味归形；气生形，故形归气；精食气，故气归精；化生精，故精归化。”《素问经注节解》注：“归者，自外返内之称，味以养形，形以气运，气蕴于精，精本于化，皆从未推本之义。”

[10]“精食气，形食味” 《素问》阴阳应象大论王注：“气化则精生，味和则形长，故云食之也。”“食(sì，读寺)”，饲养的意思。

[11]“化生精，气生形” 此二句即上“精归化”“形归气”二句之解。

[12]“味伤形，气伤精” 《类经》阴阳应象注：“味既归形，而味有不节，必反伤形。气既归精，而气有失调，必反伤精”。《素问经注节解》注：“与上文‘精食气，形食味’对看，上言其常，此言其变也。”

[13]“精化为气，气伤于味” 《类经》阴阳应象注：“上文既云气归精，是气生精也，而此又曰精化气，是精生气也，二者似乎相反，而不知此正精气互根之妙。……上文曰味伤形，则未有形伤气不伤者，如云味过于酸，肝气以津，脾气乃绝之类，是皆味

伤气也。”

[14]“壮火之气衰，少火之气壮” 《类经》阴阳应象注：“火，天地之阳气也，天非此火不能生物，人非此火，不能有生，故万物之生，皆由阳气。但阳和之火则生物，亢烈之火反害物，故火太过则气反衰，火和平则气乃壮。”

[15]“壮火食气……少火生气” 《素问》阴阳应象大论王注：“以壮火食气，故气得壮火则耗散，以少火益气，故气得少火则生长，人之阳气，壮少亦然。”

[16]“重寒则热，重热则寒” 此二句，即上文“寒极生热，热极生寒”之义。

[17]“寒伤形……形伤肿” 《内经知要》阴阳注：“寒属阴，形亦属阴，故寒则形消也；热为阳，气亦为阳，故热则气散也。气喜宣通，气伤则壅闭而不通，故痛；形为质象，形伤则稽留而不化，故肿。”

[18]“热胜则肿” 《素问》阴阳应象大论王注：“热胜则阳气内郁，故洪肿暴作，甚则荣气逆于肉理，聚为痈脓之肿。”

[19]“寒胜则浮” “浮”即虚浮、浮肿之义。《吴注素问》注：“寒胜则阳气不运，故坚痞腹满，而为虚浮。”

[20]“暴怒伤阴，暴喜伤阳” 《素问经注节解》注：“阴者，血也，血藏于肝，肝主怒，怒则肝气急逆而血内动，甚且有呕血者。阳者气也，卒然而喜，则心神为之飞扬而气涣散矣。”

[21]“厥气上行，满脉去形” 《素问》阴阳应象大论王注：“厥，气逆也，逆气上行，满于经络，则神气浮越，去离形骸矣。”

[语译] 阴和阳，在表现形式上，阴为静止，阳为运动。在作用上，阴阳和调时则阳生阴长，阴阳偏亢时则阳杀阴藏。阳主无形之气化，阴主有形之物质。物极必反，寒到极点时，就要生热，热到极点时，就要生寒。寒气属阴，寒性凝滞，多重浊下降；热气属阳，热性升散，多轻清上升。若轻清的阳气衰于下而不能上升，就要发生食谷不化的飧泄病；重浊之阴气聚于上而不能下

降,就要发生胸腹胀满的䐜胀病。这是阴阳不协调的反常现象,病变的逆顺情况。由于阳性是上升的,阴性是下降的,所以大自然的清阳之气上升为天;浊阴之气,下降为地。地之阴气经阳气的蒸化则上升为云,云经阴气的凝敛则下降为雨。故雨虽由天降,实由地生,云虽由地出,实由天化。人体的阴阳变化也是这样,清阳之气,则出于上窍,浊阴之气,则出于下窍。清阳之气,宣发于腠理,浊阴之气,归注于五脏,四肢为诸阳之本,故清阳充实于四肢,六腑为传化之腑,故浊阴归于六腑。以水火气味来分,则水属阴,火属阳。气化功能属阳,水谷之精微属阴。五味滋养形体,形体的生成依赖气化功能。气化功能,要有精微物质的支持,但精微物质的化生,也必须依靠气化功能。所以精微的化生要依靠气,形的营养要依靠味;味化而生精微,气化而生形体。同时五味失调时亦可有伤形体,气化失常时亦可伤损精微。精微可以化生为气,气也可为五味失调所伤。味属阴,多出下窍;气属阳,多出上窍。味厚的属阴,味薄的为阴中之阳;气厚的属阳,气薄的为阳中之阴,凡味厚的得阴气较多,阴主下降,所以能泄泻;味薄的是阴中有阳,所以能通畅。气薄的是阳中有阴,所以能发泄;气厚的得阳气较多,阳主热,所以能发热。壮火能使人气衰,少火能使人气壮。这是因为壮火是阳亢已极,能灼烁人体之气,少火为阳和之象,能滋生人体之气,所以说壮火能消耗人体之气,少火能生化人体之气。凡是气味辛甘发散的,都属阳,酸苦涌泄的,都属阴。如果阴气偏胜,则阳气衰而发病,阳气偏胜,则阴气衰而发病。阴病就热,阳病就寒。但物极必反,寒极可以转化为热,热极又可转化为寒。阴寒之邪,最易伤害有形之体;阳热之气,最易伤害无形之气。气伤的则痛,形伤的则肿。所以先痛而后肿的,是由气分伤及形体;先肿而后痛的,是由形体伤及气分。外邪伤人的情况是:风邪胜的,因风性善动,所以多为震掉动摇的病;热邪胜的,因阳气内郁,气血壅聚,所以易发生肿疡病;燥邪胜的,易耗伤津液,所以多为阴液干涸的病;寒邪胜的，易使阴气不化，所以多为浮肿病；湿邪胜的，易使水气内停，所以多为泄泻病。自然界中，一年分春、夏、秋、冬四季，根据木、火、土、金、水五行的变化，体现出生、长、收、藏的规律，产生了寒、暑、燥、湿、风等气候。人体也有类似的变化，人有五脏而化生喜、怒、悲、忧、恐等情志变化。所以喜怒等情志变化，自内而生，容易伤人气化；寒暑等外邪侵袭，自外而入，容易伤人形体。突然大怒，可使血逆而伤阴；突然大喜，可使气缓而伤阳。逆气上行，气血充满于经脉，则神气散越，去离形体。所以喜怒不加节制，寒暑之邪过度，人的生命就不坚固了。阴盛到极点，就要转化为阳；阳盛到极点，就要转化为阴。这是阴阳变化的规律。

［**按语**］ 阴阳是事物和现象既对立又统一的两个方面的总概括，是从各种具体事物和现象中抽象出来的，古人在长期的生活实践中，认识到自然界以及人体在运动过程中的任何阶段，都存在着对立统一的两个方面，如自然界中之天地、水火、寒热，人体的形气、脏腑、内外等，因此就用阴阳加以解释。

阴阳两个方面，是互相对立互相制约的，寒热形气的任何一方面都受其对立方面的制约，寒可以制热，热也可以制寒，形可以消耗气，气也可以消耗形。阴阳两个方面又是互相依存、互相联系的，从自然界说，如果没有寒，就无所谓热；没有天，就无所谓地。以形气来说，没有形，就不能产生气，没有气，也不能化生形。如文中所说的“味归形，形归气，气归精，精归化”，就是这种关系。同时，阴阳中任何一个方面，在一定条件下，又可以向其对立面转化，如文中所说的，“寒极生热，热极生寒”、“重寒则热，重热则寒”，就是这个道理。

本节所论阴阳，包括范围很广，大体可分为自然界和人体两个方面。在自然界方面，用阴阳的对立统一运动，来说明天地、四时、水火、寒热等正常与反常现象。在人体方面，则用阴阳的对立统一关系，来说明生理与病理现象。在生理方面，包括五脏六腑、四肢九窍、腠理形气等；病理方面，包括伤形、伤气、阳病、阴病、五邪为病、五志所伤等。

另外，对气味的厚薄和辛甘酸苦，也概括的指出了其阴阳属性和不同的作用，这对后世运用药物的气味治疗疾病，有很大的启发。

[原文] 夫阴在内，阳之守也；阳在外，阴之使也。阳胜则身热，腠理闭，喘息粗，为之俯仰①，汗不出而热、齿干，以烦闷腹胀死，耐冬不耐夏；阴胜则身寒，汗出，身常清，数栗而寒，寒则厥，厥则腹满死，耐夏不耐冬。此阴阳更胜之变，病之形能[1]也。

[校勘]

①"俯仰" 原作"后闷"，原校："《素问》作俯仰。"今本《素问》阴阳应象大论及《太素》卷三残篇与原校同，据改，并删原校。

[注释]

[1]"形能" 即形态。能与态同。

[语译] 阴气在内，由阳气来守卫；阳气在外，由阴气来役使，所以阴阳二气是互为其用，不可相离的，如果阳气偏胜时，由于热郁于内，则身热，腠理闭，气喘息粗，坐卧不宁，汗不出而发热，齿干，若烦闷腹满的，就要死亡，能经受冬天，不能经受夏天；若阴气偏胜时，由于寒凝于里，则身寒，汗出，身上常觉寒凉，时时战栗怕冷，寒则手足厥逆，厥而又腹部胀满的，就要死亡，能经受夏天，不能经受冬天。这是阴阳互为胜负的变化，疾病的形态表现。

[按语] 祖国医学中的阴阳学说，是古代朴素的唯物论和自发的辩证法与医学相结合的产物。它以阴阳的对立与统一、消长与转化的观点，说明人与自然界的关系，并概括了医学领域里的一系列问题。本节首先论述阴阳相互为用的正常关系，即"阴在内，阳之守也；阳在外，阴之使也"，接着又指明阴阳两者

偏胜的病理现象。文中所列诸证，即前节“阳胜则阴病，阴胜则阳病；阴病则热，阳病则寒”的具体说明。至于阳胜以“烦闷腹胀死”，阴胜以“厥则腹满死”。姚止庵在《素问经注节解》中说：“此统论阴阳偏胜之大凡也。至于腹满则均死者何故？盖阳胜则宜汗，既腠理闭而汗不出，若至腹满，则火烈于内，阳极而亢矣；阴胜则宜温，既身寒而手足逆冷，若至腹满则阴寒凝结，而气不化矣，安得不死。”对于致死原因的解释，颇为详尽，值得参考。

[原文] 曰：调此二者奈何？

曰：能知①七损八益[1]，则二者可调也，不知用此，则早衰矣。

[校勘]

①“能知” 《太素》卷三残篇作“能去”。

[注释]

[1]“七损八益” 《太素》卷三残篇注：以上文阳胜各证为八益，属实证，阴胜各证为七损，属虚证。《素问》阴阳应象大论王注：“上古天真论曰：女子二七天癸至，月事以时下。丈夫二八天癸至，精气溢泻。然阴七可损，则海满而血自下；阳八宜益，交会而泄精。由此则七损八益理可知矣。”《类经》法阴阳注：“七为少阳之数，八为少阴之数。七损者，言阳消之渐；八益者，言阴长之由也。”《素问识》：根据《素问》上古天真论所述，女子自五七至七七为三损；丈夫自五八至八八为四损，合为七损。女子自七岁至四七为四益；丈夫自八岁至四八为四益，合为八益。按：“七损八益”，各家说法不一，今并存以待考。

[语译] 问：应当怎样调摄阴阳？

答：能知道七损八益的道理，就可以调摄阴阳，不按这一道理去调摄，身体就要早衰。

[原文] 清阳上天，浊阴归地。天气通于肺，地气通于咽[1]。风气通于肝，雷气通于心，谷气通于脾，雨气通于肾。六

经为川，肠胃为海，九窍为水注之气[2]，暴气①象雷，逆气象阳。故治不法天之纪，不用地之理，则灾害至矣。

[校勘]

①“气” 原作“风”，据顾从德本《素问》阴阳应象大论改。

[注释]

[1]“天气通于肺，地气通于咽” 《类经》天经地形气通于人注：“天气，清气也，谓呼吸之气。地气，浊气也，谓饮食之气。清气通于五脏，由喉而先入肺，浊气通气于六腑，由嗌而先入胃。”

[2]“九窍为水注之气” 《类经》天精地形气通于人注：“水注之气，言水气之注也，如目之泪，鼻之涕，口之津，二阴之尿秽皆是也。虽耳若无水，而耳中津气湿而成垢，是即水气所致。气至水必至，水至气必至，故言水注之气。”

[语译] 清阳之气上升而腾于天，浊阴之气下降而归于地。天的清气通于肺，地的浊气通于咽。风气属木，故通于肝；雷气属火，故动于心；谷气属土，故感于脾；雨气属水，故润于肾。手足三阴三阳经之气血循行，如河水的流动不息；肠胃之受纳水谷，犹如大海；耳目口鼻前阴后阴，是水气输注之处；暴怒之气，象天之雷霆；厥逆之气，象天之阳热。所以治疗疾病，若不取法于天地的道理，灾祸就要发生。

[原文] 邪风之至，疾如风雨。故善治者治皮毛，其次治肌肤，其次治筋脉，其次治六腑，其次治五脏。治五脏者，半生半死矣。

[语译] 贼风邪气之伤人，其迅速程度，好似风雨骤临。所以善于治病的医生，当邪在皮毛的时候，即及时治疗，次一等的是邪在肌肤时才治疗，再次的是邪在筋脉时才治疗，再次的是邪入六腑时才治疗，再次的是邪入五脏时才治疗。到治疗五脏的时候，已是半生半死了。

[按语] 凡外邪伤人，多自表入，依次内传，逐日加重。本

文所谓皮毛、肌肤、筋脉、六腑、五脏等即是说的这一问题。故必须争取早期诊断早期治疗，防微杜渐，将病患消灭在轻浅阶段。由于外邪伤人急速，常是在未加注意时骤为侵袭，所以古人有避邪"如避矢石"的比喻，示人在日常生活中要随时防范。

［原文］ 故天之邪气，感则害五脏；水谷之寒热，感则害六腑[1]；地之湿气，感则害皮肉筋脉。故善用针者，从阴引阳，从阳引阴[2]，以右治左，以左治右；以我知彼，以表知里，以观过与不及之理，见微则过①，用之不殆。善诊者，察色按脉，先别阴阳，审清浊[3]而知部分，视喘息，听声音而知病所苦；观权衡，视规矩[4]，而知病所生②；按尺寸，观浮沉滑涩[5]，而知病所在③。以治则无过，以诊则无失矣。故曰：病之始起，可刺而已；其盛也，可待衰而已。故因其轻而扬之，因其重而减之，因其衰而彰之。形不足者，温之以气；精不足者，补之以味。其高者，因而越之；其下者，引而竭之[6]；中满者，泻之于内。其有邪④者，渍形以为汗；其在皮者，汗而发之；其慓悍者，按而收之；其实者，散而泻之。审其阴阳，以别柔刚，阳病治阴，阴病治阳。定其血气，各守其乡，血实宜决之，气虚宜掣引[7]之⑤。

阳从左，阴从右⑥；老从上，少从下；是以春夏归阳为生，归秋冬为死。反之，则归秋冬为生。是以气之多少，逆⑦皆为厥。有余者，厥也⑧。一上不下，寒厥到膝，少者秋冬死，老者秋冬生。气上不下，头痛癫⑨疾，求阳不得，求之于阴(《素问》作求阴不审)，五部隔无征，若居旷野，若伏空室⑩，绵绵乎属不满日⑪。

［校勘］

①"则过"　宋本、顾本《素问》阴阳应象大论及《太素》卷三残篇均作"得过"。

②"所生"　《素问》阴阳应象大论作"所主"，《太素》卷三残篇作"所在"。

③"所在"　原作"所生"，据《素问》阴阳应象大论新校正引本经改。

④“邪” 原作“形”，据《素问》阴阳应象大论、《太素》卷三残篇改。

⑤“气虚宜掣引之” 原作“气实宜掣之引之”，据《素问》阴阳应象大论新校正及《太素》卷三残篇改。

⑥“阳从左，阴从右” 原作“阳从右，阴从左”。原校：“《素问》作阳从左，阴从右”。今本《素问》方盛衰论与原校同，据改，并删原校。

⑦“逆” 此下原有“顺”字，据《素问》方盛衰论删。

⑧“厥也”《素问》方盛衰论作“厥耶”，系问辞。

⑨“癫”《素问》方盛衰论作“巅”。于义为长。

⑩“若伏空室”《素问》方盛衰论新校正云：“按《太素》云若伏空室，为阴阳之一，有此五字，疑此脱漏。”

⑪“日” 原作“目”，据《素问》方盛衰论改。

［注释］

［1］“水谷之寒热，感则害六腑”《吴注素问》注：“五味贵于中和，寒则阴胜，热则阳胜，阳胜生热，阴胜生寒，皆能害乎肠胃也。”

［2］“从阴引阳，从阳引阴”《太素》卷三残篇注：“肝脏足厥阴脉实，肝腑胆足少阳脉虚，须泻厥阴，以补少阳，即从阴引阳也；若少阳实，厥阴虚，须泻少阳以补厥阴，即从阳引阴也。余例准此。”

［3］“审清浊”《吴注素问》注：“色清而明，病在阳分；色浊而暗，病在阴分。”

［4］“观权衡，视规矩” 即观察四时脉象的变化规律。《素问注证发微》注：“脉要精微论云：‘春应中规’，言阳气柔软如规之圆也。‘夏应中矩’，言阳气强盛，如矩之方也。‘秋应中衡’，言阴升阳降，高下必平。‘冬应中权’，言阳气居下如权之重也。”

［5］“按尺寸，观浮沉滑涩”《素问识》曰：“谓按尺肤而观

滑涩，按寸口而观浮沉也。非寸关尺之尺，古义为然。”

[6]“其高者因而越之，其下者引而竭之” 《内经知要》治则注：“高者，病在上焦。越者，吐也。越于高者之上也。下者，病在下焦。竭者，下也。引其气液就下也。通利二便皆是也。”

[7]“掣引” 即导引。

[语译] 所以自然界的邪气，感受了就要由浅入深，伤害五脏；饮食的寒热之气，感受了就要伤害六腑；地之阴湿之气，感受了就要伤害皮肉筋脉。由于人体的阴阳气血互相联络，十二经脉左右交贯，所以善用针的人，能从阴经引出阳分之邪，从阳经引出阴分之邪，从右侧治疗左侧的病，从左侧治疗右侧的病；诊察疾病时，能以自己的正常状态，推知病人的异常状态；从表面的现象，推知内在的实质，以分析正邪太过不及的机理，从微妙的变化中，得知病之所在，所以才能运用自如，不至发生错误。故善于诊断疾病的医生，通过察色按脉，首先辨别病是属阴属阳；审观色泽的清浊，而知病变的部位；观察病人的喘息状态和听其声音的变化，而知病人的痛苦；根据春应中规，夏应中矩，秋应中衡，冬应中权等四时脉象的变化规律，而知病生何脏；按摩尺部皮肤的滑涩和寸口脉象的浮沉，而知疾病的所在。用这样的方法去诊察疾病，即不至有所失误，用以治疗也不至发生临床差错。所以说，病在初起的时候，邪尚轻浅，可以针刺而愈，至邪气正盛的时候，应暂避其锐气，须到邪气稍衰的时候，再去针刺治疗。所以邪轻浮在表的病，可用宣散的方法治疗；沉结而实于内的病，可用通泄的方法治疗；气血虚衰的病，可用补益的方法治疗。形虽由味养，然无气则不能化，所以形体不足的，要用气药来温养；精虽由气化，然必以味为基础，所以精不足的，要以味来补益。病位偏高的，可用吐法以散越之；病位在下的，可用通利大小便法以尽除其邪；中满属实的，可以用泻下的方法。邪气留恋体表而不外出的，可用药液浸渍肌肤，使其汗出而解；邪在皮毛的，可用汗法以发散其邪；病发卒暴而热势急疾的，可用按

摩法以收定其慓悍之气；邪气实的，可用疏散法以泻其邪。先审察疾病的属阴属阳，然后分别以刚燥或阴柔的药剂去治疗。阴阳偏胜时，阳病则治其阴，阴病则治其阳，使阴阳相互协调，分析病之属气属血，分别寻求病的所在部位，血实的，应决通而疏泄之，气虚的，用导引法以补其气。

阳气自左而升，阴气自右而降。所以阳从左为顺，阴从右为顺。老人之气先衰于下，所以其气当从上而下；少年之气先盛于下，所以其气当从下而上。故春夏之时，气机归阳之升发则生，若阳气升发之令不行，归秋冬肃降则死，反过来说，秋冬之时，气机归阴之肃降则生。所以不论气有多少，凡是背逆了正常规律的就都是厥。阴气有余所发生的厥，其气一上而不下，阴阳之气不相顺接，所以寒凉自足到膝，少年在秋冬时，出现这种情况，足证其阳虚已极，多属死候；老年在秋冬发生这种情况，以其原为阳虚之体，尚有生机。若气上不下，发生头痛癫疾的，求之于阳证不似阳证，求之于阴证又非阴证，这是由于五脏之气隔绝，已经没有什么征象可察，好象置身于旷野，联系断绝；深伏于空室，无所见闻一样，仅存绵绵一息，其生命恐不能满日。

[按语] 天之邪气即指“寒暑燥湿风”而言。风属木，暑属火，湿属土，燥属金，寒属水。在人体则肝属木，心属火，脾属土，肺属金，肾属水。同气相求，同类相从，天人相参，内外相应，所以天之邪气害人五脏。水谷之寒热，指饮食之冷热不调而言。胃、大肠、小肠、三焦、膀胱者仓廪之本，主受纳水谷，故饮食不节，寒热杂投，则或为食伤，或为水停，所谓害人六腑，即指此证而言。地之湿气，是指露卧湿地，冒雨涉水等为湿邪所侵，湿邪浸淫形体，故害皮肉筋脉，如痹痿等病之因于湿者，即属此类。

诊断是治疗的主要依据，只有正确的诊断，才能有恰当的治疗，古人对诊断是非常重视的，所以指出必须通过细致的诊察，才能“以治无过，以诊则无失矣。”

[原文] 冬[①]三月之病，在理已尽，草与柳叶皆杀[②]，阴阳

皆绝，期在孟春。

冬三月之病，病合阳③者，至春正月，脉有死征，皆归于春（《素问》作始春④）。

春三月之病，曰阳杀；阴阳皆绝，期在草干[1]。

夏三月之病，至阴不过十日[2]；阴阳交[3]期在溓水[4]。

秋三月之病，三阳俱起[5]，不治自已；阴阳交合者，立不能坐，坐不能起；三阳独至⑤，期在石水，二阴⑥独至，期在盛水。

［校勘］

①“冬” 原作“春”，据《素问》阴阳类论改。

②“杀” 此下原有“春”字，《素问》阴阳类论新校正云：“太素无春字”，据删。

③“合阳” 《素问》阴阳类论作“合于阳”。

④“始春” 今本《素问》阴阳类论作“出春”。王冰注：“虽正月脉有死征，阳已发生，至王不死，故出春三月而至夏初也。”其义较长。

⑤“三阳独至” 《内经知要》病能注：“阳当作阴。阴病而当阴盛，则孤阴不生矣，冰坚如石之候，不能再生，即上文三阳俱起，不治自愈，下文二阴期在盛水，则此为三阴无疑。”

⑥“二阴” 《素问》阴阳类论新校正云：“按全无起本二阴作三阴。”

［注释］

［1］“草干” 《素问》阴阳类论王注：“霜降草干之时也。”《素问注证发微》注：“期在旧草尚干之时即应死矣，无望其草生柳叶之日也。”按草干究指何时，似难肯定，姑存二家之说，以供参考。

［2］“至阴不过十日” 《类经》四时病死期注：“脾肾皆为至阴，夏三月以阳盛之时，而脾肾伤极，则真阴败绝，天干易气不能堪矣，故不过十日也。”

［3］“阴阳交” 本经卷七第一中曰：“温病汗出，辄复热而

脉躁疾者，不为汗衰，狂言不能食，病名曰何？曰：名曰阴阳交，交者死。”《太素》热病说注：“汗者，阴液也，热者，阳盛气也，阳盛则无汗，汗出则热衰，今出而热不衰者，是阳邪盛而复阴起，两者相交，故名阴阳交也。”

[4]“濂(liān 连)水” 《素问》阴阳类论王注：“立秋之候也。”七月建申，水生于申，故为七月水生之时。“濂”，水静貌。

[5]“三阳俱起” 《素问直解》注：“三阳谓太阳阳明少阳。故曰俱。后三阳谓太阳，二阴谓少阴，故曰独也。”

[语译] 冬三月的病，根据病情，按理已至尽期，算到草发芽柳叶生时都要死亡。如果是阴阳之气都绝了，死期就在正月。

冬三月的病，于时属阴，而病属阳的，叫做合于阳，到春季正月，如果脉象有死的征候，就要到出春之后死亡。

春三月的病，由于秋冬失养使阴虚阳盛，至春阳胜而病，阴气不复，名曰“阳杀”；若阴阳皆绝，死期在草干之时。

夏三月的病，若脾肾衰竭，死期不过十日；若病“阴阳交”的，死期在七月。

秋三月的病，三阳经都发病，由于阴气渐盛，所以不治也可以好；若阴阳交互为病，由于阴阳两伤，气血俱损，衰弱已甚，则立不能坐，坐不能起；若三阳独至，是阳亢阴竭，死在水结冰如石之坚时；若二阴独至，是阳衰阴胜，死期在冰雪溶化为水的时候。

[按语] 此节经文，文字古奥，甚为费解，各家注释，纷纭不一，而全元起本与《太素》又失而不传，除《素问》之外，别无旁证，可能有脱误错简之处，留待以后考证。其主要精神是根据四时气候的变化，阴阳的消长，预测病人的死期，虽有一定的道理，但其所指的具体日期，存此一说，尚须作进一步的观察和研究。

正邪袭内生梦大论第八

[提要] 本篇论述了由于邪气侵袭体内所产生的各种梦

幻。并以虚实为纲，说明产生各种不同梦幻与脏腑的属性、功能、邪客部位等有密切关系，并指出针刺治疗的原则。

[原文] 黄帝问曰：淫邪泮衍[1]奈何？

岐伯对曰：正邪[2]从外袭内，未有定舍，反①淫于脏，不得定处，与营卫俱行，而与魂魄飞扬，使人卧不得安而喜梦。凡气淫于腑，则梦②有余于外，不足于内；气淫于脏，则梦③有余于内，不足于外。

[校勘]

①“反” 《千金》诊候作“及”。

②③“梦” 《灵枢》淫邪发梦、《病源》虚劳喜梦候、《千金》诊候均无。

[注释]

[1]“泮衍” 蔓衍的意思。《类经》梦寐注：“淫邪泮衍，言奇邪为梦，变幻无穷也。”

[2]“正邪” 《类经》梦寐注：“正邪者，非正风之谓，凡阴阳劳逸之感于外，声色嗜欲之动于内，但有干于身心者，皆谓之正邪。”正邪，经文中所言甚多，所指不一，上述是就生梦原因而言。

[语译] 黄帝问：邪气淫泆流散，而使人作梦，是什么道理？

岐伯答：正邪从外部侵袭体内，没有一定的处所，及至流淫于内脏，还是没有固定的部位，若与营卫之气一起运行，扰乱魂魄不得安于内脏，飞扬于外，则使人睡卧不安，喜欢做梦。凡是邪气流淫于六腑的，因六腑属阳而主外，则梦有余于外，不足于内；邪气流淫于五脏的，因五脏属阴主内，则梦有余于内，不足于外。

[按语] 人在睡眠时，阳合于阴，营卫大会，精神魂魄皆内藏于脏而不外越，所以身体进入安静状态，能得到充分的休息。如果因为病理作用，或某些外界因素的刺激，或由于某些情志变

化没有解除时，就会使正常的睡眠受到影响，则阴阳不能相合，神魂不安于脏，产生一些不自主的精神活动，就要作梦。本文所说："正邪从外袭内，未有定舍，反淫于脏，不得定处，与营卫俱行，而与魂魄飞扬，使人卧不得安而喜梦。"就是这个道理。

偶然的或短时间的作梦，对于身体是没有什么影响的，如果经常的或整夜持续的作梦，即属病理现象，应及时治疗。

梦之所以不同，是由于刺激的原因不同和受邪的部位不同所致，详见下文。

[原文] 曰：有余不足有形乎？

曰：阴盛[①]则梦涉大水而恐惧；阳盛[②]则梦大火而燔焫；阴阳俱盛，则梦相杀毁伤；上盛则梦飞；下盛则梦堕；甚饱则梦予；甚饥则梦取；肝气盛则梦怒；肺气盛则梦哭泣，恐惧飞扬；心气盛则梦喜笑及恐怖；脾气盛则梦歌乐、体重、手足不举；肾气盛则梦腰脊两解而不属。凡此十二盛者，至而泻之立已。

[校勘]

①②"阴盛"　"阳盛"《灵枢》淫邪发梦、《病源》虚劳喜梦候、《千金》诊候作"阴气盛"、"阳气盛"。

[语译] 问：气的有余不足，在作梦时，有什么不同的境象吗？

答：阴盛的就会梦到渡大水而恐惧；阳盛的就会梦到大火而烧灼；阴阳俱盛的，就会梦到互相杀伤；气盛于上的，就会梦到飞腾；气盛于下的，就会梦到坠堕；过饱时就会梦到给别人食物；过饥时就会梦到摄取食物；肝气盛的就会梦到忿怒；肺气盛的就会梦到哭泣、恐惧和高飞；心气盛的就会梦到喜笑和恐怖；脾气盛的就会梦到唱歌，作乐、身体沉重和手足不能举动；肾气盛的就会梦到腰脊两相分离，不相连属。凡以上这十二种因气盛而作梦的，可根据作梦的情况，察知邪气的所在，用针泻之则愈。

[按语] 上述十二种梦境，是古人根据阴阳、神志、脏腑功能等生理活动的盛衰情况而推论的。水火为阴阳之征兆，所以

阳盛梦火，阴盛梦水，阴阳俱盛则交争，而梦互相杀伤。阳主上升，阴主下降，故上盛梦飞，下盛梦堕。肝志怒，肺志悲，心志喜，所以气盛则可分别梦到忿怒、哭泣、喜笑等境象。胃主受盛，故饱梦予，饥梦取。脾主四肢，故梦体重手足不举。肾主骨，腰为肾府，故梦腰脊两解而不相连属。

[原文] 厥气[1]客于心，则梦见丘山烟火；客于肺，则梦飞扬，见金铁之器及奇物；客于肝，则梦见山林树木；客于脾，则梦见丘陵大泽，坏屋风雨；客于肾，则梦临渊，没居水中；客于膀胱，则梦游行；客于胃，则梦饮食；客于大肠，则梦见田野；客于小肠，则梦见聚邑行街(一作冲衢)；客于胆，则梦斗讼自刳[2]；客于阴器，则梦接内；客于项，则梦斩首；客于胻，则梦行走不能前，及居深地窌苑中[3]；客于股肱①，则梦礼节拜跪②；客于胞脏③[4]，则梦溲便利；凡此十五不足者，至而补之立已。

[校勘]

①“肱” 《病源》虚劳喜梦候、《千金》诊候均无。

②“拜跪” 《灵枢》淫邪发梦、《病源》虚劳喜梦候均作“拜起”。

③“脏” 《病源》虚劳喜梦候无。

[注释]

[1]“厥气” 此指邪气而言。

[2]“刳(kū 枯)” 剖开的意思。

[3]“窌(jiào 叫)苑(yuàn 怨)中” 窌通窖，即地窖。苑，畜养禽兽并种植林木的地方。

[4]“胞脏(zhí 职)” 胞，指膀胱；脏，指大肠。

[语译] 邪气留居于心，就会梦到山丘烟火；留居于肺，就会梦到腾空飞扬，看见金铁等器具及珍奇之物；留居于肝，就会梦见山林树木；留居于脾，就会梦到丘陵大泽，毁坏房屋的风雨；留居于肾，就会梦到临近深渊，或没于水中；留居于膀胱，就会梦到各处游行；留居于大肠，就会梦到田野；留居于小肠，就会梦到

人物聚集的城镇和通行的街道；留居于胆，就会梦到斗殴诉讼或自杀；留居于阴器，就会梦到性交；留居于颈项，就会梦到杀头；留居于胫，就会梦到欲行不能前进，以及住在很深的地窖苑囿之中；留居于股肱，就会梦到行礼，跪拜；留居于膀胱和直肠，就会梦到小便和大便。凡以上十五种因气虚邪留而做梦的，可以根据做梦的情况察知邪气的所在，用针补之则愈。

［按语］　上述十五种梦境，主要是由于正气不足邪气留居所致。其中大体可分为三类不同情况：

一、邪留于脏所致之梦，与五行属性有关。如心属火故梦烟火；肺属金故梦金铁；肝属木故梦树木；脾属土故梦丘陵；肾属水故梦渊泽。

二、邪留于腑所致之梦，与其功能有关。如膀胱足太阳之脉属阳主外，故梦游行；胃为水谷之海，故梦饮食；大肠传导，曲折回环似田野，故梦田野；小肠受盛，水谷聚集如邑，故梦聚邑行街；胆主决断，故梦斗讼。

三、邪留于肢体某一局部所致之梦，则与某部的活动情况有关。如阴器梦性交；项梦斩首；胻梦行走；股肱梦拜跪；胞脜梦溲便。

以上各种梦境，不一定完全属实，主要是说明作梦乃由于某些原因，使人体在睡眠时不能充分的休息，致令魂魄飞扬，精神仍在活动。我们可以利用病人作梦的自觉情况，帮助了解受邪之处与病变的部位。这对诊断疾病来说，具有一定参考价值。

五味所宜五脏生病大论第九

［提要］　本篇主要论述了五味对五脏在营养、治疗等方面的作用与宜忌，以及五脏发病的症状与治疗。内容有：

一、五味对五脏的作用。

二、五味偏嗜对筋、肉、血、皮、骨的不良影响。

三、五谷、五果、五畜、五菜的气味及五脏生病时的宜忌。

四、五脏生病的症状及治疗方法。

[原文] 黄帝问曰：谷气有五味，其入五①脏，分别奈何？岐伯对曰：胃者，五脏六腑之海，水谷②皆入于胃，五脏六腑皆禀于胃，五味各走其所喜。

故谷味酸，先走肝。《九卷》又曰：酸入胃，其气涩（一作涩以收③），不能出入，不出则留于胃中，胃中和温，则下注于膀胱④，膀胱之胞[1]薄以耎，得酸则缩绻，约而不通，水道不行，故癃。阴者，积筋之所终聚也，故酸入胃而走于筋。《素问》曰：酸走筋，筋病无多食酸。其义相顺。又曰：肝欲酸⑤，多食酸，则肉胝胎而唇揭[2]，谓木胜土也（木辛与《九卷》义错）。

[校勘]

①"五" 原无，据《灵枢》五味论、《太素》调食补。

②"水谷" 原无，据《灵枢》五味论、《太素》调食补。

③"涩以收" 《灵枢》五味论、《太素》调食此下均有"上之两焦"四字。

④"膀胱" 此下原有"之胞"二字，据《灵枢》五味论、《太素》调食删。

⑤"酸" 原作"辛"。原校："《素问》肝欲辛作酸。"今本《素问》五脏生成论与原校同，据改。并删原校。

[注释]

[1]"膀胱之胞" 对于本句的解释，主要有两种。一、膀胱和胞是两个脏器，"之"字做动词解。二、以膀胱和胞是一物，将"胞"字训作"皮"。以后说为是。

[2]"肉胝（zhī 知）胎（zhòu 咒）而唇揭" 即肌肉坚厚皱缩，咀唇掀起的意思。胝，皮坚厚；胎，即皱；揭，举。

[语译] 黄帝问：水谷之气有五味，它们是怎样分别归入五脏的？

岐伯答：胃是受纳水谷的地方，故为五脏六腑汇集营养的大海，水谷进入胃中，五脏六腑都要禀受胃所化生的精微，五味分别归入五脏，正是由于五脏特殊性能的需要。

所以谷味酸的，先入肝脏。《九卷》又说：酸味入胃，由于其气涩，有收敛的作用，不能随气往来出入，不能出入就要滞留于胃中，经胃中温和之气所化，向下输注于膀胱，膀胱之胞薄而耎，得到酸味之收敛，则收缩绻曲起来，胞约束而不通，水道即不流行，因而发生小便不利的癃病。同时，由于阴器是宗筋之所聚，酸入肝，肝主宗筋，所以酸入胃而必然要走于筋。因此《素问》说：酸是走筋的，筋有病时不可多吃酸。其意义都是一致的。《素问》又说：肝是喜欢酸味的，但若过多的吃酸，肝气盛了就要制脾，脾主肌肉，外荣于唇，所以发生肌肉坚厚皱缩，咀唇掀揭，这叫做木胜土。

[原文] 苦先走心。《九卷》又曰：苦入胃，其气燥而涌泄[①]，五谷之气皆不能胜苦，苦入下脘。下脘者，三焦之路，皆闭而不通，故气变呕也。齿者，骨之所终[②]也，故苦入胃而走骨，入而复出，齿[③]必黧疏，是知其走骨也。苦走心，此云走骨者[④]，水火相济，故骨气通于心也[⑤]。《素问》曰：苦走骨，骨病无多食苦。其义相顺。又曰：心欲苦[⑥]，多[⑦]食苦，则皮槁而毛拔，谓火胜金也（火酸与《九卷》义错）。

[校勘]

①“其气燥而涌泄” 原无，据《千金》卷二十六第一补。

②“终” 原作“络”，据《灵枢》五味论、《太素》调食、《千金》卷二十六第一改。

③“齿” 原无，据《千金》卷二十六第一补。

④“苦走心，此云走骨者” 原无，据《素问》宣明五气篇新校正补。

⑤“水火相济，故骨气通于心也” 原作“水火既济，骨气通于心”，据《素问》宣明五气篇新校正引皇甫士安语、《千金》卷二十六第一校语改。

⑥“苦” 原作“酸”，据《素问》五脏生成篇改。

⑦“多” 原无，据《素问》五脏生成篇补。

[语译] 谷味苦的，先入心脏。《九卷》又说：苦味入胃，其气燥，并有涌泄的作用。五谷中其他的气味都不能胜过苦味的作用，苦味是入下脘的，下脘是三焦运行的道路，当苦味进入下脘时，上、中、下三焦的道路都闭塞不通，气化不行，就要变为呕吐。同时由于牙齿是骨之余，受骨气所充，苦味入胃之后而走于骨，其气入而复出于齿，则表现为牙齿黧黑疏而不固，所以知道苦味也能入骨。苦味本来是入心的，这里又说入骨，是由于心肾相交，水火既济，骨气通于心的关系。《素问》说：苦是走骨的，骨有病时，不可多吃苦味。其意义都是一致的。《素问》又说：心是喜欢苦味的，但若过多的吃苦，心气盛了，就要制肺，肺主皮，外荣于毛，所以发生皮肤枯槁，毛发拔脱的现象，这叫做火胜金。

[原文] 甘先走脾。《九卷》又曰：甘入胃[①]，其气弱少[②]，不能上至上焦，而与谷俱留于胃中。甘者，令人柔润也。胃柔则缓，缓则虫动，虫动则令人心闷。其气通于皮[③]，故曰甘走皮[④]。皮者，肉之余，盖皮虽属肺，与肉连体，故甘润肌肉并皮也[⑤]。《素问》曰：甘走肉，肉病无多食甘。其义相顺。又曰[⑥]：多食甘，则骨痛而发落，谓土胜水也（与《九卷》不错）。

[校勘]

①“胃” 原作“脾”，据《灵枢》五味论、《太素》调食、《千金》卷二十六第一改。

②“少” 《灵枢》五味论作“小”，《千金》卷二十六作“劣”。

③④“皮” 《灵枢》五味论、《太素》调食、《千金》卷二十六第一均作“肉”。

⑤“皮者……并皮也” 《千金》校语引皇甫士安云略同。“甘走皮”，他书均作“甘走肉”，独本经谓“甘走皮”，或士安所见之本有误，故作是校，存疑。

⑥“又曰” 此下按例当有“脾欲甘”三字。

[语译] 谷味甘的，先入脾脏。《九卷》又说：甘味入胃其气比较弱少，不能上达于上焦，而与水谷俱停留于胃中。甘味腻滞，使人柔润，胃柔软则气弛缓，弛缓则虫动，虫扰动不安，则使人心中烦闷。甘味之气又通于皮，所以说甘走皮。皮是肌肉之余气所生，皮虽然属于肺，但是与肉连为一体，所以甘味既能润肌肉，又能润皮肤。《素问》说：甘是走肉的，肉病不可多吃甘。其意义都是一致的。《素问》说：脾是喜欢甘味的，但若过多的吃甘味，脾气盛了就要制肾。肾主骨，外荣发，所以发生骨痛和头发脱落的现象，这叫做土胜水。

[原文] 辛先走肺。《九卷》又曰：辛入胃，其气走于上焦。上焦者，受诸气①而营诸阳也。姜韭之气，熏至营卫②，营卫③不时受之，久留④于心下，故洞（一作熅）心[1]。辛者，与气俱行，故辛入胃，则与汗俱出矣（《千金》云辛入胃而走气，与气俱出，故气盛）。《素问》曰：辛走气，气病无多食辛。其义相顺。又曰：肺欲辛⑤，多食辛则筋急而爪枯，谓金胜木也。

[校勘]

①“受诸气” 《灵枢》五味论、《太素》调食作“受气”，《千金》卷二十六第一作“受使诸气”。

②“熏至营卫” 《灵枢》五味论、《太素》调食作“熏之”。

③“营卫” 《灵枢》五味论、《太素》调食作“营卫之气”。

④“久留” 《千金》卷二十六第一作“却溜”。

⑤“辛” 原作“苦”。原校：“肺欲苦与《九卷》义错”。《素问》五脏生成篇作“辛”，据改。并删原校。

[注释]

[1]“洞心” 《类经》五味之走各有所病注：“洞心，透心若空也。……过于辛则开窍而散，故为洞心”。

[语译] 谷味辛的，先入肺脏。《九卷》又说：辛味入胃，其气走于上焦。由于上焦开发，宣五谷味，所以上焦是承受诸气而

营运诸阳的。如果姜韭之辛气常熏于营卫，营卫不时地受到影响，其窜散之性留于心下，就会感到心中空虚。辛味善于走散，与气一起流行于周身。气属阳，卫外而为固。辛随气行，使气走散而不能固，则阴气不能内守，必随之外出，所以辛味入胃之后，就和汗一起外散。《素问》说：辛是走气的，气病不可多吃辛。其意义都是一致的。《素问》又说：肺是喜欢辛味的，但若过多的吃辛味，肺气盛了就要制肝，肝主筋，外荣于爪，所以发生筋急和爪枯的现象，这叫做金胜木。

［**原文**］ 咸先走肾。《九卷》又曰：咸入胃，其气上走中焦，注于诸[①]脉。脉者，血之所走也[②]，血与咸相得，则血凝[③]。血凝则胃中汁注之，注之[④]则胃中竭，竭则咽路焦，故舌干而善渴。血脉者，中焦之道，故咸入胃[⑤]而走血矣。咸先走肾，此云走血者[⑥]，肾合三焦，血脉虽属肝心，而为中焦之道，故咸入而走血矣。《素问》曰：咸走血，血病无多食咸。其义相顺。又曰[⑦]：多食咸则脉凝泣而变色，谓水胜火也（虽俱言血脉，其义不同）。

谷气营卫俱行[⑧]，津液已行，营卫大通，乃化[⑨]糟粕以次传下。

［**校勘**］

①“诸” 《灵枢》五味论、《太素》调食均无。

②“脉者，血之所走也” 《灵枢》五味论、《太素》调食均作“则血气走之”。

③“凝” 原作“涘”，原校：“一作凝，下同”。《灵枢》五味论与原校同，据改，并删原校。

④“胃中汁注之，注之” 原无，据《灵枢》五味论、《太素》调食、《千金》卷二十六第一原校引本经补。

⑤“胃” 原无，据《千金》卷二十六第一补。

⑥“咸先走肾，此云走血者” 原脱，据《素问》宣明五气篇新校正引皇甫士安语补。

⑦“又曰” 此下按例当有“肾欲咸”三字。

⑧“营卫俱行” 《灵枢》五味篇、《太素》调食均无。

⑨“化” 原无，据《灵枢》五味篇、《太素》调食补。

[语译] 谷味咸的，先入肾脏。《九卷》又说：咸味入胃。其气入于中焦，注于诸脉。脉是血液循行的道路，咸入脉中，与血结合，则血液容易凝涩，血液凝涩，则胃中津液必流入脉中以滋润之，以致胃中的津液枯竭，不能上泛于咽，发生舌干和口渴的现象。由于“中焦受气取汁，变化而赤是谓血”，因而血脉又是输送中焦精微的通路，所以咸味入胃是走血分的。咸味是先入肾的，为什么这里又说是走血分呢？这是由于肾合于三焦，血脉虽然属于肝心，但又是输送中焦精微的道路，所以咸味入胃而走血分。《素问》说：咸是走血分的，血病不可多吃咸。其意义都是一致的。《素问》又说：肾是喜欢咸味的，但若过多的吃咸味，肾气盛了就要制心，心主血脉，外荣于色，所以发生血脉凝涩和颜色改变的现象，这叫做水胜火。

五谷的气味经过消化以后，变为津液和精微，运行于全身，营气和卫气也同时在全身通行无阻，其余的部分就化为糟粕，按次第传下，排出体外。

[按语] 以上五节，主要是论述了五味和五脏、五体（皮、肉、脉、筋、骨）的关系，同时说明五味偏嗜，不但会导致本脏生病，并能间接的影响到被它克制的一脏也发生病态。

五味分别归于五脏，以维持五脏、五体的正常生理活动，但若用之不当，就会起相反的作用。《素问》至真要大论所说的“久而增气，物化之常也，气增而久，夭之由也。”也是这个意思。如本文所说的“多食酸则肉胝䐢而唇揭”、“多食辛则筋急而爪枯”等。就是五味偏嗜所造成的病变情况。

根据本节的精神可以体会到以下三点：

一、对五味的摄取，要根据脏气的需要，保持相对的均衡，以维持其正常的生理活动，否则就可能引起疾病。

二、对病人饮食的摄取，要根据疾病的性质，适当的调和五味，才能使脏气不协调的现象逐步恢复。

三、根据五味对五脏、五体的不同作用，对治疗原则和药物运用等方面，也有着重要的指导意义。所以五味的问题，不仅对营养有重要关系，而且对临床也有直接的现实意义。

[原文] 曰：营卫俱行奈何？

曰：谷始入于胃，其精微者，先出于胃之两焦，以溉五脏；别出两焦①，行于营卫之道；其大气之抟②[1]而不行者，积于胸中，名曰气海，出于肺，循于喉咙，故呼则出，吸则入。天地之精气，其大数常出三而入一[2]，故谷不入，半日则气衰，一日则气少矣。

[校勘]

①“焦” 《灵枢》五味篇、《太素》调食均无。

②“抟” 原作“搏”，据《灵枢》五味论改。

[注释]

[1]“抟(tuán 团)” 把散碎的东西捏聚成团。

[2]“出三入一” 《灵枢注证发微》注：“其大数，谷化之精气出之者三分，则天地之精气入之者一分，惟其出多入少，故人半日不再用谷，则谷化之气衰，至一日则气少也。”《灵枢集注》任谷庵云：“五谷入于胃也，其糟粕、津液、宗气分为三隧，故其大数常出三入一。盖所入者谷，而所出者，乃化糟粕以次传下，其津液溉五脏而生营卫，其宗气积于胸中，以司呼吸，其所出有三者之隧道，故谷不入半日则气衰，一日则气少矣。”关于“出三入一”说法不一，很难肯定，存疑待考。

[语译] 问：营卫俱行的情况是怎样的？

答：水谷开始入于胃，其所化生的精微，先出于胃，经中上两焦输送全身，灌溉五脏；又从中上两焦分别而出，行于营卫之道，其清者为营气，营气行于脉中，其浊者为卫气，卫气行于脉外；其大气（宗气）抟聚而不流行全身的，则积于胸中（膻中），称为气海，出自肺脏，经过喉咙，所以呼气时就出，吸气时就入。天地的精气，是人体营养物质的主要来源，经过消化吸收排泄等过程，以维持正常的生理活动，其大数通常是出三入一，所以半日不吃东西，气就衰了，一日不吃东西，气就少了。

[原文] 曰：谷之五味可得闻乎？

曰：五谷：粳米甘，麻（《素问》作小豆）酸，大豆咸，小麦苦，黄黍辛。五果：枣甘，李酸，栗咸，杏苦，桃辛。五畜：牛肉甘，犬肉酸，豕肉咸，羊肉苦，鸡肉辛。五菜：葵[1]甘，韭酸，藿[2]咸，薤[3]苦，葱辛。五色：黄宜甘，青宜酸，黑宜咸，赤宜苦，白宜辛。

[注释]

[1]“葵” 《中国医学大辞典》：“隰草类，本经上品，有秋葵、冬葵、蜀葵、菟葵、龙葵、黄蜀葵等种，本丰耐旱，古以为常食品，有紫茎白茎两种，以白茎者为胜。”

[2]“藿” 《本草纲目》指为赤小豆叶，并云：“主治：去烦热，止小便数。”《别录》：“煮食明目。”《千金》菜疏云：“藿味咸。寒涩无毒，宜肾，主大小便数，去烦热。”

[3]“薤” 《中国医学大辞典》：“菜类，《别录》中品，多年生草，高尺许，地下有白色鳞茎，叶细长，稍为三角形，有平行脉，深绿色，茎叶均有臭气，夏开紫白小花，列为伞状花序，其鳞茎之色白者，谓之薤白。”

[语译] 问：谷的五味，可以听你说一说吗？

答：五谷：粳米味甘，小豆味酸，大豆味咸，麦味苦、黄黍味辛。五果：枣味甘，李味酸，栗味咸，杏味苦，桃味辛。五畜：牛肉味甘，犬肉味酸，猪肉味咸，羊肉味苦，鸡肉味辛。五菜：葵味甘，韭味酸，藿味咸，薤味苦，葱味辛。五色和五味之间的联系是：黄属土，甘亦属土，所以黄色宜甘；青属木，酸也属木，所以青色宜酸；黑属水，咸也属水，所以黑色宜咸；赤属火，苦亦属火，所以赤色宜苦；白属金，辛亦属金，所以白色宜辛。

[原文] 脾病者，宜食粳米、牛肉、枣、葵，甘者入脾用之。心病者，宜食麦、羊肉、杏、薤，苦者入心用之。肾病者，宜食大豆、豕肉、栗、藿，咸者入肾用之。肺病者，宜食黍、鸡肉、桃、葱，辛者入肺用之。肝病者，宜食麻，犬肉、李、韭，酸者入肝用之。肝病禁辛。心病禁咸。脾病禁酸。肺病禁苦。肾病禁甘。

[语译] 脾有病的，宜食甘味的粳米、牛肉、枣、葵，因为甘味是入脾的，所以用它。心有病的，宜食苦味的小麦、羊肉、杏、薤，因苦味是入心的，所以用它。肾有病的，宜食咸味的大豆、猪肉、栗、藿，因为咸味是入肾的，所以用它。肺有病的，宜食黍、鸡肉、桃、葱，因为辛味是入肺的，所以用它。肝有病的，宜食麻、犬肉、李、韭，因为酸味是入肝的，所以用它。辛入肺，肺属金，金克木，所以肝病禁辛。咸入肾，肾属水，水克火，所以心病禁咸。酸入肝，肝属木，木克土，所以脾病禁酸。苦入心，心属火，火克金，所以肺病禁苦。甘入脾，脾属土，土克水，所以肾病禁甘。

[原文] 肝，足厥阴少阳主治。肝苦急[1]，急食甘以缓之。心，手少阴太阳主治。心苦缓[2]，食酸① 以收之。脾，足太阴阳明主治。脾苦湿[3]，急食苦以燥之。肺，手太阴阳明主治。肺苦气上逆[4]，急食苦以泄之。肾，足少阴太阳主治。肾苦燥，急食辛以润之[5]。开腠理，致津液，通气坠② 也③。

[校勘]

①“酸” 原作“咸”，据《素问》脏气发时论改。

②“坠” 《素问》脏气法时论无。古通隧。

③“开腠理，致津液，通气坠也” 《读素问钞》注：“此一句九字，疑原是注文”，此说可参。

[注释]

[1]“肝苦急” 《类经》五脏病气法时注:“肝为将军之官,其志怒,其气急,急则自伤,反为所苦。”

[2]“心苦缓” 《素问经注节解》注:“盖心生血而为一身主宰,善动多虑,其血易亏,病则缓弱,是其常也。”

[3]“脾苦湿” 《素问经注节解》注:“脾者土也,土虚则不能制水而湿胜,湿胜则濡泻,濡泻则脾愈虚,故脾病常苦于湿也。”

[4]“肺苦气上逆” 《素问》脏气法时论新校正引全元起注云:“肺气上逆,是其气有余。”

[5]“肾苦燥,急食辛以润之” 《类经》五脏病气法时注:“肾为水脏,藏精者也,阴病者苦燥,故宜食辛以润之。盖辛从金化,水之母也。”

[语译] 肝与胆相表里,肝病是足厥阴和足少阳主治。肝在志为怒,最苦气急,急宜用甘味以缓之。心与小肠相表里,心病是手少阴和手太阳主治。心藏神,动则气易缓散,急宜用酸味以收之。脾与胃相表里,脾病是足太阴和足阳明主治。脾属土而恶湿,故常苦于湿,急宜用苦味以燥之。肺与大肠相表里,肺病是手太阴和手阳明主治。肺主肃降,最苦气上逆,急宜用苦味以泄之。肾与膀胱相表里,肾病是足少阴和足太阳主治。肾藏精,最苦燥,急宜用辛味以润之。上述治法能使腠理开泄,津液得至,气化得通。

[原文] 毒药攻邪,五谷为养,五果为助,五畜为益,五菜为充,气味合而服之,以补精益气。此五味者,各有所利,辛散,酸收,甘缓,苦坚,咸耎。

[语译] 毒药是用以攻逐邪气的,五谷是作为主食的,五果是作为辅助的,五畜是作为补益的,五菜是用作补充营养的,故能把气味适当地调和起来服食,可以补益精气。五味对于五脏之气各有所利,可以根据辛散、酸收、甘缓、苦坚、咸耎的不同作用,适当应用。

［**按语**］　以上四节，是根据五行学说阐述五味的不同作用，说明五脏疾病在食养方面的宜忌，以及治疗应用的取舍。如肝病宜食小豆、犬肉、李、韭等酸味，禁用辛味，防入肺实金而克木，故从足厥阴、足少阳为主治，吃甘味以缓之。这给后人运用“毒药治病衰其大半而止”，然后“食养尽之”的食饵疗法，指出了具体的内容。这些原则，是根据脏腑表里关系、五行生克、食物气味归经等为指导思想，是对食养和治疗工作的经验总结，因而颇有一定的研究价值。但临床上还要针对病情进一步加以验证。

现将上述各项，归纳列表如下：

			肝	心	脾	肺	肾
食养	原则		青宜酸	赤宜苦	黄宜甘	白宜辛	黑宜咸
	宜食	五谷	小豆	麦	粳米	黍	大豆
		五畜	犬肉	羊肉	牛肉	鸡肉	豕肉
		五果	李	杏	枣	桃	栗
		五菜	韭	薤	葵	葱	藿
	宜禁		禁辛	禁咸	禁酸	禁苦	禁甘
治疗	当取经脉		足：厥阴、少阳	手：少阴、太阳	足：太阴、阳明	手：太阴、阳明	足：少阴、太阳
	苦病		苦急	苦缓	苦湿	苦气上逆	苦燥
	治则		甘以缓之	酸以收之	苦以燥之	苦以泄之	辛以润之

［**原文**］　肝病者，两胁下痛引少腹，令人善怒。虚则目䀮䀮无所见，耳无所闻，善恐，如人将捕之。故治者，当取其经足厥阴与少阳①。气逆则头目②痛，耳聋不聪，颊肿，取血者。

又曰：徇蒙招尤[1]，目瞑耳聋，下实上虚[2]，过[3]在足少阳厥阴,甚则入肝。

［校勘］

①“故治者,当取其经足厥阴与少阳” 原作“取其经厥阴与少阳血者”,据《脉经》卷六第一、《千金》肝脏脉论改。

②“目” 原无,据《脉经》卷六第一、《千金》肝脏脉论补。

［注释］

[1]“徇蒙招尤” 即头晕目眩。《读素问钞》滑注:“徇蒙招尤,当作眴蒙招摇。眴蒙谓目瞬动而蒙昧,下文目瞑是也。招摇,谓头振掉而不定也。”“眴”即目眩。

[2]“下实上虚” 《素问经注集解》注:“按目瞑耳聋,上虚病也。虽似乎虚而非虚也,下实故也。肝胆二经,相火寄焉,冲逆而上,故令瞑聋……瞑聋之病,若非是火,则为精血亏损之候,是上下俱虚矣。今经言下实者,盖闻瞑聋之病,不尽是虚,宜于肝胆求之,不可一于补肾也。”

[3]“过” 《素问注证发微》注:“过者,病也。凡《内经》以人之有病,如人之有过误,故称之曰过。脉要精微论云:‘故乃可诊有过之脉’。此非过与不及之过,亦非经过之过,乃指病而言也。”

［语译］ 肝在志为怒,开窍于目,为将军之官,主藏魂,其经脉抵小腹布胁肋,与督脉会于巅,与少阳相表里,少阳脉络于耳,所以肝病时,则两胁下痛牵引少腹,使人易于发怒。肝虚则目昏花看不清东西,耳朵听不到声音,喜惊恐,好象有人要捕捉他。治疗时,要取其经脉足厥阴和足少阳。肝气上逆时,则头目痛,耳聋而听觉不灵,颊部肿,可刺络脉出血。

又说:头目眩晕振摇,目瞑耳聋,这是由于肝胆之火邪实于下而正气虚于上,病在足少阳、厥阴,病情严重时,则传入肝脏。

［原文］ 心病者,胸中痛,胁支满,两胠①下痛,膺背肩甲间痛,两臂内痛。虚则胸腹大,胁下与腰相引而痛,取其经手②少阴太阳、舌下血者③。其变病,刺郄中血者[1]。

又曰：胸中痛，支满，腰脊相引而痛，过在手少阴太阳（《素问》云：心烦头痛、病在鬲中，过在手巨阳少阴）。

［校勘］

①“两胠” 《素问》脏气法时论、《脉经》卷六第三、《千金》心脏脉论均作“两胁”。

②“手” 原无，据《脉经》卷六第三、《千金》心脏脉论补。

③“舌下血者” 原作“血者”，原校：“《素问》云：舌下血者”。今本《素问》脏气发时论、《脉经》卷六第三、《千金》心脏脉论与原校同，据补。并删原校。

［注释］

［1］“其变病，刺郄中血者” 《素问》脏气法时论王注：“其或呕变，则刺少阴之郄血满者也。”《素问注证发微》注：“及有变病，则又不止前证而已，又当取少阴之郄曰阴郄穴者，以出其血也。”《吴注素问》：“变病如笑不休之类，凡心经实邪发病，皆是郄中阴郄穴也。”《素问直解》注：“其变病者，言始病心包之经脉，今变病太阳之孙络当刺郄中而取其血者，郄中，足太阳之委中。”本句各家说法不一，原文又很难理解，存疑待考。

［语译］ 心手少阴之脉，起于心中，出属心系，下膈络小肠。其经别，别入于渊腋两筋之间，与肾相通，与手太阳相表里，手太阳脉，从手臂循臑内，出肩解，绕肩甲。所以心病时，则胸中痛，两胁支撑胀满，两胠下痛，膺、背、肩甲间痛，两臂内痛。心虚则胸腹大，胁下与腰相互牵引作痛。治疗时，要取其经脉手少阴和手太阳，心开窍于舌，也可刺舌下出血。其有变病，可以刺郄中出血。

又说：胸中痛支满，腰和脊相互牵引作痛，病在手少阴、太阳。

［原文］ 脾病者，身重善饥，肌肉萎，足不收，行善瘈疭①，脚下痛。虚则腹胀，肠鸣飧泄，食不化，取其经足②太阴阳明少阴血者[1]。

又曰:腹满䐜胀,支满[3]胠胁,下厥上冒[4],过在足太阴,阳明。

[校勘]

①"肌肉萎,足不收,行善瘈疭" 《脉经》卷六第五、《千金》脾脏脉论均作"足萎不收行善瘈。"《素问》气交变大论作:"肌肉萎,足萎不收,行善瘈。"

②"足" 原无,据《脉经》卷六第五、《千金》脾脏脉论补。

③"满" 《素问》五脏生成篇、《太素》色脉诊均作"鬲"。

④"冒" 原作"胃",据嘉靖本、京师医局本改。

[注释]

[1]"少阴血者" 《素问》脏气法时论王注:"少阴肾脉也。以前病行善瘈,脚下痛,故取之而出血,血满者,出之。"

[语译] 脾主肌肉、四肢,又主运化水谷。所以脾病时,则身重,善饥,肌肉枯萎。脾虚则腹胀、飧泄,食不消化。若脾病影响到肾时,则两足痿弱不收,行则筋脉痉挛,脚下痛。这是由于足少阴脉起于小趾之下,斜走足心,出于然谷之下,循内踝之后,别入跟中以上腨内的缘故。治疗时当取其经脉足太阴和足阳明,以及刺足少阴的络脉出血。

又说:腹部胀满,支撑胸胁,是由于脾胃升降之机失常,清气留于下而为四肢厥逆,浊气逆于上而为头目昏闷,病在足太阴、阳明。

[原文] 肺[1]病者,喘咳逆气[2],肩[3]背痛,汗出,尻阴股膝挛[4],髀腨胻足皆痛。虚则少气不能报息[1],耳聋[2],喉咙干。取其经手太阴足太阳外,厥阴内少阴血者。

又曰:咳嗽上气,病(《素问》作厥)在胸中,过在手阳明太阴。

[校勘]

①"肺" 原作"肝",据《素问》脏气法时论改。

②"喘咳逆气" 原作"喘逆咳气",据《素问》脏气法时论、《脉经》卷六第七、《千金》肺脏脉论改。

③“肩” 《脉经》卷六第七,《千金》肺脏脉论此下均有“息”字。

④“挛” 《素问》脏气法时论无。

[注释]

[1]“不能报息” 即呼吸不能恢复接续。“报”:复的意思。

[2]“耳聋” 《类经》五脏虚实病刺注:“手太阴之络会于耳中,故气虚则聋。”

[语译] 肺居胸中,主气司呼吸,其气以降为顺。所以肺病时,则喘促咳嗽气逆,肩背痛,汗出;若肺病影响到肾,母病及子的,就可循足少阴经脉所过处,出现尻、阴、股、膝痉挛和髀、腨、胻、足皆痛的症状。肺虚时则呼吸困难,气少不相接续、耳聋、喉咙干。治疗时,当取其经脉手太阴和足太阳外侧、足厥阴内侧及足少阴经的络脉出血。

又说:咳嗽上气,病邪在胸中,使肺气失于清肃,病在手阳明,太阴。

[原文] 肾病者,腹大胫肿痛①,咳喘身重,寝汗出,憎风。虚则胸中痛,大腹小腹②痛,清厥,意不乐。取其经足③少阴太阳血者。

又曰:头痛癫疾④,下虚上实⑤,过在足少阴太阳,甚则入肾。

[校勘]

①“痛” 《素问》脏气法时论无。

②“大腹小腹” 原作“大肠小肠”。原校:“《素》作大腹小腹”。今本《素问》脏气法时论与原校同,据改。并删原校。

③“足” 原无,据《脉经》卷六第九、《千金》肾脏脉论补。

④“癫疾” 《素问》五脏生成篇作“巅疾”。

⑤“下虚上实” 原作“下实上虚”据《素问》五脏生成篇、《太素》色脉诊改。

[语译] 肾足少阴之脉,上腨内挟脊,循腹里,入肺中。所

以肾病时，则腹大，胫肿痛，咳嗽。肾主骨，若骨不为用则身重；若肾病及心，使心液外泄，则睡时汗出，恶风；少阴脉循腹里，注胸中，故肾气虚则胸中痛，大腹小腹均痛；肾藏精与志，肾气虚则精不化气而志亦不足，故厥冷，意不乐，治疗时当取其络脉，刺足少阴、太阳经的络脉出血。

又说：头痛癫疾，肾气虚于下，邪气实于上的，病在足少阴、太阳，病情严重时，病邪就要传入肾脏。

［**按语**］ 以上五节，主要根据肝、心、脾、肺、肾五脏的生理特点，论述了发生病变时所表现的临床症状，指出厥阴、少阳，少阴、太阳，太阴、阳明等经络的施治，对医疗实践有一定的现实意义，故现在仍为人们针刺治病的依据。不过，肝、心、脾、肺、肾与胆、小肠、胃、大肠、膀胱等均有表里关系，故采用经络治疗的方法时，往往二者交互或同时针刺。这也是祖国医学整体观念应用于临床的一个方面。

五脏传病大论第十

本篇根据五行配五脏的生克关系，说明五脏病变相互传变的具体情况以及预后的推测。其主要内容有：

一、据一年四时，一旬十日，一日十二辰和五脏的关系，说明五脏病变的愈、甚(加)、持(静)、起的时间。

二、寒邪和热邪在五脏之间相互移传所导致的病变情况。

三、五脏病变中，邪气的受、传、舍、死情况及其机理。

四、大气入脏的具体情况及预后的推测。

［**原文**］ 病在肝，愈于夏，夏不愈，甚于秋；秋不死，持[1]于冬，起于春。

病在肝，愈于丙丁；丙丁不愈，加于庚辛；庚辛不加(《素问》作不死，下同)，持于壬癸，起于甲乙。禁当风。

病在肝，平旦慧，下晡[2]甚，夜半静。

[注释]

[1]“持” 维持的意思。是说病情没有加重，也没有减轻，能维持一个时期不起什么变化。根据五行的理论，这种情况，多出现在发病之脏的母脏当令时期。即“至于所生”的时期。下同。

[2]“下晡(bū 逋)” 指下午三时至五时之间。晡，申时。

[语译] 病在肝的，到夏季当愈，夏季不愈，到秋季就要加重；如果秋季没有死，到冬季就可以维持，到明年春季肝旺盛时病即好转。

病在肝的，到丙日和丁日当愈；丙日丁日不愈的，到庚日和辛日就要加重；如果庚日辛日没有加重的，到壬日和癸日就可以维持，到甲日和乙日病即好转。风气通于肝，应禁止遇风。

病在肝的，日出时爽慧，下晡时加重，夜半时安静。

[原文] 病在心，愈于长夏；长夏不愈，甚于冬；冬不死，持于春，起于夏。

病在心，愈于戊己，戊己不愈，加于壬癸，壬癸不加，持于甲乙，起于丙丁。禁衣温食热[1]。

病在心，日中[2]慧，夜半甚，平旦静。

[注释]

[1]“禁衣温食热” 心属火，多病热，衣温食热则加病，故禁之。

[2]“日中” 即午时。相当于中午十二时。

[语译] 病在心的，到长夏当愈；长夏不愈，到冬季就要加重；如果冬季没有死，到春季就可以维持，到夏季心旺盛时病即好转。

病在心，到戊日和己日当愈，戊日己日不愈，到壬日和癸日就要加重；如果壬日癸日没有加重，到甲日和乙日就可以维持，到丙日和丁日病即好转。禁止穿过暖的衣服和吃过热的食物。

病在心的，日中时爽慧，夜半时加重，平旦时安静。

[原文] 病在脾，愈于秋；秋不愈，甚于春；春不死，持于夏，起于长夏。

病在脾，愈于庚辛；庚辛不愈，加于甲乙；甲乙不加，持于丙丁，起于戊己，禁温衣湿地(《素问》云：禁温衣饱食、湿地濡衣①)。

病在脾，日昳[1]慧，平旦(《素问》作日出)甚，日中静②。

[校勘]

①“湿地濡衣” 今本《素问》脏气法时论作“湿地湿衣”。

②“日中静” 原作“下晡静”，《素问》脏气法时论王注：“一本或云日中持者”。《千金》脾脏脉论“下晡静”前有“日中持”三字。《素问识》：“据前后文例当是云日中静。”于义较长，据改。

[注释]

[1]“日昳(dié 蝶)” 指下午未时。相当于下午一时至三时。

[语译] 病在脾的，到秋季当愈；秋季不愈，到春季就要加重；如果春季没有死，到夏季就可以维持，到长夏脾旺时病即好转。

病在脾的，到庚日和辛日当愈；庚日辛日不愈，到甲日和乙日就要加重；如果甲日和乙日没有加重，到丙日和丁日就可以维持，到戊日和己日病即好转。禁止衣服穿的过暖、饮食过饱，站卧湿地和穿湿衣服。

病在脾的，日昳时爽慧，平旦时加重，日中时安静。

[原文] 病在肺，愈于冬；冬不愈，甚于夏；夏不死，持于长夏，起于秋。

病在肺，愈于壬癸；壬癸不愈，加于丙丁；丙丁不加，持于戊己，起于庚辛，禁寒衣冷饮食。[1]

病在肺，下晡慧，日中甚，夜半静①。

[校勘]

①“夜半静” 《素问识》:“据前后文例,当是云日昳静”。义长。

[注释]

[1]“禁寒衣冷饮食” 《素问》脏气法时论王注:“肺恶寒气,故衣食禁之,《灵枢经》曰:‘形寒寒饮则伤肺’,饮尚伤肺,其食甚焉”。

[语译] 病在肺的,到冬季当愈;冬季不愈,到夏季就要加重;如果夏季没有死,到长夏可以维持,到秋季肺旺时病即好转。

病在肺的,到壬日和癸日当愈;壬日癸日不愈,到丙日和丁日就要加重;如果丙日和丁日没有加重,到戊日和己日可以维持,到庚日和辛日病即好转。禁止衣服穿的过少和冷饮冷食。

病在肺的,下晡时爽慧,日中时加重,夜半时安静。

[原文] 病在肾,愈于春;春不愈,甚于长夏;长夏不死,持于秋,起于冬。

病在肾,愈于甲乙;甲乙不愈,加于戊己;戊己不加①,持于庚辛,起于壬癸。禁犯焠烪[1],无食热,无温衣(《素问》作犯焠烪、热食、温炙衣)。

病在肾,夜半慧,日乘②四季[2]甚,下晡静。

[校勘]

①“加” 原作“死”,据前后文例改。

②“日乘” 《素问》脏气法时论无。

[注释]

[1]“焠(cuì 脆)烪(āi 哀)” 热的意思。焠、烧也。烪,热也。《类经》五脏病气法时注:“焠烪,烧爆之物也”。

[2]“四季” 在一年中指三、六、九、十二等四个月而言,在一日中指辰、戌、丑、未,四个时辰而言。

[语译] 病在肾的,到春季当愈;春季不愈,到长夏就要加重;如果长夏没有死,到秋季可以维持,到冬季肾旺时病即好转。

病在肾的,到甲日和乙日当愈。甲日乙日不愈,到戊日和己日就要加重，如果戊日己日没有加重，到庚日和辛日可以维持，到壬日和癸日病即好转。因肾恶燥，禁止食烧爆和过热的食物以及穿过于温暖的衣服。

病在肾的，夜半时爽慧，辰、戌、丑、未四个时辰加重，下晡时安静。

［原文］ 邪气之客于身也，以胜相加[1]，至其所生而愈[2]，至其所不胜而甚[3]，至于①所生而持[4]，自得其位而起[5]。

［校勘］

①"于" 原作"其"，据《素问》脏气法时论改。

［注释］

［1］"邪气之客于身也，以胜相加" 《类经》五脏病气法时注："凡内伤外感之加于人者，皆曰邪气。外感六气，胜衰有时。内伤五情，间甚随脏，必因胜以侮不胜，故曰以胜相加也。"

［2］"至其所生而愈" 即至我所生之时而愈。如肝属木，木能生火；肝病至属火之时而愈。

［3］"至其所不胜而甚" 即至克我之时而甚。如金克木，肝病至属金之时而甚。

［4］"至于所生而持" 即至生我之时，如水生木，肝病至属水之时而持。

［5］"自得其位而起" 即至自旺之时而起。如肝病至属木之时而起。

［语译］ 病邪之侵袭于人体，常随着四时脏气之胜衰，以相胜侮不胜，并按五行生克的规律，到我所生之时则病愈，到我所不胜之时则病加重，到生我之时则可以维持，自当其位之时则病情好转。

［按语］ 以上六节是根据五行生克脏气盛衰的规律，推究五脏病变的病愈、好转与恶化等。其中前五节主要说明五脏病变的愈、甚、持、起的规律。即根据一年中之四季，一旬中之十日，一日中之十二辰，及五行生克的脏气盛衰，说明疾病变化的

情况，最后一节是对前五节的具体问题，做了理论上的总结。

从正邪之间的关系来看，邪气客于人身是“以胜相加”的，病之所以能愈，必得本脏气旺之时。从而说明疾病在正邪斗争过程中，是受自然条件制约的，所以祖国医学诊治疾病时，是非常重视人与自然界的关系的，现将上述内容归纳列表于下：

				（木）肝病	（火）心病	（土）脾病	（金）肺病	（水）肾病	附注
季	春		木	起	持	甚		愈	自得其位——起、慧 至于所生——持、静 至其所不胜——甚、加 至其所生——愈
	夏		火	愈	起	持	甚		
	长夏		土		愈	起	持	甚	
	秋		金	甚		愈	起	持	
	冬		水	持	甚		愈	起	
日	甲乙		木	起	持	加		愈	
	丙丁		火	愈	起	持	加		
	戊己		土		愈	起	持	加	
	庚辛		金	加		愈	起	持	
	壬癸		水	持	加		愈	起	
时	平旦	寅卯	木	慧	静	甚			
	日中	巳午	火		慧	静	甚		
	日昳	未	土			慧			
	下晡	申酉	金	甚			慧	静	
	夜半	亥子	水	静	甚		静	慧	
	四季	辰戌丑未	土					甚	

［原文］ 肾移寒于脾，痈肿少气[1]。脾移寒于肝，痈肿筋挛。肝移寒于心，狂、鬲中。心移寒于肺，为肺消[2]。肺消者饮

一溲二,死不治。肺移寒于肾,为涌水[3]。涌水者,按其腹不坚,水气客于大肠,疾行肠鸣濯濯[4],如囊裹浆,治主肺者(《素问》作水之病也)。脾移热于肝,则为惊衄。肝移热于心则死。心移热于肺,传为膈消[5]。肺移热于肾,传为柔痓[6]。肾移热于脾,传为虚①肠澼,死不可治。胞移热于膀胱,则癃溺血。膀胱移热于小肠,膈肠不便,上为口糜。小肠移热于大肠,为虙瘕[7],为沉②。大肠移热于胃,善食而瘦③,名曰食㑊[8]。又胃移热于胆,亦名食㑊。胆移热于脑,则辛頞[9]鼻渊者,浊涕下不止也,传为衄衊④[10]瞑目,故得之厥⑤也。

[校勘]

①"虚" 《素问释义》认为是衍文。

②"沉" 《素问直解》"沉"下有"痔"字。

③"瘦" 原作"溲",据《素问》气厥论新校正、《太素》寒热相移改。

④"衊" 原作蠛,据《素问》气厥论改。

⑤"厥" 《素问》气厥论作"气厥"。

[注释]

[1]"痈肿少气" 《类经》移热移寒注:"凡痈毒之病,寒热皆能为之。热者为阳毒,寒者为阴毒。盖脾主肌肉,得寒则气聚而坚,坚而不散,则为肿为痈也。一曰痈者壅也。肾以寒水之气反传所胜,侵侮脾土,故壅为浮肿,其义尤通。少气者,寒盛则阳虚于下,阳虚则无以化气也。"

[2]"肺消" 《类经》移热移寒注:心火不足,则不能温养肺金,肺气不温,则不能行化津液,故饮虽一而溲则倍之。夫肺者,水之母也,水去多,则肺气从而索矣,故曰肺消。门户失守,本元日竭,故死不能治。"

[3]"涌水" 《类经》移热移寒注:"涌水者,水自下而上,如泉之涌也。水者阴气也,其本在肾,其末在肺,肺移寒于肾,则阳气不化于下,阳气不化,则水泛为邪,而客于大肠,以大肠为肺

之合也。”

[4]“濯濯(zhuó zhuó 浊浊)” 肠鸣之声。

[5]“膈消” 《类经》移热移寒注:“肺属金,其化本燥,心腹以热移之,则燥愈甚而传为鬲消。鬲消者,鬲上焦烦,饮水多而善消也。”

[6]“柔痓” 《素问经注节解》:“痓者,筋脉抽掣,木之病也。木养于水,今肾受肺热,水枯不能养筋,故令搐搦不已,但比刚痓少缓,故曰柔也。”痓与痉通。

[7]“虙(fú 服)瘕” 《类经》移热移寒注:“小肠之热下行,则移于大肠,热结不散则或气或血,留聚于曲折之处,是为虙瘕。”虙与伏通,深沉隐伏的意思。瘕,腹内包块,时聚时散。

[8]“食㑊”病名,其症善食而瘦,饮食不为肌肤。多为胃热所致。㑊,困倦、怠惰的意思。

[9]“辛頞” 即鼻梁处有辛辣的感觉。

[10]“衄衊(miè 灭)” 鼻流污血的意思。衊,污血。

[语译] 肾之寒邪移于脾,则水气壅滞肌肉而为浮肿,脾肾之气化不行而少气。脾之寒邪移于肝,则气血凝聚肌肉而为痈肿,阳虚不能温煦筋脉而为筋脉挛急。肝之寒邪移于心,则心阳被迫,心神散乱而为狂,阳被阴抑,隔塞不通而为鬲中。心之寒邪移于肺,则肺气不温,水气不化,而为肺消。肺消病,若小便超过饮水量的是气津将竭,属于不可治疗的死症。肺之寒邪移于肾,则肾阳虚而不化,水泛为邪而为涌水,涌水病,其腹部按之不甚坚硬,是水气留居于大肠中,快走时则肠中有响声,好象用袋子盛着水浆。由于肺为水之上源,大肠与肺相表里,所以治疗时,仍以治肺为主。脾之热邪移传于肝,则风热交炽而为惊骇,鼻衄。肝之热邪移传于心,风火相燔,阳极神绝则死。心之热邪移传于肺,则火邪灼烁肺金,津液耗伤,而为膈消。肺之热邪移传于肾,则水枯不能养筋,而为柔痓。肾之热邪移传于脾,湿热相搏,则为肠澼下利脓血,日久不愈,脾肾俱败,就成为不可治疗

的死症。胞宫热邪移传于膀胱，则水被火灼，而为小便不利和溺血。膀胱之热移传于小肠，热邪闭塞肠道则隔塞不通，其热上蒸则口疮糜烂。小肠之热邪移传于大肠，则气血留滞不行，或为伏瘕病，或为沉痔病。大肠之热邪移传于胃，胃热则消谷善饥，所以虽能饮食而肌肉消瘦，名叫食㑊病。胃之热邪移传于胆的，也叫食㑊病。胆之热邪移传于脑，鼻梁部常有辛辣感觉的，乃是鼻渊病，鼻渊的症状是不断的流下浊涕，如果日久不愈，则出现鼻衄和头目不清爽等症状。以上各症，都是由于气逆不顺，互相移传所致。

[按语] 本节主要说明人体各个脏器，都可以为寒邪热邪所侵，而使脏气厥逆。厥逆之气，不但可使本脏致病，而且可以移传于其他脏器。因此，对某一疾病的认识，必须考虑到脏腑间的相互影响，才能更加全面。

[原文] 五脏受气于其所生[1]，传之于其所胜[2]，气舍于其所生[3]，死于其所不胜[4]，病之且死，必先传行，至其所①不胜乃死。此言气之逆行也，故死。

[校勘]

①"行至其所" 原作"其所行至"，据《素问》玉机真脏论改。

[注释]

[1]"受气于其所生" 即病气受之于我所生之脏。如肝病受之于心。

[2]"传之于其所胜" 即病气传于我克之脏。如肝病传脾。

[3]"气舍于其所生" 即病气留居于生我之脏。如肝病舍于肾。

[4]"死于其所不胜" 即死于克我之脏。如肝病死于肺。

[语译] 五脏疾病的传变是：受病气于我生之脏，传之于我克之脏，病气留居于生我之脏，死于克我之脏。病到将要死亡

的时候，必先传行，至我所不胜即克我之脏时才死。这是病气逆行，所以要死亡。

[原文] 肝受气于心，传之于脾，气舍于肾，至肺而死。心受气于脾，传之于肺，气舍于肝，至肾而死。脾受气于肺，传之于肾，气舍于心，至肝而死。肺受气于肾，传之于肝，气舍于脾，至心而死。肾受气于肝，传之于心，气舍于肺，至脾而死。此皆逆死也，一日一夜五分之[1]，此所以占死者①之早暮也。

[校勘]

①“者” 《素问》玉机真脏论作“生”。

[注释]

[1]“一日一夜五分之” 《素问》玉机真脏论王注：“朝主甲乙，昼主丙丁，四季土主戊己，晡主庚辛，夜主壬癸。”

[语译] 肝受病气于心，传行于脾，病气留舍于肾，至肺而死。心受病气于脾，传行于肺，病气留舍于肝，至肾而死。脾受病气于肺，传行于肾，病气留舍于心，至肝而死。肺受病气于肾，传行于肝，病气留舍于脾，至心而死。肾受病气于肝，传行于心，病气留舍于肺，至脾而死。以上都是由于病气逆传而致死亡。把一日一夜分为五个阶段，再根据五脏所属的时间，就可以推测出病死的早晚时间。

[按语] 以上两节是根据五脏间的生克关系，来说明五脏病变受、传、舍、死的病机，并根据此种情况，测知病死的时间。这一问题，不能看成是一种固定的公式，而要理解它是从五脏之间的相互关系和人体与自然界的关系两个方面来分析病变过程的各种机转。故应灵活掌握，不能机械的对待。

[原文] 黄帝问曰：余受九针于夫子，而私览于诸方，或有导引行气，按摩灸熨，刺爇[1]饮药，一者可独守耶，将尽行之乎？

岐伯对曰：诸方①者，众人之方也，非一人之所尽行也。

[校勘]

①“方” 原作“人”，据《灵枢》病传篇改。

[注释]

[1]"爇(ruò若,又音rè热)" 烧的意思。

[语译] 黄帝问:我跟先生学习过九针方面的知识,自己又阅览了一些方书,在治法上有用导引行气法的,有按摩灸熨的,有刺爇和服用汤药的,这些治法,是单独应用一种呢?还是全都使用呢?

岐伯答:这些方法是治疗多数人多种病的方法,并不是每个人都要完全使用的。

[原文] 曰:此乃所谓守一勿失,万物毕者也。余已闻阴阳之要,虚实之理,倾移之过[1],可治之属。愿闻病之变化,淫传绝败,而不可治者,可得闻乎?

曰:要乎哉问,道昭乎其如旦醒,窘乎其如夜瞑。能被[2]而服[3]之,神与俱成。毕将服之,神自得之,生神之理,可著于竹帛[4],不可传之于子孙也。

[注释]

[1]"倾移之过" 即人体阴阳气血偏倾变移的病变。倾,偏倾的意思。移,转移的意思。

[2]"被" 犹受也。

[3]"服" 行的意思。

[4]"竹帛" 古时文字,多写于竹简,秦时改书于帛,故曰竹帛。

[语译] 问:这就是说,要遵守一定的原则而不失错,对于各种事物,也都是这样处理,我已经听说过关于阴阳的要义,虚实的道理,偏倾变移的疾病和怎样才属可治等机理。还愿意听听关于疾病的变化,淫邪传变和正气绝败而不可治疗的道理,可以告诉我吗?

答:你问的道理是很重要的,当明白这些道理的时候,就会象早晨一样的清醒,不能明白的时候,就会象夜晚一样的黑暗。若能接受了这些道理,并在实际中去运用它,自然能够心领神会。若能全部在实际中运用它，就会有一定的心得和体会。这些奥妙的道理，可以书之于竹帛，广为流传，不可单独传给个人的子孙。

［原文］　曰：何谓旦醒？

曰：明于阴阳，如惑之解，如醉之醒。

曰：何谓夜瞑？

曰：瘖乎其无声，漠乎其无形，折毛发理，正气横倾，淫邪泮衍，血脉传留，大气入脏，腹痛下淫①，可以致死，不可以致生。

［校勘］

①“下淫”　义难释，疑有误。

［语译］　问：什么叫做旦醒？

答：明白了阴阳的道理，就好象疑惑的问题得到了解释，也好象酒醉后清醒过来一样。

问：什么叫做夜瞑？

答：不明白道理，就象不会说话一样别人听不到声音，也会象广漠无边一样的看不到形迹。邪气侵入人体以后，就会使人毛发折腠理开，正气倾倒衰颓，邪气淫溢弥漫，由血脉内传，使大邪之气进入内脏，发生腹痛下淫，这样就可以使人致死，而不能使之复生。

［原文］　曰：大气入脏奈何？

曰：病先发于心，心痛；一日之[1]肺而咳①；三日之肝，胁支满②；五日之脾，闭塞不通，身痛③体重；三日不已，死。冬夜半，夏日中[2]。

病先发于肺，喘咳，三日之肝，胁④支满；一日之脾而身重⑤体痛；五日至胃而胀，十日不已，死。冬日入，夏日出[3]。

病先发于肝，头痛目眩，胁多满⑥；一⑦日之脾而身重⑧体痛；五日之胃而腹胀；三日之肾，腰脊少腹痛，胻痠。三日不已，死。冬日入⑨，夏早食[4]。

［校勘］

①“而咳”　《脉经》卷六第三,《千金》心脏脉论均作“喘咳”。

②“胁支满”　《脉经》卷六第三、《千金》心脏脉论均作“胁痛支满”,《素问》标本病传论作“胁支痛”。

③“痛”　原无,据《素问》标本病传论、《脉经》卷六第三、《千金》心脏脉论补。

④“胁”　《脉经》卷六第七、《千金》肺脏脉论此下均有“痛”字。

⑤“重”　原无,据《素问》标本病传论补。

⑥“胁多满”　《脉经》卷六第一、《千金》心脏脉论均作“胁痛支满”。

⑦“一”　《素问》标本病传论、《灵枢》病传均作:“三”。

⑧“重”　原无,据《素问》标本病传论补。

⑨“冬日入”　原作“冬日中”,原校:“《素问》作日入”。《素问》标本病传论、《灵枢》病传,《脉经》卷六第一、《千金》心脏脉论均与原校同,据改。并删原校。

[注释]

[1]“之”　至的意思。

[2]“冬夜半,夏日中”　《类经》病传死期注:“冬月夜半,水王之极也。夏月日中,火王之极也。心火畏水,故冬则死于夜半。阳邪亢极,故夏则死于日中。盖衰极亦死,盛极亦死,有所偏胜,则有所偏绝也。”

[3]“冬日入,夏日出”　肺气旺于日入申酉之时,衰于日出寅卯之时。肺恶寒,冬寒盛,故冬则死于日入。肺主气,暑伤气,故夏则死于日出。

[4]“冬日入,夏早食”　《类经》病传死期注:“木受伤者,金胜则危,故冬畏日入。肝发病者,木强则剧,故夏畏早食时也。”早食为肝旺之时。

[语译]　问:大邪之气入脏是怎样的呢?

答：病先发于心，而心痛，一日传至肺，而咳嗽；三日传至肝，而胁肋支满；五日传至脾，而闭塞不通，身痛体重；若再过三日不愈，就属死证。冬季多死于夜半，夏季多死于日中。

病先发于肺，而喘咳；三日传至肝，而胁肋支满；一日传至脾，而身痛体重；五日传至胃而胀满；若十日不愈，就属于死证。冬季死于日入，夏季死于日出。

病先发于肝，而头痛目眩，胁肋支满；一日传至脾，而身痛体重；五日传至胃而腹胀；又过三日传至肾，而腰、脊、少腹疼痛，胫痠；若再过三日不愈，就属死证。冬季死于日入，夏季死于早食。

［原文］ 病先发于脾，身痛体重；一日之胃而腹①胀；二日之肾，少腹腰脊痛，胻痠；三日之膀胱，背膂筋痛，小便闭；十日不已，死。冬人定，夏晏食[1]。

病先发于胃，胀满；五日之肾，少腹腰脊痛，胻痠；三日之膀胱，背膂筋痛，小便闭；五日而上之心，身重；六日不已，死。冬夜半，夏日昳。

［校勘］

①“腹” 原无，据《脉经》卷六第五、《千金》脾脏脉论补。

［注释］

［1］“冬人定，夏晏食” “人定”，即深夜的意思，俗语“夜深人定”，即指此时。冬之人定在亥。“晏食”，王冰注云：“在寅后二十五刻”，《淮南子》天文训载：“至于曲阿，是谓旦明；至于曾泉，是谓蚤食；至于桑野，是谓晏食……”据此，晏食当指早饭之后的时间。

［语译］ 病先发于脾，身痛体重；一日传至胃而腹胀，二日传至肾，少腹、腰、脊疼痛，胫痠；三日传至膀胱，背膂之筋疼痛，小便闭塞；若十日不愈，就属死证。冬季死于深夜，夏季死于早饭之后的时间。

病先发于胃，胀满；五日传至肾，少腹、腰、脊痛，胫痠；三日传至膀胱，背部和脊膂之筋疼痛，小便闭塞；五日而向上传至心，身体沉重。若六日不愈，就属死证。冬季死于夜半后，夏季死于中午之后未时。

［**原文**］ 病先发于肾，少腹腰脊痛，胻痠，三日之膀胱，背膂筋痛，小便闭；三日而上至心，心胀；三日之小肠，两胁支痛①；三日不已，死，冬大晨，夏晏晡[1]（按《灵枢》、《素问》云：三日而上之小肠，此云三日而上之心，乃皇甫士安合二书为此篇文也）。

病先发于膀胱，背膂筋痛②，小便闭；五日之肾，少腹胀③，腰脊痛，胻痠；一日之小肠而腹④胀；二⑤日之脾⑥而身体痛⑦。二日不已，死，冬鸡鸣，夏下晡[2]。

诸病以次相传，如是者，皆有死期，不可刺也。间一脏及至三四脏者[3]，乃可刺也⑧。

［**校勘**］

①"三日而上之心，心胀；三日之小肠，两胁支痛" 《素问》标本病传论王注及新校正引《灵枢》作"三日之小肠，腹胀；三日上之心，两胁支痛"。《脉经》卷六第九、《千金》肾脏脉论均作"二日上之心，心痛，三日之小肠，胀。"于义较明。

②"背膂筋痛" 原无，据《脉经》卷六第十、《千金》膀胱腑脉论补。

③"少腹胀" 《脉经》卷六第十、《千金》膀胱腑脉论均无"胀"字。"少腹"连下句读。

④"腹" 原作"肠"，据《素问》标本病传论改。

⑤"二" 《素问》标本病传论、《灵枢》病传均作"一"。

⑥"脾" 《灵枢》病传作"心"。据前后之例推之，各脏之病，皆未提及传至己所不胜之脏，膀胱为壬水，脾属土，土能克水，所以"脾"当以作"心"为是。

⑦"身体痛" 《脉经》卷六第十、《千金》肾脏脉论均作"闭塞不通，身痛体重"。

⑧"间一脏及至三四脏者，乃可刺也" 原无，据《素问》标本病传论及新校正删补。

［注释］

［1］“冬大晨，夏晏晡” 《吴注素问》注：“冬大晨，辰也；夏晏晡，戌也。土主四季，水之畏也，故肾病患之。”

［2］“冬鸡鸣，夏下晡” 《吴注素问》注：“冬鸡鸣，丑也；夏下晡，未也。太阴主丑未，乃土气也，膀胱壬水，畏其克制，故死也。”

［3］“间一脏及至三四脏者” 据经文来看，间一脏者，乃心传之肝，肺传之脾，即子行乘母。间二脏者，乃心传至脾，肺传之肾，即母行乘子。间三脏者，乃心传之肾，肺传之心。

［语译］ 病先发于肾，少腹、腰、脊痛，胫痠；三日传至膀胱，背膂筋痛，小便闭塞；三日向上传至心，心胀，三日传至小肠，两胁支痛；若再过三日不愈，就属死症。冬季死在上午辰时，夏季死在下午的戌时。

病先发于膀胱，背膂筋痛，小便闭塞；五日传至肾，少腹胀，腰脊痛，胫痠；一日传至小肠而腹胀；二日传至脾而身痛体重；若再过二日不愈，就属死症。冬季死于夜间丑时左右，夏季死于下午未时左右。

各种疾病按着一定的次序相传，像上述情况的，都有一定的死期，不可以再用针刺。其间隔一脏或三四脏的，乃可以用针刺治疗。

［按语］ 以上三节，主要根据五行配五脏的生克规律，说明疾病的传变和预后，并且指出可治与不可治的具体内容。

凡大邪之气，传入内脏之后，会从一个脏器影响到其他脏器，并且根据不同的相互关系而有不同的情况，归纳起来就是经文中指出的两类——间脏传和不间脏传。至于间脏传和不间脏传的解释，历来注家说法不一，但其精神实质仍不外乎是：凡病邪传至已所不胜之脏的，以为就是不间脏传，多属难已和不治之症，所以文中皆未言及克己之脏，如心病未及肾，肺病未及心等。因五脏传病死症的道理前面已经讲过，故从略。凡病邪传至已所不胜之脏以外的其它脏器的，即属文中所指“间一脏及至三四脏者”的范围。多属可治之症，如心病之传肺、肝、脾；肺病之传肝、脾、胃等。

文中所指的病死时间，各家说法亦颇不一致，很难找出其一定规律，病传日期也很难解释，所以吴昆曾说：“上文相传，期有远近，或文有差误，或脏有虚实，不敢强为之说。”我们也是这样看法，由于对本文体会很少，缺乏临床验证，故不敢盲目信从，因此在进行译注时，只能顺文释义，以待知者。

寿夭形诊病候耐痛不耐痛大论第十一

［提要］ 本篇阐述了人的体质，如形气骨肉等，对于寿命长短的关系，以及对于疼痛的耐受力。并论述了形体变化和脏腑病候在诊断方面的意义。

［原文］ 黄帝问曰：形有缓急，气有盛衰，骨有大小，肉有坚脆，皮有厚薄，以其立寿夭[1]奈何？

伯高对曰：形与气相任[2]则寿，不相任则夭；皮与肉相果[3]则寿，不相果则夭；血气经络胜形[4]则寿，不胜形则夭。

［注释］

［1］“夭” 早死的意思。少壮而死曰夭。

［2］“相任” 相当的意思。

［3］“相果” 紧密连结的意思。

［4］“胜形” 指充实于形体。

［语译］ 黄帝问：人的形体有舒缓紧束，气的运行有盛有衰，骨骼有大有小，肌肉有坚有脆，皮肤有厚有薄，怎样从这些方面观察人的长寿和短命呢？

伯高答：人的形和气相当的就长寿，反之就要短命；皮肤肌肉紧密连结而坚固的就能长寿，反之就要短命，血气经络充实于形体的，就能长寿，反之就要短命。

［原文］ 曰：何谓形缓急？

曰：形充而皮肤缓者则寿，形充而皮肤急者则夭。形充而脉坚大者顺也，形充而脉小以弱者，气衰也，衰则危矣。形充而颧不起者肾①小也，小则夭也。形充而大肉[1]䐃坚而有分者[2]，肉坚，坚则寿矣。形充而大②肉无分理不坚者，肉脆，脆则夭矣。此天之生命所以立形定气而视寿夭者也。必明于此，以立形定气，而后可以临病人，决死生也。

曰：形气之相胜，以立寿夭奈何？

曰：平人而气胜形者寿，病而形肉脱气胜形者死，形胜气者危也[3]。

［校勘］

①“肾” 《灵枢》寿夭刚柔篇作“骨”。

②“大” 此下原有“皮”字，据《灵枢》寿夭刚柔篇删。

［注释］

[1]“大肉” 指臀部腿部等处肥厚肌肉而言。

[2]“有分者” 即肌肉分理明显的意思。分，指肌肉的分理。

[3]“平人而气胜形者寿……形胜气者危也” 气是人之根本，常人若气能充实于形体，即可长寿。但在病时形肉已脱（大肉陷下），气虽能充实于病体，或肌肉尚未大脱而气已经大虚者，均预后不良。

［语译］ 问：什么叫做形体的缓急？

答：凡是形体充实而皮肤舒缓的，则气脉从容而长寿，形体充实而皮肤紧急的，则气脉迫促而短命。形体充实而脉象坚大的，是表里如一，为顺，形体充实脉反弱小的，是外实而内虚，为气衰，气衰就危险了。形体充实而颧骨小的，则肾脏弱小，肾为先天之本，肾小则发育无由，形体衰惫，故短命。形体充实而大肉坚实分肉腠理明显的，则肌肉坚，肌肉坚则长寿。若形体充实而大肉的分理不明显，并且不坚实的，则肌肉脆，肌肉脆的就要短命。这是由于人的先天秉赋不同，所以从其形气的盛衰，可以看出他是长寿还是短命，必须明白这个道理，明确形气的盛衰，然后可以接触病人，决断死生。

问：怎样按照形气相胜的情况，来确定长寿还是短命呢？

答：气对人的生命关系极为重要，所以平人之气能充实于形体的，可以长寿，如果有病的人肌肉消瘦，反而气胜形的就要死亡，形胜气的也很危险。

［按语］ 以上两节，是根据形体的缓急，气的盛衰，皮肤的厚薄、骨骼的大小，肌肉的坚脆，脉象的坚弱大小，以及气血经络与形体是否相适应等情况，来观察人体的强弱，并进一步推测寿命的长短。这种观察方法，有一定的局限性，仅可作为参考。

［原文］ 凡五脏者，中之府①。中盛脏满，气胜伤恐[1]者，声如从室中言，是中气之湿也；言而微，终日乃复言者，此夺气也；衣被不敛，言语善恶不避亲疏者，此神明之乱也；仓廪不藏者，是门户不要也[2]；水泉不止者，是膀胱不藏也[3]。得守者生，失守者死。

［校勘］

①“中之府” 《素问》脉要精微论作：“中之守也”。

［注释］

[1]“气胜伤恐” 气胜指邪气胜而言，伤恐，即伤肾也。

[2]“仓廪不藏者，是门户不要也” 《吴注素问》注：“仓廪，脾胃也。不藏，传送太速也。门户，幽门、阑门、魄门也。胃之下口为幽门，大小肠交会之处为阑门，肛门为魄门。不要，失其禁要也。”

[3]“水泉不止者，是膀胱不藏也” 《吴注素问》注：“水泉，小便也。小便时时下注而不止者，是膀胱气绝，失其禁固，不得久藏也。”

［语译］ 人的五脏，居于身形之中，各有一定职位。若胸腹气盛，脏气胀满，气盛喘息而伤肾的，说话声音混浊不清，好象

从隔壁室中发出的一样，这是由于湿邪阻遏，中气不宣，肺脾肾三脏失调的现象；言语声音低微，并且要间隔很长时间才能重新讲下去的，这是元气已被劫夺；衣服不知掩盖，说话不辨善恶，不知回避亲疏的，这是神明已经错乱的表现；脾胃不能固摄，大便泄泻不止，是肠胃门户失去约束能力；小便不禁，是膀胱气化不摄，津液不藏的表现。这些疾患，如果脏腑能恢复其正常职守时，就可以生，失去职守的就要死亡。

[原文] 夫五脏者，身之强也。头者，精明之府；头倾视深，神[①]将夺矣。背者，胸中之府；背曲肩随，府将坏矣。腰者，肾之府；转摇不能，肾将惫矣。膝者，筋之府，屈伸不能，行则偻俯[②]，筋将惫矣。骨者，髓之府，不能久立，行则掉栗[③]，骨将惫矣。得强则生，失强则死。

[校勘]

①“神” 《素问》脉要精微论作“精神”。

②“俯” 原作“附”，据《素问》脉要精微论新校正改。

③“掉栗” 《素问》脉要精微论作“振掉”。

[语译] 人身五脏，直接关系到人体的强壮。头为精气会聚之府；若头低垂不能昂举，目陷而无光的，是精神将被劫夺的表现。背居胸后，内悬心肺，为胸中之府；若背弯曲肩下垂，是府将损坏的表现。肾居腰内，腰为肾之府；若腰不能转侧，是肾将衰惫的表现。膝为筋之府；若膝部不能屈伸，行走时弯曲不能直立，是筋将衰惫的表现。骨为髓之府；若站立时间不能过久，行走时动摇战栗，是骨将衰惫的表现。五脏的精气能够恢复强壮的，就可以生；五脏的精气不能恢复强壮的，就要死亡。

[按语] 古人脏和腑常常互用，故有时腑也称脏。以上两节所述，主要是根据一些临床症状，去判断脏腑形体的病变情况，这在诊断方面是很重要的。文中特别指出脏腑形体病变关键在于“得守”和“得强”两个方面。脏腑为根本，形体如枝叶；脏腑得守于内，则形体得强于外。如形体失强于外，则知其脏腑

必失守于内,有诸内必形诸外,故可由其外而知其内。根本不固,则生命垂危。所以说:得守者生,失守者死;得强则生,失强则死。

[原文] 岐伯曰:反四时者,有余者为精,不足为消。应太过,不足为精;应不足,有余为消。阴阳不相应,病名曰关格。

[按语] 上七句各家注解不一,均难理解。《素问识》简按:"此一顷三十九字,与前文不相顺承,疑是它篇错简。且精消二字,其义不大明。"此言有理,故不释。

[原文] 人之骨强,筋劲[①]、肉缓、皮肤厚者,耐痛;其于针石之痛,火焫亦然;加以黑色而善(一本作美)骨者,耐火焫。坚肉薄皮者,不耐针石之痛;于火焫亦然。同时伤其身,多热者易已,多寒者难已。胃厚色黑,大骨肉[②]肥者,皆胜毒;其瘦而薄胃[③]者,皆不胜毒也。

[校勘]

①"劲" 《灵枢》论痛篇作"弱"。

②"肉" 《灵枢》论痛篇、《病源》卷二十六均作"及"。

③"胃" 原无,据《素问》五常政大论新校正及《灵枢》论痛篇补。

[语译] 人的骨强、筋劲、肉缓、皮肤厚的,就能耐痛,对针石的刺痛,火烧的灼痛,均能耐受;若再加以皮肤色黑,骨骼发育完善的,更耐火烧。肉坚而皮薄的人,不能耐针石的刺痛;对于火焫的灼痛也是这样。身体同时受了伤害,热多的是病在阳分,易愈;寒多的是病在阴分,难愈。色黑、骨大、肉肥的人,则胃厚身强,能耐受有毒的物质;体瘦而胃薄的人,则不能耐受有毒的物质。

[按语] 此节说明人体耐痛和耐毒的情况,根据本文的精神,凡体质强壮而筋骨劲强,肌肉纵缓的人,可以耐受各种刺激的疼痛,反之则不能耐受;体强而胃厚的人,可以耐受各种有毒的物质,反之则不能耐受。此为古人的经验,临床可作参考。

形气盛衰大论第十二

［提要］ 本篇主要从人体形和气两方面的盛衰情况，论述人体生、长、壮、老、死过程中，各个不同阶段在生理和形态方面的特点。并说明男女各个阶段的发育情况。

［原文］ 黄帝问曰：气之盛衰，可得闻乎？

岐伯对曰：人年①十岁（一作十六），五脏始定，血气已通，其气在下故好走[1]。二十岁，血气始盛，肌肉方长，故好趋[2]。三十岁，五脏大定，肌肉坚固，血脉盛满，故好步[3]。四十岁，五脏六腑十二经脉，皆大盛平定，腠理始开②，荣华剥③落，鬓发颁白，平④盛不摇，故好坐。五十岁，肝气始衰[4]，肝叶始薄，胆汁始减，目始不明。六十岁，心气始衰，乃善忧悲，血气懈堕，故好卧。七十岁，脾气虚，皮肤始枯，故四肢不举。八十岁，肺气衰，魂魄离散⑤，故言善误。九十岁，肾气焦，脏乃萎枯，经脉空虚。至百岁，五脏皆虚，神气皆去，形骸独居，而终尽⑥矣。

［校勘］

①“年” 《灵枢》天年篇、《太素》寿限均作“生”。

②“开” 《灵枢》天年篇、《太素》寿限均作“疏”。

③“剥” 《灵枢》天年篇、《太素》寿限均作“颓”。

④“平” 《太素》日抄本批云：“原钞格外有‘丕，彼悲反，大也’六字，疑平当作丕也。”肖延平曰：“别本作丕”。

⑤“魂魄离散” 《灵枢》天年篇、《太素》寿限均作“魄离”。

⑥“终尽” 《灵枢》天年篇、《太素》寿限均作“终”。

［注释］

［1］［2］［3］“走”“趋”“步” 《说文》段注：“释名云：徐行曰步，疾行曰趋，疾趋曰走。”

［4］“肝气始衰” 《太素》寿限注：“肝为木，心为火，脾为土，肺为金，肾为水，此为五行相生次第，故先肝衰。次第至

肾也。”

[语译] 黄帝问：人体生气的盛衰情况，可以讲给我听听吗？

岐伯答：人到十岁时，五脏开始安定，气血已经通畅，此时阳气初升，气尚在下，所以好跑。二十岁时，气血开始旺盛，肌肉也正在成长，所以好疾走。三十岁时，五脏已经健全，肌肉坚固，血脉充盈盛满，所以好稳步行走。四十岁时，五脏六腑，十二经脉，都发育到壮盛平定的顶点，盛极则衰，腠理开而疏松，颜面的华色逐渐衰落，发鬓开始变白，不爱活动，所以好坐。五十岁时，肝气开始衰退，肝叶开始变薄，胆汁开始减少，眼睛开始视物不清。六十岁时，心气开始衰退，心情容易悲忧，血气运行不畅，形体懈堕，所以好卧。七十岁时，脾气已虚，皮肤开始干枯，所以四肢举动不灵。八十岁时，肺气开始衰退，魂魄逐渐离散不藏，所以言语容易错误。九十岁时，肾气焦槁，真水已竭，脏器枯萎，经脉空虚，到百岁时，五脏都虚，神气也消失了，此时生气已尽，虽然形骸尚在，而寿命的年限已经终结了。

[按语] 本节把人的发育过程，以十年做为一个阶段，具体论述了生、长、衰、老各个时期的生理特点。

人的生命活动，主要依赖于生气，生、长、衰、老，就是生气盛衰的具体表现。因此，在气的生长阶段，必须协助其发育的活动，促使身心的健康成长；在气的衰老阶段，加以适当的保护，不可过多的消耗，这样才能使身体得到正常的发展。

[原文] 女子七岁，肾气盛，齿更发长[1]；二七天水[2]至（《素问》作天癸至），任脉通，伏冲①脉盛，月事以时下，故有子；三七肾气平均[3]，故真牙[4]生而长极；四七筋骨坚，发长极，身体盛壮；五七阳明脉衰，面始焦，发始堕；六七三阳脉衰于上②，面皆焦，发始白；七七任脉虚，伏冲①脉衰少，天水竭，地道不通[5]，故形坏而无子耳。

[校勘]

①“伏冲” 原作“太冲”。原校:“一作伏冲”。《素问》上古天真论新校正云:“按全元起注本及《太素》、《甲乙经》俱作伏冲。”据改,并删原校。

②“面始焦,发始堕;六七三阳脉衰于上” 原脱,据《素问》上古天真论补。

[注释]

[1]“齿更发长” 肾主骨,其华在发,齿为骨之余,故肾气盛则齿更发长。

[2]“天水” 亦称天癸。是指肾气所生的一种促成生殖机能的物质。所以天癸至则女子月事以时下,男子精气溢泻,男女合而有子;天癸竭则女子月事停,男子精少,男女虽合而无子。

[3]“平均” 平衡而充满的意思。

[4]“真牙” 即智齿。

[5]“地道不通” 《素问》上古天真论王注:“经水绝止,是为地道不通。”

[语译] 女子到了七岁时,肾气始盛,乳齿更换,头发成长,十四岁时天水至,任脉通畅,太冲脉充盛,月经按时而下,已有生育能力;二十一岁时,肾气充满,智齿生长,身体生长最盛;二十八岁时,筋骨坚强,头发长极,身体盛壮;三十五岁时,足阳明经脉开始衰退,面容开始焦枯,头发开始脱落;四十二岁时,三阳经脉衰退于上,面部已经焦枯无华,头发开始变白;四十九岁时,任脉空虚,太冲脉衰少,天水已竭,月经停止,胞宫收缩而没有生育能力了。

[原文] 丈夫八岁,肾气实,发长齿更;二八肾气盛,天水至,而精气溢泻,阴阳和故能有子;三八肾气平均,筋骨劲强,故真牙生而长极;四八筋骨隆盛,肌肉满壮;五八肾气衰,发堕齿槁,六八阳气衰于上,面焦,鬓发颁白;七八肝气衰,筋不能动,天水竭,精少,肾气①衰,形体皆极②;八八则齿发去。肾者主水,受五脏六腑之精而藏之,故五脏盛乃能泻,今五脏③皆衰,筋骨懈

堕,天水尽矣,故发鬓白,身[4]体重,行步不正而无子耳。

［校勘］

①“气” 《素问》上古天真论、《太素》寿限作“脏”。

②“天水竭……形体皆极” 《素问绍识》:“推上下文‘天癸竭’云云四句,似宜移于八八下,恐是错出。”

③“五脏” 《圣惠方》论丈夫盛衰法作:“脏腑”。

④“身” 原无,据《素问》上古天真论、《太素》寿限补。

［语译］ 男子到八岁时,肾气充实,头发成长,乳齿更换;十六岁时,肾气充盛,天水至,精液已能向外排泄,男女交合后,就可以生育子女;二十四岁时,肾气充实,筋骨坚强,智齿已生,身体生长最盛;三十二岁时,筋骨充实,肌肉丰满健壮;四十岁时,肾气开始衰退,头发脱落,牙齿枯槁;四十八岁时,阳气衰竭于上部,面容枯焦,鬓发斑白;五十六岁时,肝气衰退,血液不能养筋,筋脉活动已不灵活;六十四岁时,则牙齿和头发都要脱落,天水已竭,精气少,肾气衰退。肾主水藏精,接受五脏六腑精气而藏之,必须五脏的精气旺盛,能及时的供给肾脏,肾脏才有精气排泄,现在五脏功能已经衰退,筋骨已经懈堕无力,天水已经竭尽,所以鬓发变白,身体沉重,行走也不正常,而没有生育能力了。

［按语］ 以上两节,主要是说明人体的生育机能情况,并结合叙述人体少、长、壮、老的生理发展过程。

对于人体的生育机能,具体指出与“天癸(天水)”有密切的关系,也就是说,“天癸”是促成生殖机能的重要物质,因此天癸至则能有子,天癸竭则无子,同时文中又阐明生殖机能的成熟,在女子还必须“任脉通,太冲脉盛”,由于冲为血海,任主胞胎,所以女子冲、任有病时,亦不能生育;在男子还必须“肾气盛,精气溢泻”,而肾脏又是受五脏六腑之精而藏之,必须是脏腑的精气盛,肾才能泻。因此,若精气不足时,亦不能生育。由此可以体会到,生殖机能与人体其他脏器也有着密切关系。如果要维持生殖机能的正常，就必须保持身体的健康。

古人在年龄方面，对身体发育情况的观察，女子以七年，男子以八年为一个发育过程的表现阶段，是符合客观规律的，至于七数八数问题，历来注家多以阴阳配合方面解释，张志聪说："七为少阳之数，女子阴体，而得阳数者，阴中有阳也；八为少阴之数，男本阳体，而得阴数者，阳中有阴也"。兹并录出，以备参考。现在说明人体一生不同的发育时期，多采用幼年期、青年期、壮年期、更年期、老年期五个阶段，似较前者为好。

卷之七

六经受病发伤寒热病第一上

[提要] 本篇分上、中、下三部分，论述了邪客六经而致伤寒热病的病因、证候、治法、禁忌及预后，其主要内容有：

一、六经热病的症状、治则及发展和病愈的情况。

二、五脏热病的症状、色诊和预后。

三、阳受风气，阴受湿气的道理。

四、虚实的机理及重虚、重实的诊断和预后。

五、治热病的五十九刺和胃络、涌泉等十四穴，及其他治热病的俞穴主治。

[原文] 黄帝问曰：夫热病者，皆伤寒之类也，或愈或死，其死皆以六七日之间，其愈皆以十日已上者，何也？

岐伯对曰：太阳者，诸阳之属[1]也。其脉连于风府[2]，故为诸阳主气[3]。人之伤于寒也，则为病热，热虽甚不死。其两感[4]于寒而病者，必不免于死矣。

[注释]

[1]"诸阳之属" 《类经》伤寒注："太阳为六经之长，统摄阳分，故诸阳皆其所属。"

[2]"风府" 穴名。在项上入发际一寸，足太阳经穴，督脉、阳维之会。

[3]"为诸阳主气" 《太素》热病决注："诸阳者，督脉阳维脉也。督脉阳脉之海，阳维维诸阳脉，总会风府，属于太阳脉，故

足太阳脉为诸阳主气。”《类经》伤寒注:“太阳经脉,覆于巅背之表,故主诸阳之气分。”

[4]“两感” 是相表里的阴阳两经同时受病,如太阳、少阴同病,阳明、太阴同病,少阳、厥阴同病。

[语译] 黄帝问:一般外感发热的病,都属于伤寒一类,其中有的痊愈,有的死亡;死亡的都在六七日之间,痊愈的都在十天以上,这是什么道理呢?

岐伯答:太阳经为六阳之长,统摄阳分,所以诸阳皆隶属于太阳。其经脉连于风府,与督脉、阳维相会,循行于巅背之表,所以为诸阳主气,主一身之表。人在感受寒邪以后,就要发热,发热虽然很重,一般的不会死亡。如果阴阳二经,表里同时感受寒邪而发病,就不免于死亡了。

[原文] 伤寒一日,太阳受之。故头项与腰脊皆痛①。二日阳明受之。阳明主肉,其脉挟鼻,络于目,故身热[1]目痛而鼻干,不得卧。三日少阳受之。少阳主骨[2](《素问》作胆),其脉循胁,络于耳,故胸胁痛而耳聋。三阳(《素》下有经络二字)皆受病而未入于腑(《素问》作脏)者,故可汗而已。四日太阴受之。太阴脉布胃中,络于嗌,故腹满而嗌干。五日少阴受之。少阴脉贯肾,络肺,系舌本,故口燥舌干而渴。六日厥阴受之。厥阴脉循阴器而络于肝,故烦满[3]而囊缩。三阴三阳五脏六腑皆受病,营卫不行,五脏不通,则死矣。

[校勘]

①“头项与腰脊皆痛” 原作“头项痛,腰脊背强”。原校云:“《素问》无背字”。《素问·热论》新校正云:“按《甲乙经》及《太素》作头项与腰脊皆痛”。据改,并删原注。

[注释]

[1]“身热” 此指阳明病之壮热而言。

[2]“少阳主骨” 《素问》热论新校正云:“元起注云:少阳者肝之表,肝候筋,筋会于骨,是少阳之气所荣,故言主于骨。”

[3]“满” 在此同懑，闷的意思。

[语译] 伤寒病一日，为太阳经感受寒邪。足太阳经脉，从头下项，侠脊抵腰中，所以头项和腰脊疼痛。二日阳明经受病。阳明主肌肉，足阳明经脉挟鼻，络于目，下行入腹，所以身热，眼痛，鼻干，不能安卧。三日少阳经受病。少阳主骨，足少阳经脉下循胸胁，上络于耳中，所以胸胁痛而耳聋。若三阳经络均受病，还没有内传入腑的时候，都可以发汗而愈。四日太阴经受病。足太阴经脉散布于胃中，上络于咽嗌，所以腹中胀满而咽干。五日少阴经受病。足少阴经脉贯肾，络肺上系舌本，所以口燥舌干而渴。六日厥阴经受病。足厥阴经脉环阴器络于肝，所以烦闷而阴囊收缩。如果三阴三阳经脉和五脏六腑都受了病，致营卫不能运行，五脏之气不通，就不免于死亡。

[按语] 本节所谓之六经热病，是循经络发病，均属实属热，与《伤寒论》之三阳属实热、三阴属虚寒的三阴三阳病不同。至于文中之“一日、二日……”是对伤寒热病发病的一般情况而言，不能以此来计日限病看成为绝对的日数。

[原文] 其不两感于寒者，七日太阳病衰，头痛少愈。八日阳明病衰，身热少愈。九日少阳病衰，耳聋微闻。十日太阴病衰，腹减如故，则思饮食。十一日少阴病衰，渴止(《素问》下有不满二字)，舌干乃已。十二日厥阴病衰，囊纵少腹微下。大气[1]皆去①，其病日已矣。治之各通其脏脉[2]，病日衰已矣。其未满三日者，可汗而已，其满三日者，可泄而已。

[校勘]

①“去” 原作“下”，据《素问》热论、《太素》热病决改。

[注释]

[1]“大气” 《素问》热论王注：“大气，谓大邪之气也。”

[2]“治之各通其脏脉” 《太素》热病决注：“量其热病在何脏之脉，知其所在，即于脉以行补泻之法。”

[语译] 如果病不是表里两感于寒邪的，到第七日则太阳

病衰，头痛稍有减轻。八日则阳明病衰，身热稍退。九日则少阳病衰，耳聋逐渐能闻。十日则太阴病衰，腹满减退恢复正常，而且欲进饮食。十一日则少阴病衰，口渴已止，舌已不干。十二日则厥阴病衰，阴囊松弛，渐从少腹下垂。至此则大邪之气尽去，病也就日渐趋向痊愈。

治疗时，可根据病在何脏经脉，随经分别予以施治，病势就会日渐衰退而痊愈。原则上受病未满三日的，邪犹在表，可以发汗而愈；若已满三日的，邪已入里，可以泻下而愈。

[按语] 本节虽提出了热病的逐步自愈日数，但不是绝对的，更不要消极等待，还须根据病情予以相应的治疗。至于未满三日应汗、已满三日可泄等，只是为了划分病的属表属里，从而决定可汗可泄的治疗原则而已。

[原文] 曰：热病已愈，时有所遗[1]者，何也？

曰：诸遗者，热甚而强食，故有所遗。若此者，皆病已衰，而热有所藏，因其谷气相薄，两热相合[2]，故有所遗。治遗者，视其虚实，调其逆顺，可使立已。病热少愈，食肉则复[3]，多食则遗，此其禁也。

[注释]

[1]“遗” 《太素》热病决注：“遗，余也。大气虽去，犹有残热在脏腑之内外，因多食以谷气热与故热相薄重发热病，名曰余热病也。”

[2]“两热相合” 是指病之余热，与新食谷气之热相合。

[3]“食肉则复” 《素问》热论王注：“热虽少愈，犹未尽除，脾胃气虚，故未能消化，肉坚食驻，故热复生。复，谓复旧病也。”

[语译] 问：热病已愈，常有余热不尽的，是什么原因？

答：凡余热不尽的，是因在热重的时候强进饮食，故有余热遗留。这样的病，病邪虽已衰退，但尚有余热蕴藏在内，如勉强饮食，则因食物不化而生热，与残存的余热相合，重新发热，所以有余热不尽的情况出现。治疗余热不尽的病，应根据病的虚实，或补或泻以调之，可使其立即痊愈。当病人热势稍退的时候，若吃了肉食，病即复发，如果多吃了东西，则出现余热不尽，这都是热病所应当禁忌的。

[按语] 本节指出热病已愈，时有所遗，是因饮食不当引起的，临床实践证明，高烧的病人，常因强进肉类和粘腻的食物而使热不易消退。同时热病后期，也常因饮食调摄不当而引起热势复发，如《伤寒论》所谓“食复”，故对热病患者，必须注意饮食的护理。

[原文] 其两感于寒者，一日太阳与少阴俱病，则头痛口干烦满。二日阳明与太阴俱病，则腹满身热，不欲食，谵语。三日少阳与厥阴俱病，则耳聋囊缩而厥。水浆不入，不知人者，故六日而死矣。

[语译] 若阴阳两经表里同感寒邪的，一日为太阳与少阴二经同时受病，其症状既有太阳的头痛，又有少阴的口干，烦闷。二日为阳明与太阴二经同时发病，其症状既有阳明的身热谵言妄语，又有太阴的腹满不欲食。三日为少阳与厥阴二经同时发病，其症状既有少阳的耳聋，又有厥阴的阴囊收缩、四肢发冷。如果病势发展到水浆不入，神识昏迷不知人事的程度，到第六日就要死亡了。

[原文] 曰：五脏已伤，六腑不通，营卫不行，如是后三日乃死，何也？

曰：阳明者，十二经脉之长[1]，其血气盛。故不知人，三日其气乃尽。故死。

[注释]

[1]“阳明者，十二经脉之长” 《类经》两感注：“阳明为水谷气血之海，胃气之所出也，故为十二经脉之长。”

[语译] 问：病至五脏已伤，六腑不通，营卫不行的，要三天以后才死亡，是什么道理？

答：阳明为十二经脉之长，其气血最盛，脏腑经脉均赖以养。病人神识昏迷，是已伤及神明，三日以后，则阳明气血竭尽，胃气亦绝，所以死亡。

[按语] 本节指出病至五脏已伤，六腑不通，营卫不行而死，是因阳明气血竭尽，胃气已绝。阳明胃为水谷之海，气血生化之源，为十二经脉之长，故胃气的盛衰，常决定疾病预后的良否，即所谓"有胃气则生，无胃气则死。"

[原文] 肝热病者，小便先黄，腹痛多卧，身热。热争[1]则狂言及惊，胸中（《素问》无胸中二字）胁满痛，手足躁，不得安卧[2]。庚辛甚，甲乙大汗。气逆[3]则庚辛死。刺足厥、阴少阳。气逆则头疼员员①[4]，脉引冲头痛也。

[校勘]

①"员员" 原作"贡贡"，原校云："《素问》作员字"，《素问》刺热篇、《太素》五脏热病与原校同，据改，并删原校。

[注释]

[1]"热争" 《类经》五脏热病刺法注："热入于脏，则邪正相胜，故曰争。"

[2]"肝热病者……不得安卧" 《太素》五脏热病注："肝脉足厥阴环阴器，故热小便黄也；上行侠胃，故身热多卧，卧不安也；肝动语言也，故热争狂言及惊也；其脉属肝络胆。故胁痛也；肝脉出足，上连手厥阴，今热故手足躁也。"

[3]"气逆" 在此指因病甚而正气逆乱的意思。

[4]"员员（yún 云）" 《通雅》云："头痛员员，正谓作晕，故今人言头悬"。即头痛而晕的意思。

[语译] 肝脏发生热病，小便先黄，腹痛，多卧，身发热。当邪热入脏，邪气与正气相争时，则狂言惊骇，胸胁胀满疼痛，手足躁动不安，不能安卧。到庚辛日金旺时病就加重，到甲乙日木旺时即大汗出而热退。如果病剧而正气逆乱，就到庚辛日金旺时死亡。治疗时应刺足厥阴和足少阳二经。如果肝气上逆，则

出现头痛眩晕，这是因热邪循肝脉上冲于头脑所致。

[原文] 心热病者，先不乐，数日乃热。热争则心(《素》又有卒心痛三字)烦闷，善呕，头痛，面赤，无汗[1]。壬癸甚，丙丁大汗。气逆则壬癸死。刺手少阴、太阳。

[注释]

[1]"心热病者……面赤无汗" 《太素》五脏热病注："心主喜乐，热病将发故不乐，数日乃热。手少阴脉起心中，侠咽系目系，手太阳至目内外眦，故热甚心痛，烦悗，喜呕，头痛，面赤，无汗也。"

[语译] 心脏发生热病，病人先觉得心中不愉快，几天后才发热。当热邪入脏，邪气与正气相争时，则心中烦闷，善呕，头痛，面赤，无汗。到壬癸日水旺时病就加重，到丙丁日火旺时即大汗出而热退。如果病剧而正气逆乱，就到壬癸日水旺时死亡。治疗时应刺手少阴、太阳二经。

[原文] 脾热病者，先头重，颜①痛，烦心(《素》下有颜青二字)，欲呕，身热[1]。热争则腰痛不可用俯仰，腹满泄，两颔(一本作额)痛[2]。甲乙甚，戊己大汗。气逆则甲乙死。刺足太阴、阳明。

[校勘]

①"颜" 原作"频"，据《素问》刺热篇新校正引本经改。

[注释]

[1]"脾热病者……身热" 《太素》五脏热病注："脾脏之阳明脉，循发际至额颅，故头重颜痛……足太阴脉注心中，故心烦也；足阳明下循喉咙，下膈属胃络脾，主肌，故欲呕，身热腹满泄也。"

[2]"热争则腰痛不可用俯仰……两颔痛" 《类经》五脏热病刺法注："腰者肾之府，热争于脾，则土邪乘肾，必注于腰，故为腰痛不可俯仰。太阴之脉，入腹属脾络胃，故腹满而泄；阳明脉循颐后下廉出大迎，故两颔痛。"

［语译］　脾脏发生热病，先感觉头重颜痛，心烦，时欲作呕，身体发热。当热邪入脏，邪气与正气相争时，则腰痛不能俯仰，腹部胀满而泄泻，两颔作痛。到甲乙日木旺时病就加重，到戊己日土旺时即大汗出而热退。如果病剧而正气逆乱，就到甲乙日木旺时死亡。治疗时应刺足太阴、阳明二经。

［原文］　肺热病者，先凄凄然厥，起皮毛，恶风寒，舌上黄，身热[1]。热争则喘咳，痛走胸膺背，不得太息[2]，头痛不甚（《素》作堪）[3]，汗出而寒。丙丁甚，庚辛大汗。气逆则丙丁死。刺手太阴、阳明，出血如大豆，立已。

［注释］

[1]“肺热病者……身热”　《太素》五脏热病注：“肺主毛腠，内热淅然起毛恶风也；肺热上熏，故舌上黄也；肺主行气于身，故身热也。”

[2]“热争则喘咳……不得太息”　《素问》刺热篇王注：“肺居鬲上，气主胸膺，复在变动为咳，又藏气而主呼吸，背复为胸中之府，故喘咳，痛走胸膺背，不得太息也。”

[3]“头痛不甚”　《太素》五脏热病注：“肺热冲头，以肺脉不至，故头痛不甚也。”

［语译］　肺脏发生热病，先感体表寒凉，畏风寒，舌上发黄，身体发热。当热邪入脏，邪气与正气相争时，则气喘咳嗽，胸膺和脊背窜痛，不敢深呼吸，头虽疼但不甚剧烈，汗出而恶寒。到丙丁日火旺时病就加重，到庚辛日金旺时即大汗出而热退。如果病剧而正气逆乱，就到丙丁日火旺时死亡。治疗时应刺手太阴、阳明二经，刺出的血如豆样大，病就可立愈。

［原文］　肾热病者，先腰痛胻痠，苦渴，数饮，身热。热争，则项痛而强，胻寒且痠，足下热，不欲言[1]，其逆则项痛员员（《素问》下有澹澹二字）然。戊己甚，壬癸大汗。气逆则戊己死。刺足少阴、太阳。诸当汗者，至其所胜日[2]汗甚①。

［校勘］

①"甚"《素问》刺热篇作"出也"。

［注释］

［1］"肾热病者……不欲言"《太素》五脏热病注:"肾足少阴脉,上腨内出腘内廉贯脊属肾络膀胱,上贯肝膈,入肺中循喉咙,侠舌本,故热病先腰痛胻痠,苦渴数饮也;足太阳脉,别项本支行背,合有四道,以下合腘贯腨,至足小指外侧,故身热项强痛而足胻寒且痠也;足少阴起于足心,故足下热也,从肺出络心,故热不欲言也。"

［2］"所胜日" 指本脏气旺之日,如肝旺于甲乙日,心旺于丙丁日等。

［语译］ 肾脏发生热病,先觉腰痛和小腿酸痛,口渴的很厉害,频频饮水,全身发热。当邪热入脏,邪气与正气相争时,则项痛而强直,小腿寒冷酸痛,足心发热,不欲言语,如果肾气上逆,则项痛而眩晕。到戊己日土旺时病就加重,到壬癸日水旺时就大汗出而热退。如果病剧而正气逆乱,就到戊己日土旺时死亡。治疗时应刺足少阴、太阳二经。以上所谓诸脏大汗出,都是到了各脏的气王之日,正胜邪却,即大汗出而病愈。

［按语］ 以上五节,是叙述五脏热病的症状,预后和刺法。由于病的发作,是邪热先侵入经络,然后循经入脏,最后至正气逆乱,所以在症状的叙述上,也就据此分为三个阶段。至于对病的预后推测,是以五行生克的规律,即本经卷六五脏传病大论所说的"至其所生而愈,至其所不胜而甚……自得其位而起"之意。至于刺法,则是用表里两经并刺法,以泻邪热。

［原文］ 肝热病者,左颊先赤。心热病者,颜①先赤。脾热病者,鼻先赤。肺热病者,右颊先赤。肾热病者颐先赤。病虽未发者,见其赤色者刺之,名曰治未病。热病从部所[1]起者,至期而已[2]。其刺之反者[3],三周[4]而已。重逆[5]则死。

［校勘］

①“颜” 此下原有“颔”字，据《素问》刺热篇、《太素》五脏热病删。

［注释］

［1］“部所” 指五脏病色反映于面部的部位而言，如本节文中所谓心颜、脾鼻、肾颐等。

［2］“至期而已” 期，指所胜之日。至期而已，是指至所胜之日而病愈，如肝病至甲乙日，心病至丙丁日等。

［3］“刺之反者” 指错误的泻虚补实而言。

［4］“三周” 诸说不一，未知孰是。《素问》刺热篇王注：“调三周于三阴三阳之脉状也。”《类经》五脏热病刺法注：“谓三遇所胜之日而后已。”《素问直解》注：“三日也。”今并录出，以供参考。

［5］“重逆” 是一误再误的意思。

［语译］ 肝热病，左颊先见赤色。心热病，颜部先见赤色。脾热病，鼻部先见赤色。肺热病，右颊先见赤色。肾热病，颐部先见赤色。病还没发作，但面部已有赤色出现，应即予以刺治，这叫“治未病”。热病只五脏色部所在出现赤色时，病尚轻浅，如及时治疗，则至其所胜之日，即可汗出病愈，如果刺法不当，应泻反补，应补反泻，就会延长病期，需经三周，病始能愈。如果一误再误，就会造成不应有的死亡。

［原文］ 诸治热病，先饮之寒水，乃刺之；必寒衣之，居止寒处，身寒而止[1]。病甚者，为五十九刺①[2]。

热病，先胸胁痛满②，手足躁，刺足少阳，补足太阴③[3]。病甚者，为五十九刺。

热病，先身重骨痛，耳聋好瞑，刺足少阴[4]。病甚者，为五十九刺。

热病，先眩冒而热，胸胁满，刺足少阴、少阳。

［校勘］

①“病甚者，为五十九刺” 《素问》刺热篇、《太素》五脏热

病均无此八字。

②“满”《素问》刺热篇、《太素》五脏热病均无。

③“足太阴”《太素》五脏热病作“手太阴”。《素问》新校正引杨注及《灵枢》以作“手太阴”为是。

[注释]

[1]“先饮之寒水……身寒而止”《类经》五脏热病刺法注：“先饮寒水而后刺，欲其阴气自内达表，而热泄于外也，故必寒衣寒处，皆欲其避温就凉耳。”

[2]“五十九刺”指刺热病的五十九个俞穴，详见本篇之中篇。

[3]“刺足少阳，补足太阴”《素问》刺热篇王注：“此则举正取之例。然足少阳木病，而泻足少阳之木气，补太阴之土气者，恐木传于土也，胸胁痛，丘虚主之……然补足太阴之脉，当于井荥取之也。”

[4]“热病先身重……刺足少阴”《类经》五脏热病刺法注：“肾主骨，在窍为耳，热邪居之，故为身重骨痛耳聋。热伤真阴，则志气昏倦，故好瞑。”

[语译] 治疗各种热病时，应先喝一点清凉的饮料，然后再针刺，并且使病人少穿一点衣服，居住地方也必须凉爽，使之热退身凉，病即痊愈。病重的，用五十九刺的方法治疗。

热病先出现胸胁痛满，手足躁扰不安，是邪在足少阳经，应刺足少阳以泄阳分之邪，补足太阴以培脾土。病重的，用五十九刺的方法。

热病先觉得身体重，骨节痛，耳聋，昏倦嗜睡，是发于少阴的热病，当刺足少阴经的井荥。若病重的，用五十九刺。

热病先觉得头目眩晕昏冒，发热，是病发于少阴，胸胁胀满，是病发于少阳。此为阴阳的枢机失常，当刺足少阴、少阳以枢转邪气外出。

[原文] 太阳之脉，色荣颧，骨热病也，荣未夭(《素问》作未

交，下同）日①[1]，今且得汗，待时[2]自已。与厥阴脉争见[3]者死，其死不过三日。其②热病气内连肾。

少阳之脉，色荣颊，筋③热病也，荣未夭日，今且得汗，待时自已。与④少阴脉争见[4]者死⑤。

［校勘］

①“日” 原作“曰”，据《太素》五脏热病改。下同。

②“其” 原无，据《素问》刺热篇、《太素》五脏热病补。

③“筋” 原作“前”，据《素问》刺热篇新校正引本经改。

④“与” 此下原有“手”字，据《素问》刺热篇、《太素》五脏热病删。

⑤“死” 此下原有“其死不过三日”六字，据《素问》刺热篇新校正引本经删。

［注释］

[1]“荣未夭日” 指色泽尚未变为枯晦的时候。夭，是色泽枯晦而不润泽。

[2]“待时” 是指当旺之时，即上文所谓“所胜日”，如肝病待甲乙，心病待丙丁等。

[3]“厥阴脉争见” 《太素》五脏热病注：“足太阳水也，足厥阴木也，水以生木，木盛水衰，故太阳水色见时，有木争见者，水死，以其热病内连于肾，肾为热伤，其数至三日故死也。”见，音义同现。

[4]“与少阴脉争见” 《太素》五脏热病注：“少阳为木，少阴为水，少阳脉见之时，少阴争见者，是母胜子，故肝木死也。”

［语译］ 太阳经脉之病，赤色出现在颧部的，这是骨热病，若色泽尚未变为枯晦的时候，又得到汗出，待至其当旺之时则愈。若厥阴脉色争现于颧部时，是木盛水衰的死证，死期不过三日。因热病已内连于肾，肾为热伤，故死。

少阳经脉之病，赤色出现在面颊，这是筋热病，若色泽尚未变为枯晦的时候，今又得到汗出，待至其当旺之时则愈。若少阴的脉色争现于颊部时，是母胜其子的死证。

［原文］ 其热病气穴，三椎下间，主胸中热；四椎下间，主鬲①中热；五椎下间，主肝热；六椎下间，主脾热；七椎下间，主肾热。荣在骶也②。项上三椎骨陷者中也[1]。颊下逆颧[2]为大瘕③[3]，下牙车为腹满，颧后为胁痛，颊上者，鬲上也。

［校勘］

①"鬲" 原作"胃"，据《素问》刺热篇、《太素》五脏热病改。

②"荣在骶也" 《太素》五脏热病无"骶也"，"荣在"二字连下句读。

③"大瘕" 《太素》五脏热病作"大瘦"。

［注释］

［1］"荣在骶也。项上三椎骨陷者中也" 此二句义不详，故不译。

［2］"颊下逆颧" 《素问经注节解》注："逆，自下而上也。颊在颧下，逆颧，谓由颊上至于颧。"

［3］"大瘕" 似为大瘕泄，乃泄泻病的一种，从《难经》五十七难"里急后重，数至圊而不能便，茎中痛"看来，又象指湿热痢疾之类。

［语译］ 治疗热病的气穴：第三脊椎下方，主治胸中的热病；第四脊椎下方，主治膈中的热病；第五脊椎下方，主治肝热病；第六脊椎下方，主治脾热病；第七脊椎下方，主治肾热病。观察面部颜色，可以测知腹部的病症，如颊部赤色从下向上到颧骨的，是有"大瘕泄"的病；赤色下见于颊车的，是腹部胀满；见于颧后的，为胁痛；见于颊上的，当属膈上心肺的病。

［按语］ 本节说明两方面问题，一是指出治热病于脊背的取穴部位，一是说明观面色以测胸腹部疾病。但其中部分内容颇难理解，历代注家，也曾对此有所怀疑，如王冰云："椎间所主神藏之热，又不正当其藏俞，而云主疗，其理未详。"尤其文中之

“荣在骶也”及“项上三椎陷者中也”二句，义甚费解。姑存疑待考。

但本节的某些内容，还是有一定参考价值的，如“七椎下间，主肾热，”临床上有的急性尿路感染患者，在第七胸椎棘突下至阳穴处，多有较剧之压痛，刺之每收疗效，特提出以供参考。

［原文］ 冬伤于寒，春必温病；夏伤于暑，秋必病①疟。

凡病伤寒而成温者，先夏至日者为病温，后夏至日者为病暑，暑当与汗皆出勿止。所谓玄府者，汗孔也。

［校勘］

①“病” 《素问》生气通天论、阴阳应象大论均作“痎”。

［语译］ 冬天感受寒邪，若当时未发病，到春天必发为温病；夏天感受暑气，若当时未发病，到了秋天必发生疟疾。

凡系伤于寒邪而变发为温热病的，在夏至以前发病的叫做温病，在夏至以后发病的叫做暑病。暑病应当汗出，使暑气随汗液排出，所以不要制止出汗。汗是从汗孔排泄，所谓玄府，就是指的汗孔。

［原文］ 曰：《刺节》[1]言彻衣[2]者，尽刺诸阳之奇俞，未有常处，愿卒闻之。曰：是阳气有余而阴气不足，阴气不足则内热，阳气有余则外热，两热相薄，热如怀炭，衣热不可近身，身热不可近席。腠理闭塞而不汗，舌焦唇槁腊①[3]，嗌干，欲饮②。取天府、大杼三痏[4]，刺中膂以去其热，补手、足太阴以去其汗。热去汗晞③[5]，疾如彻衣。

［校勘］

①“槁腊” 原作“稿臘”，原校云：“《黄帝古针经》作槁腊”，《太素》五节刺与原校同，据改。并删原校。

②“欲饮” 《灵枢》刺节真邪作“饮食不让美恶。”《太素》五节刺作“欲饮不让美恶也。”

③“晞” 《灵枢》刺节真邪作“稀”。

[注释]

[1]“《刺节》” 古经篇名。

[2]“彻衣” 是形容疗效之快,有如彻衣之速。

[3]“腊” 干肉。

[4]“痏(wěi 委)” 瘢痕。此指针刺的次数而言。

[5]“晞(xī 希)” 干燥。

[语译] 问:《刺节》中所谓彻衣刺法,都是刺诸阳经的奇俞,没有固定的部位,愿详细听听它的道理。答:这是阳气有余阴气不足的病,阴气不足则生内热,阳气有余即生外热,内外两热互相煎迫,就觉象怀抱炭火一样的热,衣服热得不可近身,身体热得不可近席。同时由于腠理闭塞,不得汗出,以致热不能散越,热气熏灼于内而舌焦、口唇干枯,咽干,时欲饮水。治疗时,应取手太阴经的天府和足太阳经的大杼穴,各针三次,并取足太阳经的中膂俞,以去其热,再补手太阴和足太阴以出汗,热去汗干,病即痊愈。这种刺法,其奏效之捷,就好象脱掉衣服一样的迅速。

[原文] 《八十一难》曰:阳虚阴盛[1],汗出而愈,下之即死;阳盛阴虚[2],汗出而死,下之即愈(与经乖错,于义反倒,不可用也)。

[注释]

[1][2]“阳虚阴盛”“阳盛阴虚” 《难经本义》注:“受病为虚,不受病者为实。惟其虚也,是以邪凑之。惟其盛也,是以邪不入。即《外台》所谓表病里和里病表和之谓,指伤寒转变者而言之也。表病里和汗之可也,而反下之,表邪不除,里气复夺矣;里病表和,下之可也,而反汗之,里邪不退,表气复夺矣,故云死。所以然者,汗能亡阳,下能损阴也。此阴阳二字,指表里言之。经曰:诛伐无过,命曰大惑,此之谓欤。”

[语译] 《八十一难经》(第五十八难)曾说:表病里和的病,用发汗法,则汗出而病愈,如果误用了泻下法,就会损伤里

气，引邪内入而导致死亡，表和里病的病，应用泻下法，则邪去病愈，若误用了发汗法，就会损伤其表气，导致大汗亡阳而死。

[按语] 本节说明病在表者宜汗，在里者宜下，不可逆治，逆治则造成不良后果。

[原文] 曰：人有四肢热、逢风寒如炙如火①者，何也？

曰：是人阴气虚，阳气盛，四肢热者，阳也。两阳相得，而阴气虚少，少水不能灭盛火，而阳气独治，独治者，不能生长[1]也，独盛而止耳。故逢风如炙如火者，是人当肉烁也。

[校勘]

①“如炙如火” 《素问》逆调论新校正云：“按全元起本无如火二字，《太素》云：如炙于火。当从《太素》之文。”

[注释]

[1]“不能生长” 此指独阴不生，独阳不长。

[语译] 问：有的人四肢发热，一遇到风寒，就热得象火烤的一样，这是什么原因呢？

答：这种人是因为平素就阴气虚少，阳气旺盛，四肢属阳，风邪也属阳，四肢发热，又感受风寒，则两阳相并，阳气更加亢盛，相对的阴气也就更加虚少，以致衰少的阴水，不能胜过旺盛的阳火，形成了阳气独旺的局面。阳气独旺，便不能生长，惟因阳热独盛而正常的生化就将终止。所以遇风便热得像火烤一样的病人，肌肉必然消瘦。

[原文] 曰：人身非常温也，非常热也，而烦满者，何也？

曰：阴气少，阳气胜，故热而烦满。

[语译] 问：人体虽然有热，但不像外感热病那样发热，而有烦闷症状的，是什么原因？

答：这是由于阴气少而阳气胜，所以热而烦闷。

[原文] 曰：足太阴、阳明为表里，脾胃脉也，生病异者，何也？

曰：阴阳异位，更实更虚[1]，更逆更顺[2]，或从内，或从外，所从不同[3]，故病异名。

［注释］

［1］“阴阳异位，更实更虚” 指脾胃所处的部位不同，虚实交替出现的意思。《类经》太阴阳明之异注：“脾为脏，阴也；胃为腑，阳也。阳主外，阴主内；阳主上，阴主下，是阴阳异位也。阳虚则阴实，阴虚则阳实，是更虚更实也。”

［2］“更逆更顺” 指上下逆顺更相反复也。《类经》太阴阳明之异注：“病者为逆，不病者为从，是更逆更从也。”故下节“阴气从足上行至头，而下行循臂至指端，阳明从手上行至头，而下行至足。”即为顺从；“阳病者，上行极而下；阴病者，下行极而上。”即为逆也。

［3］“或从内，或从外，所从不同” 脏为阴从内，腑为阳从外，故所从不同。下节“犯贼风虚邪者，阳受之，则入腑。”为从外也；“食饮不节，起居不时者，阴受之，则入脏。”为从内也。

［语译］ 问：足太阴经和足阳明经，相为表里，属脾胃的经脉，但所生之病不同，是什么原因呢？

答：足太阴脾经属阴，足阳明胃经属阳，两者的经脉循行路线不同，而且虚实交替出现，顺逆更相反复，发病或从内生，或从外入，原因又不相同，所以病的名称也就不一样了。

［原文］ 阳者，天气也，主外；阴者，地气也，主内。阳道实，阴道虚[1]。故犯贼风虚邪者，阳受之，则入腑；食饮不节，起居不时者，阴受之，则入脏。入六腑则身热不得眠，上为喘呼；入五脏则䐜满闭塞，下为飧泄，久为肠澼。故喉主天气，咽主地气。故阳受风气，阴受湿气。故阴气从足上行至头，而下行循臂至指端；阳气从手上行至头，而下行至足。故曰：阳病者，上行极而下；阴病者，下行极而上[2]。故伤于风者，上先受之；伤于湿者，下先受之也。

［注释］

［1］“阳道实，阴道虚” 《类经》太阴阳明之异注：“阳刚阴

柔也，又外邪多有余，故阳道实，内伤多不足，故阴道虚。”

[2]“阳病者……下行极而上”《类经》太阴阳明之异注：“阳病极则及于下，阴病极则及于上。极则变也。”《素问集注》张志聪曰：“人之阴阳出入，随时升降，是以阳病在上者，久而随气下行，阴病在下者，久而随气上行也。”

[语译] 阳相当于天气，主外表的卫护作用；阴相当于地气，主内部的营养作用；阳主外，刚而多实，阴主内，柔而易虚。所以遇到了贼风虚邪，外表的阳气就先受其侵犯，然后入于六腑；若饮食不节，起居失调，则内在的阴气先受影响，然后传于五脏。邪气传入六腑，就会出现身热，不得安眠，气逆喘呼；病入五脏，就出现腹胀满闭塞，大便泄泻，日久成为痢疾。所以有这样不同的变化，是由于喉主天气而司呼吸，咽主地气而司饮食。故阳经易受风邪，阴经易受湿邪。因为足三阴经脉的经气，从足上行到头，再由头向下循臂行至手指之端；手三阳经脉的经气，从手上行到头，再由头下行至足。所以说侵入阳经的病邪，先上行，到了极点，然后就下行；侵入阴经的病邪，先下行，到了极点，然后再上行。所以伤于风邪的，上部先受病；伤于湿邪的，下部先受病。

六经受病发伤寒热病第一中

[原文] 黄帝问曰：病热有所痛者，何也？

岐伯对曰：病热者，阳脉也，以三阳之盛①也，人迎一盛在少阳；二盛在太阳；三盛在阳明。夫阳入于阴，故病在头与腹，乃䐜胀而头痛也[1]。

[校勘]

①“盛”《素问》腹中论、《太素》热痛均作“动”。

[注释]

[1]“夫阳入于阴……乃䐜胀而头痛也”《素问集注》张

志聪注:“三阳俱盛,当主病热头痛。腹为阴,阴中之至阴脾也。如阳入于阴,又当病在头与腹,乃䐜胀而头痛也。”

[语译] 黄帝问:有的病发热而又有所疼痛,这是什么原因呢?

岐伯答:凡系热病,都属阳脉盛,所以见到三阳之脉动盛,如人迎脉大一倍于寸口脉的,病在少阳;大两倍于寸口的,病在太阳;大三倍于寸口的,病在阳明。病在三阳当发热头痛,若由阳入阴,则影响到腹部,病即在头部和腹部,所以有腹胀和头痛的症状。

[原文] 曰:病身热汗出而烦满不解者何也?

曰:汗出而身热者,风也;汗出而烦满不解者,厥[1]也,病名曰风厥。太阳为诸阳主气(《素问》作巨阳主气),故先受邪,少阴其表里也,得热则上从[2],上从则厥。治之表里刺之[3],饮之服汤。

[注释]

[1]“厥” 在此是说下气上逆的意思。

[2]“得热则上从” 《类经》风厥劳风注:“巨阳主气,气言表也,表病则里应,故少阴得热,则阴分之气,亦从阳而上逆,逆则厥矣。”

[3]“表里刺之” 《素问》评热病论王注:“谓泻太阳、补少阴也。”《类经》风厥劳风注:“阳邪盛者阴必虚,故当泻太阳之热,补少阴之气,合表里而刺之也。”

[语译] 问:病发热汗出而烦满不解的,这是什么病?

答:汗出发热的,是由于感受了风邪;汗出而烦躁不解的,是由于下气上逆;这个病叫作风厥。太阳主人一身之表,所以太阳首先受到风邪的侵袭,太阳与少阴为表里,表病则里应,少阴受太阳发热的影响,其气亦随之上逆,上逆则厥。治疗时应同刺表里二经之穴,刺太阳以泻风热之邪,刺少阴以降上逆之气,并内服汤药。

[原文] 曰：温病汗出，辄复热而脉躁疾者，不为汗衰，狂言不能食，病名曰何？

曰：名曰阴阳交，交者死。人所以汗出者，皆生于谷，谷生于精。今邪气交争于骨肉，而得汗者，是邪退精胜，精胜则当能食，而不复热。复热者，邪气也，汗者，精气也，今汗出而辄复热者，是邪胜也，不能食者，精无裨①也[1]，而热留者②，寿可立而倾[2]也。夫汗出而脉躁盛者死，今脉不与汗相应，此不胜其病，其死明矣。狂言者，是失志[3]，失志者死。此有三死[4]，不见一生，虽愈必死。

[校勘]

①"裨"　《素问》评热病论作"俾"。

②"而热留者"　原作"热而留者"。据《素问》评热病论新校正改。

[注释]

[1]"精无裨(bì 币)也"　是说精气不能继续补益的意思。裨，益也，引申为补益。

[2]"倾"　倒也，在此为败坏死亡的意思。

[3]"失志"　《类经》阴阳交注：此总五志为言也，志舍于精，精不胜邪，则五脏之志皆失，故致狂言者多死。"

[4]"三死"　《素问注证发微》注："身热而不能食者，一死也；脉躁盛者，二死也；狂言者，三死也。"

[语译] 问：有的温病患者，汗出以后，随即又发热而脉象急疾躁动，病不但没有因汗出而减轻，反出现狂言乱语，不进饮食等现象，这叫什么病？

答：病名叫阴阳交，阴阳交是死证。人所以能够出汗，是依赖于水谷所化生的精气，精气旺盛，就能够胜过邪气而作汗。今邪正相争于骨肉之间，能够得到汗出的，是精气胜而邪气退，精气胜即当能食而不再发热。复发热的是邪气，汗出是精气，今汗出后又复发热，是邪气胜过精气，脏气虚则不能食，不能食，则精气得不到继续补充，热势这样持续下去，生命就会立即发生危险。凡是汗出而脉躁盛的，为死证，现在脉象与汗出不能相应，说明精气已经不能胜过病气，死亡的征象是很明显的了。言语狂乱，是神志失常，神志失常的，是死证。病已出现三种死证，却没有一点生机，虽然暂时病见好转，但终究是要死亡的。

[原文] 病风且寒且热，炅汗出，一日数欠①，先刺诸分理络脉。汗出且寒且热，三日一刺，百日而已。

[校勘]

①"数欠" 《素问》长刺节论、《太素》杂刺均作"数过"。杨上善训为数度，吴昆训为数次。故数欠恐为数次之误。

[语译] 感受风邪的病，发生乍寒乍热的症状，发热时则汗出，一天数次发作，应先刺大小分肉的络脉。如果刺之汗出后，仍乍寒乍热的，是邪气较深，非短时期所能治愈，就该三天一刺，治一百天病即痊愈。

[原文] 曰：何谓虚实？

曰：邪气盛则实，精气夺则虚[1]。重实者内(《素问》作言)大热病[2]，气热，脉满，是谓重实。

曰：经络俱实何如？

曰：经络皆实，是寸脉急而尺缓[3]也，皆当俱治。故曰：滑则顺①，涩则逆[4]。夫虚实者，皆从其物类治(《素问》作始)，故五脏骨肉滑利，可以久长。寒气暴上，脉满而实，实而滑顺则生，实而逆②则死。尽③满者，脉急大坚，尺涩④而不应也。如是者，顺则生，逆则死。所谓顺者，手足温，所谓逆者，手足寒也。

[校勘]

①"顺" 《素问》通评虚实论作"从"。

②"实而逆" 《脉经》卷四第七作"实而逆涩"。

③"尽" 《素问》通评虚实论此上有"其形"二字。《脉经》卷四第七引《太素》文此上有"举形"二字。

④"涩" 原作"满"，原校："一作涩"，《素问》通评虚实论

与原校同,据改。并删原校。

[注释]

[1]“邪气盛则实,精气夺则虚” 《类经》邪盛则实精夺则虚注:“邪气有微甚,故邪胜则实,正气有强弱,故精夺则虚。夺,失也。”

[2]“大热病” 《素问经注节解》注:“大热病者,伤寒之三阳实热,杂病之痰火食积是也。内有实邪真火,故热气见于外而脉来盛满,是内外俱实,故曰重实也。”

[3]“寸脉急而尺缓” 寸指寸口,尺指尺肤。《素问识》:“此节以脉口诊经,以尺肤诊络。盖经为阴为里,乃脉道也,故以脉口诊之;络为阳为浮而浅,故以尺肤诊之……下文脉口热而尺寒,尺热满,脉口寒涩,并同。”

[4]“滑则顺,涩则逆” 《类经》邪盛则实精夺则虚注:“滑,阳脉也,涩,阴脉也。实而兼滑,阳气胜也,故为从;若见涩,则阴邪胜而阳气去也,故为逆。”

[语译] 问:什么叫做虚实?

答:邪气盛的是实证,精气不足的为虚证。所谓重实,是说大热病人,邪热很盛,脉又盛满,脉证俱实,所以叫做重实。

问:经络俱实的情况,是怎样呢?

答:所谓经络俱实,是指寸口脉急而尺肤缓说的,在此情况下,经与络均应治疗。所以说:脉象滑利的是阳气胜,为顺,脉象滞涩的是阴邪胜,为逆。凡是虚和实,都应当根据脏腑经络的虚实进行治疗。所以一个人的五脏骨肉滑利,则生气旺盛,寿命就可以久长。有一种病人,寒气突然上逆,脉象满而实,在这种情况下,如果脉象呈现实而滑利的为顺,可生;若脉象呈现实而滞涩的,为逆,主死。还有一种身形尽满的病人,脉象急大而坚,但尺肤却涩滞与脉不相应。像这种情况的,顺则生,逆则死。所谓顺,是指手足温暖;所谓逆,是指手足寒冷。

[原文] 曰:何谓重虚?

曰：脉虚气虚尺虚，是谓重虚也。所谓气虚者，言无常也[1]；尺虚者，行步恇然也[2]；脉虚者，不象阴也[3]。如此者滑则生，涩则死。气虚者，肺虚也；气逆者，足寒也。非其时则生，当其时则死。余脏皆如此也。脉实满，手足寒，头热（一作痛）者，春秋则生，冬夏则死[4]。脉浮而涩，涩而身有热者死[5]。络气不足，经气有余者，脉口热[6]而尺寒，秋冬为逆，春夏为顺，治主病者。经虚络满者，尺热满，脉口寒涩，春夏死，秋冬生。络满经虚，灸阴刺阳；经满络虚，刺阴灸阳。

[注释]

[1]“气虚者，言无常也” 气虚为宗气不足，宗气能助肺呼吸，凡语言声音皆与宗气有关。今宗气虚，故言语无常，气不接续。《素问》脉要精微论曰：“言而微，终日乃复言者，此夺气也。” 其义相合。

[2]“尺虚者，行步恇然也” 《素问识》：“尺虚谓尺肤脆弱。论疾诊尺篇云：尺肉弱者，解㑊安卧。乃与行步恇然同义。”恇然，怯弱的意思。

[3]“脉虚者，不象阴也” 《类经》邪盛则实精夺则虚注：“气口独为五脏主，脉之要会也，五脏为阴，脏虚则脉虚，脉虚者，阴亏之象，故曰不象阴也。”

[4]“春秋则生，冬夏则死” 《类经》邪盛则实精夺则虚注：“脉之实满，邪有余也；手足寒者，阴逆在下；头热者，阳邪在上；阴阳乖离，故为上实下虚之病。春秋为阴阳和平之候，得其和气，故可以生，冬夏乃阴阳偏胜之时，阳剧于夏，阴剧于冬，故死。”

[5]“浮而涩，涩而身有热者死” 《吴注素问》注：“涩为无血，浮而身热为邪盛，为孤阳，此不必问四时而皆死也。”

[6]“脉口热” 《素问识》：“脉口热，依下文寒涩而推之，谓脉滑也。”

[语译] 问：怎么叫做重虚？

答：脉虚，气虚，尺虚，叫做重虚。所谓气虚的，是精气虚衰，语言低怯声微，无力接续；所谓尺虚，是尺肤脆弱，行步怯弱无力；所谓脉虚，是阴血虚少，而脉现阴亏之象。像这样的病，若脉象滑利则生，涩滞则死。因肺主气，所以气虚就是肺虚；肺虚则气逆于上，阳虚于下，阳气即不能达于四肢，所以气逆则足寒。如果病发生在不是被克的时令（如肺虚遇秋、冬、春），则其人可生；若遇被克的时令（如肺虚遇夏），就要死亡。其他各脏之病，可以类推。脉象实满，手足寒冷，头部发热的，是上实下虚之病。这种病人，在春秋阴阳和平之时可生，若在冬夏阴阳偏盛之时便死。脉浮而涩，涩为血少，若脉浮涩而身热，是邪热盛，此属孤阳无阴，为死证。络气不足，经气有余的，则寸口脉滑而尺部皮肤寒凉，此属阳气不足而阴分邪盛之病，阳虚则畏阴盛之时，所以在秋冬有此脉象的为逆，在春夏为顺。治疗时应根据病情的虚实并结合时令，确定刺灸补泻。经虚络满的，则尺肤热而盛满，寸口脉迟而滞涩。这是阴气不足阳邪有余，阴虚则畏阳盛之时，所以春夏见到此种脉象则死，在秋冬则生。络主阳，经主阴，治络满经虚的病，当灸阴（补）刺阳（泻）；经满络虚的病，当刺阴（泻）灸阳（补）。

［按语］ 本节列举了四种阴阳偏盛的病证。前两种是从脉证的虚实分析，后两种是从经与络的虚实来分析，因为都是阴阳偏盛，所以均根据四时中的阴阳盛衰，推测其预后的良否。经通里，属阴，络在表，属阳，所以可从经络的虚实，说明阴阳的盛衰。治疗时，也即据此刺泻灸补，如络满经虚的，即灸阴刺阳，以补阴泻阳；经满络虚的，即灸阳刺阴，以补阳泻阴。

［原文］ 曰：秋冬无极阴[1]，春夏无极阳者，何谓也？

曰：无极阳者，春夏无数虚阳明，阳明虚则狂；无极阴者，秋冬无数虚太阴，太阴虚则死。

春亟治经络，夏亟治经俞，秋亟治六腑，冬则闭塞，治用药而少针石[2]。所谓少针石者，非痈疽之谓也。

[注释]

[1]“无极阴” 极,穷尽的意思。无极阴,就是说不要使阴气竭尽。“无极阳”,解同。

[2]“春亟治经络……而少针石” 《素问集注》张志聪注:“五脏之气合于四时,而刺度之各有浅深也……春气生升,故亟取络脉;夏取分腠,故宜治经俞,盖经俞隐于肌腠间也。治六腑者,取之于合也……秋气降收,渐入于内,故宜取其合,以治六腑也。冬时之气,闭藏于内,故宜用药而少针石……盖针石治外,毒药治内者也。”“亟(qì 契)”,频数的意思。“亟治”,即多取治。

[语译] 问:秋冬无极阴,春夏无极阳,是什么意思?

答:所谓无极阳,是说在春夏季节里不可频泻阳明,若阳明虚极,即令人狂;所谓无极阴,是说在秋冬季里不可频泻太阴,若太阴虚极,即令人死。

春季治病,宜多取各经的络脉;夏季治病,宜多取各经的俞穴;秋季治病,宜多取六腑的合穴;冬季人气闭藏在内,治病应多用药物,少施针石。所谓少施针石,是指一般疾病而言,不是指痈疽病说的。

[原文] 热病始于手臂者,先取手阳明、太阴[1]而汗出。始头首者,先取项太阳而汗出。始足胫者,先取足阳明而汗出。臂太阴(《灵枢》作阳①)可出汗,足阳明可出汗。取阴而汗出甚者止之阳;取阳而汗出甚者止之阴[2]。振寒凄凄②,鼓颔不得汗出,腹胀烦闷,取手太阴。

[校勘]

①“阳” 今本《灵枢》寒热病仍作“阴”。

②“凄凄” 《灵枢》寒热病、《太素》寒热杂病均作“洒洒”,义同。

[注释]

[1]“手阳明太阴” 《太素》寒热杂说注:“可取手阳明井

商阳……以手阳明谷气盛也，及手太阴郄孔最。”

[2]“臂太阴……止之阴” 《太素》寒热杂说注：“手太阴脉主气，故出汗取之也……足阳明主水谷，多气血，故出汗取之。”《类经》刺痈疽注：“臂太阴，肺经也，足阳明胃经也，按热病篇曰：脉顺可汗者，取之鱼际、太渊、大都、太白。泻之则热去，补之则汗出。按以上四穴，皆手足太阴之荥输也。此言臂太阴者，即鱼际、太渊二穴；然则足阳明者，亦当取之荥输，则内庭陷谷是也。补太阴而汗出甚者，阴之胜也，当补阳明，可以止之；泻太阴而汗出甚者，阳之胜也，当泻阳明，可以止之。盖以阴阳平而汗自止也。取阳而汗出甚者，其止法亦然。”

[语译] 热病开始发于手臂的，先取手阳明、太阴二经之穴，使其汗出。热病开始发于头部的，先取项部太阳经的天柱穴，使之汗出。热病开始发于足胫部的，先取足阳明的荥输穴，使之汗出，刺手太阴可以出汗，刺足阳明也可以出汗。治疗热病取汗时，如果刺阴经的荥俞而出汗过多的，是阴气胜的表现，可再刺其相表里的阳经荥俞用同样手法，使其阴阳平衡，则汗即止；如果刺阳经的荥俞而出汗过多的，是阳气胜的表现，可再刺其相表里的阴经荥俞用同样手法，使其阴阳平衡，则汗即自止。病现寒栗发冷，鼓颔而不出汗，腹部胀满，心中烦闷等症状的，是由于阳气不足，当取手太阴肺经之穴补之。

[原文] 热病三日，气口静，人迎躁者，取之诸阳，五十九刺，以泻其热，而出其汗；实其阴，以补其不足[1]。

身热甚，阴阳皆静者，勿刺之；其可刺者，急取之，不汗则泄。所谓勿刺，皆有死征也[2]。

[注释]

[1]“热病三日……以补其不足” 《太素》热病说注：“三阳受病，未入于阴，至三日也未入于阴，故气口静也；三阳已病，故人迎躁也……以诸阳受病，故取诸阳五十九刺，泻其热气，以阳并阴虚，故补阴也。”

[2]“身热甚……皆有死征也”《类经》诸热病死生刺法注:“身热甚而阴阳之脉皆静者,阳证得阴脉也,故不宜刺。若察其可刺者,当急取之,虽不汗出,则邪亦从而泄矣。此言勿刺者,以其脉证相反,有死征也。”

[语译] 热病已经三日,如果寸口脉静,而人迎脉躁盛的,是邪气尚在体表,应当从三阳经的五十九穴中选择刺之,以泻表热,使邪气随汗而出;阳有余则阴即不足,所以还要充实其阴,以补其不足。

若身发高热,而人迎气口之脉反静的,这是阳症得阴脉,不可针刺;如果还有针刺的可能,就应当急刺之,虽不得汗,但亦可泄邪。为什么说不可刺呢?这是由于脉症相反,已具有死征的缘故。

[原文] 热病七日、八日,脉口动,喘而眩①者,急刺之,汗且自出,浅刺手大指间。

热病七日、八日,脉微小,病者溲血,口中干,一日半而死。脉代者,一日死。

热病已得汗而脉尚躁(一本作盛),喘且复热,勿庸(一本作肤)刺[1]。喘盛者必死。

热病七日、八日,脉不躁,不散数,后三日中有汗,三日不汗,四日死。未汗勿庸刺。

[校勘]

①“喘而眩”《太素》热病说及《脉经》卷七第三同本经。《灵枢》热病篇作“喘而短,校云:一本作弦”。

[注释]

[1]“勿庸刺” 即不需刺的意思。

[语译] 热病七、八日,脉口动疾,气喘而眩晕的,当急刺手太阴肺经,则汗自出而邪气亦散,应浅刺手大指的少商穴。

热病七、八日,脉象微小的,是正气虚弱的表现,若有尿血、口中干等症状,为阴气已被热伤,这是死证,一日半就要死亡。

若出现代脉的，其死尤速，不过一日即死。

热病汗出以后，其脉当静，今脉仍躁疾，喘息而复发热，是热未因汗出而衰，即不要再刺了。若喘息剧烈的，则必定死亡。

热病已七、八日，脉既不躁盛，也不散不数，是邪气未退，再过三天当汗出而愈。若三天中没有得到汗出，是正气已衰，到第四天就会死亡。因为正气衰而不得汗出的，不可针刺。

[原文] 热病先肤痛，窒鼻充面[1]，取之皮，以第一针五十九刺。苛轸鼻干①，索皮于肺②。不得，索之于火。火者，心也。

热病先身涩烦而热，烦闷唇嗌干，取之脉③，以第一针五十九刺。热病④肤胀，口干，寒，汗出，索脉于心。不得，索之于水。水者，肾也。

热病嗌干，多饮善惊，卧不能安，取之肤肉，以第六针五十九刺。目眦赤(《灵枢》作青)，索肉于脾。不得，索之于木。木者，肝也。

[校勘]

①“苛轸鼻干” 原作“苛鼻干”，原校：“《灵枢》作诊鼻干”。今本《灵枢》热病篇及《太素》热病说均作“苛轸鼻”。《灵枢识》简按：“苛轸，谓小疹也。”据上诸说，以苛轸鼻干为是，据改。并删原校。

②“索皮于肺” 原作“索于皮肺”，据《灵枢》热病篇、《太素》热病说改。

③“脉” 原作“皮”。《灵枢识》简曰：“取之皮作取之脉是也”。据改。

④“热病” 《灵枢》热病篇、《太素》热病说均无此二字。

[注释]

[1]“窒鼻充面” 《太素》热病说注：“窒鼻，鼻塞也；充面，面皮起也。肤痛鼻塞面皮起，皆是肺合皮毛，热病者也。”

[语译] 热病开始先出现皮肤痛，鼻塞，面皮浮肿等症状，这是邪在皮肤，为肺热病，肺合皮毛，当刺之于皮，用第一针(镵

针）浅刺五十九穴的皮部。若皮肤生瘾疹而鼻干的，亦当刺之于皮，因肺合皮毛，刺皮即所以刺肺。如果刺之不效，就当求之于火。火指的是心脉，刺心经的目的，是补心脉之俞，益火气以制金邪，火旺金衰则肺热自退。

热病开始先皮肤粗涩，发热，烦闷，唇咽发干的，这是邪客于血脉的病，当取治于脉，以第一针刺五十九穴中与脉相关的俞穴。若热病有皮肤发胀，口中干燥，寒冷、汗出等症，同样是邪在血脉，属心经的病。心合脉也当取治于脉。如果刺之无效，即取属水的肾经补之，水旺则火衰，而心热自退。

热病有咽干，饮水多，时时惊，不能安卧等症，是邪在肤肉，属脾经之病，当用第六针（员利针）刺五十九穴的肉分。若目眦色赤的，亦为脾病。脾合肉，也当取治于肉，如果刺之无效，就当取属木的肝经补之，使木旺则土衰，而脾热自平。

［原文］ 热病而胸胁痛（《灵枢》作面青胸痛①），手足躁，取之筋间，以第四针针于四逆。筋躄[1]，目浸[2]，索筋于肝。不得，索之于金。金者，肺也。

热病数惊，瘈疭而狂[3]，取之脉②，以第四针急泻有馀者。癫疾毛发去[4]，索血于心，不得，索之于水。水者，肾也③。

热病身重，骨痛耳聋好瞑，取之骨，以第四针五十九刺。骨病不食，啮齿耳青④，索骨于肾。不得，索之于土。土者，脾也。

［校勘］

①“面青胸痛” 今本《灵枢》热病篇作“面青脑痛”。

②“脉” 按文例当为“血”。

③“索之于水。水者，肾也” 原作“索之于肾，肾者，水也”，据《灵枢》热病篇、《太素》热病说改。

④“青” 此下原有“赤”字，据《灵枢》热病篇、《太素》热病说、《脉经》卷七第十三删。

［注释］

［1］“筋躄” 筋脉痿软不能行走。

[2]“目浸” 目眦经常流泪而湿润。

[3]“热病数惊，瘈疭而狂” 《类经》诸热病死生刺法注：“热病数惊，心邪盛也；瘈疭者，热极生风，阴血伤也；狂则热之甚矣。”

[4]“癫疾毛发去” 《类经》诸热病死生刺法注：“若阳极阴虚而病癫疾，发为血余，故毛发亦去。”

[语译] 热病而有胸胁作痛，手足躁动等症状，是邪客于筋，属肝经的热病，当取诸筋结之间，诸筋起于四末，可用第四针（锋针）刺其四肢。若见足不能行走，泪常出不干等症，同样亦可取治于筋，肝主筋，治筋即是治肝。如果治之不效，可取治于肺金补之，肺金旺则木衰，肝热自平。

热病时常发惊，手足抽搐，精神狂乱的，是热邪侵入心经的热病，当取治于血脉，用第四针急泻其有余的血络。若阳极阴虚而出现癫疾，毛发脱落等症，同样可以取治于血脉，因为心主脉，治血脉即是治心。如治之不效，即当取治于属水的肾经补之，水旺则火衰，真阴即复。

热病身体沉重，骨节疼痛，耳聋，欲寐的，是邪客于肾经的骨热病，当取治于骨，可用第四针以刺五十九穴的骨分。若骨病而有不能食，咬牙、耳轮发青等症状，同样可以取治于骨，因为肾主骨，治骨即是治肾。如治之不效，可再取治于属土的脾经补之，土旺则水衰，肾热自平。

[原文] 热病不知所痛①，耳聋，不能自收，口干，阳热甚，阴颇有寒者，热在髓也，死不治。

热病头痛，颞颥目脉紧②（一本作瘈），善衄，厥热病也，取之以第三针，视有余不足。

热③病体重，肠中热，取之以第四针于其俞及下诸指间，索气于胃络[1]得气也。

热病侠脐急痛，胸胁满，取之涌泉与阴陵泉，以第四针针嗌里[2]。

热病而汗且出，及脉顺可汗者，取鱼际、太渊、大都、太白，泻之则热去，补之则汗出。汗出太甚，取内踝上横脉[3]以止之。

［校勘］

①“痛” 原作“病”，据《灵枢》热病篇及《太素》热病说改。

②“目脉紧” 《脉经》与本经同。《灵枢》热病篇作“目瘴脉痛”。《太素》热病说作“目瘈脉”。

③“热” 此上原有“寒热痔”三字。原校：“一作痛”。《类经》诸热病死生刺法注：“‘寒热痔’三字，于上下文义不相续，似为衍文。”从之，据删，并删原校。

［注释］

［1］“索气于胃络” 《类经》诸热病死生刺法注：“阳明之络曰丰隆，别走太阴，故取此可以得脾气。”

［2］“嗌里” 《类经》诸热病死生刺法注：“以少阴、太阴之脉，俱上络咽嗌，即下文所谓廉泉也。”

［3］“内踝上横脉” 即指脾经之三阴交穴。

［语译］ 热病，不知痛处，耳聋，四肢弛缓不收，口干，逢阳气偏胜时，就热得厉害，遇阴气偏胜时，就寒冷，这是热邪深入骨髓的病，为不治的死症。

热病，头痛，颞颥部和眼之间的筋脉胀紧，鼻常出血的，是热邪厥逆于上的病，应用第三针（锟针），根据病情的虚实，以泻有余的邪热，而补其不足的正气。

热病，因邪在脾而身体沉重，和邪在胃而肠中热的，都可用第四针（锋针），刺脾胃二经的俞穴（太白、陷谷），以及下部各足趾间的俞穴（如厉兑、内庭等），并同时再刺胃经的络穴（丰隆），以疏泄脾胃二经的邪气。

热病，挟脐周围拘急疼痛的，是肾经病，胸胁胀满的是脾经病，当取肾经的涌泉，和脾经的阴陵泉，同时用第四针（锋针），刺舌下的廉泉穴。

热病汗出而脉现躁盛的，是脉与证相顺，可以发其汗，当取肺经的鱼际、太渊和脾经的大都、太白等穴，用泻法即可退热，用补法可使出汗。如果汗出过多，则取足内踝上的三阴交穴刺之，汗即自止。

[按语] 张介宾云："上三节所言胃络、涌泉、阴陵泉、鱼际、太渊、大都、太白、内踝上横脉，凡十四穴，皆不在下文五十九穴之数内，故特表见于此。"

[原文] 热病已得汗而脉尚躁盛者，此阴脉之极也，死；其得汗而脉静者生。

热病脉常躁盛而不得汗者，此阳脉之极也，死；其脉躁盛得汗而脉静者生[1]。

[注释]

[1]"热病已得汗而脉尚躁盛者……其脉躁盛得汗而脉静者生" 《类经》诸热病死生刺法注："按此二节，一曰阴极，一曰阳极，义若有二，然脉之躁盛者，皆阳胜之候也；汗者液之所化，其发在阳，其原在阴也。若既得汗而脉犹躁盛者，以阳无所归，由阴虚也，脉躁盛而汗不得出者，以阴竭于中，亦阴虚也。故脉之盛与不盛，当责之阳；汗之出与不出，当责之阴。观本神篇曰：阴虚则无气，无气则死矣。其所重者正此阴字，阴为生气之本，无根则气脱，故必死也。"

[语译] 热病在汗出以后，脉象仍然躁盛的，这是孤阳不敛，阴脉虚极，有阳无阴，故主死；若汗后脉静，是邪去正复的表现，故主生。

热病脉常躁盛而不出汗的，是阳脉亢极，阴竭于中，有阳无阴，故主死；若脉躁盛，得汗后脉转静的，是邪去正复的表现，故主生。

[原文] 厥，侠脊而痛，主头项几几①[1]，目䀮䀮然，腰脊强，取足太阳腘中血络。嗌干口热如胶，取足少阴②（此条出《素问》刺腰痛篇宜在后刺腰痛内）。

[校勘]

①“主头项几几” 《灵枢》杂病篇作“至顶头沉沉然”。《太素》厥头痛作“至项头沉沉然”。

②“足少阴” 原作“足少阳”，据《灵枢》杂病篇改。

［注释］

［1］“几几（shū shū 书书）” 形容头项拘急不舒的样子。

［语译］ 厥气上逆于太阳经脉，出现脊背两侧疼痛，头项拘急不舒，两眼视物模糊，腰脊强直等症状的，当取足太阳经在膝腘中的血络，刺之出血。若邪气上逆于喉，出现咽干，口热而唾液粘稠如胶的，当取足少阴经的太溪穴补之，水旺则火衰。

［原文］ 热病死候①有九：一曰汗不出，大颧发赤者死（《太素》云汗不出，大颧发赤者，必不反而死。②）。二曰泄而腹满甚者死。三曰目不明，热不已者死。四曰老人婴儿热而腹满者死。五曰汗不出呕血（《灵枢》作呕下血）者死。六曰舌本烂，热不已者死。七曰咳而衄，汗不③出，出不至足者死。八曰髓热者死。九曰热而痓[1]者死。热而痓者，腰反折瘛疭，齿噤龂④也[2]。凡此九者不可刺也。

［校勘］

①“死候” 《灵枢》热病篇、《太素》热病说均作“不可刺者”。

②“大颧发赤者，必不反而死” 今本《太素》热病说及《灵枢》热病篇均作“大颧发赤哕者死”。

③“不” 原无，据《灵枢》热病篇、《太素》热病说补。

④“龂” 原作“断”，据《灵枢》热病篇、《太素》热病说改。

［注释］

［1］“痓（chì 翅）” 与“痉”通。即风病颈项强直，角弓反张之谓。

［2］“腰反折瘛疭，齿噤龂（xiè 谢）也” 《类经》诸热病死生刺法注：“凡腰背反张曰腰折，肢体抽掣曰瘛疭，牙关不开曰噤，切齿曰龂，即皆痓之谓也。”

[语译] 热病死候有九种：一是汗不出，两颧发赤的，为阴竭于内，故死。二是泻泄而腹部胀满严重的，为邪伤太阴，脾气败绝，故死。三是目视物不明而发热不止的，为脏腑精气竭绝，故死。四是老人和幼儿发热而腹部胀满的，为邪伤脾脏，生化之源枯涸，故死。五是汗不得出，并有呕血的，为阴伤太甚，故死。六是舌根烂而发热不止的，为三阴俱伤，故死。七是咳嗽而且鼻出血，汗不出，或虽汗出而足部无汗的，为真阴亏竭，故死。八是热邪深入骨髓的，为肾气败绝，故死。九是发热而出现痉证的，为阴血耗伤，筋脉失养，热极生风，故为死证。发热而出现痉证，是指脊背反折，手足抽掣，牙关紧闭，咬牙切齿等症状。凡出现上述九种证候的，均不可用针刺治疗。

[按语] 本节指出了不可刺治的九种死证。这九种死证都是在热甚阴亏的情况下出现的，虽然不一定绝对是死证，但若治不及时，最后必因阳亢阴竭而死。从此可以看出热病应固护阴气的重要性。

[原文] 所谓五十九刺者，两手内外侧各三，凡十二痏；五指间各一[1]，凡八痏；足亦如是。头入发际一寸，旁三分[2]（《灵枢》无分字①）各三，凡六痏；更入发际三寸边五，凡十痏；耳前后，口下（《灵枢》作已下）者各一，项中一，凡六痏；颠上一，囟会一，发际一[3]，廉泉一，风池二，天柱二（《甲乙经》原缺此穴，今按《灵枢》经文补之）。

[校勘]

①"《灵枢》无分字"　今本《灵枢》热病篇仍有"分"字。

[注释]

[1]"五指间各一"　《类经》诸热病死生刺法注："五指间者，总言手五指也。各一者，本节之后各一穴也。"

[2]"旁三分"　《类经》诸热病死生刺法注："其旁穴分而为三"。也就是说旁穴有三个。

[3]"发际一"　是指前后发际而言，前指神庭，后指风府。

［语译］ 所谓刺热病的五十九穴是：两手指端内侧和外侧各三穴（内侧即少商、中冲、少冲，外侧即少泽、关冲、商阳）。左右共十二穴；手指的本节后间各一穴（后溪、中渚、三间、少府），左右共八穴；两足也是如此（束骨、足临泣、陷谷、太白，左右共八穴）；头部入前发际一寸在上星穴两旁各有三穴（即五处、承光、通天），左右共六穴；再上行入发际三寸旁开距中行约三寸处的两侧各五穴（即临泣、目窗、正营、承灵、脑空），左右共十穴；耳前（听会），耳后（完骨）各两穴，口下（承浆）一穴，项中（哑门）一穴，共计六穴；巅顶上一穴（百会），囟会一穴，前后发际各一穴（前为神庭，后为风府），廉泉一穴（任脉穴），左右风池二穴，左右天柱二穴。总共为五十九穴。

［原文］ 《素问》曰：五十九者，头上五行，行五者[1]，以越诸阳之热逆也。大杼、膺俞[2]、缺盆、背俞①[3]，此八者以泻胸中之热（一作阳）；气冲、三里、巨虚上、下廉，此八者以泻胃中之热；云门、髃骨[4]、委中、髓空[5]，此八者，以泻四肢之热；五脏俞傍五[6]，此十者，以泻五脏之热。凡此五十九者，皆热之左右也（按二经虽不同，皆泻热之要穴也）。

［校勘］

①“背俞” 原作“背椎”，据《素问》水热穴论及王注改。

［注释］

［1］“头上五行，行五者” 头上五行，是指头上的五条经脉，即督脉、两足太阳经及两足少阳经。行五者，是言每条经脉各有五穴，即督脉的上星、囟会、前顶、百会、后顶，足太阳经的五处，承光、通天、络却、玉枕，足少阳经的临泣、目窗、正营、承灵、脑空、左右共二十五穴。

［2］“膺俞” 即中府穴。

［3］“背俞” 即风门穴。

［4］“髃骨” 即肩髃穴。

［5］“髓空” 一云腰俞穴。本经卷三云：“腰俞，一名髓

空”。腰俞属督脉，在脊中行，只一穴，与经文“此八者，以泻四肢之热”之八穴数不符。张志聪云：“髓空，即横骨穴。所谓股际骨空，在毛中动下（文见《素问》骨空论），属足少阴肾经。”两说未知孰是，今一并提出，以供参考。

[6]“五脏俞傍五” 即肺俞旁之魄户，心俞旁之神堂，肝俞旁之魂门，脾俞旁之意舍，肾俞旁之志室。

[语译] 《素问》水热穴论说：刺热病的五十九穴是：头上的五条经脉，每经有五个穴位，这二十五穴，可以泄越诸阳经上逆的热邪；大杼、中府、缺盆、风门，此八穴，可以泻胸中之热；气冲、三里、上巨虚、下巨虚，此八穴，可以泻胃中之热；云门、肩髃、委中、髓空，此八穴，可以泻四肢之热；五脏俞旁之魄户、神堂、魂门、意舍、志室，此十穴，可以泻五脏之热。这五十九穴，都是治热病的左右要穴。

[按语] 上节与本节所指出的治热病五十九穴，前者见于《灵枢》热病篇，后者见于《素问》水热穴论。两者除百会、囟会、五处、承光、通天、临泣、目窗、正营、承灵、脑空等十八穴相同外，其余者皆异。张介宾认为：“然观本篇（指《灵枢》热病篇）所言者，多在四肢，盖以泻热之本；水热穴论所言者，多随邪之所在，盖以泻热之标也，义自不同，各有取用。”此说可作参考。

两经所言的穴位，除重复者外，计有一百个穴位，如再加上本篇前几节所出现的胃络（丰隆）、涌泉、阴陵泉、鱼际、太渊、大都、内踝上横脉（三阴交）等十四穴，共计为114穴，这些穴位都是治疗热病的要穴，临床上可随证选用。

[原文] 头脑中寒（《千金》作寒热头痛），鼻鼽①，目泣出，神庭主之。

[校勘]

①“鼽” 原作“衄”，据《外台》卷三十九改。

[语译] 因头脑受寒，而出现鼻流清涕，两眼流泪等症状的，应取督脉足太阳、阳明会穴神庭主治。

［原文］ 头痛身热，鼻窒，喘[1]息不利，烦满汗不出，曲差主之。

［校勘］

①"喘" 《外台》卷三十九作"而"。

［语译］ 头痛身发热，鼻塞，喘促呼吸不利，心烦胸满汗不出的，是邪在太阳，应取足太阳经的曲差穴主治。

［原文］ 头痛目眩，颈项强急，胸胁相引不得倾侧，本神主之。

［语译］ 头痛，目眩，颈项强直拘急，胸胁牵掣作痛不能转侧的，是邪客胆经所致，应取足少阳经的本神穴主治。

［原文］ 热病（《千金》下有烦满二字）汗不出，上星主之，先取譩譆，后取天牖、风池。

［语译］ 热病汗不出，是寒邪束表，当取上星穴为主，以泻督脉，但应先刺足太阳经的譩譆穴，再取手少阳经的天牖穴和足少阳经的风池穴，则热解汗出。

［按语］ "上星主之，先取譩譆，后取天牖、风池"刺法，本经曾多次提出，但其理不详，历代医家亦无注释，仅《外台》卷三十九云："凡云上星主之者，皆先取譩譆后取天牖、风池"。姑存疑待考。

［原文］ 热病汗不出，而苦呕烦心，承光主之。

［语译］ 热病汗不出，而又呕吐心烦的，当刺足太阳经的承光穴主治。

［原文］ 头项痛重，暂起僵仆，鼻窒鼽衄，喘息不得通，通天主之。

［语译］ 头项疼痛沉重，起身即仆倒，鼻塞流清涕或出血，喘息而气不通利的，应取足太阳经的通天穴主治。

［原文］ 头项[1]恶风，汗不出，凄厥恶寒，呕吐，目系急，痛引颇，头重项痛，玉枕主之。

［校勘］

①"项" 此下《外台》卷三十九有"痛"字。

[语译] 头项恶风，汗不出，洒洒恶寒，呕吐，目系拘急，痛掣鼻根，头沉，项痛，应取足太阳经的玉枕穴主治。

[原文] 颊清(《千金》作妄，啮，视)不得视，口沫泣出，两目眉头痛，临泣主之。

[语译] 两颊清冷，目不得视，口吐涎沫，流泪，两眉端疼痛的，应取足少阳经的临泣穴主治。

[原文] 脑风头痛，恶见风寒，鼽衄，鼻窒，喘息不通，承灵主之。

[语译] 风寒侵入脑中而成脑风，出现头痛，畏风寒，鼻流清涕或出血，鼻塞，喘息气不通利的，应取足少阳、阳维的会穴承灵主治。

[原文] 头痛身热，引两颔急(一作痛)，脑空主之。

[语译] 头痛，身发热，牵引颔部拘急的，应取足少阳、阳维的会穴脑空主治。

[原文] 醉酒风热发，两角[1](一作两目)眩痛，不能饮食，烦满呕吐，率谷主之(《千金》以此条置风门)。

[注释]

[1]"两角" 即两头角，在耳尖之上高起处。

[语译] 醉酒中风，发热，两头角疼痛而眩晕，不能饮食，心中烦满，呕吐，应取足太阳、少阳的会穴率谷主治。

[原文] 项强刺喑门。

[语译] 颈项强直，应刺督脉、阳维的会穴喑门。

[原文] 热病汗不出，天柱及风池、商阳、关冲、腋门主之。

[语译] 热病汗不出的，可以取天柱、风池、商阳、关冲、腋门等穴主治。

[原文] 颈痛，项①不得顾，目泣出，多眵[1]，鼻鼽衄，目内眦赤痛，气厥耳目不明②，喉痹伛偻③，引项筋挛不收，风池主之。

[校勘]

①“痛，项” 《外台》卷三十九、《铜人》卷三均作“项痛”。

②“气厥耳目不明” 《外台》卷三十九及《铜人》卷三作“气发耳塞目不明。”

③“喉痹伛偻” 原作“咽喉偻”，据《外台》卷三十九改。

[注释]

[1]“眵（chí 吃）䁾（miè 灭）” 目汁凝为眵，䁾与眵同义。

[语译] 颈痛，项不敢回顾，两眼流泪，多眵，鼻流清涕或出血，眼内角赤痛，气逆于上则耳不闻声，目视物不明，咽喉痹痛，背弯曲掣引项筋拘挛，应取手、足少阳、阳维、阳跷的会穴风池主治。以解阳经的风火。

[原文] 伤寒热盛，烦呕，大椎主之。

[语译] 伤寒热盛，心烦呕吐的，应取诸阳经的会穴大椎主治。

[原文] 头重目瞑，凄厥，寒热①，汗不出，陶道主之。

[校勘]

①“热” 此下《外台》卷三十九有“项强难以反顾”六字。

[语译] 头沉重，目不欲睁，洒洒恶寒，发热，汗不出的，应取督脉的陶道穴主治。

[原文] 身热头痛，进退往来，神道主之。

[语译] 身热，头痛，时轻时重，时发时止的，应取督脉的神道穴主治。

[原文] 头痛如破，身热如火，汗不出瘈疭（《千金》作头痛），寒热，汗出①恶寒，里急，腰腹相引痛，命门主之。

[校勘]

①“汗出” 原作“汗不出”，据《千金》卷三十改。

[语译] 头痛似破裂，身热似火烤，汗不出而抽搐，发热恶寒，或汗出而恶寒，腹痛里急牵引腰部，应取命门穴主治。

[按语] 上述诸症，除腰腹痛常用命门穴以补肾间动气，

使命门火旺而散寒止痛外，其余诸症多不常用。

[原文] 颈项痛不可以俯仰，头痛，振寒，瘈疭，气实则胁满，侠脊有寒气，热[①]汗不出，腰背痛，大杼主之。

[校勘]

①“侠脊有寒气，热” 《外台》卷三十九及《铜人》卷四作“伤寒”。

[语译] 颈项痛以至不能俯仰，头痛，恶寒战栗，筋脉抽搐，邪气实则两胁胀满，以及侠脊有寒气，热汗不出，腰背疼痛等证，应取手、足太阳之会、督脉别络大杼穴主治。

[原文] 风眩头痛[①]，鼻[②]不利，时嚏，清涕自出，风门主之。

[校勘]

①“风眩头痛” 《外台》卷三十九作“风，头眩痛”。

②“鼻” 《外台》卷三十九作“鼻鼽”。

[语译] 感受风邪而眩晕头痛，鼻塞不利，时打喷嚏和流清涕，应取足太阳经的风门穴主治。

[原文] 凄凄振寒，数欠伸，膈腧主之。

[语译] 恶寒战栗，频频呵欠伸腰的，应取足太阳经的膈俞穴主治。

[原文] 热病汗不出，上窌及孔最主之（《千金》作臂厥热病汗不出，皆灸刺之，此穴可以出汗）。

[语译] 热病汗不出，应取足太阳、少阳络穴上窌及手太阴郄穴孔最主治，以发其汗。

[原文] 肩髆间急，凄厥恶寒，魄户主之。

[语译] 肩髆间拘急，身觉寒冷而恶寒，应取足太阳经的魄户穴主治。

[原文] 项背痛引颈，魄户主之。

[语译] 项背疼痛，牵引到颈部的，应取魄户穴主治。

[原文] 肩痛胸腹满，凄厥，脊背急强，神堂主之。

［语译］ 肩痛，胸腹胀满，全身寒冷，脊背拘急强直，应取神堂穴主治。

［原文］ 喘逆，鼽衄，肩甲内廉痛，不可俯仰，眇季胁引少腹而痛胀，譩譆主之。

［语译］ 喘息气逆，鼻流涕或出血，肩胛内侧疼痛，不能俯仰，由季胁下掣引少腹痛胀，应取足太阳经的譩譆穴主治。

［原文］ 背痛恶寒，脊强俯仰难，食不下，呕吐多涎，鬲俞（《千金》作阳关①）主之。

［校勘］

①“阳关” 今本《千金》卷三十及《外台》卷三十九均作“鬲关”。

［语译］ 背痛恶寒，脊柱强急而俯仰困难，饮食不进，呕吐涎沫多，应取足太阳经的膈俞穴主治。

［原文］ 热病头痛身重①，悬颅主之。

［校勘］

①“身重” 《千金》卷三十作“身热”。

［语译］ 热病头痛，身体沉重，应取足少阳经的悬颅穴主治。

［原文］ 胸胁胀满，背痛，恶风寒，饮食不下，呕吐不留住，魂门主之。

［语译］ 胸胁胀满，背部疼痛，恶风怕冷，饮食不下，呕吐不止，应取足太阳经的魂门穴主治。

［原文］ 善嚏，头痛身热，颔厌主之。

［语译］ 常打喷嚏，头痛全身发热，应取手、足少阳、足阳明之会穴颔厌主治。

［原文］ 热病头痛，引目外眦而急，烦满汗不出，引颔齿，面赤皮痛，悬颅①主之。

［校勘］

①“悬颅” 原作“悬厘”，据《外台》卷三十九改。

[语译] 热病头痛，牵引目外眦挛急，并向下牵引到颔和齿，心烦胸满，汗不出，面赤皮痛，应取足少阳、阳明之会穴悬颅主治。

[原文] 热病偏头痛，引目外眦，悬厘主之。

[语译] 热病偏头痛，牵连到目外眦，应取悬厘穴主治。

[原文] 头目[①]瞳子痛，不可以视，挟项[②]强急，不可以顾，阳白主之。

[校勘]

①“目” 原作“自”，据《外台》卷三十九改。

②“挟项” 《外台》卷三十九作“颈项”。

[语译] 头目瞳子皆痛，不敢视物，挟项强急，不能回顾，应取足少阳、阳维之会阳白穴主治。

[原文] 头风痛[①]，鼻鼽衄，眉头痛，善嚏，目如欲脱，汗出寒热[②]，面赤，颊中[③]痛，项椎不可左右顾，目系急，瘈疭，攒竹主之。

[校勘]

①“头风痛” 《外台》卷三十九作“风，头痛”。

②“寒热” 《外台》卷三十九作“恶寒”。

③“颊中” 《外台》卷三十九作“颠中”。

[语译] 头风痛，鼻流涕或出血，眉头作痛，常打喷嚏，眼球似要脱出，汗出恶寒发热，面赤颊痛，项不能左右回顾，目系紧急，筋脉抽掣，应取足太阳经的攒竹穴主治。

[原文] 寒热，凄厥鼓颔，承浆主之。

[语译] 身发寒热，寒冷而至鼓颔，应取足阳明任脉之会承浆穴主治。

[原文] 身热痛[①]，胸胁痛不可反侧，颅息主之。

[校勘]

①“身热痛” 《外台》卷三十九作“身热头重”。

[语译] 身热而痛，胸胁痛不能转侧，应取手少阳经的颅

息穴主治。

[原文] 肩背痛，寒热，瘰疬绕颈，有大气，暴聋气蒙①耳目不明②[1]，头颔痛，泪出，鼻衄不得息③，不知香臭，风眩喉痹，天牖主之。

[校勘]

①“蒙” 此下原有“瞀”字，据《灵枢》寒热病篇、《太素》寒热杂说删。

②“明” 原作“开”，据《灵枢》寒热病篇、《太素》寒热杂说改。

③“鼻衄不得息” 《外台》卷三十九作“洞鼻”。

[注释]

[1]“暴聋气蒙，耳目不明” 手少阳之脉入耳中，至目锐眦。今大邪之气循少阳经脉暴厥于上，则上之经脉不通，故致暴聋听力减退，和气蒙视物不明的症状。“气蒙”，因气突然上逆而致视物昏蒙。

[语译] 肩背疼痛，身发寒热，瘰疬绕颈，邪气厥逆于上则突然耳聋视物昏蒙而不明，头与颔痛，流泪，鼻出血，呼吸不利，不闻香臭，眩晕，喉痛，应取手少阳经的天牖穴主治。

[原文] 热病胸中澹澹[1]，腹满暴痛，恍惚不知人，手清，少腹满（《千金》作心腹），瘈疭，心痛，气满不得息，巨阙主之。

[注释]

[1]“澹澹” 摇动的意思。《素问》至真要大论曰：“心澹澹大动。”

[语译] 热病而觉胸中跳动不安，腹满暴痛，以至恍惚不省人事，手发凉，少腹胀满，筋脉抽掣，心痛，气满而呼吸不利，应取心之募穴巨阙主治。

[原文] 头眩病身热，汗不出（《千金》作烦满汗不出），上脘主之。

[语译] 头眩身热，汗不出，应取任脉的上脘穴主治。

［原文］ 身寒热，阴都主之。

［语译］ 身发寒热，应取冲脉、足少阴的会穴阴都主治。

［原文］ 热病象疟，振栗鼓颔，腹胀睥睨①[1]，喉中鸣，少商主之。

［校勘］

①“睥睨” 原作“脾睨”，形近之误，故改。《外台》卷三十九无此二字。

［注释］

[1]“睥（bì 币）睨（nì 腻）” 斜视貌。

［语译］ 热病，症状好象疟疾，寒战鼓颔，腹中胀满，两目斜视，喉中痰鸣，应取手太阴井穴少商主治。

［原文］ 寒厥及热，烦心，少气，不足以息，阴湿痒，腹痛不可以食饮，肘挛支满，喉中焦干渴，鱼际主之。

［语译］ 寒厥及热病，心烦，气短不足以息，前阴湿痒，腹痛而不能饮食，肘部拘挛而支撑胀满，喉中干燥发渴，应取手太阴之荥穴鱼际主治。

［原文］ 热病振栗鼓颔，腹满阴萎，咳引丸①溺出，虚也。鬲中虚，食欲呕，身热汗不出，数唾涎，呕吐②血下，肩背寒热，脱色，目泣出，皆虚也。刺鱼际补之。

［校勘］

①“丸” 原作“尻”，据《外台》卷三十九改。

②“数唾涎，呕吐” 原作“数唾”，据《外台》卷三十九补。

［语译］ 热病战栗鼓颔，腹满阴萎，咳时牵引睾丸而遗溺，这是肺气虚的缘故。鬲中虚寒，食则欲呕，身热不出汗，频吐涎沫，呕吐下血，肩背发寒热，面色枯萎，两目流泪，都属肺气虚证，应取手太阴鱼际穴补之。

［原文］ 病温身热，五日已上汗不出，刺太渊，留针一时，取之。若未满五日，禁不可刺也。

［语译］ 患温病身发热，五日以上不出汗的，应取手太阴

经的太渊穴，留针一时再出针。若未满五日的，则不可刺。

［原文］ 热病先手臂[①]瘈疭，唇口聚，鼻张目上[②]，汗出如转珠[③]，两乳下二[④]寸坚，胁满，悸[⑤]，列缺主之。

［校勘］

①“臂” 此下《外台》卷三十九有“痛，身热”三字。

②“目上” 原作“目下”，据文义疑“下”为“上”之误，故改。“目上”，即目上视。

③“转珠” 《外台》卷三十九作“连珠”，下有“小便白热痛”五字。

④“二” 《外台》卷三十九作“三”。

⑤“胁满，悸” 《千金》引本经作“胁下疼痛”。《外台》作“胁下满悸”。

［语译］ 热病开始先手臂抽搐，口噤不开而鼻张，目上视，汗出好象转珠一样，胁满心悸，应取手太阴的络脉列缺主治。

六经受病发伤寒热病第一下

［原文］ 振寒瘈疭，手不伸[①]，咳嗽唾浊，气鬲善呕，鼓颔不得汗，烦满(《千金》作烦心身痛)，因为纵衄[②][1]，尺泽主之。左窒[③]刺右，右窒刺左。

［校勘］

①“手不伸” 《外台》卷三十九无。

②“纵衄” 原作“疭衄”，据《外台》卷三十九改。

③“窒” 义未详，按文义似是“宜”字之误，下同。

［注释］

［1］“纵衄” “纵”，恣也，放也，此作急遽解。“纵衄”，是指鼻出血急遽。

［语译］ 恶寒战栗，筋脉抽搐，手不能伸，咳嗽唾浊，气阻膈而喜呕，战栗鼓颔而不出汗，胸中烦满，以至鼻出血很急。应

取手太阴之合尺泽穴主治。但刺时必须左病刺右，右病刺左。

［原文］ 两胁下痛，呕泄上下出，胸满短气，不得汗，补手太阴以出之。

［语译］ 两胁下疼痛，上呕下泄，胸满短气，不得汗出，应补手太阴以出汗。

［原文］ 热病烦心，心闷而汗不出，掌中热，心痛，身热如火，浸淫烦满，舌本痛，中冲主之（《千金》作天窌）。

［语译］ 热病而心烦，心中闷乱而不出汗，掌中热，心痛，身热如火，病邪深入则心烦胸满，舌本痛，应取心包络的井穴中冲主治。

［原文］ 热病发热，烦满而欲呕哕，三日以往不得汗，怵惕，胸胁痛不可反侧，咳满溺赤，大便（《千金》作小便）血，衄不止，呕吐血，气逆，噫不止，嗌中痛，食不下，善渴，舌中烂，掌中热，欲呕[①]，劳宫主之。

［校勘］

①“欲呕” 原作“饮呕”，据《千金》卷三十注改。

［语译］ 热病身发热，心烦胸满而欲呕哕，已三天未出汗，心中惊惧，胸胁疼痛不能转身，咳嗽喘满，小便色赤，大便下血，鼻衄不止，呕血或吐血，气上逆，嗳气不止，咽痛，饮食不下，口渴，舌中烂，掌中热，欲呕，应取手厥阴经的荥穴劳宫主治。

［原文］ 热病烦心而汗不止[①]，肘挛腋肿，善笑不休，心中痛，目赤黄，小便如血，欲呕，胸中热，苦[②]不乐，太息，喉痹嗌干，喘逆，身热如火，头痛如破，短气胸痛，太陵主之。

［校勘］

①“止” 《千金》卷三十及《外台》卷三十九均作“出”。

②“苦” 《外台》卷三十九作“狂言”。

［语译］ 热病心烦而汗出不止，肘部痉挛，腋下肿胀，喜笑不止，心中痛，目赤黄，小便赤如血，欲呕，胸中热，或苦闷不乐，叹气，喉肿痛咽干，喘息气逆，身热如火，头痛如破，呼吸气短，胸

痛，应取手厥阴的俞穴太陵主治。

［原文］　热病烦心，善呕①，胸中澹澹善动而热，间使主之。

［校勘］

①“善呕”　《外台》卷三十九作“善哕”。

［语译］　热病心烦，善呕，胸中跳动不宁而觉有热的，应取手厥阴经的间使穴主治。

［原文］　面赤皮热，热病汗不出，中风热，目赤黄，肘挛腋肿，实则心暴痛，虚则烦心，心惕惕不能动，失智，内关主之。

［语译］　面红赤皮肤热，及热病汗不出，中风而热，目赤黄，肘挛腋肿，如果邪气实则突然心中疼痛，正气虚则出现心烦，心中恐惧而不能动，神志不清，应取手厥阴络穴内关主治。

［原文］　心澹澹然善惊，身热，烦心，口干，手清，逆气，呕（《千金》作噪）血，时瘈，善摇头，颜青①，汗出不过肩②，伤寒温病，曲泽主之。

［校勘］

①“青”　《千金》卷三十、《外台》卷三十九均作“清”。

②“肩”　《千金》卷三十、《外台》卷三十九均作“眉”。

［语译］　心动不安而易惊，身热，心烦，口干，手发凉，气上逆，呕血，时时抽搐，好摇头，面色发青，汗出不过肩部，以及伤寒温病等，均应取手厥阴经的曲泽穴主治。

［原文］　多卧善唾，肩①髃痛寒，鼻鼽赤多血，浸淫起面[1]，身热，喉痹如哽[2]，目眦伤，忽振寒，背②痛，二间主之。

［校勘］

①“肩”　原作“鼻”，据《外台》卷三十九改。

②“背”　原作“肩”，《外台》卷三十九作“背”，据改。

［注释］

[1]“浸淫起面”　浸淫疮起于面部。

[2]“哽（gěng 梗）”　梗塞的意思。

［语译］　喜卧，好唾涎，肩髃疼痛而寒，鼻与颧部皆红赤而

充血，浸淫疮起于面，身热，喉痹塞如有物梗阻，目眦损伤，突然寒战，背痛，应取手阳明经的荥穴二间主治。

［原文］ 鼻鼽衄，热病汗不出，䁥①[1]目，目痛瞑，头痛，龋齿，合谷主之②。

［校勘］

①“䁥” 原作“䁥”，原注：音迷，义费解。据《外台》卷三十九改。

②“合谷主之” 原脱，据《外台》卷三十九补。

［注释］

[1]“䁥（yí 移）” 《集韵》：“目病也”。

［语译］ 鼻流涕或出血，及热病汗不出，眼病，眼痛不敢睁，头痛，龋齿，应取手阳明经的合谷穴主治。

［原文］ 热病烦心，䁥目，目①痛泣出，厥逆头痛，胸满不得息，热病肠澼，臑肘臂痛，虚则气鬲满，肩②不举，阳溪主之③。

［校勘］

①“热病烦心，䁥目，目” 此七字原脱，据《外台》卷三十九补。

②“肩” 原作“有”，原校：“一作手”。《外台》卷三十九作“肩”，据改。并删原校。

③“阳溪主之” 此四字原在“热病肠澼”前，今据《外台》卷三十九移此。

［语译］ 热病心烦，目病，目痛流泪，邪气逆上而头痛，胸满呼吸不利，以及热病痢疾，上臂、肘、前臂痛，正气虚则膈中气满，肩不能举，应取手阳明经穴阳溪主治。

［原文］ 伤寒，寒热头痛，哕衄，肩不举①，温留主之。

［校勘］

①“伤寒……肩不举” 此十一字原无，据《千金》卷三十、《外台》卷三十九补。

［语译］ 伤寒，出现寒热头痛及呃逆衄血，肩不能抬举等

症状的，应取手阳明经的郄穴温留主治。

［原文］ 伤寒余热不尽，曲池主之。

［语译］ 伤寒尚有余热未尽的，应取手阳明经的合穴曲池主治。

［原文］ 头痛振寒，清冷渊主之。

［语译］ 头痛恶寒战栗的，应取手少阳经的清冷渊主治。

［原文］ 头痛，项背急，消泺主之。

［语译］ 头痛而项背拘急不舒的，应取手少阳经的消泺穴主治。

［原文］ 振寒，小指不用，寒热汗不出，头痛，喉痹，舌卷，小指之间热，口中热，烦心，心痛，臂内[①]廉及胁痛，聋，咳，瘈疭，口干，头[②]痛不可顾，少泽主之。

［校勘］

①“内” 原作“肉”，据嘉靖本及京师医局本改。

②“头” 《外台》卷三十九作“项”。

［语译］ 恶寒战栗，手小指活动失灵，发寒热汗不出，头痛，喉痹，舌卷缩，小指之间热，口中热，心烦，心痛，臂内侧及胁痛，耳聋，咳嗽，筋脉抽搐，口干，头痛不能回顾，以上诸症应取手太阳经的井穴少泽主治。

［原文］ 振寒寒热，肩臑肘臂痛，头[①]不可顾，烦满，身热恶寒，目赤痛，眦烂，生翳膜，暴痛，鼽衄，发聋，臂重痛[②]，肘挛，痂疥，胸满[③]引臑，泣出而惊，颈项强，身寒[④]，后溪主之。

［校勘］

①“头” 《外台》卷三十九作“头眩痛”。

②“痛” 《外台》卷三十九作“肿”。

③“胸满” 原作“胸中”，据《外台》卷三十九改。

④“寒” 此下原有“头不可以顾” 五字，与上文重复，据《外台》卷三十九删。

［语译］ 寒战发热，肩、臑、肘、臂痛，头不能回顾，烦闷，身

热，恶寒，目赤痛，眼角溃烂，生翳膜，突然疼痛，鼻流涕或出血，耳聋，臂重而痛，肘部拘挛，痂疥，胸中胀满牵引上臂，目流泪而发惊，颈项强硬，身寒冷，以上诸证，应取手太阳经的俞穴后溪主治。

［原文］ 热病汗不出，胸痛①，不可息，颔肿②寒热，耳鸣聋无所闻，阳谷主之。

［校勘］

①“胸痛” 《外台》卷三十九作“胁痛”。

②“颔肿” 《外台》卷三十九作“颈颔肿”。

［语译］ 热病汗不出，胸痛不敢呼吸，颔肿，身发寒热，耳鸣，耳聋，听不到声音，应取手太阳的经穴阳谷主治。

［原文］ 泄风汗出至①腰，项急不可以左右顾及俯仰，肩弛肘废，目痛，痂疥，生疣[1]，瘈疭，头眩目痛，阳谷主之。

［校勘］

①“至” 原无，据本经卷十第二及《外台》卷三十九补。

［注释］

[1]“疣（yóu 由）” 人身所生之赘生物，亦叫赘瘤。

［语译］ 泄风汗出至腰，项部拘急，不能左右回顾和前后俯仰，肩关节松弛，肘部萎废不能运动，目痛，痂疥，生疣，筋脉抽搐，头眩，目痛，应取手太阳经的阳谷穴主治。

［原文］ 振寒寒①热，颈项肿，实则肘挛头项②痛，狂易，虚则生疣，小者痂疥，支正主之。

［校勘］

①“寒” 原无，据《外台》卷三十九补。

②“项” 《外台》卷三十九作“眩”。

［语译］ 邪在手太阳之络，身发战栗寒热，颈项肿胀，邪实就出现肘部拘挛头项痛，狂易病，正虚则生赘疣，小的象痂疥一样，应取本经络穴支正主治。

［原文］ 风眩头痛①，小②海主之。

[校勘]

①“风眩头痛” 《铜人》卷五作“风眩颈项痛”。

②“小” 原作“少”，据《外台》卷三十九改。

[语译] 风热头眩晕而痛的，应取手太阳经的合穴小海主治。

[原文] 气喘，热病衄不止，烦心，善悲，腹胀，逆息热气[1]，足胫中寒，不得卧，气满胸中热，暴泄，仰息，足下寒，膈①中闷，呕吐，不欲食饮，隐白主之。

[校勘]

①“膈” 原无，据《外台》卷三十九补。

[注释]

[1]“逆息热气” 呼吸气逆而口出热气。

[语译] 气喘，热病而衄血不止，心烦，易悲，腹胀，呼吸气逆而口出热气，足胫中寒凉，不能安卧，气满胸中而烦热，暴泄，仰息，足下寒，胸膈中闷，呕吐，不欲食饮，应取足太阴经的井穴隐白主治。

[原文] 热病汗不出，且厥，手足清，暴泄，心痛腹胀①，心尤痛甚，此胃心痛也，大都主之，并取隐白。腹满善呕烦闷，此皆主之。

[校勘]

①“心痛腹胀” 《外台》卷三十九作“厥心痛腹胀满”。《灵枢》厥病篇作“厥心痛腹胀胸满”。

[语译] 热病汗不出而厥气上逆，手足发凉，暴泄，心痛，腹胀，心痛的很厉害，这是胃气冲心作痛，脾与胃为表里，所以取脾经的大都穴为主，并取隐白穴，以顺接阴阳而治厥逆。腹胀满，喜呕，及心中烦闷等证，也可取大都、隐白二穴主治。

[原文] 热病先头重，颜痛①，烦心②身热，热争则腰痛不可用③俯仰，腹④满，两颔痛甚，暴⑤泄，善饥而⑥不欲食，善噫，热中，足清，腹胀食不化，善呕泄有脓血，苦⑦呕无所出。先取三

里，后取太白，章门主之。

[校勘]

①“颜痛” 原作“额痛”，据《千金》卷三十及《素问》刺热篇新校正引本经改。《外台》卷三十九作“颊痛”。

②“心” 原作“闷”，据《素问》刺热篇新校正改。

③“用” 原作“以”，据《素问》刺热篇新校正改。

④“腹” 原作“胸”，据《外台》卷三十九、《素问》刺热篇新校正改。

⑤“暴” 原作“善”，据《外台》卷三十九、《素问》刺热篇新校正改。

⑥“善饥而” 原作“饥”，据《外台》卷三十九、《素问》刺热篇新校正补。

⑦“苦” 原作“若”，据《外台》卷三十九、《素问》刺热篇新校正改。

[语译] 热病先发生头重颜痛，心中烦闷，身热，邪正相争，则腰痛不能俯仰，腹满，两颌痛甚，暴发泄泻，饥而不欲食，时常嗳气；热盛于中，则足部清冷，腹部胀满而饮食不化，善呕吐，泄下脓血，虽呕但呕不出东西来。这是肝、脾、胃三经俱病。治疗时，应先取足三里穴，以下阳明之热；然后再取脾之原穴太白和募穴章门，以调整厥阴、太阴之气。

[原文] 热病满闷不得卧(《千金》云：不得卧，身重骨痛不相知)，太白主之。

[语译] 热病而满闷不得卧的，应取足太阴的原穴太白主治。

[原文] 热中少气厥[1]寒，灸之热去(《千金》作灸涌泉)。烦心不嗜食[2]，咳而短气，善喘，喉痹，身热[3]，脊胁相引，忽忽善忘，涌泉主之。

[校勘]

①“厥” 此下原有“阳” 字，据《外台》卷三十九删。

②“烦心不嗜食”《外台》卷三十九作“头痛烦心，心痛不嗜食”。

③“身热”《外台》卷三十九作“热痛”。

［语译］ 热在胸中，则少气，足下厥冷，当灸涌泉穴，以引热下行。心烦不嗜食，咳嗽气短，善喘，喉痹，身热，胁与脊相互牵引，精神恍惚善忘的，应取足少阴经的井穴涌泉主治。

［原文］ 热病①烦心，足寒清多汗，先取然谷，后取太溪、大指间动脉[1]，皆先补之。

［校勘］

①“病” 原作“痛”，据《千金》卷三十改。

［注释］

[1]“大指间动脉” 指肝之原穴太冲。

［语译］ 热病而心烦足寒多汗的，是足少阴寒气厥于下，应先取足少阴经的荥穴然谷以益肾阳，后取肾之原穴太溪和肝之原穴太冲以益肝肾之气，取以上三穴时，都当先用补法。

［原文］ 目痛引眦，少腹偏痛，背(一作脊)伛瘈疭，视昏嗜卧，照海主之，泻左阴跷[1]，取右少阴俞①，先刺阴跷，后刺少阴，在②横骨上[2]。

［校勘］

①“取右少阴俞” 原作“取足左右少阴前”，据本经卷十第二改。

②“在” 此上原有“气”字，据本经卷十第二删。

［注释］

[1]“泻左阴跷” 照海穴为阴跷所生，故又名阴跷，是少阴之别。可参阅本经卷二第二。

[2]“在横骨上” 指横骨穴。

［语译］ 阴跷脉起于照海，止于睛明，其病阴缓而阳急，所以目痛牵引内眦，少腹偏痛，脊背伛偻不伸，筋脉抽搐，视物不明而嗜卧，应取照海穴主治，刺时应泻左侧阴跷，与右侧的少阴俞

穴横骨,但必须先刺阴跷,后刺少阴,横骨穴在耻骨的上缘。

[原文] 热病汗不出,默默嗜卧,溺黄,少腹热,嗌中痛,腹胀内肿,涎[1]下①,心痛②如锥针刺③,太溪主之。

[校勘]

①"下" 原脱,据《外台》卷三十九补。

②"心痛" "心痛"前《外台》卷三十九有"厥"字。

③"刺" 《外台》卷三十九此下有"其心心痛甚者,脾心痛也"十字。

[注释]

[1]"涎(xián 闲)" 即涎,俗称口水。

[语译] 热病汗不出,沈默嗜卧,小便色黄,少腹热,咽痛,腹胀内肿,流涎,心痛如锥针刺,这都是热邪客于少阴肾经所致,应取足少阴经的俞穴太溪主治。

[原文] 手足寒至节,喘息者死。

[语译] 手足冷至肘膝关节,并喘息的,这是阳气竭绝,元气无根的死证。

[原文] 热病刺然谷(《千金》作陷谷)足先寒,寒上至膝乃出针。

[语译] 热病刺然谷穴以清热,刺入后,足先热退,待至膝部亦热退发凉时,方可出针。

[原文] 善啮颊齿唇①,热病汗不出,口中热痛,冲阳主之。胃脘痛,时寒热,皆主之。

[校勘]

①"善啮颊齿唇" 《外台》卷三十九冲阳条无此五字。

[语译] 热病,有咬牙,咬颊,咬唇,汗不出,口中热而痛等症状的,这是热在阳明,应取足阳明经的冲阳穴主治。胃脘痛,而时常发寒热的,都可用冲阳穴治疗。

[原文] 热病汗不出,善噫,腹胀满,胃热谵语,解溪主之。

[语译] 热病汗不出,时常嗳气,腹胀满,以及胃热而谵

语,应取足阳明经穴解溪主治。

[原文] 厥头痛[1],面浮肿,烦心,狂见鬼,善笑不休,发于外有所大喜,喉痹不能言,丰隆主之。

[注释]

[1]"厥头痛" 邪气循经上逆于头而致的头痛叫厥头痛。

[语译] 邪逆于足阳明之络而头痛,面浮肿,心烦,狂如见鬼,善笑不止,表情好象有大喜事一样,喉痹不能言的,应取足阳明经的丰隆穴主治。

[原文] 阳厥[1]凄凄而寒,少腹坚,头痛,胫股腹痛,消中[2],小便不利,善呕①,三里主之。

[校勘]

①"呕" 《外台》卷三十九作"哕"。

[注释]

[1]"阳厥" 即热厥。

[2]"消中" 即胃热消谷易饥的中消病。

[语译] 热郁于内而不外达,则热深厥亦深,反见身寒之假象,及少腹硬满,头痛,胫、股、腹痛,消食善饥,小便不利,善呕等症状,应取足阳明合穴三里主治。

[原文] 胁痛咳逆不得息,窍阴主之。及①爪甲与肉文者,左取右,右取左,立已,不已复取。

[校勘]

①"及" 据《素问》缪刺论及王注,此处"及"字,当作"即"字解。

[语译] 胁痛,咳嗽气逆,呼吸不利的,应取足少阳经井穴窍阴主治。窍阴穴在足四趾外端爪甲角与肉交处,左胁痛取右足窍阴,右胁疼取左足窍阴,刺后病立愈,不愈可再刺。

[原文] 手足清,烦(一作脉)热汗不出,手肢①转筋,头痛如锥刺之,循循然②不可以动,动益烦心,喉痹,舌卷口③干,臂内廉痛④不可及头,耳聋鸣,窍阴皆主之。

［校勘］

①“手肢” 《外台》卷三十九无此二字，疑衍。

②“循循然” 原作“循热”，据《外台》卷三十九改。

③“口” 原无，据《外台》卷三十九补。

④“痛” 原无，据《外台》卷三十九补。

［语译］ 手足发凉，烦热汗不出，手及上肢转筋，头痛如锥刺，若热不除则逐渐加重，致使身体不能活动，活动则愈加心烦，并有喉痹，舌卷而口干，耳聋耳鸣，手臂内廉痛不能抬举到头等证，应取足少阳经的井穴窍阴主治。

［原文］ 膝外廉痛[1]，热病汗不出，目外眦赤痛，头眩，两颔痛，寒逆泣出，耳鸣聋，多汗，目痒，胸中痛，不可反侧，痛无常处，侠溪主之。

［校勘］

①“膝外廉痛” 《外台》卷三十九无此四字。

［语译］ 膝外侧痛，热病汗不出，外眼角赤痛，眩晕，两颌痛，及因寒邪上逆而流泪，耳鸣，耳聋，多汗，目痒，胸中疼痛，不能反身转侧，身痛无定处，这是邪客于足少阳经，应取本经荥穴侠溪主治。

［原文］ 厥四逆，喘，气满，风，身汗出而清，髋髀中痛，不可得行，足外皮痛，临泣主之。

［语译］ 热病四肢厥逆，喘而胸中气满，或因受风而汗出身冷，以及髋部髀枢中痛，不能行走，足外侧皮痛，应取足少阳经的俞穴足临泣主治。

［原文］ 目视不明，振寒，目翳，瞳子不见，腰两胁痛，脚痠转筋，丘墟主之。

［语译］ 目视物不清，恶寒战栗，或目生云翳，遮盖瞳子，以及腰和两胁疼痛，脚痠痛而转筋，应取足少阳经的原穴丘墟主治。

［原文］ 身懈寒少气，热甚恶人，心惕惕然，取飞阳及绝

骨[1]，跗上①临泣，立已。淫泺胫痠，热病汗不出，皆主之。

[校勘]

①“上” 原作“下”，据《外台》卷三十九改。

[注释]

[1]“绝骨” 指阳辅穴。

[语译] 身体懈惰寒冷而少气，或热甚厌恶见人，心惕惕然恐惧，应取足太阳络穴飞扬及足少阳经穴阳辅，与足少阳俞穴足临泣，则病可立愈。足胫痠痛无力，以及热病而汗不出，都可用以上三穴主治。

[原文] 头重鼻衄①及瘈瘲，汗不出，烦心，足下热，不欲近衣，项痛，目翳，鼻及小便皆不利，至阴主之。

[校勘]

①“衄” 《外台》作“鼽”，《铜人》卷五作“塞”。

[语译] 头重鼻出血，筋脉抽掣，汗不出，心烦，足下发热，不欲近衣，项痛，目生云翳，鼻和小便都不通利，应取足太阳经的井穴至阴主治。

[原文] 身疼痛，善惊互引，鼻衄①，通谷主之。

[校勘]

①“鼻衄” 《外台》卷三十九作“鼻鼽”。《铜人》卷五作“鼽衄”。

[语译] 身体疼痛，善惊恐而筋脉抽搐牵引，鼻出血，应取足少阳经的荥穴通谷主治。

[原文] 暴病头痛，身热痛，肌肉动，耳聋，恶风，目眦烂赤，项不可以顾，髀枢痛，泄，肠澼，束骨主之。

[语译] 突然头痛，身热而痛，肌肉跳动，耳聋，恶风，眼角赤烂，项强不能回顾，髀枢中痛，泄泻或痢疾，“暴病者取太阳”，所以取足太阳的俞穴束骨主治。

[原文] 鼽衄血不止，淫泺头痛，目白翳，跟尻瘈瘲①，头顶肿痛，泄注，上抢心，目赤眦烂无所见，痛从内眦始(《千金》作翳从

内眦始），腹满，颈项强，腰脊不可俯仰，眩，心痛，肩背相引，如从后触之状[②]，身寒从胫起[③]，京骨主之。

［校勘］

①“疢” 原无，据《外台》卷三十九补。

②“心痛，肩背相引，如从后触之状” 《灵枢》厥病篇本经卷九第二、《外台》卷三十九均作“厥心痛，与背相引，善瘛，如从后触其心，伛偻者，肾心痛也。”惟《灵枢》“引”作“控”。

③“身寒从胫起” 《外台》卷三十九无此五字。

［语译］ 鼻流清涕或衄血不止，或因邪气浸淫日深而头痛，目生白翳，足跟与尻部筋脉抽搐，头顶肿痛，泄泻下注，气上冲心，目赤而眦溃烂，影响视觉不能看物，目痛从内眦开始，腹满，颈项强直，腰脊不能俯仰，头眩晕，或因五脏之气上逆而心痛，疼痛由心牵引到背，好象从背后触动其心一样，身恶寒常是从足胫部开始。以上这些病证，均可取足太阳经的原穴京骨主治。

［原文］ 下部寒，热病汗不出，体重，逆气头眩痛[①]，飞扬主之。

［校勘］

①“痛” 原无，据《外台》卷三十九补。

［语译］ 身体下部寒冷，或热病而汗不出，身体沉重，或因邪气上逆而头眩晕疼痛，应取足太阳经的络脉飞扬穴主治。

［原文］ 鼽衄，腰脊[①]痛[②]，脚腨痠重，战栗不能久立，腨如裂，脚跟急痛[③]，足挛引少腹痛，喉咽痛[④]，大便难，䐜胀，承山主之。

［校勘］

①“脊” 《外台》卷三十九作“背”。

②“痛” 原无，据《外台》卷三十九补。

③“脚跟急痛” 《外台》卷三十九作“脚急肿痛”。

④“足挛引少腹痛，喉咽痛” 《外台》卷三十九作“足挛少

腹痛引喉咽"。

［语译］ 鼻流涕或出血，腰脊痛，脚腨瘦痛沈重，战栗不能久立，腨痛像要裂开，脚跟拘急作痛，足拘挛掣引少腹疼痛，喉咽也痛，大便困难而腹胀满，应取足太阳经的承山穴主治。

［原文］ 热病侠脊痛，委中主之。

［语译］ 热病侠脊两旁疼痛，应取足太阳之合委中穴主治。

足阳明脉病发热狂走第二

［提要］ 本篇阐述了由于足阳明经脉热盛所引起的发热狂走等症之病理、预后和取治穴位。

［原文］ 黄帝问曰：足阳明之脉病，恶人与火，闻木音则惕然而惊，欲独闭户牖而处①，愿闻其故？

岐伯对曰：阳明者，胃脉也；胃者②，土也；闻木音而惊者，土恶木也。阳明主肌肉，其血气盛③，邪客之则热，热甚则恶火；阳明厥则喘闷，闷则恶人；阴阳相薄，阳尽阴盛，故欲独闭户牖而处（（按阴阳相薄至此，本在《素问》脉解篇，士安移续于此）。

［校勘］

①"欲独闭户牖而处" 《素问》阳明脉解篇、《太素》阳明脉解均作"钟鼓不为动，闻木音而惊何也?"按：此处问法不同，盖皇甫谧为下面答案而设。

②"者" 原脱，据《素问》阳明脉解篇、《太素》阳明脉解补。

③"阳明主肌肉，其血气盛" 《素问》阳明脉解篇作"阳明主肉，其脉血气盛"，新校正云："按《甲乙经》脉作肌"。

［语译］ 黄帝问：足阳明经脉有病，厌恶见人和火，听到木音，就恐惧发惊，常欲关闭门窗，一人独居，这是什么缘故?

岐伯答：足阳明经是胃脉，胃属土；听到木音就发惊，是因为土恶木克的缘故。阳明主肌肉，其经脉血气皆盛，受到邪气的侵袭就发热，热的厉害了就恶火；若阳明的经气厥而上逆，就喘息而烦闷，烦闷故厌恶见人；若阴阳之气相争，而阳气衰阴气盛，阴盛则喜静，故常欲关闭门窗而独居。

[原文] 曰：或喘而生者，或喘而死者，何也？

曰：厥逆连脏则死，连经则生。

[语译] 问：阳明之气厥于上，有的虽然呼吸喘促但不会危及生命，有的能致死亡，这是什么道理呢？

答：病连及内脏的，其病深，容易造成死亡；病仅连及经脉的，其病浅，就不至于死亡。

[原文] 曰：病甚则弃衣而走，登高而歌，或至不食数日，逾垣上屋，非其素所能，病反能者，何也？

曰：阴阳争①而外并于阳（此八字亦《素问》脉解篇文），邪盛②则四肢实，实则能登高而歌③；热盛于身，故弃衣而欲走；阳盛故妄言，骂詈[1]不避亲疏。大热遍身，故狂言而妄见妄闻④。视足阳明及大络取之，虚者补之，血如⑤实者泻之。因令偃卧[2]，居其头前，以两手四指按其⑥颈动脉久持之，卷而切推之，下至缺盆中，复上⑦如前，热去乃已。此所谓推而散之者也。

[校勘]

①“阴阳争”　《素问》脉解篇作“阴阳复争”。

②“邪盛”　《素问》阳明脉解篇、《太素》阳明脉解均作“阳盛”。

③“而歌”　《素问》阳明脉解、《太素》阳明脉解均无。

④“故狂言而妄见妄闻”　《灵枢》刺节真邪篇、《太素》五邪刺均作“狂而妄见妄闻妄言”。

⑤“如”　《太素》五邪刺无。疑衍。

⑥“按其”　《灵枢》刺节真邪篇作“挟按”，《太素》五邪刺作“侠按”。

⑦“上”　原作“止”，据《太素》五邪刺改。

［注释］

［1］“骂詈（lì 力）” 恶言及之曰骂，诽谤咒诅曰詈。

［2］“偃卧” 即仰卧。

［语译］ 问：阳明病重时则脱衣乱跑，登高歌唱，或几天不吃饭，越墙上屋，这都是他平常所不能做到的，病了反能做到，是什么缘故呢？

答：若阴阳之气相争，外并于阳分，则阳气盛而四肢实，四肢实则登高而歌；热盛，故脱衣乱跑；阳邪亢盛扰乱神明，故胡言乱语，以至骂人不避亲近的和疏远的。若遍身发高热，热盛则神乱，神乱则狂言妄见妄闻。这种病在治疗时，应诊察足阳明经脉的盛衰和大络的虚实，属虚的用补法，大络充血的用泻法。接着让病人仰卧，医生站在病人的头前，用两手的拇指和食指，挟按其颈中动脉处（即在人迎大迎等处），按而久持不释，并自上而下地卷而切推，直推至缺盆中为止，用上法连续推按，直到热退为止。这是所谓推而散之的方法。

［原文］ 身热狂走，谵语见鬼，瘈疭，身柱主之。

［语译］ 身热，狂走，胡言乱语有如见鬼，筋脉抽搐的，应取督脉的身柱穴主治。

［原文］ 狂，妄言，怒①，恶火，善骂詈，巨阙主之。

［校勘］

①“怒” 《外台》卷三十九作“怒、恐”。

［语译］ 发狂，胡言乱语，易怒，厌恶火，常骂人的，应取心之募穴巨阙主治。

［原文］ 热病汗不出，鼽衄，眩，时仆而①浮肿，足胫寒，不得卧，振寒，恶人与木音，喉痹，龋齿，恶风，鼻不利，多善惊②，厉兑主之。

［校勘］

①“时仆而” 《外台》卷三十九作“前仆面”。

②“多善惊” 《外台》卷三十九作“多卧善惊”。

[语译]　热病汗不出，鼻流涕或衄血，眩晕而时常跌倒，颜面浮肿，足胫部发凉，不得安卧，战栗恶寒，厌恶人和木音，喉痹，龋齿痛，恶风，鼻息不利，时常发惊，应取足阳明经的井穴厉兑主治。

[原文]　四厥①手足闷者，使人久持之，逆冷②胫痛，腹胀皮痛③，善伸数欠，恶人与木音，振寒，嗌中引痛④。热病汗不出，下齿痛，恶寒，目急，喘满寒栗，龂⑤口噤僻[1]，不嗜食，内庭主之。

[校勘]

①"四厥"　《外台》卷三十九作"四肢厥逆"。

②"逆冷"　原作"厥热"，原校："一本作逆冷"。《外台》卷三十九与原校同，据改。并删原校。

③"腹胀皮痛"　《外台》卷三十九作"腹胀满，皮肤痛"。

④"痛"　此上原有"外"字，据《外台》卷三十九删。

⑤"龂"　原作"断"，形近之误，故改。

[注释]

[1]"龂口噤僻"　即牙关紧闭，口眼㖞斜的意思。"龂"，齿龈，"僻"，㖞斜。

[语译]　四肢厥逆，手足闷乱的患者，愿意让别人长时间握持着，四肢发凉而足胫疼痛，腹胀满，皮肤痛，好伸腰而频打呵欠，厌恶见人和闻木音，战栗恶寒，咽中掣引作痛。热病汗不出，下齿痛，恶寒，目紧急，喘促胸满，恶寒战栗，牙关紧闭口㖞斜，不嗜食，这些症候都可取足阳明经的荥穴内庭主治。

[原文]　狂歌，妄言，怒①，恶人与火，骂詈，三里主之。

[校勘]

①"怒"　《外台》卷三十九"怒"后有"恐"字。

[语译]　发狂而歌唱，胡言乱语，发怒，厌恶人和火，骂人，这是热邪在阳明所致，当取本经的合穴三里主治。

阴衰发热厥阳衰发寒厥第三

［提要］　本篇以论述厥病的病因、病机、症状和刺法为重点，其主要内容有：

一、寒厥、热厥的发病原因及病理机制。

二、以自然界寒暑情况比类说明人体在寒温不同气温中的生理变化，进而论述针刺治病，也应根据病的寒热，采用不同的方法。

三、说明针刺治厥要以调气为主要目的，寒厥应先火调后针刺；气逆者应"推而上之"，或"引而下之"，以导引其气。

四、不同厥病的症状与刺法。

［原文］　黄帝问曰：厥[1]之寒热者，何也？

岐伯对曰：阳气衰于下，则为寒厥，阴气衰于下，则为热厥[2]。

［注释］

[1]"厥"　《类经》厥逆注："厥者，逆也，气逆则乱，故忽为眩仆脱绝，是名为厥。"

[2]"阳气衰于下……则为热厥"　《素问》厥论王注："阳，谓足之三阳脉；阴，谓足之三阴脉；下，谓足也。"《素问注证发微》注："三阳经气衰于下，则阳气少阴气盛，而厥之所以为寒；三阴经气衰于下，则阴气衰阳气盛，而厥之所以为热。"

［语译］　黄帝问：厥有寒厥热厥，是怎样发生的？

岐伯答：阳气衰于下，则阴气盛而为寒厥；阴气衰于下，则阳气盛而为热厥。

［原文］　曰：热厥必起于足下者，何也？

曰：阳气走①于足五指之表，阴脉者②，集于足下而聚③于足心，故阳胜则足下热。

［校勘］

①"走" 原作"起"。据《素问》厥论新校正改。

②"阴脉者" 《太素》寒热厥、《病源》寒热厥候均无此三字。

③"聚" 《太素》寒热厥作"热"。

［语译］ 问：热厥必先起于足下，这是什么原因呢？

答：阳气走于足五趾的表面，阴脉集中在足下，会聚于足心，所以若阴虚而阳胜，则足下发热。

［原文］ 曰：寒厥必起于五指而上于膝者，何也？

曰：阴气起于五指之里，集于膝下而聚于膝上，故阴气盛则从五指至膝上寒。其寒也，不从外，皆从内。

［语译］ 问：寒厥，必先起于足五趾而上至于膝，又是什么原因呢？

答：阴气起源于足五趾之里，而聚集在膝部的上下，若阳气衰而阴气胜，则寒冷就从足趾上行到膝部。这种发冷，不是寒邪外侵所致，而是由于体内的阳虚所形成。

［原文］ 曰：寒厥何失而然也？

曰：厥阴者，众筋之所聚[1]（《素问》作前阴者，宗筋之所聚也），太阴、阳明之所合[2]。春夏则阳气多而阴气少，秋冬则阴气盛而阳气衰。此人①质壮，以秋冬夺于所用，下气上争不能复，精气溢下，邪气从而上之②。所中（《素问》所中二字作气因于中）阳气衰[3]，不能渗营其经络[4]，阳气日损，阴气独在，故手足为之寒。

［校勘］

①"人" 此下《素问》厥论、《太素》寒热厥、《病源》寒热厥候均有"者"字。

②"从而上之" 《素问》厥论，《太素》寒热厥、《病源》寒热厥候皆作"从之而上"。

［注释］

[1]"厥阴者，众筋之所聚" 足厥阴肝之经脉环阴器，故此处之厥阴，实指前阴而言。足之三阴、阳明、少阳及冲、任、督、跷

之筋脉皆聚于此，故云众筋之所聚。

[2]“太阴、阳明之所合” 《素问》厥论王注：“脾胃之脉，皆辅近宗筋，故云太阴、阳明之所合”。《类经》厥逆注：“此独言太阴、阳明之合者，重水谷之脏也，盖胃为水谷气血之海，主润宗筋，又阴阳总宗筋之会，会于气街，而阳明为之长，故特言之。”

[3]“所中阳气衰” 指因阴寒之气居中，损伤阳气，致阳气虚衰。

[4]“不能渗营其经络” 《素问集注》张兆璜注：“渗者，渗于脉外，营者，营于脉中，营气宗气，皆精阳之气，营行于脉中，诸阳之气，淡渗于脉外，非独卫气之行于脉外也。”

[语译] 问：寒厥是因为什么失误而发生？

答：厥阴，是众筋之所聚，又是足太阴和足阳明二经所会合的地方。春夏季节，阳气多而阴气少；秋冬季节，阴气盛而阳气衰。如果人自恃体质健壮，于秋冬季节里，纵欲过度，使肾精耗伤，而精虚于下，精虚则肾气不能潜藏，上浮而与上气相争，致阳气不能自复。同时，由于精气溢泄于下而阳虚于下，阴寒之气得以乘虚上逆，阴寒之气在中，则必损害阳气，使中焦脾胃之阳虚，不能渗营于经络，形成阳气日损，阴气独盛，所以手足发冷。

[原文] 曰：热厥何如？

曰：酒入于胃，则络脉满而经脉虚。脾主为胃行其津液者也，阴气虚则阳气入，阳气入则胃不和，胃不和则精气竭，精气竭则不营其四肢。此人必数醉若饱以入房，气聚于脾中不得散，酒气与谷气相薄①，热②遍于身，内热而溺赤。夫酒气盛而慓悍，肾气日衰，阳气独盛，故手足为之热。

[校勘]

①“相薄” 此下《素问》厥论有“热盛于中”。《太素》寒热厥有“热于中”。《病源》寒热厥候有“热起于内”。

②“热” 此上《素问》厥论及《太素》寒热厥均有“故”字。

[语译] 问：热厥是怎样发生的？

答:酒为水谷悍热之液,入于胃中,不从脾气行于经脉,而随卫气行于皮肤以充络脉。因此,人在饮酒以后,则络脉血满,而经脉空虚。脾主为胃转输津液,若饮酒过多,则脾为湿热所伤而脾阴虚,阴气虚则阳独亢,胃气因而不和,胃不和则水谷之精气衰竭,不能营养四肢。这种人必是经常的醉酒或饱食后行房,致脾肾俱伤而阴气虚,阳邪聚于脾中不得散,酒气与谷气相迫,则热盛于中,故全身发热,及因内热而小便色赤。酒气盛而猛烈,饮酒过多,肾气必受损害,因而形成肾气日衰,阳气独盛,所以手足发热。

[按语] 以上两节叙述了寒热二厥的形成原因,寒厥是由于肾伤而阳气衰阴气盛,热厥是由于脾伤而阴气虚阳气盛。又指出寒厥是精虚于下而中阳日衰,阴寒之气聚于中,阳气日损,阴气独在;热厥是脾阴虚而肾气日损,阳热独亢于中。从此不难看出,寒热二厥,虽有阳衰阴虚的不同,但由于中下二焦是相互资生的,阴阳二气,又均是本于先天之下焦,而生于后天之中焦,所以寒热二厥都与脾肾有关。

[原文] 曰:厥,或令人腹满,或令人暴不知人,或至半日远至一日,乃知人者,何谓也?

曰:阴气盛于上则下虚,下虚则腹满,腹满(《素问》腹满二字作阳气盛于上)则下气重上而邪气逆,逆则阳气乱,阳气乱则不知人矣。

[语译] 问:厥病,或使人腹部胀满;或使人突然不省人事,少者要半天的时间,多者要一天的时间,才能清醒过来,这是什么道理呢?

答:若阴气盛于上则上下皆阴,阳气必虚,阳虚于下,则气不化,所以腹部胀满,腹胀满则下气失常亦并而上行,下气逆于上则阳气紊乱,心神不宁,所以突然不省人事。

[原文] 太阳之厥,则肿首,头重,足不能行,发为眩仆。阳明之厥,则癫疾,欲走呼,腹满不得卧,面赤而热,妄见妄言。

少阳之厥，则暴聋，颊肿而热，胁痛，骱不可以运。太阴之厥，则腹满䐜胀，后不利，不欲食，食则呕，不得卧。少阴之厥，则舌乾，溺赤，腹满心痛。厥阴之厥，则少腹肿痛，䐜胀，泾溲不利，好卧屈膝，阴缩①，骱内热。盛则泻之，虚则补之，不盛不虚，以经取之。

［**校勘**］

①"缩"　此下《素问》厥论、《太素》寒热厥、《病源》寒热厥候均有"肿"字。

［**语译**］　太阳所发生的厥病，头部肿而沉重，两足不能行动，由于上重下轻，容易发生眩晕而仆倒。阳明所发生的厥病，由于阳热亢盛，则发为癫病，出现乱走呼叫，妄见妄言，以及腹部胀满不能安卧，面赤而热等阳盛的症状。少阳所发生的厥病，则突然耳聋，颊部肿而发热、胁痛，胫部转运失灵。太阴所发生的厥病，由于脾失健运而腹部胀满，大便不利，不欲食，食则易呕，及因胃气不和而不得安卧。少阴所发生的厥病，则舌干，小便赤，腹满，心痛。厥阴所发生的厥病，则少腹肿痛而胀，大、小便不利，喜欢屈膝而卧，阴缩，胫的内侧发热。以上诸证，用针刺治疗时，实证用泻法，虚证用补法，不实不虚的，从其本经取穴。

［**按语**］　以上所论六经厥证，主要是由于厥逆之气影响于经脉所过之处及其功能所致，如足厥阴肝经，从胫内侧向上，环阴器抵少腹，肝主宗筋，所以发生上述各种症状，其他五经，亦与此同。

［**原文**］　请言解论①。与天地相应，四时相副，人参天地，故可为解。下有渐洳[1]，上生蒲苇，此所以知气形之多少也。

阴阳者，寒暑也，热则滋雨②而在上，根茎（《素问》作荄）少汁[2]，人气在外，皮肤缓，腠理开，血气减③，汗大泄，皮④淖泽；寒则地冻水冰，人气在中，皮肤致，腠理闭，汗不泄，血气强，皮坚涩。当是之时，善行水者，不能往[3]冰；善穿⑤地者，不能凿冻；夫善用针者，亦不能取四逆，血脉凝结，坚搏不往来，亦不可即柔。故行水者，必待天温冰释；穿地者，必待冻解，而后⑥地可穿。人脉犹是；治厥者，必先熨火以调和其经，掌与腋，肘与脚，项与脊，以调其气[4]。大道⑦已通，血脉乃行。后视其病，脉淖泽者，刺而平之；坚紧者，破而决之。气下乃止，此所谓解结。

用针之类，在于调气，气积于胃，以通营卫，各行其道；宗气留积在海，其下者注于气街；上行者注于息道[5]。故厥在足，宗气不下，脉中之血，凝而留止，弗之火调，针弗能取。

用针者，必先察其经络之虚实，切而循之，按而弹之，视其应动者，乃后取而下之。六经调者，谓之不病，虽病谓之自已。一经上实下虚而不通者，此必有横络盛加于大经，令之不通，视而泻之，通而决之⑧，是所谓解结者也。

上寒下热，先刺其项太阳，久留之，已刺则火熨项与肩胛⑨，令热下合（一本作冷）乃止，所谓推而上之者也[6]；上热下寒，视其虚脉而陷下于经络者取之，气下而止，所谓引而下之者也[7]。

［校勘］

①“论” 据下文似为“结”字之误。

②“雨” 《太素》五邪刺无。

③“减” 原作“盛”，据《灵枢》刺节真邪篇改。《太素》五邪刺作“泄”。

④“皮” 《太素》五邪刺作“肉”。

⑤“穿” 原作“穷”，据《灵枢》刺节真邪篇、《太素》五邪刺改。下同。

⑥“后” 《灵枢》刺节真邪篇、《太素》五邪刺均作“水可行”。

⑦“大道” 《灵枢》刺节真邪篇、《太素》五邪刺均作“火气”。

⑧“通而决之” 《灵枢》刺节真邪篇，《太素》五邪刺均无此四字。

⑨“胛” 原作“脾”，据《灵枢》刺节真邪篇、《太素》五邪

刺改。

[注释]

[1]"渐洳(rù 入)" 浸湿的意思。

[2]"热则滋雨而在上,根荄少汁" 《灵枢注证发微》注:"暑热则地气上蒸,而滋雨气在于上,所以物之气亦不在下而在上,其根荄当少汁。"

[3]"往" 行的意思。

[4]"掌与腋……以调其气" 《类经》解结推引注:"凡掌、腋、肘、脚、项、脊之间,皆溪谷大节之交会,故当熨之温之,则火气通而血脉行,然后视其病脉淖泽者,卫气浮也,故可刺而平之。"

[5]"用针之类……注于息道" 《类经》解结推引注:"凡用针者,必在调气,人受气于谷,故气积于胃。然气义有三:曰营气,曰卫气,曰宗气。清者为营,营在脉中;浊者为卫,卫在脉外,故各行其道也。宗气,大气也;大气者,留止于上下之气海,其下者蓄于丹田,注足阳明之气街而下行于足;其上者,积于胸中,出于息道而为呼吸。凡此三者,皆所谓气,当各求其属而调之者也。"

[6]"上寒下热……所谓推而上之者也" 《灵枢注证发微》注:"凡上冷下热者,先刺其项,乃足太阳膀胱经穴也。久留其针,候其气至而热,且方已入针之时,必熨项与肩胛中,令其热与下合乃止针。此其热在于下者,若或推之而上,所谓推而上之之法也。"

[7]"上热下寒……所谓引而下之者也" 《灵枢注证发微》注:"凡上热下冷者,视其下脉之虚而陷之,于经络者补之,使上之气下乃止。此其热在于上者,若引而下之,所谓引而下之之法也。"

[语译] 请谈谈解结的理论。人体是和天地相应,和四时相符合的,根据人与天地相参的道理,才可以谈到解结。比如下

面有湿润的土地，上面才能生长蒲苇，根据这个道理，可以体会到，从人体外形的强弱，可以测知其气血的多少。

阴阳的变化，可以从寒暑的更移来观察，天热的时候，土地的水分蒸发而为雨露在上，植物根茎中的水分就比较少了，此时人体的阳气，也浮而在外，所以皮肤弛缓，腠理开放，汗液大泄，皮肤润泽，因而内部的血气就比较减少；天寒的时候，则土地冻，水结冰，此时人体的阳气也收藏在内，所以皮肤致密，腠理闭合，汗液不泄，肌肉坚涩，因而内部的血气就比较充实。当这个时候，就是善于治水的人，也不能使冰流通；善于穿地的人也凿不开冻土；善于用针的人，也同样不能治疗四肢厥逆，因为四肢厥逆是因为血脉凝结，坚聚而往来不流利，不可能使之立即柔和。所以治水的人，必须等到气候温暖，冰已化开，才可以使水往来；穿地的人，必须等到冻结已解，才可以穿地。人体的血脉，也是这样道理，所以治疗厥逆病，必须先用温熨的方法，调和他的经脉，可以在手掌、腋窝、肘、脚、项、脊等经脉通行和交会之处，施用温熨，以调和其经气，俟其经络通畅，血脉流行，然后再详细的诊察其病情，如果脉象滑利的是卫气浮，可以用刺法，使其平复；脉象坚紧的，是邪气实，可以破散而决通之；以使厥逆之气下行为止，这就是所说的解结。

凡用针刺治病，就在于调整其气，人受气于谷，谷先积于胃中，其精微清者为营，浊者为卫，分别循行于其道路中；大气积聚而不行的为宗气，留积于胸中——气海，其下行的，则输注于气街；其上行的，则注入于呼吸之道。所以厥逆在足部的，宗气不能自气街循阳明经脉下行，脉中之血，便凝结留止，因而不先用火熨的方法以通其气，单纯针刺是不能发生疗效的。

用针治病的时候，必须首先诊察其经络的虚实，以手循经切按弹动，找到有气动应手的部位，然后将针刺入穴内。凡是六经经脉调和的，是没有疾病，即便是有些轻微的小病也可以自己痊愈。如果任何一经发生上实下虚而不通时，这必然是有支而横的络脉受邪，其气壅盛而加之于正经，使其不能通行，诊察清楚后，可以用泻法去决通之，这也是所说的解结的方法。

上寒下热的病，要先刺其项部太阳经的穴位，久留针以候气至，针后，再熨其项部和肩胛部，使热气逐渐和下部的热结合起来为止，这就是所说的推而上之的方法。上热下寒的病，要看是哪一经有下陷的虚脉，用针取补法治疗，待阳气下行为止，这就是所说的引而下之的方法。

［按语］ 本节主要是根据厥的不同病因，具体阐明了针刺的原则。一是由于寒气致血脉凝涩不通，气逆而厥，治疗时必须先温熨，以温通其气，然后再用针刺法加以调整。一是由于横络壅盛加于正经，使经脉不通，此种情况不必先用熨法，可以直接在患处用针刺治疗。这两种治法，都叫做解结。一是由于阴阳之气不调，寒热分驰上下，此应以针刺引导其气，使之上下通畅，即文中所说的"推而上之""引而下之"的治法。但不管使用什么方法，其目的都是在于调气，因为厥病的发生，主要是因为气逆，故其治疗方法，均必须以调气为主要目的。

［原文］ 刺热厥者，留针反为寒；刺寒厥者①，留针反为热。

［校勘］

①"留针反为寒，刺寒厥者" 原无，据《灵枢》终始篇、《太素》三刺补。

［语译］ 刺热厥病的时候，久留其针，就会使热气去，反转热为寒；刺寒厥病的时候，久留其针，就会使寒气去，反转寒为热。

［原文］ 刺热厥者，二阴一阳；刺寒厥者，一阴二阳。所谓二阴者，二刺阴；所谓二①阳者，二①刺阳。

［校勘］

①"二" 《灵枢》终始篇、《太素》三刺均作"一"。

［语译］ 刺热厥病，应用二阴一阳的刺法，即补阴经两次，泻阳经一次，使阴气盛而阳邪退；刺寒厥病，应用一阴二阳的刺法，即泻阴经一次，补阳经两次，使阳气盛而阴邪退。

［原文］ 热厥取太阴、少阳①；寒厥取阳明、少阴，于足皆②留之。

［校勘］

①“取太阴少阳” 《灵枢》寒热病篇作“取足太阴、少阳，皆留之。”《太素》寒热杂说作“足太阴、少阳。”

②“皆” 原无，据《灵枢》寒热病篇补。

［语译］ 热厥病，是阳邪有余而阴气不足，所以当补足太阴脾经，泻足少阳胆经；寒厥病，是阴邪有余而阳气不足，所以当补足阳明胃经，泻足少阴肾经。但必须都在足部针刺，并且要久留其针。

［原文］ 厥，胸满面肿者，唇漯漯然①[1]，暴言难，甚则不能言，取足阳明。

［校勘］

①“唇漯漯然” 原作“肩中热”，据《灵枢》杂病篇改。

［注释］

[1]“唇漯漯然” 是形容唇肿起的样子。

［语译］ 厥气上逆，致胸中胀满，面部浮肿而口唇肿胀，突然说话困难，严重时则不能言语，这是邪气从胃经上逆的缘故，当取足阳明经的俞穴主治。

［原文］ 厥，气走喉而不能①言，手足微满②清，大便不利，取足少阴。

［校勘］

①“能” 原无，据《灵枢》杂病篇补。

②“微满” 《灵枢》杂病篇无此二字。

［语译］ 厥气循足少阴经上逆走于喉部，则不能言语，肾为生气之原，肾气逆，则手足发冷，肾主司二阴，肾气逆，则大便不利，当取足少阴经穴主治。

［原文］ 厥而腹膨膨①，多寒气，腹中荥荥②便溲难，取足太阴。

［校勘］

①“腹膨膨”　《灵枢》杂病篇、《太素》厥头痛均作“腹向向然。”

②“荥荥”　原作“濼濼”，原校：“《九墟》作荣”。《太素》厥头痛作“荥荥”，据改，并删原校。

［语译］　厥病，若腹部膨膨胀满的，是厥气上逆于脾经，寒气滞于脾，则脾不健运，出现荥荥肠鸣如流水声。大小便不利，当取足太阴经穴主治。

［原文］　厥逆为病，足暴清，胸中若将裂[1]，腹肠若以刀切之，瞋[2]而不食，脉大小[3]皆涩。煖[4]取足少阴，清取足阳明，清则补之，温则泻之。

［校勘］

①“裂”　《太素》惊狂作“别”。

②“瞋”　《灵枢》癫狂篇、《太素》惊狂均作“烦”。

③“小”　原无，据《灵枢》癫狂篇补。

④“煖”　原作“缓”，据《灵枢》癫狂篇改。

［语译］　厥逆为病，两足突然发冷，胸中好象将要裂开，腹肠痛的好象刀割一样，腹胀不欲食，脉搏不论大小皆带涩象。像这样的病，如果身体温暖的，当取足少阴经，用泻法，身体清冷的，当取足阳明经，用补法。

［按语］　《类经》刺厥痹注：“按足少阴则涌泉、然谷，足阳明则厉兑、内庭、解溪、丰隆，皆主厥逆。”此说可作参考。

［原文］　厥逆腹满胀，肠鸣，胸满不得息，取下胸二[1]胁间，咳而动应手者，与背俞以指按之立快。

［校勘］

①“二”　原作“三”，据《灵枢》癫狂篇、《太素》惊狂改。

［语译］　厥气上逆，致腹中满胀，肠鸣，胸满而呼吸不利的，当取胸下左右二胁间，咳嗽即动而应手处（如期门、章门等穴）和背俞以手指按之而有舒适快感的部位（即肺俞、膈俞等

穴),即是当取的穴位。

[原文] 足厥喘逆,足下清至膝,涌泉主之。

[语译] 厥气从足上逆,使人喘促气逆,足下寒冷到膝,这是邪随足少阴之脉上逆所致,应取本经的井穴涌泉主治。

太阳中风感于寒湿发痓第四

[提要] 本篇以论述痓病的发病原因,脉证及取治穴位为重点,并引述了《金匮要略》痓湿暍篇中有关痓病脉证的条文,分别叙述了痓病不同兼证的主治穴位。

[原文] 热而痓者①,腰反②折,瘈疭,齿噤龂③。

[校勘]

①“者” 此下《灵枢》热病篇、《太素》热病说均有“死”字。

②“反” 《灵枢》热病篇、《太素》热病说均无。

③“龂” 原作“断”,据《灵枢》热病篇及《太素》热病说改。

[语译] 热甚而发痓的,其症状是角弓反张,筋脉抽搐,牙关紧闭而又咬牙切齿。

[原文] 张仲景曰:太阳病,其证备,其①身体强,几几然,脉反沉迟者,此为痓。夫痓脉来,按之筑筑[1]而弦,直上下行。刚②痓为病,胸满口噤,卧不著席,脚挛急,其人③必龂齿。太阳④病,发热,脉沉细为痓。痓家其脉伏坚,直上下。太阳病,发热无汗恶寒⑤,此为⑥刚痓。太阳病,发热汗出,不恶寒,此为柔痓。太阳中湿病痓,其脉沉与筋平。太阳病,无汗,小便少⑦,气上冲胸,口噤不能语,欲作刚痓。然刚痓太阳中风感于寒湿者也,其脉往来进退,以沉迟细异于伤寒热病。其治不宜发汗,针灸为嘉,治之以药者,可服葛根汤。

[校勘]

①“其” 《金匮》痓湿暍篇无。

②“刚” 《金匮》痓湿暍篇无。

③“其人” 《金匮》痉湿暍篇无。

④“太阳” 原脱，据《金匮》痉湿暍篇补。

⑤“恶寒” 《金匮》痉湿暍篇作“反恶寒”。

⑥“此为” 《金匮》痉湿暍篇作“名曰”下同。

⑦“小便少” 《金匮》痉湿暍篇作“小便反少”。

[注释]

[1]“筑筑” 即坚实之意。

[语译] 张仲景说：太阳病的症状具备，如果身体强直，项背拘急不舒，脉搏反现沉迟的，这是痉症。痉病的脉象来时，按之坚实而弦，寸关尺三部俱紧急强直。刚痉的症状，胸满，牙关紧闭，因角弓反张而卧不著席，脚痉挛拘急，病人必咬牙切齿。太阳病发热，脉反现沉细的，是痉病。痉病的脉象，沉伏坚实，而且寸关尺三部俱劲急强直。太阳病发热无汗而恶寒的，这是刚痉。太阳病，发热汗出不恶寒的，这是柔痉。太阳中湿而发生的痉病，其脉象沉，与筋相平。太阳病无汗，小便反少，气上冲胸，牙关紧闭，不能说话，这是将要成为刚痉的征象。但刚痉的成因，是太阳中风而又感受寒湿，所以脉象的往来进退，都是沉迟而细，不同于伤寒热病，这种病的治疗，不宜发汗，以针灸疗法为最好，如果用汤药治疗，可服葛根汤。

[按语] 本节摘录了《金匮要略》中有关痉病之脉证，刚柔二痉的鉴别，及刚痉的成因等条文，并指出痉病的治疗。在仲景书中，内容与本经有关者甚多，如疟疾、咳嗽、妇人病、小儿病等。由于本经是针灸疗法为主，故在本经其他篇中一概未引，独此引仲景治痉病方症，于体例不合，疑非皇甫士安原采经文，恐为后人所加。

[原文] 风痓身反折，先取足①太阳及腘中及血络出血。痓②，中有寒，取三里。

[校勘]

①“足” 原无，据《灵枢》热病篇、《太素》风痓补。

②“痓” 《灵枢》热病篇、《太素》风痓均无。

［语译］ 风痓，是太阳经感受风邪，致筋脉强急而角弓反张，应先刺足太阳经的委中穴部位，即在膝腘窝中，将其浮浅之络脉刺之出血，以泄太阳经的邪热。痓病若有内寒的，应取足阳明的合穴三里，以温胃而祛寒。

［原文］ 痓①，取之阴跷及三毛上[1]，及血络出血。

［校勘］

①“痓” 《灵枢》热病篇作“癃”。《太素》癃泄作“瘙”。

［注释］

[1]“三毛上” 指肝经大敦穴。

［语译］ 痓病取阴跷（照海）和大敦穴处的血络出血。这是因为阴跷与阳跷会于睛明，阴入阳，阳入阴，阴阳相交，所以取阴跷以调阴阳，肝主筋，所以取大敦出血以舒筋。

［原文］ 痓，取囟会、百会，及天柱、鬲俞、上关，光明主之。

［语译］ 痓病，应取囟会、百会、天柱、鬲俞、上关、光明等穴主治。

［原文］ 痓，目不眴①，刺脑户。

［校勘］

①“眴” 《外台》卷三十九此下有“寒热”二字。

［语译］ 痓病，目睛不能转动的，应取督脉之脑户穴主治。

［原文］ 痓，脊强反折，瘈疭，癫疾，头重①，五处主之。

［校勘］

①“重” 此下《外台》卷三十九有“寒热”二字。

［语译］ 痓病，角弓反张，筋脉抽搐，癫疾，头重，应取足太阳经的五处穴主治。

［原文］ 痓，互引善惊，天①冲主之。

［校勘］

①“天” 原作“太”，据《外台》卷三十九改。

［语译］ 痓病，筋脉互相牵引，时常发惊的，应取足少阳经

的天冲穴主治。

［原文］ 痓，反折，心痛，气短①，小便黄闭，长强主之。

［校勘］

①“气短” 原作“形气短，尻膹涩”，义难明，据《外台》卷三十九删。

［语译］ 痉病，角弓反张，心痛气短，小便色黄而不通利，应取督脉的络穴长强主治。

［原文］ 痓，脊强互引，恶风，时振栗，喉痹，大气满，喘，胸中郁郁，身①热，眩，目②䀮䀮，项强③，寒热，僵仆，不能久立，烦满里急，身不安席，大杼④主之。

［校勘］

①“身” 原作“气”，据《外台》卷三十九改。

②“眩，目” 原无，据《外台》卷三十九补。

③“强” 此下《外台》卷三十九有“急”字。

④“杼” 原作“椎”，据《外台》卷三十九改。

［语译］ 痉病，脊背强直而筋脉互相牵引，恶风，时常战栗，喉部闭塞，邪气盛满而喘息，胸中郁闷不舒，身发热，头目眩晕，视物不清，颈项强直，发寒热，时身僵仆倒，不能久立，心烦满闷而腹内拘急，不能安卧，应取足太阳经的大杼穴主治。

［原文］ 痓，筋痛急互引，肝俞主之。

［语译］ 痉病，筋痛而拘急牵引，应取足太阳经的肝俞穴主治。

［原文］ 热痓，脾俞及肾俞主之。

［语译］ 热痉，应取足太阳经的脾俞、肾俞主治。

［原文］ 热痓互引，汗不出反折，尻臀①内痛，似瘅②疟状，膀胱俞主之。

［校勘］

①“臀” 原作“臂”，据《外台》卷三十九改。

②“瘅” 原作“痹”，据《外台》卷三十九改。

［语译］ 热痉，筋脉牵引拘急，汗不出而角弓反张，尻臀内作痛，好像痒疟只发热不恶寒，应取足太阳经的膀胱俞主治。

［原文］ 痉，反折互引，腹胀腋挛，背中怏怏[1]，引胁痛，内引心，中膂内①俞主之；从②项而数脊③椎，侠脊膂而痛按之应手者，刺之④三痏立已。

［校勘］

①"内" 此下原有"肺"字，据《外台》卷三十九删。

②"从" 此上原有"又刺阳明"四字，据《外台》卷三十九删。

③"脊" 原作"背"，据《外台》卷三十九改。

④"刺之" 此下原有"尺泽"二字，据《外台》卷三十九删。

［注释］

［1］"怏怏(yàng yàng 样样)" 《类经》脏腑诸胀注："困苦貌"。

［语译］ 痉病，角弓反张，筋脉相互牵引，腹胀，腋内拘挛，背中不舒，牵引胁部疼痛，内连于心，应取中膂内俞主治。又法：从项部开始，循脊椎两侧侠膂肉处向下按压，于有痛感应于指下的部位，针刺三次，就可痊愈。

［原文］ 痉，互引身热，然谷、谚譆主之。

［语译］ 痉病，筋脉相互牵引拘急，全身发热，应取足少阴经的然谷及足太阳经的谚譆两穴主治。

［原文］ 痉，反目憎风，刺丝竹空主之。

［语译］ 痉病，目睛上窜而恶风的，应取足少阳脉气所发之丝竹空主治。

［原文］ 痉，互引，唇吻强，兑端主之。

［语译］ 痉病，筋脉互相掣引，唇吻牵强，应取督脉的兑端穴主治。

［原文］ 痉，烦满，龂交主之。

［语译］ 痉病，心中烦满，应取龂交穴以交通任督。

［原文］ 痉，口噤，互引，口干，小便赤黄，或时不禁，承浆主之。

［语译］ 痉病，口噤不开，口颊左右牵引，口干，小便赤黄，或有时小便失禁，应取足阳明、任脉之会承浆穴主治。

［原文］ 痉①，口噤，大迎主之。

［校勘］

①“痉” 此下《外台》卷三十九有“悸”字。

［语译］ 痉病，口噤不开，应取足阳明经的大迎穴主治。

［原文］ 痉，不能言，翳风主之。

［语译］ 痉病，不能言语的，应取翳风穴主治。

［按语］ 翳风为手、足少阳之会，能治疗耳聋，口㖞，口噤等证。本节之痉而不能言，或为口噤所致，故取翳风主治，以祛风热而开牙关。

［原文］ 痉，先取太溪，后取太仓[1]之原主之。

［注释］

[1]“太仓” 指胃而言。

［语译］ 痉病，先取肾经之俞穴太溪，后取胃之原穴冲阳主治。

［原文］ 痉，脊强里紧①，腹中拘痛②，水分主之。

［校勘］

①“里紧” 《外台》卷三十九作“里急”。

②“拘痛” 《外台》卷三十九作“拘急痛”。

［语译］ 痉病，脊背强直而内里紧急，腹中拘挛作痛，应取任脉的水分穴主治。

［原文］ 痉，脊强，口不开，多唾，大便难，石关主之。

［语译］ 痉病，脊背强直，口噤不开，多唾，大便难，应取冲脉、足少阴之会石关穴主治。

［原文］ 痉，脊强反折，京门主之。

［语译］ 痉病，脊背强直角弓反张，应取足少阳经的京门

主治。

[原文] 痓,腹大坚,不得息,期门主之。

[语译] 痉病,腹大而坚满,呼吸不利,应取肝之募穴期门主治。

[原文] 痓,上气,鱼际主之。

[语译] 痉病,气上逆而喘满的,应取肺经之荥鱼际穴主治。

[原文] 痓,互引,腕骨主之。

[语译] 痉病,筋脉互相掣引,应取手太阳之原腕骨穴主治。

[原文] 热病汗不出,善呕苦;痓,身反折,口噤,善鼓颔,腰痛不可以顾,顾而有似拔者,善悲,上下取之出血,见血立已。

[语译] 热病汗不出,常呕苦汁;或痉病而角弓反张,口噤不开,战栗鼓颔,腰痛不能回顾,若一回顾则自腰连及项部就有似拔直一样的感觉,时常悲伤。这些病的治法,应以驱邪清热为主,所以取上部及下部的腧穴如大椎、委中等,刺之出血,以泻其热,则可立即好转。

[原文] 痓,身反折,口噤,喉痹不能言,三里主之。

[语译] 痉病,角弓反张,口噤,喉痹不能言语,应取足阳明的合穴三里主治。

[原文] 痓,惊,互引,脚如结,腨如裂,束骨主之。

[语译] 痉病,发惊,筋脉互相牵引,脚像被结扎,小腿肚像撕裂一样疼痛的,应取足太阳经的俞穴束骨主治。

[原文] 痓,目反白多,鼻不通利,涕黄,便血①(一本作便去血),京骨主之。

[校勘]

①“便血” 原作“更衣”,据《外台》卷三十九改。

[语译] 痉病,目黑睛上窜而多见白睛,鼻不通利而流黄涕,大便出血,应取足太阳的原穴京骨主治。

［原文］ 痓，脊强，头眩痛[①]，脚如结，腨如裂，昆仑主之。

［校勘］

①“头眩痛” 原作“项眩通”，据《外台》卷三十九改。

［语译］ 痉病，脊柱强直，眩晕头痛，脚像被结扎，小腿肚像被撕裂一样疼痛，应取足太阳经的昆仑穴主治。

［原文］ 痓，反[①]折，飞扬主之。

［校勘］

①“反” 原作“互”，据《外台》卷三十九改。

［语译］ 痉病，角弓反张，应取足太阳的络穴飞扬主治。

阴阳相移发三疟第五上

［提要］ 本篇以论述寒疟、温疟、瘅疟的病因，病机，症状和治法为重点，其主要内容有：

一、疟疾日作和间作，日晏和日早的病机。

二、寒疟、温疟、瘅疟在病因，病机和症状上的区别。

三、疟疾的治疗原则，不同兼证的俞穴主治。

［原文］ 黄帝问曰：夫疟疾[①]皆生于风，其以日作，以时发者[②]，何也？

岐伯对曰：疟之始发，先起于毫毛，欠伸乃作，寒栗鼓颔，腰脊俱痛；寒去则内外俱热，头痛如破，渴欲冷[③]饮。

曰：何气使然？

曰：阴阳上下交争[1]，虚实更作，阴阳相移也。阳并于阴，则阴实而阳虚[④]；阳明虚则寒栗鼓颔也，太阳虚则腰背头项痛，三阳俱虚则阴气（一作二阴）胜，阴气胜则骨寒而痛，寒生于内，故中外皆寒[2]。阳胜则外热，阴虚则内热，内外皆热，则喘渴，故欲冷饮。此皆得之夏伤于暑，热气盛，藏于皮肤之内，肠胃之外，此营气之所舍也，令人汗出空疏，腠理开，因得秋气，汗出遇风，及得之以浴[⑤]水气，舍于皮肤之内，与卫气并居，卫气者，昼行于阳，夜行于阴，此气得阳而外出，得阴而内⑥薄，内外相薄，是以日作[3]。

［校勘］

①“疟疾”《素问》疟论、《太素》疟解均作“痎疟”。

②“其以日作，以时发者”　《素问》疟论作“其蓄作有时者”。《太素》与《素问》同，惟无“者”字。

③“冷饮”　原作“饮水”，据《素问》疟论改。《太素》疟解、《病源》痎疟候均作“饮”。

④“阴实而阳虚”　原作“阳实而阴虚”，据《素问》疟论改。

⑤“及得之以浴”　原作“得浴”，据《素问》疟论改。

⑥“内”　原作“外”，据嘉靖本，京师医局本改。

［注释］

[1]“阴阳上下交争”　《素问》疟论王注：“阳气者，下行极而上；阴气者，上行极而下。故曰阴阳上下交争也。”

[2]“中外皆寒”　《太素》疟解注：“三阳俱并于阴，则三阳皆虚，虚为阴乘，故外寒；阴气强盛，盛故内寒；内外俱寒，汤火不能温也。”

[3]“是以日作”　《太素》疟解注：“邪舍营气之中，令人汗出，开其腠理，因得秋气，复藏皮肤之内，与卫气居，卫昼行于阳，夜行于阴，邪气与卫俱行，以日日而作也。”

［语译］　黄帝问：疟疾都是由于感受了风邪，它每日发作，发作又有一定的时间，这是什么道理？

岐伯答：疟疾开始发作，先起于毫毛，恶寒而毫毛竖立，继而呵欠，伸体，恶寒战栗，鼓颔，腰和脊背等处俱痛；继则寒冷的感觉退去，出现内外发热，头痛如破，口渴欲饮冷水。

问：是什么原因使其这样呢？

答：这是由于阴阳上下交争，虚实交替发作，阴阳相互转移所致。如阳气并入于阴分，则阴气实而阳气虚；足阳明经脉入下齿中，循颐后下廉，所以阳明虚则寒栗鼓颔；太阳经脉入络脑还出别下项，循肩髆内挟脊抵腰中，所以太阳虚则腰背头项痛；如果三阳经皆虚，则阴气过胜，阳气不行，血行凝涩，故骨节寒冷而疼痛，由于阳虚于外而外寒，阴胜于内而内寒，所以内外皆寒。如阴气并于阳分，则阳气实而阴气虚，阳胜则外热，阴虚则内热，内外皆热，津气被伤，则气喘口渴，欲饮冷水。这都是由于夏季被暑邪所伤，热气过盛，暑热之邪，藏于皮肤之内，肠胃之外，经脉之中，即营气居留之处，由于暑热内伏，使人汗液外泄，毛孔疏松，腠理开放，到了秋季，又感受秋令清肃之气，或适当汗出时遇到风邪，或洗澡时感受水气，则阴寒之气留于皮肤之内，与卫气并居，人身卫气是白天行于阳分，夜间行于阴分的，邪气随卫气循行于阳分时则外出，循行于阴分时则内入，内外相迫，所以每日发作。

[原文] 曰：其间日而作者，何也？

曰：其气之舍深，内薄于阴，阳气独发，阴邪内著，阴与阳争不得出，是以间日而作。

曰：其作日晏，与其日早，何气使然？

曰：邪气客于风府，循膂[1]而下，卫气一日一夜大会于风府，其明日日下一节，故其作也晏[2]。此先①客于脊背，每至于风府则腠理开，腠理开则邪气入，邪气入则病作，以此日作稍益晏也。其出于风府，日下一节，二十一日，下至骶骨，二十二日入于脊内，注于太冲之脉(《素问》二十一作二十五，二十二作二十六，太冲作伏膂)。其气上行九日，出于缺盆之中[3]，其气日高，故作日益早。其间日发者，由邪气内薄于五脏，横连募原[4]，其道远，其气深，其行迟，不能与卫②气俱行，不能偕③出，故间日乃作[5]。

[校勘]

①“先” 原作“皆”，据《素问》疟论、《太素》疟解改。

②“卫” 原作“营”，据《素问》疟论、《太素》疟解改。

③“偕” 《素问》疟论作“皆”。

[注释]

[1]“膂” 古本作“胒”或“吕”。《说文》：“吕，脊骨也”。

《广雅》:“吕,膂肉也。”据下文言日下一节,“膂”,在此当作脊骨理解。

[2]“故其作也晏” 《类经》痎疟注:“若邪气客于风府,必循膂而下,其气渐深,则日下一节,自阳就阴,其会渐迟,故其作渐晏也”。“晏”,晚的意思。

[3]“出于缺盆之中” 《吴注素问》注:“气上行无关节之窒,故九日出于缺盆。”《素问识》:“缺盆,非阳明胃经之缺盆。骨度篇云‘结喉以下,至缺盆中,长四寸。缺盆以下,至𩩲骬,长九寸。’骨空论云:‘治其喉中央,在缺盆中者。’本输篇云:‘缺盆之中,任脉也,名曰天突。’俱非胃经之缺盆,乃指任脉天突穴而言耳”。

[4]“募原” 《素问》疟论王注:“募原为鬲幕之原系。”募取义于幕,通膜,为膜间薄皮,遮隔浊气,犹幕之在上,故谓之募。

[5]“间日乃作” 《太素》疟解注:“其邪气内著五脏之中,横连五脏募原之输,不能与卫气日夜俱行阴阳,隔日一至,故间日作也。”

[语译] 问:疟疾隔一日发作一次,是什么道理?

答:是因为邪气居留之处较深,向内迫及于阴分,阳气独发于外,阴邪留着于内,阴与阳交争不能即出,所以隔一日发作一次。

问:疟疾发作的时间,有的逐日推迟,有的逐日提前,是什么道理?

答:邪气从风府侵入人体,循着脊骨逐日向下。人身的卫气一日一夜大会于风府,当卫气会于风府时,适与邪遇,正邪分争就要发作,由于邪气每日向下移行一节,所以发作的时间,一天晚于一天。这是因为邪气先客于脊背,卫气每至风府时,则腠理开,腠理开,则邪气内入,邪气内入,则病即发作,因此发作的时间就逐日向后推迟。邪气出于风府之后,循脊每日向下移行一节,二十一日向下到了尾骶骨,至二十二日,入于脊内,转注于太冲之脉，邪气循太冲脉上行九日，出于缺盆的中央，由于邪气循太冲脉上行时逐日升高，所以发作的时间就逐日提前。至于隔一日发作一次的，是由于邪气向内迫近于五脏，横连于募原，其道远，其气深，其行迟，不能和卫气并行，不能同时外出，只能隔日一遇，所以隔一日发作一次。

［按语］ 本节说明疟疾的间日而作和日早日晏的道理。据原文所述，间日发作是由于邪气舍深内迫五脏募原，不能和卫气每日相会，所以要隔日发作；日早日晏是由于邪气循脊骨和太冲脉移行时有向下向上的不同，所以发作的时间有日早和日晚的区别。经临床证明，疟疾病人，在脊柱间确有一定的压痛点，在其处施针治疗，也有一定的疗效。至于经文中“日下一节”之说，缺乏临床验证，有待进一步探讨。

［原文］ 曰：卫气每至于风府，腠理乃发，发则邪入，入则病作。今卫气日下一节，其气之发，不当风府，其日作奈何？

曰：(《素问》此下有八十八字，《甲乙经》本无，故不抄入)风无常府，卫气之所发，必开其腠理，邪气之所合，则其病作(《素问》作则其府也)。

曰：风之与疟，相似同类，而风独常在，疟得有时休者何也？

曰：风气常留其处，故常在，疟气随经络，次以内传(《素问》作沉而内薄)，故卫气应乃作。

［语译］ 问：卫气每至风府时，则腠理开发，腠理开发则邪气入，邪气入则病就发作。现在卫气是每日向下移行一节，邪气发作的时候，不当风府穴处，但病还是每日的发作，这是什么道理？

答：因为风邪没有常府，卫气外发时，必然开泄腠理，故风邪入而居留之时，疟疾就会发作。

问：风病和疟疾所受之邪，相似而同类，风病的证候常持续存在，疟疾则休作有时，这是什么道理？

答：风邪经常留在所中之处，所以症状持续发作，疟气随着经络，以次内传，必须和卫气相遇时，才能发作。

[按语] 本节指出，风府有二个含义，一指项后风府穴处而言；一指风邪留舍之处，即“风无常府”。

[原文] 曰：疟先寒而后热者，何也？

曰：夏伤于大暑①，汗大出，腠理开发，因遇②夏气凄沧之小③寒迫之，藏于腠理及皮肤之中，秋伤于风，则病成矣。夫寒者，阴气也；风者，阳气也；先伤于寒而后伤于风，故先寒而后热，病以时作，名曰寒疟也。

曰：先热而后寒者，何也？

曰：此先伤于风，后伤于寒，故先热而后寒，亦以时作，名曰温疟也。

其但热而不寒者，阴气先绝[1]，阳气独发，则热而少气，烦冤，手足热而欲呕者，名曰瘅[2]疟。

[校勘]

①“暑” 此后《素问》疟论有“其”字。

②“遇” 此下原有“风”字，据《素问》疟论、《太素》三疟、《外台》疗疟方删。

③“小” 原作“水”，据《素问》疟论新校正改。

[注释]

[1]“阴气先绝” 《素问经注节解》注：“先绝，非谓阴气败绝也，言火邪炽盛，纯阳独胜，若无阴焉。如阳明之疟，宜用白虎之类是也。”

[2]“瘅” 《素问》疟论王注：“瘅，热也，极热为之也。”

[语译] 问：疟疾发作时，先寒而后热的，是什么道理？

答：夏季为暑热所伤，汗出过多，腠理开发，遇到非时的寒凉之气，小寒内迫，藏于腠理皮肤之中，及至秋季，又为风邪所伤，疟疾就形成了。寒邪属于阴气，风邪属于阳气，先伤了寒邪，后伤了风邪，所以先寒而后热，按一定的时间发作，名叫寒疟。

问：先热而后寒的是什么道理？

答:这是先伤于风邪,后伤于寒邪,所以先热而后寒,也是按一定的时间发作,叫做温疟。

有的发作时但热不寒,是由于阴气虚弱较甚,阳气独发于外,发时则热甚而少气烦闷,手足发热而欲呕吐,叫做瘅疟。

[按语] 疟疾多发生于夏秋季,古人根据证候学的分类,将疟疾分成多种证型,本文也是承袭了传统的分类法,将先寒后热,寒重热轻者,称为寒疟;先热后寒,热重寒轻者,称为温疟;但热不寒,高烧严重者,称为瘅疟。

[原文] 曰:经言有余者泻之,不足者补之。今热为有余,寒为不足;夫疟之寒,汤火不能温;及其热,冰水不能寒,此皆有余不足之类。当此之时,良工不能止,必待其自衰乃刺之何也?

曰:经言无刺熇熇之热,无刺浑浑之脉,无刺漉漉之汗,为其病逆,未可治也。

夫疟之始发也,阳气并于阴,当是之时,阳虚阴盛而外无气,故先寒栗也;阴气逆极,则复出之阳,阳与阴并于外,则阴虚而阳实,故先热而渴。

夫疟气[①]并于阳,则阳胜,并于阴,则阴胜;阴胜者则寒,阳胜者则热。疟者,风寒之暴气不常,病极则复至[②]。病之发也,如火之热,如风雨不可当也。故经曰:方其盛必毁,因其衰也,事必大昌。此之谓也。

夫疟之未发也,阴未并阳,阳未并阴,因而调之,真气乃安,邪气乃亡。故工不能治[③]已发,为其气逆也。

[校勘]

①"气" 原无,据《素问》疟论、《太素》三疟补。

②"疟者……至" 原作"疟者,风寒气不常也,病极则复,至"。《素问》疟论新校云:"按《甲乙经》作'疟者,风寒之暴气不常,病极则复至'"。今据改。

③"治" 《素问》疟论、《太素》三疟此下有"其"字。

[语译] 问:《针经》上说:有余的用泻法,不足的用补法。

现在发热是有余，发冷是不足；疟疾在发冷时，虽用热水和炭火也不能使之温暖，及至发热时，虽用冰水也不能使之凉爽，这都是属于有余不足之类。当其冷热正在发作的时候，虽然是很好的医生，也不能立即制止，必须等到病势自行衰退之后，乃可针刺，这是什么道理？

答：《针经》上说；无刺熇熇之热，无刺浑浑之脉，无刺漉漉之汗。因为这正是邪盛气逆的时候，不可立即针治。

疟疾开始发作时，阳气并于阴分，当这个时候，是阳虚而阴盛，卫气入内而表虚，所以先发生寒栗；当阴气逆乱已极，物极必反，则复出于阳分，阳与阴并于外，则阴虚而阳实，所以先热而口渴。

疟邪并于阳时则阳胜，并于阴时则阴胜；阴胜时则恶寒，阳胜时则发热。疟疾是由于感受风寒暴戾之气，变化无常，或寒或热，病极则复。当其病气发作的时候，好象火烧一样的发热，好象狂风暴雨一样的不可阻挡。所以《针经》上说：当邪气正盛的时候不可迎头攻邪，在邪势自衰的时候进行针刺，疗效就可以很好，就是这个意思。

当疟疾尚未发作的时候，阴气未并于阳分，阳气也未并于阴分，因而加以调治，可以使正气安定，邪气消亡，所以医生不能在疟病正在发作的时候进行治疗，这是因为病气逆的缘故。

［按语］ 本节主要说明针刺疟疾时必须在尚未发作之前，因为正当发作的时候，邪气方盛正气较虚，必须避其锐气，也就是所谓“无迎逢逢之气，无击堂堂之阵”的意思。

［原文］ 疟之且发也，阴阳之且移也，必从四末始[1]。阳已伤，阴从之，故气未并①，先其时，坚束其处[2]，令邪气不得入，阴气不得出，审候见之，在孙络者，盛坚而血者，皆取之，此其往而②未得并者也。

［校勘］

①“气未并” 《素问》疟论、《太素》三疟均无。

②“其往而”《素问》疟论作“真往而”。《太素》三疟作“直往而取”。

［注释］

［1］“必从四末始”《太素》三疟注：“夫疟之作也，必内阴外阳，相入相并，相移乃作，四支为阳，脏腑为阴，疟之将作，阳从四支而入，阴从脏腑而出，二气交争，阴胜为寒，阳胜为热。”《素问注证发微》注：“方疟之将发，阴阳将移，必从四末而移，四末者，手足之指也，四末为十二经井荥俞经合之所行，故阴阳相移，必从此始。”

［2］“坚束其处”《太素》三疟注：“疗之二气未并之前，以绳束四支病所来处，使二气不得相通，必邪见孙络，皆刺去血”。《千金》温疟：“先其时一食倾，用细左索紧束其手足十指，令邪气不得入，阴气不得出，过时乃解。”此法今已不用，录此二说，以作参考。

［语译］ 疟疾将要发作时，亦即阴阳将要相移之时，必然从四肢开始。如果阳已被邪伤，则阴气必往而从之，所以应当在气尚未相并的时候，即在疟疾发作以前，以绳索紧束四肢之端，使邪气不得内入，阴气不得外出，再详细检查，若发现孙络坚实充盛而有瘀血者，都要刺出其血，这是邪气欲内往而阴阳尚未相并时的一种刺法。

［原文］ 曰：疟不发其应何也？

曰：疟①者，必更盛更虚，随②气之所在。病在阳则热而脉躁，在阴则寒而脉静。极则阴阳俱衰，卫气相离，故病得休，卫气集则复病。

曰：时有间二日，或至数日发，或渴或不渴，其故何也？

曰：其间日，邪气与卫气客于六腑而相失③，时不相得④，故休数日乃发也[1]。阴阳更胜，或甚或不甚，故或渴或不渴。

［校勘］

①“疟”《素问》疟论、《太素》三疟均作“疟气”。

②“随”《素问》疟论作“当”。

③“邪气与卫气客于六腑而相失”《吴注素问》改为“邪气客于六腑,而有时与卫气相失。”于义较明。“而相失”《素问》疟论作“而有时相失”。《太素》三疟作“而时相失”。

④“时不相得”《素问》疟论、《太素》三疟均作“不能相得”。

[注释]

[1]“休数日乃发也”《素问注证发微》注:“疟之相间而发者,正以邪气之发,必随卫气而出。凡卫在六腑,而邪亦客于六腑,邪气有时不与卫气相值,故邪气不随卫气而出也。”

[语译] 问:疟疾在不发作的时候,是什么情况呢?

答:疟疾是虚和实交替出现,随着卫气所在之处而发病。病在阳分时,阳胜而阴虚,则发热而脉躁;病在阴分时,阴胜而阳虚,则恶寒而脉静。病势发作到了顶点,则阴阳皆衰,邪气与卫气相离,所以停止发作;至邪气与卫气再度相合时,则病又发作。

问:有的疟疾,隔二日或数日发作一次,发作时或渴或不渴,是什么道理呢?

答:其隔日发作的,是因为邪气客于六腑之内,和卫气之行相失,不能每日按时相会,所以要停几日才发作。由于发作时阴阳的交相胜负,有的严重,有的不严重,所以或渴或不渴。

[原文] 曰:夏伤于暑,秋必病疟①,今不必应者,何也?

曰:此应四时也。其病异形者,反四时也。其以秋病者寒甚,以冬病者寒不甚,以春病者恶风,以夏病者多汗。

[校勘]

①“病疟”《素问》生气通天论、阴阳应象大论、《太素》三疟均作“痎疟”。

[语译] 问:前面说夏伤于暑,秋必病疟,现在有不按时发病的,是什么道理?

答:夏伤于暑,秋必病疟,是指应于四时发病的一般规律。

其发病情况不同的，是和四时发病规律相反。如发于秋季时，由于新凉骤至，则发冷较重；发于冬季时，由于阳气内伏，则发冷不甚；发于春季时，由于腠理开放，则恶风；发于夏季时，由于暑热蒸发，则多汗。

[原文] 曰：温疟与寒疟者，皆安舍？其在何脏？

曰：温疟者，得之于冬，中于风寒①，寒气藏于骨髓之中，至春则阳气大发，寒气不能出，因遇大暑，脑髓铄，肌肉消，腠理发泄，或有所用力，邪气与汗皆出。此病藏在肾，其气先从内出之于外。如是者，阴虚而阳盛，阳盛则热②矣；衰则气反复入，复入则阳虚，阳虚则寒矣。故先热而后寒，名曰温疟[1]。

曰：瘅疟何如？

曰：肺素有热，气盛于身，厥气逆上，中气实而不外泄，因有所用力，腠理开，风寒舍于皮肤之内分肉之间而发，发则阳气盛，阳气盛而不衰则病矣。其气不反之阴，故但热而不寒，气内藏于心而外舍于分肉之间，令人消烁脱③肉，故名曰瘅疟[2]。

[校勘]

①“寒” 《素问》疟论、《太素》三疟均无。

②“热” 此下原有“衰”字，据《素问》疟论删。

③“脱” 《病源》瘅疟候作“肌”，于义较长。

[注释]

[1]“名曰温疟” 《太素》三疟注：“阴虚阳乘，内盛为热，故先热也，热极复衰，反入于内，外阳复虚，阳虚阴乘为寒，所以后寒，故曰温疟也。”

[2]“名曰瘅疟” 《素问注证发微》注：“此热气者，内藏于心肺而外舍于分肉，令人消烁脱肉，病名曰瘅疟，由此观之，则瘅疟之所舍者，肺与心耳。”

[语译] 问：温疟和寒疟，其邪气都是留止于什么地方和什么脏器？

答：温疟是由于冬天感受了风寒之邪，寒气藏于骨髓之中，到了春天，阳气大发之时，邪气潜藏较深，不能随阳气外出，到了夏季，遇到大暑之热，使人脑髓销铄，肌肉消瘦，腠理发泄，或劳力过甚，邪气随着汗出同时外达，此病的邪气原是藏之于肾，邪气先从内部而出之于外。这样，病人里阴已虚而阳气亢盛，阳盛则发热；热极气衰，则病气复入阴分，复入阴分则阴胜而阳虚，阳虚则外寒。所以发作的时候，是先热而后寒，叫做“温疟”。

问：瘅疟是怎样的呢？

答：肺主气，肺中素有郁热，致全身之气盛，气盛不降则逆而上冲，由于气实于内，热气不得向外宣泄，又因用力过甚而腠理开放时，风寒邪气乘虚侵入，藏于皮肤之内分肉之间而发病，发则阳气亢盛，阳气盛而不衰，则病成。由于邪气不能返入阴分，所以发作时是但热不寒，这种病是阳气过胜，心为阳脏，所以其气内藏于心，外舍于分肉之间，使人肌肉消瘦，叫做“瘅疟”。

[按语] 本篇对疟疾的论述是比较具体而详尽的，从发作时间来看，有日发，间日发，和间数日发的不同；从症状方面来看，有先寒后热，先热后寒，但热不寒等区别；在病因方面，有先风后寒，先寒后风，先受暑热又感风寒等复杂情况；从病机方面看，有感邪即发的，有感邪后发的，有纯系外邪的，有外邪加素因而成的。从而使对疟疾病的认识，打下了良好的基础，后世对本病的论述，也都是本于此说。临床时，必须根据具体情况，结合上述理论，进行辨证施治。

[原文] 疟脉满大急，刺背俞，用中针，傍五胠俞[1]各一，适①肥瘦出血。

[校勘]

①“适” 原作“遍”，属上句。据《素问》刺疟篇、《太素》刺疟节度改，连下读。

[注释]

[1]“五胠（qū 区）俞” 即背部两旁靠近腋胁的五个俞穴——魄户、神堂、魂门、意舍、志室。“胠”，腋下也。

［语译］ 疟疾而脉满大急疾的，是阳邪盛实，应刺背部五脏俞两旁的五胠俞，用中等针各刺一次，以泻阳邪之实。刺时须根据患者身体的胖瘦，确定针刺的深浅和出血的多少。

［原文］ 疟脉小实急[1]，灸胫少阴，刺指井。

［注释］

[1]“小实急” 《类经》诸经疟刺注：“脉小实急，阴邪胜也。阴盛者生内寒，故当灸胫之少阴以散寒，刺指之井以补阳也。王氏(指王冰)曰：灸胫少阴，是谓复溜；刺指井者，谓足太阳之至阴。”

［语译］ 疟脉小实急的是阴邪盛实，当灸胫部足少阴经的复溜穴以散寒，刺足太阳经的井穴至阴以补阳。

［原文］ 疟脉缓大虚，便用药，不宜用针[1]。

［注释］

[1]“疟脉缓大……不宜用针” 《类经》诸经疟刺注：“针有泻而无补，故脉虚不宜用针。脉度篇曰：盛者泻之，虚者饮药以补之，即此之谓。”

［语译］ 疟病，若脉搏缓大而虚，应用药物治疗，不宜针刺。

［原文］ 凡治疟，先发如食顷，乃可以治[1]，过之则失时。

［注释］

[1]“凡治疟……乃可以治” 即本节前面经文所说：“夫疟之未发也，阴未并阳，阳未并阴，因而调之，真气得安，邪气乃亡。”

［语译］ 治疗疟疾时，一般应在病将发作前约吃一顿饭时间予以治疗，过了这个时间，就失去治疗时机。

［原文］ 一，疟不渴，间日而作，《九卷》曰：取足阳明；《素问》刺足太阳①。渴而间日作，《九卷》曰：取手少阳②；《素问》刺足少阳。

［校勘］

①“足太阳” 原作“太阴”，据《素问》刺疟篇改。

②“手少阳” 《灵枢》杂病篇、《太素》刺疟节度作手阳明。

［语译］ 疟病口不渴，隔一日发作的，《九卷》说：取足阳明；《素问》说：刺足太阳。口渴而隔一日发作的，《九卷》说：取手少阳，《素问》说：刺足少阳。

［原文］ 一，温①疟汗不出，为五十九刺（解在热病部）。

［校勘］

①“温” 原作“瘟”，据《素问》刺疟篇、《太素》十二疟改。

［语译］ 温疟汗不出的，应用五十九刺以泻内热。

［原文］ 一，足太阳疟，令人腰痛头重，寒从背起，先寒后热，渴，渴止汗乃出，难已，间日作①，刺腘中出血（《素问》先寒后热下有“熇熇暍暍然”五字）。

［校勘］

①“间日作” 《素问》刺疟篇、《太素》十二疟皆无。

［语译］ 足太阳经的疟疾，使人腰痛头重，觉寒冷从背部起，先发冷后发热，口渴，等到口不渴了，汗才出来，这种疟疾，比较难于痊愈，一般是间日一作，治疗时可刺委中出血。

［原文］ 一，足少阳疟，令人身体解㑊，寒不甚①，恶见人，心惕惕然②，热多汗出甚，刺足少阳。

［校勘］

①“寒不甚” 此下《素问》刺疟篇、《太素》十二疟均有“热不甚”三字。

②“心惕惕然” 《素问》刺疟篇、《太素》十二疟此上均有“见人”二字。

［语译］ 足少阳经的疟疾，使人身体倦怠，发冷不重，厌恶见人，见人就心里害怕，发热多，汗出很多，当刺足少阳的荥穴侠溪。

［原文］ 一，足阳明疟，令人先寒，洒淅洒淅，寒甚久乃热，热去汗出，喜见日月光火气乃快然[1]，刺足阳明跗上及调

冲阳①。

［校勘］

①“及调冲阳”《素问》刺疟篇、《太素》十二疟均无此四字。

［注释］

[1]“令人先寒……喜见日月光火气乃快然”《类经》诸经疟刺注：“阳明虽多血多气之经，而寒邪胜之，故先为寒，久乃热，热去则邪解，故汗出。经脉篇曰：‘阳明病至，则恶人与火。’今反喜见日月光，及得火气乃快然者，何也？盖阳明受阳邪，胃之实也，故恶热，阳明受阴邪，胃之虚也，故喜暖耳。”

［语译］ 足阳明经的疟疾，使人先觉洒淅恶寒，逐渐冷的厉害，时间很久才发热，热退则出汗，这种病人，喜欢见日月光和火的热气，见到了，就感到愉快，本病的治疗，应刺足阳明经的跗上冲阳穴。

［原文］ 一，足太阴疟，令人不乐，好太息，不嗜食，多寒少热①，汗出，病至则善呕，呕已乃衰，即取之足太阴②。

［校勘］

①“多寒少热”《素问》刺疟篇、《太素》十二疟均作“多寒热”。

②“即取之足太阴”《素问》刺疟篇、《太素》十二疟均无。

［语译］ 足太阴经的疟疾，使人心中闷闷不乐，时常太息，不思饮食，恶寒多发热少，出汗，病发作的时候，就时常呕吐，呕了以后病才减轻，应在此时刺足太阴经的隐白穴和公孙穴。

［原文］ 一，足少阴疟，令人呕吐甚，多寒少热①，欲闭户牖而处，其病难已[1]，取太溪②。

［校勘］

①“多寒少热”《素问》刺疟篇、《太素》十二疟作“多寒热，热多寒少”。

②“取太溪”《素问》刺疟篇、《太素》十二疟均无此三字。

[注释]

[1]"欲闭户牖而处,其病难已" 《类经》诸经疟刺注:"病在阴者喜静,故欲闭户牖而处,肾为至阴之脏而邪居之,故病深难已。"

[语译] 足少阴经的疟疾,使人发生剧烈的呕吐,恶寒的时间多,发热的时间少,常常喜欢关闭门窗独居,这是病在至阴,较难治愈,可取足少阴经的原穴太溪治之。

[原文] 一,足厥阴疟,令人腰痛,少腹满,小便不利如癃状,非癃也。数噫恐惧①,气不足,腹中悒悒[1],刺足厥阴。

[校勘]

①"数噫恐惧" 原作"数便意恐惧"。原校:"一作噫恐惧"。《素问》刺疟篇新校正云:"按《甲乙经》数便意三字,作数噫二字"。今据改,并删原校。

[注释]

[1]"悒悒(yì yì 意意)" 不舒畅的意思。

[语译] 足厥阴经的疟疾,使人腰痛,少腹胀满,小便不利好象癃病,而非癃病,频频嗳气,恐惧,气不足,腹中不适,当刺足厥阴经的原穴太冲。

[原文] 一,肺疟,令人心寒,寒①甚热,热间善惊,如有所见者,刺手太阴、阳明。

[校勘]

①"寒" 原无,据《素问》刺疟篇、《太素》十二疟补。

[语译] 肺疟,使人心中感觉发冷,冷到极点又发热,在发热的时候,好发惊,象看到什么可怕的东西一样,应刺手太阴经的列缺和足阳明经的合谷。

[原文] 一,心疟,令人烦心甚,欲得见清水,寒多(《素问》作反寒多,《太素》作及寒多),不甚热,刺手少阴,是谓神门①。

[校勘]

①"是谓神门" 《素问》刺疟篇、《太素》十二疟均无此

四字。

[语译] 心疟,使人心烦的厉害,想饮冷水,但身上反发冷多而不甚热,应刺手少阴经的神门穴。

[原文] 一,肝疟,令人色苍苍然(《素问》下有太息二字),其状若死者,刺足厥阴见血。

[语译] 肝疟,使人面色苍青,状如死人,应刺足厥阴经的中封穴出血。

[原文] 一,脾疟,令人病寒腹中痛,热则肠中鸣,鸣已汗出,刺足太阴。

[语译] 脾疟,使人发冷,腹中痛,发热时则肠鸣,肠鸣以后则汗出,应刺足太阴经的商丘穴。

[原文] 一,肾疟,令人凄凄然(《素问》作洒洒然),腰脊痛,宛转[1]大便难,目眴眴然[2],手足寒,刺足太阳、少阴。

[注释]

[1]"宛转" 《吴注素问》注:"宛,似也,转,传送也。言似乎传送,大便难出也。"

[2]"眴眴然" 《类经》诸经疟刺注:"眴眴然,眩动貌,目视不明,水之亏也。"

[语译] 肾疟,使人凄凄发冷,腰脊疼痛,大便困难,目视不明,手足发冷,当刺足太阳原穴京骨,足少阴络穴筑宾。

[原文] 一,胃疟,令人且病寒①,善饥而不能食,食而支满腹大,刺足阳明、太阴横脉出血。

[校勘]

①"且病寒" 《素问》刺疟篇、《病源》疟病候、《外台》疗疟方俱作"且病也"。《太素》十二疟作"疸病也"。

[语译] 胃疟,使人寒冷,易饥而不能食,食后就支撑胀满而腹大,当刺足阳明经的厉兑、解溪、三里和足太阴横脉的商丘出血。

[原文] 一,疟发身热①,刺跗上动脉[1],开其空,出血

立寒。

［校勘］

①“疟发身热”　《素问》刺疟篇作“发身方热”。《太素》十二疟作“疟以发，身方热”。

［注释］

［1］“刺跗上动脉”　《太素》十二疟注：“动脉即冲脉，为五脏六腑之海，故刺之，以疗十二疟也。”马莳，张介宾，张隐菴等俱主张刺冲阳穴。《素问》刺禁论云：“刺跗上中大脉血出不止死。”《素问》刺疟篇云：“足阳明之疟，……刺足阳明跗上。”《素问》缪刺论云：“人有所堕坠……刺足跗上动脉。”王冰均注云为冲阳穴，据此，则本节之“刺跗上动脉”，当是刺冲阳，而不是刺动脉。

［语译］　疟病将要发作而发热的，可刺足跗上动脉处的冲阳穴，并开大针孔，以出其血，出血后立即热退身凉。

［原文］　一，疟方欲寒，刺手阳明、太阴，足阳明、太阴。

［语译］　疟疾将要发冷而尚未发冷的时候，可刺手阳明、太阴二经的井穴（商阳、少商），和足阳明、太阴二经的井穴（厉兑、隐白）。

［原文］　一，诸疟如脉不见者，刺十指间出血，血去必已。先视身之赤如小豆者[1]，尽取之。

［注释］

［1］“赤如小豆者”　指皮肤上的小出血点，色赤如小豆。《素问集注》张志聪注：“邪在肤表，气分有伤，澹渗皮肤之血，故赤如小豆。”

［语译］　各种疟疾，如果因邪盛气逆，致使脉伏而不见的，当随所病之经，刺其井穴出血，以泄其邪，出血后则病必愈；但在未刺以前如果观察到患者身上有赤如小豆的出血点，都要刺出血。

［原文］　一，十二疟[1]者，其发各不同时，察其病形，以知

其何脉之病。先其发时，如一食顷而刺之，一刺则衰，二刺则知，三刺则已；不已，刺舌下两脉出血，不已刺郄中盛经出血，又刺项以下侠脊者，必已。舌下两脉者，廉泉穴[2]也。

［注释］

［1］“十二疟” 指上文六经疟、五脏疟和胃疟。

［2］“廉泉穴” 《素问识》“诸家为任脉之廉泉，非也。任脉廉泉只一穴，不宜言两脉，此言足少阴廉泉也。气府论云：‘足少阴舌下各一。’王注：‘足少阴舌下二穴，在人迎前陷中动脉前，是曰舌本，左右二也。’根结篇云：‘少阴根于涌泉，结于廉泉’。可以互证。”

［语译］ 以上所说的十二种疟疾，其发病时间虽然不同，但诊察其症状，就可以明确病属哪一经脉发病。应当在其发病之前约吃一顿饭的时间给予针刺，刺一次病气即衰，刺两次病即觉轻，刺三次病就好了；若病不愈，可再刺舌下两脉出血；若病仍不愈，可再刺委中充血的血脉出血，又刺项以下侠脊两旁的大杼、风门等穴，就必定痊愈。所谓舌下两脉，是指的廉泉穴。

［原文］ 一，刺疟者，必先问其病之所先发者，先刺之。先头痛及重者，先刺头上及两额两眉①间出血；先项背痛者，先刺之；先腰脊痛者，先刺郄中出血；先手臂痛者，先刺手少阴、阳明②十指间[1]；先足胫痠痛者，先刺足阳明十指间出血[2]。

［校勘］

①“眉” 原作“肩”，据《素问》刺疟篇、《太素》十二疟改。

②“少阴阳明” 《太素》十二疟作“阴阳”，《素问》刺疟篇新校正云：“按别本作手阴阳，全本亦作手阴阳。”

［注释］

［1］“手少阴阳明十指间” 《类经》诸经疟刺注：“手少阴、阳明，皆以井穴为言，又刺十指间者，各随其所病之经也，亦取井穴。”

［2］“十指间出血” 《类经》诸经疟刺注：“十指间出血者，

各因邪居之所，泻其井也。”

［语译］ 凡刺疟病，必先问明开始发病时的症状和部位，先刺之。若先发现头痛及头重的，当先刺头上的上星、百会，两额的悬颅，两眉间的攒竹，都刺之出血；先发现项背疼痛的，就先刺项之风池、风府及背之大杼、神道；先发现腰脊部疼痛的，就先刺委中出血；先手臂部疼痛的，若属于手少阴、阳明，就先刺手少阴、阳明的井穴少冲和商阳，属其他经的，即刺其他经的井穴；先足胫部痠痛的，属阳明就先刺足阳明经的井穴厉兑，刺之出血，属其他经的，即刺其他经的井穴。

［原文］ 风疟，发则汗出恶风，刺足①三阳经背俞之血者。胫痠痛，按之不可，名曰胕②髓病，以镵针针绝骨出其血，立已。身体小痛，刺诸阴之井无出血，间日一刺。

［校勘］

①“足” 《素问》刺疟篇、《太素》十二疟均无。

②“胕” 原作“肘”，据《素问》刺疟篇、《太素》十二疟改。

［语译］ 风疟，发病则出汗恶风，应刺足三阳经在背部的俞穴（膀胱俞、胃俞、胆俞）出血。胫部痠痛，不敢按压的，名叫胕髓病，当用镵针刺绝骨端（阳辅穴）出其血，可立即止痛。如果身体只觉小痛的，可刺诸阴经的井穴，但不可使之出血，隔一天刺一次。

［原文］ 痻[1]疟，神庭及百会主之。

［注释］

［1］“痻（jiē 阶）” 与“痎”同。

［语译］ 疟疾，应取督脉的神庭、百会主治。

［原文］ 痻疟，上星主之，先取譩譆，后取天牖、风池、大杼①。

［校勘］

①“大杼” 《外台》卷三十九无。

［语译］ 疟疾，上星主治，但应先取譩譆，后取天牖、风池、

大杼。

[原文] 瘖疟，取完骨及风池、大杼、心俞、上窌、譩譆、阴都、太渊、三间、合谷、阳池、少泽、前谷、后溪、腕骨、阳谷、侠溪、至阴、通谷、京骨皆主之。

[语译] 治疗疟疾时，可根据不同症状，选用以下诸穴：完骨、风池、大杼、心俞、上窌、譩譆、阴都、太渊、三间、合谷、阳池、少泽、前谷、后溪、腕骨、阳谷、侠溪、至阴、通谷、京骨。

[原文] 疟，振寒，热甚狂言，天枢主之。

[语译] 疟疾，先战栗恶寒，继则发热，在发热厉害时，狂言乱语，这是邪在太阳累及阳明，应取足阳明经的天枢穴主治。

[原文] 疟，热盛，列缺主之。

[语译] 疟疾而热盛的，应取手太阴经的列缺穴主治。

[原文] 疟，寒厥及热厥，烦心善哕，心满而汗出，刺少商出血立已。

[语译] 疟疾，兼有寒厥或者热厥，心中烦乱，时常干哕，胸满而汗出，刺手太阴经的井穴少商，刺之出血，则病可立止。

[原文] 热疟口干，商阳主之。

[语译] 热疟口干的，应取手阳明经的井穴商阳主治。

[原文] 疟，寒甚（《千金》下云欲呕沫），阳溪主之。

[语译] 疟疾而发冷厉害的，是阳气不足，应取手阳明经的阳溪穴主治。

[原文] 风疟，汗不出，偏历主之。

[语译] 风疟而不汗出的，应取手阳明络穴偏历主治。

[原文] 疟，面赤肿，温溜主之。

[语译] 疟疾，面赤而肿的，应取手阳明之郄穴温溜主治。

[原文] 痎疟，心下胀满痛，上气，灸手五里，左取右，右取左。[1]

[注释]

[1]"左取右，右取左" 其义不详，存疑不译。

［语译］ 疟疾，心下胀满疼痛，而气上逆的，应灸手阳明经的手五里穴治之。

［原文］ 疟，项痛，因忽暴逆①，掖门主之。

［校勘］

①"项痛，因忽暴逆" 《外台》卷三十九作"头痛，目涩暴变"。

［语译］ 疟疾，颈项痛，因突然气逆而发作的，应取手少阳经的荥穴腋门主治。

［原文］ 疟发有四时，面上赤①，䀮䀮无所见，中渚主之。

［校勘］

①"发有四时，面上赤" 《外台》卷三十九作"项痛，目"。

［语译］ 发于四时的疟疾，若有面赤，两目视物不清的，应取手少阳经的俞穴中渚主治。

［原文］ 疟食时发，心痛，悲伤不乐，天井主之。

［语译］ 疟疾在吃饭时发作，有心痛和悲伤不乐等症状，应取手少阳经的合穴天井主治。

［原文］ 风疟，支正主之。

［语译］ 风疟，应取手太阳之络支正主治。

［原文］ 疟，背膂振寒，项痛引肘腋，腰痛引少腹①，四肢不举，小海②主之。

［校勘］

①"腹" 《外台》卷三十九此下有"中"字。

②"小海" 原作"少海"，据《外台》卷三十九改。

［语译］ 疟疾，背膂振寒，项痛牵引到肘和腋部，腰痛牵引到少腹部，四肢不能举动的，应取手太阳的合穴小海主治。

［原文］ 疟，不知所苦，大都主之。

［语译］ 疟疾病人，自己也说不出哪里有痛苦的，应取足太阴经的荥穴大都主治。

［原文］ 疟，多寒少热，大钟主之。

［语译］ 疟疾，恶寒多而发热少的，应取足少阴经的大钟主治。

［原文］ 疟[①]，咳逆心闷不得卧，呕甚，热多寒少，欲闭户牖而处，寒厥足热，太溪主之。

［校勘］

①“疟” 《外台》卷三十九作“久疟”。

［语译］ 疟疾而有咳嗽气逆，心中烦闷，不能安睡，呕吐严重，发热多而恶寒少，常欲闭户独居，寒气逆于上而足下热，应取足少阴经的原穴太溪主治。

［原文］ 疟，热少气，足胻寒[①]不能自温，䐜胀[②]切痛引心，复留主之。

［校勘］

①“气，足胻寒” 原作“间寒”，据《外台》卷三十九改。

②“䐜胀” 《外台》卷三十九作“腹䐜”。

［语译］ 疟疾，发热而少气，足胫发冷不能自温，腹胀而切痛连心，应取足少阴经穴复溜主治。

［原文］ 疟，不嗜食，厉兑主之。

［语译］ 疟疾，不愿吃饭，应取足阳明井穴厉兑主治。

［原文］ 疟，瘈疭，惊，股(《千金》作转)膝重，胻转筋，头眩痛，解溪主之。

［语译］ 疟疾，筋脉抽搐发惊，股膝沉重，小腿转筋，头晕而痛的，应取足阳明经的解溪穴主治。

［原文］ 疟，日西发，临泣主之。

［语译］ 疟疾在傍晚时发作的，应取足少阳经的俞穴足临泣主治。

［原文］ 疟，振寒，腋下肿，丘墟主之。

［语译］ 疟疾，战栗恶寒，腋下肿，应取足少阳经的原穴丘墟主治。

［原文］ 疟，从胻起，束骨主之。

［语译］ 疟疾，病从足胫部开始发作的，应取足太阳经原穴京骨主治。

［原文］ 疟，多汗，腰痛不能俯仰，目如脱，项如拔，昆仑主之。

［语译］ 疟疾，出汗多，腰痛不能俯仰，目如脱出，项如拔直的，应取足太阳经的昆仑穴主治。

［原文］ 疟，实则①腰背痛，虚则鼽衄，飞扬主之。

［校勘］

①“则” 原无，据《外台》卷三十九补。

［语译］ 邪客足太阳络脉所引起的疟疾，实则腰背疼痛，虚则鼻流涕或出血的，应取本经的络穴飞扬主治，虚则补之，实则泻之。

［原文］ 疟，头重，寒从①背起，先寒后热，渴不止，汗乃出，委中主之。

［校勘］

①“从” 原无，据《外台》卷三十九补。

［语译］ 疟疾，头沉，恶寒从背部开始，先冷后热，口渴不止，多饮水才能出汗的，应取足太阳经的合穴委中主治。

［原文］ 疟，不渴，间日作，飞扬①主之。

［校勘］

①“飞扬” 原作“昆仑”，据《外台》卷三十九改。

［语译］ 疟疾，口不渴，间日发作的，应取足太阳经的络穴飞扬主治。

卷之八

五脏传病发寒热第一上

[提要] 本篇论述五脏疾病的传变及病变寒热的刺法。其主要内容有：

上篇：论述五脏疾病传变的临床表现与治疗原则；真脏脉见的予后判断；病发寒热的病因、病机、预后和治法。

下篇：论述病发寒热的临床表现和主治俞穴。

[原文] 黄帝曰①：五脏相通，移皆有次。五脏有病，则各传其所胜。不治，法三月，若六月，若三日，若六日[1]，传五脏而当死(《素问》下有顺传所胜之次)。故曰：别于阳者，知病从来；别于阴者，知死生之期[2]，言至其所困而死[3]者也。是故风者，百病之长[4]也。今风寒客于人，使人毫毛毕[5]直，皮肤闭而为热[6]，当是之时，可汗而发；或痹不仁，肿痛[7]，当是之时可汤熨，及(一本作足字)火灸，刺而去。弗治，病入舍于肺，名曰肺痹，发咳上气。弗治，肺即传而行之肝，病名曰肝痹，一名曰厥[8]，胁痛出食[9]，当是之时，可按可刺。

弗治，肝传之脾，病名曰脾风，发瘅，腹中热，烦心汗出黄瘅(《素问》无汗瘅二字)，当此之时，可按②可药，可浴③。

弗治，脾传之肾，病名曰疝瘕，少腹烦冤④[10]而痛，汗出(《素问》作出白)，一名曰蛊[11]，当此之时，可按可药。

弗治，肾传之心，病筋脉相引而急，名之曰瘈[12]，当此之时，可灸可药。

弗治，十日法当死。肾传之心，心即复反传而之肺，发寒热[13]，法当三岁死[14]。此病之次也。然其卒发者，不必治于传⑤[15]，其传化有不以次者，忧恐悲喜怒，令不得以其次，故令人大病矣[16]。因而喜，大虚，则肾气乘矣，怒则肝气乘矣，悲则肺气乘矣，恐则脾气乘矣，忧则心气乘矣，此其道也[17]。故病有五，五五二十五变，及其传化。传，乘之名也[18]。

［校勘］

①“曰” 此上原有“问”字，据《素问》玉机真脏论删。

②“按” 原作“汗”，《素问》玉机真脏论作“按”，且本症有“汗出”一症，不应再用汗法，故据改。

③“浴” 原作“烙”，原校：“一本作浴。”《素问》玉机真脏论与原校同，据改。并删原校。

④“烦冤” 《素问》玉机真脏论作“冤热”。

⑤“于传” 原无，据《素问》玉机真脏论补。

［注释］

[1]“法三月，若六月，若三日，若六日” 《类经》逆顺相传至困而死注：“病不早治，必至相传，远则三月六月，近则三日六日，五脏传遍，于法当死……若三月而传遍，一气一脏也；六月而传遍，一月一脏也，三日者，昼夜各一脏也；六日者，一日一脏也。脏为五，而传遍以六者，假令病始于肺，一也；肺传肝，二也；肝传脾，三也；脾传肾，四也；肾传心，五也；心复传肺，六也。是谓六传。”

[2]“别于阳者……知死生之期” 《类经》逆顺相传至困而死注：“阳者言表，谓外候也。阴者言里，谓脏气也。凡邪中于身，必证形于外，察其外证，即可知病在何经，故别于阳者，知病从来。病伤脏气，必败真阴，察其根本，即可知危在何日，故别于阴者知死生之期。此以表里言阴阳也。”

[3]“至其所困而死” 至其所不胜之脏气旺时，如脾病至肝旺时，土不胜木克，故死。

［4］“风者，百病之长（zhǎng 掌）” 《太素》诸风数类注：“百病因风而生，故为长也。以因于风变为万病，非唯一途，故风气以为病长也。”

［5］“毕” 皆或尽的意思。

［6］“皮肤闭而为热” 风寒之邪，其性收敛，侵入人体则腠理闭塞，卫阳不得外散，故郁而为热。

［7］“或痹不仁，肿痛” 外邪不得及时发散，则留于经脉，使气血不能畅通，故为麻痹不仁及肿痛等症。

［8］“弗治，肺即传而行之肝……一名曰厥” 《类经》风传五脏注：“在肺弗治，则肺金乘木，故及于肝，是为肝痹。肝气善逆，故一名曰厥。”

［9］“出食” 肝气上逆时，水谷不得疏泄，故食而复出。

［10］“烦冤” 心中烦闷，气不舒畅。

［11］“蛊” 《说文》：“腹中虫也。”《类经》风传五脏注：“热结不散，亏蚀真阴，如虫之吸血，故亦名曰蛊。”

［12］“筋脉相引而急，名之曰瘈” 心主血脉。心病若伤及血脉，因筋脉失于血液的濡养，必发筋脉抽引拘急等症。“瘈”同“瘛”。

［13］“发寒热” 《类经》风传五脏注：“若肾传于心，未至即死而邪未尽者，当复传于肺，而金火交争，金胜则寒，火胜则热，故发寒热。

［14］“法当三岁死” 《类经》风传五脏注：“三岁死者，凡风邪传遍五脏，本当即死，其不死者，以元气未败，势犹在缓，故肺复受邪，再一岁则肺病及肝，二岁则肝病及脾，三岁则脾病及肾，三阴俱败，故当死也。”《素问钞》滑寿云：“三岁，当作三日。夫以肺病而来，各传所胜，至肾传心，法当十日死，即肾传之心，心复传肺，正所谓一脏不复受再伤者也，又可延之三岁乎。”按：二说以滑说为妥。

［15］“然其卒发者，不必治于传” 《素问经注节解》注：

"以胜相传，则有次第之可数。若夫猝然而起，或暴感外邪，或真元脱竭，病虽有因，实非传来，如伤寒之直中，中风之眩仆，杂病厥逆之类；但当考其致病之由，不必泥于相传之次论治也。"

[16]"其传化……大病矣" 《素问》玉机真脏论王注："忧恐悲喜怒，发无常分，触遇则发，故令病气亦不次而生。"《素问经注节解》："此正解病之卒发者。五志之伤，畜久忽发，初非循序而来也，故病不以次。然猝发之病颇多，而经但以五志为言者，盖以人之为病，苟非本于七情内伤，虽危不死也。"

[17]"此其道也" 指以上五志发病，即所谓"卒发"，"不以其次"，是随外界刺激引起情志变动而发生的疾病。但此五者，或因有余而乘其所胜，如肝气乘脾，肺气乘肝；或因不足而被乘于其所不胜，如肾被脾乘，肺被心乘，心被肾乘。虽然都是乘所不胜，而一虚一实，又当分辨。

[18]"故病有五……传，乘之名也" 《素问》玉机真脏论王注："五脏相并而各五之，五而乘之，则二十五变也。然其变化，以胜相传，传而不次，变化多端。"《素问经注节解》注："以上临下，以强凌弱曰乘。邪之传也，正谓乘其所胜而侮之，以其势足，相乘而后传之也。"

[语译] 黄帝说：五脏是相互贯通的，五脏之间病邪的移传都有一定的次第，也就是说五脏有病，则各传其所胜。若不能及早治疗，使病邪得以在五脏之间移传，按一般规律，远则三月或六月，近则三日或六日，五脏传遍就当死了。所以说，能辨别表证的，可以知道病是从何经而来；能辨别里证的，可以知道病的死生日期。这是说病传至其所不胜而死的情况。许多疾病是因风邪而起，所以风为百病之长。当风寒侵入人体，使人毫毛尽竖，皮肤闭而发热的时候，可用发汗的方法治疗；若风寒侵及经脉，发生麻痹不仁或肿痛等症状时，可用汤熨、火灸、针刺等方法去其风寒。如果不及时治疗，病邪即由皮毛内传入肺，叫做肺痹，发生咳嗽、气喘的症状。若再不及时治疗，就会传而至肝，叫

做肝痹，一名叫厥，发生胁痛和吐食的症状。此时，可用按摩或针刺等法治疗。

再不及时治疗，就会传而至脾，叫做脾风，发生瘅病，腹中觉热，心烦，汗出，黄疸等症状。此时，可用按摩、药物及沐浴等方法以解其热。

如再不及时治疗，就会传而至肾，叫做疝瘕，发生少腹烦热疼痛，出汗等症状，又叫做蛊病。此时可用按摩及药物治疗。

如再不治疗，病就由肾传心，以致筋脉掣引拘急，成为瘛病。此时，可用灸法或药物治疗。

如再不及时治疗，按一般规律十日之内即当死亡。如果肾病传心，心又复传至肺，肺再伤而发寒热交争的，法当三日即死。这就是病气传遍五脏的次第。但是突然发生的疾病，不在传变之例，就不必按其传变次第治疗。有的病不按传变次第发病，如忧、恐、悲、喜、怒等，便不是次第相传，而是或因有余而乘其所胜，或因不足而被所胜乘之，以致发生大病。如因过喜而心虚，则肾气凌心；因大怒而肝气强急，则肝气乘脾；因悲伤而肺气急切，则肺气乘肝；因恐惧而肾虚，则肾被脾乘；因忧愁，则肺气内虚而被心乘，这就是它们不依次第相传的道理。所以脏病有五，传化则有二十五变。所谓传，就是相乘的另一名称。

[原文] 大骨枯槁，大肉陷下，胸中气满，喘息不便，其气动形，期六月死。真脏脉见，乃予之期日[1]。

大骨枯槁，大肉陷下，胸中气满，喘息不便，内痛[2]引肩项，期一月死[3]。真脏脉见，乃予之期日。

大骨枯槁，大肉陷下，胸中气满，喘息不便，内痛引肩项，身①热，脱肉破䐃，真脏脉见，十日②之内死[4]。

大骨枯槁，大肉陷下，肩髓内消，动作益衰，真脏未见，期一岁死[5]。见其真脏，乃予之期日③。

大骨枯槁，大肉陷下，胸中气满，腹内痛，心中不便，肩项身热，破䐃脱肉，目眶陷，真脏脉见，目不见人，立死[6]；其见人者，至其所不胜之时而死。

急虚中身④卒至[7]，五脏闭绝[8]，脉道不通，气不往来，譬之堕溺[9]，不可为期。其脉绝不来，若一呼⑤五六至，其形肉不脱，真脏虽不见，犹死。

［校勘］

①“身” 原作“痛”，据《素问》玉机真脏论、《太素》真脏脉形改。

②“十日” 原作“十月”，《素问钞》滑注及《素问注证发微》注、《吴注素问》皆云“月”当作“日”，故改。

③“大骨枯槁，大肉陷下，肩髓内消……乃予之期日” 本段原脱，据《素问》玉机真脏论新校正补。

④“中身” 《素问》玉机真脏论作“身中”，《太素》真脏脉形无“中”字。

⑤“呼” 原作“息”，据《素问》玉机真脏论新校正改。

［注释］

[1]“大骨枯槁……乃予之期日” 《类经》骨枯肉陷真脏脉见者死注：“大骨大肉，皆以通身而言，如肩、脊、腰、膝，皆大骨也。尺肤、臀肉，皆大肉也。肩垂项倾，腰重膝败者，大骨之枯槁也。尺肤既削，臀肉必枯，大肉之陷下也。肾主骨，骨枯则肾败矣；脾主肉，肉陷则脾败矣；肺主气，气满喘息，则肺败矣；气不归原，形体振动，孤阳外浮而真阴亏矣。三阴亏损，死期不出六月。六月者，一岁阴阳之更变也。若其真脏脉已见，则不在六月之例，可因克贼之日而定其期矣。”

[2]“内痛” 《太素》真脏脉形注：“谓是心内痛也。”

[3]“内痛引肩项，期一月死” 《类经》骨枯肉陷真脏脉见者死注：“内痛引肩项，病及心经矣。较前已甚，期一月死。一月者，斗建移而气易也。”

[4]“身热……十日之内死” 《类经》骨枯肉陷真脏脉见者死注：“身热者，阴气去也。脱肉者，肌肉消尽也。破䐃者，卧

久骨露而筋肉败也。是为五脏俱伤,而真脏又见,当十日内死。十日者,天干尽而旬气易也。"

[5]"肩髓内消……期一岁死" 《类经》骨枯肉陷真脏脉见者死注:"骨枯肉陷,脾肾已亏,兼之肩髓内消,动作益衰,虽诸证未全,真脏未见,然败竭已兆,仅支一年,岁易气新,不能再振矣。""肩髓内消",指肩部大骨骨髓消脱,则肩骨垂而不举。

[6]"真脏脉见,目不见人,立死" 脏气已亏,胃气衰败,所以真脏脉见。五脏之精气不能上注于目,则目不见人,是神气已脱,故立死。

[7]"急虚中身卒至" 急虚指正气暴虚。正虚者邪必凑之。所以外邪中身者,必猝然而至。"卒"同"猝"。

[8]"闭绝" 《吴注素问》注:"绝,气绝也。闭,九窍塞也。"

[9]"堕溺" 倾跌叫堕,淹没叫溺。

[语译] 大骨枯槁,大肉瘦削,胸中气满,呼吸困难到鼻煽肩耸的程度,出现这些症状,不出六个月就要死亡。若真脏脉出现,就可以预定死日。

大骨枯槁,大肉瘦削,胸中气满,呼吸困难,心中疼痛牵引肩项,出现这些症状,不出一个月就要死亡。若真脏脉出现,就可以预定死日。

大骨枯槁,大肉瘦削,胸中气满,呼吸困难,心中疼痛牵引肩项,全身发热,肉脱䐃破,真脏脉见,不出十日就要死亡。

大骨枯槁,大肉瘦削,肩髓消脱,动作愈衰,真脏脉尚未出现的,约期一年死。若见到真脏脉,就可以预知死日。

大骨枯槁,大肉瘦削,胸中气满,腹中痛,心中不舒,肩项及全身俱热,破䐃脱肉,目眶内陷,真脏脉出现,目不见人的,将立即死亡。若尚能见人的,至其所不胜之脏主气时,就要死亡。

如果元气暴虚,外邪突然侵入人体,致使五脏气绝,九窍闭塞,周身脉道不通,气不往来,像这样突然发生的病,犹如倾跌而死或者落水溺死一样，可随时死亡，是不能预定死期的。若这种急虚卒至的病，其脉绝而不至，或一呼五六至的，即便形肉不脱，真脏脉没有出现，也必然死亡。

[原文] 真肝脉至，中外急，如循刀刃责责①然[1]，如按琴瑟弦，色青白不泽，毛折乃死。

真心脉至，坚②而搏，如循薏苡子累累然，色赤黑不泽，毛折乃死。

真肺脉至，大而虚，如以毛羽中人肤，色赤白不泽，毛折乃死。

真脾脉至，弱而乍疏乍数，色青黄不泽，毛折乃死。

真肾脉至，搏而绝，如指弹石辟辟然，色黑黄不泽，毛折乃死。

诸真脏脉见者，皆死不治。

[校勘]

①“责责” 《太素》真脏脉形作“清清”。《病源》卷十五肝病候作“赜赜”。

②“坚” 原作“紧”，原校：“一本作坚”，《素问》玉机真脏论、《脉经》卷三第二与原校同，据改，并删原校。

[注释]

[1]“责责然” 《素问注证发微》注：“如循刀刃之形，责责然可畏也。”“责责”义甚难解，姑从马莳说，似言刀刃之锋利。

[语译] 肝的真脏脉出现，脉象为内外细急坚劲，像按在刀刃上，又像按在琴瑟的弦上，面色青中兼白而不润泽，皮毛焦枯，就要死亡。

心的真脏脉出现，脉象为坚紧而搏击，像按在薏苡子上那样短实坚强。面色赤中兼黑而不润泽，皮毛枯焦，就要死亡。

肺的真脏脉出现，脉象为大而虚软，好像羽毛着人皮肤那样轻微，面色白中兼赤而不润泽，皮毛焦枯，就要死亡。

脾的真脏脉出现，脉象软弱无力，时快时慢，面色黄中兼青而不润泽，皮毛焦枯，就要死亡。

肾的真脏脉象出现，按之搏击极甚，象以指弹石那样坚实，面色黑中兼黄而不润泽，皮毛枯焦，就要死亡。

凡出现真脏脉的，都是不治的死症。

[按语] 以上五节，是对五脏疾病死症的诊断。文中所列脉证，如：毫无胃气的真脏脉见，乃后天之根本不存；颜色晦暗不泽，乃一身之荣华脱失；在本脏色中兼见胜我之脏色，如肺病青中见白，心病赤中见黑等，乃胜我之脏气来克；毛发脆折，乃脏腑之营养枯竭。因此属于死证。这对一些危重病人的诊断和预后，确有一定参考价值。

[原文] 曰：寒热瘰疬[1]，在于颈腋者，何气所生？

曰：此皆鼠瘘[2]，寒热之毒气，稽于脉而不去者也（《灵枢》稽作陧字）。鼠瘘之本，皆在于脏，其末上出颈腋之间，其浮于脉①中，未著于肌肉而外为脓血者，易去也[3]。

曰：去之奈何？

曰：请从其本，引其末，可使衰去[4]，而绝其寒热。审按其道以予之，徐往徐来[5]以去之。其小如麦者，一刺知，三刺已。决其死生，反其目视之，其中有赤脉从上下贯瞳子者，见一脉一岁死；见一脉半一岁半死；见二脉二岁死；见二脉半二岁半死；见三脉三岁死。赤脉不下贯瞳子者可治。

[校勘]

①"脉" 原作"胸"，据《灵枢》寒热篇、《太素》寒热瘰疬改。

[注释]

[1]"瘰疬" 《灵枢识》引史介生云："小者为瘰，大者为疬，名色甚多，如项前为痰瘰，项后为湿瘰，左右两侧形软，遇怒即肿为气疬，坚硬筋缩为筋疬，若连绵如贯珠者为瘰疬。"

[2]"鼠瘘" 《类经》瘰疬注："瘰疬者，其状累然而历贯上下也，故于颈腋之间，皆能有之，因其形如鼠穴，塞其一，复穿其

一，故又名为鼠瘘。盖以寒热之毒，留于经脉，所以联络不止。一曰：结核连续者为瘰疬，形长如蚬蛤者为马刀。又曰：胁肋下者为马刀。”

[3]“其浮于脉中……易去也” 鼠瘘若按之浮动，未与肌肉筋脉胶著一起，虽有脓血能溃于外者，是根蒂较浅，故易去。

[4]“从其本，引其末，可使衰去” 治疗本病时，必须对其发病的脏腑进行治疗，即所谓“从其本”；再从其外发部位，采用针灸或其他方法，将其毒引而出之，病即可衰败而痊愈。

[5]“徐往徐来” 《类经》瘰疬注：“徐来徐往，即补泻之法，所谓徐而疾则实，疾而徐则虚也。”

[语译] 问：时发寒热的瘰疬病，生在颈部和腋间，是什么邪气产生的？

答：这都是鼠瘘，为寒热的毒气稽留在经脉久而不去所发生的。鼠瘘的病根发生在内脏，其毒气则上出于颈腋之间。如果毒气不很严重，仅是浅在经脉之中，还未著于肌肉而外溃脓血的，容易治疗。

问：怎样治疗呢？

答：去其致病的根源，则结在颈腋的毒气就可以衰退，恶寒发热的症状也可以消除。治疗时，应察明经脉，按脉气所发的道路，予以针刺，运用徐疾的补泻手法，以扶其正而去其邪。若瘰疬初起，形小如麦粒的，针一次就能见效，针三次就可以痊愈。判断这种病生死的方法是：翻其眼睑视之，有赤脉从上下贯瞳子的是邪毒深入阴分，为死亡的征兆。出现一条赤脉的，死期当在一年；出现一条半赤脉的，死期当在一年半；出现两条赤脉的，死期当在二年；出现二条半赤脉的，死期当在二年半；出现三条赤脉的，死期当在三年。若赤脉没有向下贯穿瞳子，是邪毒尚未深入，这样的还可以治疗。

[按语] 瘰疬，鼠瘘即今所谓淋巴腺炎或淋巴腺结核之类。在颈项之侧，三五相连，初起如麦粒，渐大如梅李核。坚硬

微痛，尚未溃腐的为瘰疬；日久溃破而疮口不合的为鼠瘘。其发病多因精血亏损，虚火内动，加以恚怒忧思，气郁肝胆所致。

针刺治疗本病，历代针灸书籍多有记载。建国后《中医杂志》也曾报导用针或火针直接刺入病灶处，加以其它疗法，治疗颈淋巴腺结核，获得满意效果，足证针刺疗法对本病的治疗是有一定的疗效。

关于反目视赤脉以判断预后的方法，历来缺少这方面的资料。宋代陈言曾说："虽有是说，验之病者，少有是证，亦难考据。此往往是三阳传诸阴经，方有之，若本脏发，未必有是，学者知之。"有待在医疗实践中，进一步观察。

[原文] 曰：人有善病寒热者，何以候之？

曰：小骨弱肉者，善病寒热[1]。颧骨者，骨之本也。颧大则骨大，颧小则骨小。皮薄而肉弱无䐃①，其臂懦懦然[2]，其地[3]色炱②然，不与其天③[4]同色，污然独异，此其候也。然臂薄者，其髓不满，故善病寒热。

[校勘]

①"䐃" 原作"胭"，据《灵枢》五变篇改。

②"炱" 《灵枢》五变篇作"殆"。

③"其天" 原作"天地"，据《灵枢》五变篇改。

[注释]

[1]"小骨弱肉者，善病寒热" 《类经》风邪五变注："骨属肾，肉属脾，皆至阴之所在也，阴不足则阳邪易以入之，故善病寒热。"

[2]"懦懦然" 耎弱无力。

[3]"地" 指地阁，即颏部。

[4]"天" 指天庭，即颜部。

[语译] 问：有的人常发寒热病，怎样诊察呢？

答：凡是骨小而肌肉松软的人，容易患寒热病。颧骨是骨的根本，所以颧骨大的，全身的骨骼都大；颧骨小的，全身的骨骼都小。常发寒热病的人，多皮肤薄，肌肉弱而不丰满，两臂也柔弱无力，地阁部位色黑如炱，不与天庭部位的气色相同，而是污浊晦暗，这是表现于外的征候。凡是两臂肌肉薄弱的人，其全身的骨髓必不充满，骨髓不充满，阴精也必然不足，所以容易患寒热病。

［按语］ 以上所谓寒热，似指虚劳体质所发的寒热而言。

［原文］ 风感则为寒热。皮寒热，皮不可附席，毛发焦，鼻槁腊，不得汗，取三阳之络，补手太阴①[1]。肌寒热，病肌痛，毛发焦，唇槁腊[2]，不得汗，取三阳于下[3]，以去其血者，补太阴以出②其汗[4]。骨寒③热，痛无所安，汗注不休。齿未槁④，取其少阴于阴股之络；齿已⑤槁，死不治。骨厥亦然[5]。

［校勘］

①“阴” 原作“阳”，据《灵枢》寒热病篇、《太素》寒热杂说改。

②“出” 原作“去”，据《灵枢》寒热病篇、《太素》寒热杂说改。

③“寒” 此下原有“骨”字，据《灵枢》寒热病篇、《难经》五十八难、《太素》寒热杂说删。

④“齿未槁” 原作“齿本槁痛”，据《灵枢》寒热病篇、《太素》寒热杂说改。

⑤“已” 原作“色”，据《灵枢》寒热病篇、《太素》寒热杂说改。

［注释］

［1］“皮寒热……补手太阴” 《灵枢注证发微》注：肺主皮毛，开窍于鼻。故皮痛而不可近席，毛发焦燥，鼻孔枯腊。腊者，干也。如不得汗，当取足太阳膀胱经之络穴飞扬以泻之，盖太阳为三阳也。又当取手太阴肺经之络穴列缺以补之。正以太阳主表，故宜泻其邪；而肺主皮毛，必宜补之于既泻之后也。”

［2］“肌寒热，……唇槁腊” 脾主肌肉，其华在唇四白，病

在脾故肌寒热，肌痛，毛发焦枯，唇干枯如腊肉。

[3]"取三阳于下" 《灵枢注证发微》注："不言穴者，必俱是络穴耳。"

[4]"补太阴以出其汗" 《灵枢》热病篇云："取之鱼际、太渊、大都、太白，泻之则热去，补之则汗出。"据此，则太阴当包括手、足太阴两经。

[5]"骨寒热……骨厥亦然" 《类经》刺寒热注："肾主骨，骨寒热者，邪在至阴也。阴虚者必躁，故无所安也。阴伤则液脱，故汗注不休也。齿者，骨之余。若齿未槁者，阴气尚充，犹为可治，当取足少阴之络穴大钟以刺之；若齿有枯色，则阴气竭矣，其死无疑。……骨寒而厥者皆然。"

[语译] 人若感受风邪，则成为恶寒发热的疾病。皮寒热病，是外邪侵及皮毛，因而皮痛不可着席。肺主皮毛，开窍于鼻，邪侵在表而肺津不布，所以毛发枯焦而鼻孔干燥，若不能出汗，当先取足太阳经的络穴飞扬，以泻在表之热，再取手太阴经的荥、俞，以补肺气。肌寒热病，是邪侵肌肉，所以肌肉疼痛。脾主肌肉，其荣在唇，所以毛发焦而口唇枯干，若不能出汗，应刺足太阳经下部的络脉出血，以泻其邪血，再补手、足太阴经的荥、俞，以出其汗。骨寒热病，是邪伤少阴肾气，肾阴既伤，则使人烦躁不安，身体不适，汗出不止。此症如齿未枯槁，是阴气未竭，可刺足少阴肾经的络穴大钟；若齿已枯槁，是阴气已经竭绝，为不治的死证。骨寒热而发厥逆的，也是死证。

[原文] 男子如蛊[1]，女子如阻[2]，身体腰脊如解，不欲食，先取涌泉见血，视跗上盛者，尽出血。

[注释]

[1]"男子如蛊" "如蛊"，似指腹中如蛊病之形，而又非蛊病，根据刺涌泉出血之治法推论，当属瘀血为病。

[2]"女子如阻" 阻，即女子妊娠恶阻病。《千金》妊娠恶阻曰："阻病者，患心中愦愦，头重眼眩，四肢沉重，懈堕不欲执

作，恶闻食气，欲啖咸酸果实，多卧少起，世谓恶食。”本节谓“女子如阻”，正如《千金》所谓“经血既闭，水渍于脏，脏气不宣通，经络否涩”之意，而实非真正的女子阻病。

[语译] 男子患瘀血停滞腹中如蛊病，女子患经闭而脏气不通如阻病，以致身体腰脊松懈无力，不欲饮食，根据病在上取之下的道理，应该先刺涌泉出血；再察足跗上瘀结的血络，尽刺其出血，以通其经络而活其气血。

[原文] 灸寒热之法[1]：先取项大椎，以年为壮数[2]，次灸橛骨①[3]，以年为壮数，视背俞陷者灸之[4]，举臂肩上陷者[5]灸之，两季胁之间[6]灸之，外踝上绝骨之端[7]灸之，足小指次指之间[8]灸之，腨下②陷脉[9]灸之，外踝后[10]灸之，缺盆骨上切之坚动如筋者[11]灸之，膺中陷骨间[12]灸之，掌束骨③下[13]灸之，脐下关元三寸[14]灸之，毛际动脉[15]灸之，膝下三寸④分间[16]灸之，足阳明灸之⑤，跗上动脉[17]灸之，巅上[18]一⑥灸之，取犬所啮处灸之[19]，即以犬伤病法三炷灸之，凡当灸二十九处[20]。

[校勘]

①“橛骨” 原作“撅骨”，据《素问》骨空论改。

②“下” 原作“上”，据《素问》骨空论改。

③“掌束骨” 《太素》灸寒热法作“髑骭”。

④“膝下三寸” 原作“脐下三寸”，据《素问》骨空论、《太素》灸寒热法改。

⑤“灸之” 原脱，据《素问》骨空论新校正、《太素》灸寒热法补。

⑥“巅上一” 《太素》灸寒热法作“颠上动脉”。

[注释]

[1]“灸寒热之法” 《类经》灸寒热注：“此下灸寒热之法，多以虚劳为言，然当因病随经而取之也。”

[2]“以年为壮数” 即按年龄大小决定灸治的壮数。

[3]“橛骨” 橛通镢，即尾骶骨，此处有尾闾穴。

[4]“背俞陷者灸之”《类经》灸寒热注:“背俞皆足太阳经穴,陷下之处,即经气之不足者,故当灸之。”

[5]“举臂肩上陷者” 指手阳明经肩髃穴。

[6]“两季胁之间” 指足少阳经京门穴。

[7]“绝骨之端” 指足少阳经阳辅穴。

[8]“足小指次指之间” 指足少阳经侠溪穴。

[9]“腨下陷脉” 指足太阳经承山穴。

[10]“外踝后” 指足太阳经昆仑穴。

[11]“动如筋者” 《类经》灸寒热注:“此结聚也。但随其所有而灸之,不必拘于俞穴。”《吴注素问》注:“此非谓穴,乃肉间结核也。”

[12]“膺中陷骨间” 指任脉天突穴。

[13]“掌束骨下” 《素问直解》注:“束骨,横骨也。掌束骨下,犹言掌下束骨,谓横骨缝中大陵二穴。”

[14]“脐下关元三寸” 《素问》骨空论王注:“谓关元在脐下同身寸之三寸也。”

[15]“毛际动脉” 指足阳明经气冲穴。

[16]“膝下三寸分间” 指足阳明经三里穴。

[17]“跗上动脉” 指足阳明经冲阳穴。

[18]“巅上” 指督脉百会穴。

[19]“犬所啮(niè 聂)处灸之” 《类经》灸寒热注:“犬伤令人寒热者,古有灸法如此。”《千金翼》卷二十八,卒死第八:“治狂犬咬人,令人吮去恶血尽,灸百壮已,后日日灸,一百日止。”《铜人经》卷五外丘条云:“今附猘犬所伤,毒不出,发寒热,速以三壮,又可灸所啮之处,立愈。”

[20]“二十九处”《类经》灸寒热注:“自犬啮之上,共计二十九处,犬伤者无定所,故不在数内。”

[语译] 灸寒热病的方法:先取项后的大椎穴,根据病人年龄决定艾灸的壮数;其次灸橛骨的长强穴,也是以年龄为壮

数。看到背部脏腑的俞穴有陷下的，灸之；举臂时肩上有陷窝的肩髃穴，灸之；两季胁之间的京门穴，灸之；足外踝上绝骨之端的阳辅穴，灸之；足小指次指间的侠溪穴，灸之；腨下脉陷处的承山穴，灸之；外踝后的昆仑穴，灸之；缺盆骨上按之坚硬其动如筋处，灸之；膺中陷骨间的天突穴，灸之；掌横骨下的大陵穴，灸之；脐下三寸的关元穴，灸之；毛际两旁的动脉气冲穴，灸之；膝下三寸两筋间的三里穴，灸之；足阳明经的穴位，灸之；足背上的冲阳穴，灸之；头顶上的百会穴，灸之；被狂犬咬处，按照治犬伤病的方法，用艾炷灸三壮。以上是灸寒热病的部位，除犬咬伤没有定处外，共有二十九处。

［原文］ 寒热头痛，喘喝，目不能视，神庭主之。

其目泣出，头不痛者，听会主之。

寒热头痛如破，目痛如脱，喘逆烦满，呕吐，流汗难言，头维主之。

寒热刺脑户。

［语译］ 恶寒发热头痛，喘息声粗，目不能视，应取督脉与足太阳、阳明之会穴神庭主治。

其人若目中流泪，头不痛的，应取听会穴主治。

身发寒热、头痛像要破裂，目痛像要脱出，而又喘咳逆气，心烦胸满，呕吐，汗出如流，语言艰难，应取头维穴主治。

若只发寒热，就沿皮刺脑户出血，但不可刺深。

五脏传病发寒热第一下

［原文］ 寒热取五处，及天池、风池、腰俞、长强、大杼、中膂内俞、上窌、龂交、上关、关元、天牖、天容、合谷、阳溪、关冲、中渚、阳池、消泺、少泽、前谷、腕骨、阳谷、少海、然谷、至阴、昆仑主之。

［语译］ 从略。

［按语］ 本节所述之二十八穴，都可以主治寒热的病症。但在多种疾病中，往往同时并发有寒热的症状，这就说明寒热的症状虽同，而导致寒热病的原因则异。所以运用上述俞穴治疗寒热时，必须“伏其所主，而先其所因”，才能从辨证论治的原则上，求得适当的穴位。

［原文］ 寒热骨痛，玉枕主之。

［语译］ 身发寒热而兼骨痛的，应取足太阳经的玉枕穴主治。

［原文］ 寒热懈懒①，淫泺胫痠，四肢重痛，少气难言[1]，至阳主之。

［校勘］

①“懒” 原作“烂”，原校：“一本作懒”，据改，并删原校。

［注释］

[1]“少气难言” 是呼吸气短，语言不能接续的意思。

［语译］ 身发寒热而松懈懒惰，胫骨软痠无力，四肢沉重疼痛，呼吸气短而语言不能接续，应取督脉之至阳穴主治。

［原文］ 肺寒①热，呼吸不得卧，咳②上气，呕沫，喘，气相追逐，胸满胁③膺急，息难，振栗，脉鼓，气膈，胸中有热，支满不嗜食，汗不出，腰脊痛④，肺俞主之。

［校勘］

①“寒” 原作“气”，据《外台》卷三十九改。

②“咳” 原无，据《外台》卷三十九补。

③“胁” 《外台》卷三十九作“背”。

④“腰脊痛” 《外台》卷三十九作“腰背痛”。

［语译］ 肺受邪气而发寒热的，呼吸不利，不能安卧，咳嗽气逆，呕吐涎沫，喘息，呼吸急促，胸满而胁膺拘急，甚至呼吸困难，全身恶寒战栗，脉象如鼓而弦紧有力，气道隔塞，胸中发热，支撑胀满而不思饮食，不出汗，腰脊疼痛，应取足太阳经的肺俞穴主治。

[原文] 寒热心痛，循循然[1]与背相引而痛，胸中悒悒不得息，咳唾血，多涎，烦中善饐[2]，食不下，呕①逆，汗不出，如疟状，目䀮䀮，泪出悲伤，心俞主之。

[校勘]

①“呕” 原作“咳”，据《外台》卷三十九改。

[注释]

[1]“循循然” 次序貌，指有一定规律的样子。

[2]“饐”通噎， 食塞咽喉叫噎。

[语译] 寒热心痛，心与背循序牵引作痛，胸中郁闷不畅而呼吸不利，咳嗽唾血，多痰涎，心中烦闷而时常噎塞，饮食不下，恶心呕吐，汗不得出，发寒热好象疟疾，目视物不清，流泪悲伤，应取足太阳经的心俞穴主治。

[原文] 咳而呕，鬲寒，食不下，寒热，皮肉骨①痛，少气不得卧，胸满支两胁，鬲上兢兢[1]，胁痛腹䐜，胸脘暴痛，上气，肩背寒痛，汗不出，喉痹，腹中痛，积聚，默然嗜卧，怠惰不欲动，身常湿②，心痛③，膈俞④主之。

[校勘]

①“骨” 原作“肤”，据《外台》卷三十九改。

②“湿” 原作“湿湿”，据《千金》卷三十、《外台》卷三十九改。

③“痛” 此下原有“无可摇者”四字，据《外台》卷三十九删。

④“膈俞” 原作“脾俞”，据《千金》卷三十、《外台》卷三十九改。

[注释]

[1]“兢兢(jīng jīng 竞竞)” 《玉篇》:“不自安貌”。

[语译] 咳嗽呕吐，膈寒，饮食不下，身发寒热，皮肉和骨节疼痛，气短不能安卧，胸胀满而支撑两胁，膈上不安，胁痛，腹胀，胸脘猝痛，上气喘促，肩背恶寒疼痛，不出汗，咽喉塞痛，腹中

痛，积聚，默然不语，嗜卧，怠惰无力，不愿活动，肌肤常湿润，心痛，应取足太阳经的鬲俞穴主治。

［原文］ 咳而胁满急，不得息，不得反侧，腋胁下与脐相引，筋急而痛，反折，目上视，眩，目中循循然，眉头痛①，惊狂，衄，少腹满，目䀮䀮，生白翳，咳引胸痛，筋寒热[1]，唾血短气，鼻酸，肝俞主之。

［校勘］

①“眉头痛” 原作“肩项痛”，据《外台》卷三十九改。

［注释］

[1]“筋寒热” 肝主筋，筋寒热亦即肝寒热，是肝脏受邪而发寒热之病。

［语译］ 咳嗽而两胁胀满拘急，呼吸不利，不能反身转侧，腋胁筋急，下与脐部相互牵引作痛，脊背反张，目睛上视，眩晕，觉目中似有次序的旋转，眉头痛，惊狂，衄血，少腹胀满，视物不清，目生白翳，咳引胸痛，是肝脏受邪而发寒热之病，唾血，呼吸气短，鼻酸，应取足太阳经的肝俞穴主治。

［原文］ 寒热，食多身羸瘦，两胁引痛，心下贲痛[1]，心如悬，下引脐，少腹急痛，热，面黑①，目䀮䀮，久喘咳，少气，溺浊赤，肾俞主之。

［校勘］

①“黑” 原作“急”，原校：“一本作黑”。《外台》卷三十九与原校同，据改，并删原校。

［注释］

[1]“心下贲（bēn 奔）痛” 心下，指胃脘部，贲痛，指上冲而痛。

［语译］ 发寒热，食虽多而身体消瘦，两胁牵引疼痛，胃脘痛气上冲心，心悬而悸动不安，下引脐部，少腹拘急疼痛而热，面色黑，视物不清，喘咳日久不愈，呼吸少气，小便混浊而色赤，应取足太阳经的肾俞穴主治。

［原文］ 骨寒热，溲难①，肾俞主之。

［校勘］

①“溲难” 《外台》卷三十九作“便难”。

［语译］ 骨寒热而小便不利的，应取足太阳经的肾俞穴主治。

［原文］ 寒热头痛，水沟主之。

［语译］ 发寒热而头痛的，应取督脉与阳明的会穴水沟主治。

［原文］ 寒热颈瘰疬，大迎主之。

［语译］ 发寒热而颈部生瘰疬的，应取足阳明经的大迎穴主治。

［原文］ 肩痛引项，寒热，缺盆主之。

［语译］ 肩痛牵引项部，并发生寒热的，应取缺盆穴主治。

［原文］ 寒①热汗不出，胸中热满，天窌主之。

［校勘］

①“寒” 原作“身”，据《外台》卷三十九改。

［语译］ 寒热汗不出，胸中热而满的，应取手足少阳、阳维之会穴天窌主治。

［原文］ 寒热肩肿，引胛中痛，肩臂酸，臑俞主之。

［语译］ 寒热肩肿，牵引肩胛骨中作痛，肩臂酸痛无力，应取手太阳、阳维、跷脉之会穴臑俞主治。

［原文］ 寒热项疬适[1]，耳鸣①无闻，引缺盆肩中热痛，麻痹不举（一本作手臂不举），肩贞主之。

［校勘］

①“鸣” 原脱，据《千金》卷三十校语及《外台》卷三十九补。

［注释］

[1]“疬适” 本条及下“缺盆”条，《外台》卷三十九均作“历适”。《外台》“臑俞”条亦有“历适”之名。又本书卷七第一

中“天牖”条之“瘰疬”,《外台》亦作“历适”。可证“瘰疬”与“疬(历)适”为同义语。

[语译] 寒热而项部瘰疬,耳鸣影响听觉,牵引缺盆和肩内都觉热痛,手臂麻痹不能举起,应取手太阳经的肩贞穴主治。

[原文] 寒热疬①,目不明,咳上气,唾血,肩中俞主之。

[校勘]

①“寒热疬” 《外台》卷三十九作“寒热厥”。

[语译] 寒热瘰疬,视物昏花,咳嗽气喘,唾血,应取手太阳经的肩中俞主治。

[原文] 寒热疬适,胸中满,有大气,缺盆中满痛者死,外溃不死,肩痛①引项,臂②不举,缺盆中痛,汗不出③,喉痹,咳嗽血,缺盆主之。

[校勘]

①“痛” 原无,据上“缺盆”条补。

②“臂” 原无,据《外台》卷三十九补。

③“汗不出” 《外台》卷三十九作“汗出”。

[语译] 寒热瘰疬,胸中因有气聚而呈现胀满,若缺盆中亦见胀满而痛的,必死。若瘰疬成脓外溃的就不一定死,若肩痛牵引颈项,而致臂不能抬举,缺盆中痛,汗不出,咽喉塞痛,咳而吐血,应取足阳明经的缺盆穴主治。

[原文] 咳上气,喘,暴喑不能言,及舌下挟缝青脉,颈有大气,喉痹,咽中干,急不得息,喉中鸣,翕翕[1]寒热,项肿肩痛,胸满腹皮热,衄,气①哽心痛,隐疹头痛,面皮赤热,身肉尽不仁,天突主之。

[校勘]

①“气” 此下原有“短”字,据《外台》卷三十九删。

[注释]

[1]“翕翕(xīxī 吸吸)” 轻微发热的样子,翕,鸟羽敛合貌。

［语译］ 咳嗽，气上逆而喘息，卒然失音不能言语，舌下挟缝有青脉，颈部有气聚，致喉痹痛而咽中发干，气急呼吸不利，喉中有声，身微发寒热，项肿，肩痛，胸满，腹皮热，鼻衄，气梗塞而心痛，隐疹，头痛，面皮赤热，全身肌肉不知痛痒，应取阴维、任脉之会天突穴主治。

［原文］ 肺系急，胸中痛，恶寒，胸满悒悒然，善呕胆[1]，胸中热，喘，逆气，气相追逐，多浊唾，不得息，肩背风，汗出，面腹肿[2]，鬲中食饐，不下食[3]，喉痹，肩息肺胀，皮肤骨痛，寒热烦满，中府主之。

［校勘］

①“善呕胆” 《外台》卷三十九作“胆热呕逆”。

②“面腹肿” 《外台》卷三十九，《铜人》卷四均作“腹胀”。

③“鬲中食饐，不下食” 《外台》卷三十九作“食噎不下”。

［语译］ 肺系急迫，胸中痛，身恶寒，胸满郁闷不乐，时常呕出胆汁，胸中发热，喘息气逆，呼吸急促，多吐浓浊痰，呼吸不利，肩背畏风，汗出，面及腹部浮肿，饮食吞咽困难，喉痹，喘息抬肩，肺胀，皮肤骨节痛，身发寒热，心烦满闷，应取手太阴经的中府穴主治。

［原文］ 寒热胸满，头[1]痛，四肢不举，腋下肿，上气，胸中有声，喉中鸣，天池主之。

［校勘］

①“头” 《外台》卷三十九作“颈”。

［语译］ 身发寒热，胸中胀满，头痛，四肢不能举动，腋下肿，气逆喘促，胸中有痰声，喉中痰鸣，应取手厥阴经的天池穴主治。

［原文］ 咳，胁下积聚，喘逆，卧不安席，时寒热，期门主之。

［语译］ 咳嗽，胁下有积聚，喘息气逆，不能安卧，时发寒热，应取足厥阴经的期门穴主治。

［原文］ 寒热，腹胀膜，怏怏然[1]不得息，京门主之。

［注释］

[1]"怏怏然" 郁郁不乐貌。

［语译］ 身发寒热，腹胀，心中郁郁不乐而呼吸不利，应取足少阳经的京门穴主治。

［原文］ 寒濯濯①[1]，心②烦，手臂不仁，唾沫，唇干引饮，手腕挛，指肢痛，肺胀，上气，耳中生风，咳喘逆，痹，臂痛，呕吐，饮食不下，膨膨然，少商主之。

［校勘］

①"寒濯濯" 《外台》卷三十九作"疟寒热"。

②"心" 原作"舌"，据《外台》卷三十九、《铜人》卷五改。

［注释］

[1]"寒濯濯（zhuó zhuó 浊浊）" 身寒冷如洗貌，濯，洗涤。

［语译］ 身寒冷如洗，心烦，手臂麻木不仁，吐涎沫，唇干而多饮，手腕拘挛，手指肢节痛，肺胀而喘促，耳鸣如风吹，咳喘气逆，痹，臂痛，呕吐，饮食不下，胸腹膨膨然鼓胀，应取手太阴经的井穴少商主治。

［原文］ 唾血，时寒时热，泻鱼际，补尺泽。

［语译］ 唾血，有时恶寒，有时发热的，应泻手太阴经的鱼际而补尺泽。

［原文］ 臂厥，肩膺胸满痛，目生①白翳，眼眦赤②筋，掌中热，乍寒乍热，缺盆中相引痛，数欠③，喘不得息，臂内④廉痛，上鬲，饮已烦满，太渊主之。

［校勘］

①"生" 原作"中"，据《外台》卷三十九、《铜人》卷五改。

②"眦赤" 原作"青转"，据《外台》卷三十九改。

③"欠" 原作"咳"，据《外台》卷三十九改。

④"内" 原作"肉"，据《外台》卷三十九改。

［语译］ 臂厥，肩、膺、胸等部胀满疼痛，目睛生白翳，目眦

有赤筋，掌中发热，全身忽冷忽热，缺盆中掣痛，屡作欠伸，气喘而呼吸不利，臂内侧痛，隔食呕吐，饮后烦躁满闷，应取手太阴经的太渊穴主治。

[原文] 寒热胸背急，喉痹，咳上气喘，掌中热，数欠伸，汗出善忘，四肢厥逆①，善笑，溺白，列缺主之。

[校勘]

①“四肢厥逆” 原作“四逆厥”。据《外台》三十九补改。

[语译] 身发寒热，胸背拘急，喉痹，咳嗽气上逆而喘息，掌内发热，频频呵欠伸腰，汗出，好忘事，四肢厥冷，多笑，小便白，应取手太阴经的列缺穴主治。

[原文] 胸中彭彭然，甚则交两手而瞀，暴痹喘逆，刺经渠，及天府。此谓之大俞[1]。

[注释]

[1]“此谓之大俞” 本经卷十二第七云：“……取天府，此为胃之大腧五部也。”按：五部是指天牖、扶突、天柱、天府、人迎。故天府为五部大俞之一。《灵枢》寒热病篇云：“此为天牖五部。”

[语译] 胸中气胀，甚至两手交叉胸部而昏闷，或胸中剧烈疼痛，喘息气逆，应取手太阴经的经渠穴及天府穴主治。天府穴为天牖五部的大俞之一。

[原文] 寒热咳呕沫①，掌中热，虚则肩背②寒栗，少气不足以息，寒厥，交两手而瞀，口沫出；实则肩背热痛，汗出，四肢暴肿③，身湿（一本作温）摇，时寒热，饥则烦，饱则善④面色变，口噤不开，恶风泣出，列缺主之。

[校勘]

①“咳呕沫” 《外台》卷三十九作“咳喘”。

②“背” 原作“臂”，据《外台》卷三十九改。

③“暴肿” 《外台》卷三十九作“肿”。

④“善” 《外台》卷三十九无。

［语译］ 身发寒热，咳而呕吐涎沫，掌内发热的患者，正气虚的则肩背寒冷战栗，呼吸气短，四肢发凉，两手交叉胸部昏闷而口吐涎沫；邪气实的，则肩背发热而痛，出汗，四肢突然浮肿，全身湿润，摇动不安，时发寒热，饥饿时则烦躁，饱食时则面色不正常，牙关紧闭，不能张口，恶风，流泪，应取手太阴经的列缺穴主治。

［原文］ 烦心咳，寒热善哕，劳宫主之。

［语译］ 心中烦而咳嗽，身发寒热而时常呃逆，应取手厥阴经的劳宫穴主治。

［原文］ 寒热，唇口干，喘息，目急痛[①]，善惊，三间主之。

［校勘］

①"目急痛" 《外台》卷三十九作"目眦急痛"。

［语译］ 身发寒热，唇口干燥，喘息，两眼急缩疼痛，时常发惊，应取手阳明经的三间穴主治。

［原文］ 胸中满，耳前痛，齿痛，目赤痛，颈肿，寒热，渴饮辄汗出，不饮则皮干热，曲池主之。

［语译］ 胸中发满，耳前痛，齿痛，两目红肿疼痛，颈肿，身发寒热，口渴饮水则出汗，不饮水则皮肤干燥而热，应取手阳明经的合穴曲池主治。

［原文］ 寒热颈疬适，咳嗽[①]呼吸难，灸五里，左取右，右取左。

［校勘］

①"嗽" 原无，据《外台》卷三十九补。

［语译］ 身发寒热，颈生瘰疬，咳嗽，呼吸困难，应取手阳明经的五里穴灸之，左病灸右，右病灸左。

［原文］ 寒热颈疬适，肩臂不可举，臂臑、臑[①]俞主之。

［校勘］

①"臑" 原无，据《外台》卷三十九补。

［语译］ 身发寒热，颈生瘰疬，肩臂痠痛不能举，应取手阳

明、阳维的会穴臂臑及手太阳、阳维的会穴臑俞主治。

[原文] 风寒热,液门主之。

[语译] 因受风而发寒热的,应取手少阳经的液门穴主治。

[原文] 寒热颈颔肿,后溪主之。

[语译] 身发寒热,颈及颔部肿大的,应取手太阳经的俞穴后溪主治。

[原文] 寒热善呕,商丘主之。

[语译] 身发寒热而时常呕吐的,应取足太阴经的商丘穴主治。

[原文] 呕厥寒,时有微热,胁下支满,喉痛①,嗌干,膝外廉痛,淫泺胫痠,腋下肿,马刀瘘②,唇③肿,吻伤痛,太冲主之。

[校勘]

①“喉痛” 《外台》卷三十九作“喉痹痛”。

②“瘘” 《外台》卷三十九及《铜人》卷五均作“疡瘘”。

③“唇” 原作“肩”,据《外台》卷三十九及《铜人》卷五改。

[语译] 呕吐,四肢厥冷,时有微热,胁下支撑胀满,喉痛,咽干,膝外侧痛,胫骨痠痛无力,腋下肿,瘰疬溃疡成瘘,唇肿,嘴角裂伤疼痛,应取足厥阴经的太冲穴主治。

[原文] 心如悬(《千金》作心痛),阴厥[1],脚腨后廉急,不可前却[2],血痈肠澼便脓血,足跗上痛,舌卷不能言,善笑,足痿不收履①,溺青赤白黄黑,青取井,赤取荥,黄取输,白取经,黑取合[3]。血痔[4]泄(《千金》下有利字)后重,腹痛如癃状,狂仆必有所扶持;及大气涎出,鼻孔中痛,腹中常鸣,骨寒热无所安,汗出不休,复留主之。

[校勘]

①“履” 《外台》卷三十九作“病”,连下句读。

[注释]

[1]“阴厥” 即阳气衰于下所发的寒厥。《素问》气交变

大论曰："岁水太过，寒气流行，邪害心火，民病阴厥。"又曰："阴厥，上下中寒。"

［2］"前却" 即前进后退的意思。

［3］"溺青赤白黑黄……黑取合" 此段文理甚是费解。《千金》卷三十单列，未在复溜条下。存疑不译。

［4］"血痔" 《千金》五痔曰："血痔者，大便清血，随大便污衣。"即痔病出血。

［语译］ 心悸如悬，下肢寒冷厥逆，脚腨后部拘急，不能前进和后退，血聚成痈，痢疾便下脓血，足跗上痛，舌卷曲不能说话，多笑，足痿弱无力不能行走。痔疮下血，泄利后重，腹痛好象小便癃闭一样，狂疾仆倒必须有物扶助；及因邪盛而口流涎，鼻孔中痛，腹中时常作响；或骨寒热而躁动不安，汗出不止，应取足少阴经的复溜穴主治。

［原文］ 男子如蛊，女子如阻，寒热少腹偏肿，阴谷主之。

［语译］ 男子患少腹胀闷如蛊病，女子患经闭如阻病，身发寒热而少腹偏肿的，应取足少阴经的合穴阴谷主治。

［原文］ 少腹痛，飧①泄出糜，次指间热，若脉陷[1]，寒热身痛，唇干不得②汗出，毛发焦，脱肉少气，内有热，不欲动摇，泄脓血，腰引少腹痛，暴惊，狂言非常，巨虚下廉主之。

［校勘］

①"飧" 原无，据《外台》卷三十九补。

②"唇干不得" 原作"唇渴不干"，据《外台》卷三十九改。

［注释］

［1］"次指间热，若脉陷" 《灵枢》邪气脏腑病形篇曰："小肠病者小腹痛，腰脊控睾而痛，时窘之后，当耳前热，若寒甚，若独肩上热甚，及至手小指次指之间热，若脉陷者，此其候也。手太阳病也，取之巨虚下廉。"此为手太阳经病，故取本经合穴治疗。

［语译］ 少腹痛，排泄糜粥样大便，手小指次指之间发热，

脉陷下,恶寒发热而身痛,唇干,不出汗,毛发枯焦,肌肉瘦削,呼吸气短,腹内发热,身不欲动,或泄脓血,腰部掣引少腹疼痛,突然发惊,狂言异常,应取小肠的合穴巨虚下廉主治。

[原文] 胸中满,腋下肿,马刀瘘[①],善自啮舌颊,天牖中肿,淫泺胫痠,头眩,枕骨颔腮肿[②],目涩身痹,洒淅振寒,季胁支满,寒热,胸[③]胁腰腹膝外廉痛,临泣主之。

[校勘]

①“马刀瘘” 《外台》卷三十九作“马刀疡瘘”。

②“腮肿” 《外台》卷三十九作“颇肿”。《铜人》作“颇痛”。

③“胸” 原无,据《外台》卷三十九补。

[语译] 胸中满,腋下肿,瘰疬溃疡成瘘,时常咬舌和腮,天牖穴处肿,胫部痠软无力,头眩,枕骨部及颔和腮部肿,目干涩而身痹痛,恶寒战栗,季胁支撑胀满,身发寒热,胸胁腰腹以及膝外侧疼痛,应取足少阳经的俞穴临泣主治。

[原文] 寒热颈肿,丘墟主之。

[语译] 身发寒热而颈肿的,应取足少阳经的原穴丘墟主治。

[原文] 寒热颈腋下肿,申脉主之。

[语译] 身发寒热而颈部和腋下肿的,应取足太阳经的申脉穴主治。

[原文] 寒热痠痟[1],四肢不举,腋下肿,马刀瘘,喉痹,髀膝胫[①]骨摇,酸痹不仁,阳辅主之。

[校勘]

①“胫” 原作“颈”,据《外台》卷三十九改。

[注释]

[1]“痟(yuān 渊)” 痠痛的意思。

[语译] 身发寒热而痠痛无力,四肢不能活动,腋下肿,瘰疬溃疡成瘘,喉闭塞而痛,髀、膝、胫等部的筋骨关节弛缓,站立

时动摇不稳，酸麻不仁，应取足少阳经的经穴阳辅主治。

［原文］ 寒热，髀胫①不收，阳交主之。

［校勘］

①“髀胫” 原作“痹颈”，据《外台》卷三十九改。

［语译］ 身发寒热，髀和胫部弛缓不能用力，应取足少阳经的阳交穴主治。

［原文］ 寒热腰痛如折，束骨主之。

［语译］ 身发寒热而腰痛如折，应取足太阳经的束骨穴主治。

［原文］ 寒热目䀮䀮，善咳，喘逆，通谷主之。

［语译］ 身发寒热而目视物不清，经常咳嗽，喘息气逆，应取足太阳之荥穴通谷主治。

［原文］ 寒热善唏[1]，头重足寒，不欲食，脚挛，京骨主之。

［注释］

［1］“唏 (xī 希)”此指叹声。

［语译］ 身发寒热而时常欷歔叹息，头重，足寒，不欲饮食，两脚痉挛拘急，应取足太阳经原穴京骨主治。

［原文］ 寒热篡[1]反出，承山主之。

［注释］

［1］“篡” 张介宾云：“交篡之义，谓两便交争之所，即前后二阴之间也。”

［语译］ 身发寒热而痔核肿而脱出，应取足太阳经的承山穴主治。

［按语］ 据古今针灸诸书所载，承山、承筋均治痔肿痛。故“篡反出”、“篡后出”，或指痔核脱出篡部疼痛而言。

［原文］ 寒热篡后出，瘈疭，脚腨痠重，战栗不能久立，脚急肿，跗痛筋足挛，少腹痛①引喉嗌，大便难，承筋主之。

［校勘］

①“痛” 原无，据《外台》卷三十九补。

［语译］ 身发寒热，痔核肿而脱出，筋脉抽搐，脚及腨部痠重无力，战栗不能久立，脚拘急而肿疼，足跗痛而足痉挛，少腹痛上掣咽喉，排便困难，应取足太阳经的承筋穴主治。

［原文］ 跟厥膝急，腰脊痛引腹，篡阴股热，阴暴痛，寒热膝痠重，合阳主之。

［语译］ 足跟部寒凉而膝拘急，腰脊强痛牵引腹中也痛，会阴和大腿内侧发热，阴部暴痛，身发寒热，膝部痠痛沉重，应取足太阳经的合阳穴主治。

经络受病入肠胃五脏积发伏梁息贲肥气痞气奔豚第二

［提要］ 本篇主要论述经络受邪内入肠胃、五脏，从而结聚而成五脏积——伏梁、息贲、肥气、痞气、奔豚的病因、病机、症状和主治俞穴。

［原文］ 黄帝问曰：百病始生，三部之气，所伤各异，愿闻其会。

岐伯对曰：喜怒不节则伤于脏，脏伤则病起于阴；清湿袭虚，则病起于下；风雨袭虚，则病起于上，是谓三部[1]。至其淫泆，不可胜数。

［注释］

[1]“喜怒不节……是谓三部” 《灵枢注证发微》注：“喜怒不节则伤脏，伤脏则病起于阴经，名之为内伤也；清湿袭虚则病起于下，盖足阳经感之，则病起于阳，足阴经感之，则病起于阴；风雨袭虚则病起于上，此亦病起于阳，名之为外感也，是谓三部之气。”

［语译］ 黄帝问：疾病初起，人体上中下三部之气，所受的邪气伤害不同，这是什么道理？

岐伯答：若喜怒不知节制则伤内脏，脏伤则病起于阴；清湿为阴邪，容易乘虚侵袭人的下部，所以病起于下；风雨为阳邪，容易乘虚侵袭人的上部，所以病起于上。这就是邪气最初侵袭人体的三个部位。至于邪气的侵淫传变，就不可胜数了。

［原文］ 风雨寒热，不得虚邪，不能独伤人，卒然逢疾风暴雨而不病者，盖无虚邪，不能独伤人①。此必因虚邪之风，与其身形，两虚相搏②，乃客其形。两实[1]相逢，中人肉间③。其中于虚邪也，因其天时，与其身形，参以虚实，大病乃成[2]。气有定舍，因处为名，上下内外，分为三贞④[3]。是故虚邪之中人也，始于皮肤。皮肤缓，则腠理开，腠理开则邪从毛发入，入⑤则稍深⑥，稍深则毛发立，洒然，皮肤痛。留而不去，则传舍于络。在络之时，痛⑦于肌肉，其病时痛时息，大经乃代[4]。留而不去，传舍于经。在经之时，洒淅善惊[5]。留而不去，传舍于俞。在俞之时，六经不通，四肢节痛⑧，腰脊乃强[6]。留而不去，传舍⑨于伏冲之脉。在伏冲之脉时，身体重痛[7]。留而不去，传舍于肠胃。在肠胃之时，贲响腹胀，多寒则肠鸣，飧泄食⑩不化，多热则溏出糜[8]。留而不去，传舍于肠胃之外，募原之间，留著于脉，稽留而不去，息而成积[9]。或著孙络，或著络脉，或著经脉，或著俞脉，或著于伏冲之脉，或著于膂筋，或著于肠胃之募原，上连于缓筋，邪气淫泆，不可胜论[10]。

［校勘］

①“人” 原无，据《灵枢》百病始生篇补。

②“相搏” 《灵枢》百病始生篇、《太素》邪传作“相得”。

③“中人肉间” 《灵枢》百病始生篇、《太素》邪传均作“众人肉坚”。

④“贞” 原作“真”，据《太素》邪传改。《灵枢》百病始生篇作“员”。

⑤“入” 此上原有“毛发”二字，据《灵枢》百病始生篇、《太素》邪传删。

⑥“稍深” 《灵枢》百病始生篇作“抵深”。《太素》邪传作

"枢深"。

⑦"痛"　原作"通",据《灵枢》百病始生篇、《太素》邪传改。

⑧"四肢节痛"　原作"四节即痛",据《太素》邪传改。《灵枢》百病始生篇作"四肢则肢节痛"。

⑨"传舍"　原作"伏舍",据《灵枢》百病始生篇、《太素》邪传及上下文例改。

⑩"食"　原无,据《灵枢》百病始生篇、《太素》邪传补。

[注释]

[1]"两实"　指天有实风,人有实形。《太素》邪传注:"风雨寒暑,四时正气,为实风也。"实形,为形体壮实之谓。

[2]"参以虚实,大病乃成"　《太素》邪传注:"参,合也;虚者,形虚也;实者,邪气盛实也。两者相合,故大病成也。"

[3]"三贞"　《太素》邪传注:"上谓头面也,下谓尻足也,中谓腹。三部各有其外也。贞,正也;三部各有分别,故名三贞也。"

[4]"留而不去……大经乃代"　《类经》百病始生邪分三部注:"邪在皮毛,当治于外,留而不去,其入渐深,则传舍于络脉。络浅于经,故痛于肌肉之间。若肌肉之痛,时渐止息,是邪将去络而深,大经代受之矣。"

[5]"留而不去……善惊"　《类经》百病始生邪分三部注:"络浮而浅,经隐而深,邪气自络入经,犹为在表,故洒淅恶寒,然经气连脏,故又喜惊也。"

[6]"在俞之时……腰脊乃强"　人体俞穴,乃气血转输聚会之处,邪入于俞,则三阴三阳六经之脉不能通畅,不通则痛,所以四肢关节疼痛,腰脊等大关节强急而不灵便。

[7]"在伏冲之脉时,身体重痛"　伏冲即冲脉之伏行于内者。冲脉为经脉之海,五脏六腑阴阳经脉皆禀受其精血以渗灌于一身。邪在伏冲脉时,则一身不得禀受其精血的渗灌,乃出现

身体沉重疼痛等症。

[8]“在肠胃之时……多热则溏出糜” 邪在肠胃则对水谷之运化失职，出现肠鸣腹胀的症状。若寒邪盛则肠鸣，飧泄食不消化；热邪盛则便溏粘秽如糜状。“贲响”，谓腹中气体上下冲击有响声。

[9]“留而不去……息而成积” 《类经》百病始生邪分三部注：“肠胃之外，募原之间谓皮里膜外也，是皆隐蔽曲折之所，气血不易流通，若邪气留著于中，则止息成积。”

[10]“或著孙络……不可胜论” 《灵枢集注》张志聪注：“伏冲者，伏行于腹之冲脉；募原者，肠胃之脂膜也；膂筋者，附于脊膂之筋；缓筋者，循于腹内之筋也。此数者，在于肠胃之前后左右，邪随著而为积，邪之淫泆不可胜数也。”《灵枢识》丹波元简云：“盖缓筋即宗筋也，王氏痿论注云：‘横骨上下，脐两旁竖筋，正宗筋也。’此可以证。下文云，其著于缓筋也，似阳明之积，乃与痿论冲脉者，经脉之海也，主渗灌溪谷，与阳明合于宗筋相符。”

[语译] 风雨寒热之邪，虽能使人发病，但如果不得四时八方之虚邪，是不能独自伤害人体的，有的人尽管突然遇到疾风暴雨，但并不发病，就是因为他所遇到的，不属伤害人体的虚邪。发生疾病必须有两个因素，一是遇到不正常的虚邪贼风，一是人的身体虚弱，如此则两虚相合，就会发生疾病；反之，若是气候正常，实邪中人，人体正气又充足，形体壮实，即为两实相逢，就不会发生疾病或只能中人肌表，病亦轻浅。至于风雨寒热虚邪中人发病，则与气候、身体条件有关，若身体虚弱而邪气盛实，两相参合，人体就会生大病。邪气侵袭人体，因其性质不同，都有一定的留止部位，也就是按其侵袭不同的部位而定病名。根据人体受邪的上下内外，大体可分为风雨伤上、清湿伤下、喜怒伤中三部。所以虚邪贼风伤人，先开始侵入皮肤。因表虚不能卫外，皮肤松缓而腠理开放，则邪气得以乘虚从毛发侵入，而逐渐到达

深部，遂使毛发竖立，感到洒然恶寒，皮肤疼痛。此时如不及时治疗，则留而不去，就逐渐传入络脉。邪在络脉的时候，肌肉疼痛，若疼痛时甚时止，是邪气将要为经脉代而受之。邪在络脉留而不去，就传入经脉。病仍然属表，有洒淅恶寒而惊悸不安等症状。邪在经脉留而不去，就要传入俞穴。俞穴都在四肢关节溪谷之间，是脏腑气血输注的地方；邪在俞穴，则六经之气不能畅通，因而出现四肢的关节疼痛而腰脊强直。邪气在俞留而不去，就要传入脊里的伏冲脉。邪在伏冲脉，则出现身重体痛的症状。邪在伏冲脉留而不去，就要传入肠胃。邪在肠胃，则发生腹中雷鸣和胀满的症状，若寒多的则肠鸣飧泄，食不消化，热多的则大便溏泄如糜粥状。邪在肠胃留而不去，就要传入肠胃之外的募原之间，这是隐蔽曲折的地方，气血不易畅流，如果邪气至此留著而不能再传，就结聚成为积块。邪气留著成积的部位很多，或留著在孙络，或留著在络脉，或留著在经脉，或留著在伏冲之脉，或留著在膂筋，或留著在肠胃外的募原和缓筋。总之，它的传变多端，不可胜数。

［**原文**］　其著孙络之脉而成积，往来上下，臂手①，孙络之居也，浮而缓，不能拘积而止之，故往来移行，肠间之水②，凑渗注灌，濯濯有音，有寒则腹䐜满雷引，故时切痛。其著于阳明之经，则侠脐而居，饱则益大，饥则益小。其著于缓筋也，似阳明之积，饱则痛，饥则安[1]。其著于肠胃之募原也，痛而外连于缓筋也，饱则安，饥则痛。其著于伏冲之脉者，揣之应手而动，发手则热气下于两股，如汤沃之状[2]。其著于膂筋，在肠后者，饥则积见，饱则积不见，按之弗得[3]。其著于俞③脉者，闭塞不通，津液不下，而空窍干[4]。此邪气之从外④入内，从上下者也。

［**校勘**］

①“臂手”　原作“擘乎”。“擘”，原注：“音拍，破尽也。”“乎”，原校：“《素》作手。”据《灵枢》百病始生篇、《太素》邪传改。并删原校、注。

②“肠间之水” 原作“肠胃之外”。据《太素》邪传改。《灵枢》百病始生篇作“肠胃之间,水”。

③“俞” 此下《灵枢》百病始生篇、《太素》邪传均有“之”字。

④“外” 原无,据《灵枢》百病始生篇、《太素》邪传补。

[注释]

[1]“其著于缓筋也……饥则安” 《太素》邪传注:“缓筋,足阳明之筋也。邪客缓筋,是足阳明筋,从上下腹,侠脐而布,似足阳明经脉之积,饱则大而痛,饥小而安,亦邪侠经之大小也。”

[2]“其著于伏冲之脉者……如汤沃之状” 《太素》邪传注:“冲脉下者,注少阴之大络,出于气街,循阴股内廉,入腘中,……揣,动也。以手按之,应手而动,发手则热气下于两股,如汤沃,邪之盛也。”

[3]“其著于膂筋……按之弗得” 《类经》百病始生邪分三部注:“脊内之筋曰膂筋,故在肠胃之后,饥则肠空,故积可见,饱则肠满蔽之,故积不可见,按之亦不可得也。”

[4]“其著于俞脉者……而空窍干” 《太素》邪传注:“输脉,足太阳脉也,以管诸输,络肾属膀胱,故邪著之,津液不通,大便干壅,不得下于大小便之窍也。”

[语译] 邪气留著于孙络而成积的,其积能随络脉上下往来活动,臂和手是孙络居止之处,孙络浮浅弛缓,无力拘束积气留止不动,所以邪随络脉往来,移行于肠胃之外,致使肠间之水汇聚渗泄,注灌而濯濯有声,有寒的则腹胀满,肠雷鸣,相互牵引,时常腹切痛。邪气留著于阳明之经而成积的,其积在脐的两旁,阳明属胃,胃主受纳水谷,所以饱时其积块显大,饥时则积显小。邪气留著于缓筋而生积的,它的形状和阳明之积相似,所以饱食则痛,饥时则安。邪气留著于肠胃的募原而成积的,疼痛与缓筋相连,但饱时则不痛,饥时则痛。邪气留著于伏冲之脉而成积的,按压其腹就觉有跳动应手,将手举起,就觉有热气下流两

股，并象用热汤浇灌一样。邪气留著于膂筋而成积的，因为膂筋侠脊两旁，在肠胃之后，饥时肠胃空虚，积形可以发现，饱时肠胃充满，就隐伏不见，按摸不到。若邪气留著于俞脉，致脉道闭塞，津液不能输布，则肠道干燥，空窍壅滞不通。以上就是邪气由外入内，自上而下传变成积的情况。

[原文] 曰：积之始生，至其已成，奈何？

曰：积之始也，得寒乃生，厥上①乃成积。

曰：其成奈何？

曰：厥气生足溢②[1]（《灵枢》作足悗），足溢生胫寒，胫寒则脉血凝泣，寒气上③，入于肠胃，入于肠胃则䐜胀，䐜胀则肠④外之汁沫迫聚不得散，日以成积。卒然盛食多饮，则脉⑤满。起居不节，用力过度，则络脉伤，阳络伤则血外溢，溢则衄血；阴络伤则血内溢，溢则便血[2]。肠⑥外之络伤则血溢于肠外，肠外⑦有寒，汁沫与血相搏，则并合凝聚，不得散而成积矣。卒然外⑧中于寒，若内伤于忧怒⑨，则气上逆，气上逆则六⑩俞不通，温气不行，凝血蕴裹而不散，津液凝涩，著而不去，而积皆成矣[3]。

[校勘]

①"上" 原作"止"。《太素》邪传作"上"。又下文有"寒气上入于肠胃，……日以成积"说，当作"上"是。故据改。

②"足溢" 《太素》邪传作"足悗"，与原校同。

③"寒气上" 原作"寒热上下"，据《灵枢》百病始生篇、《太素》邪传改。

④"䐜胀则肠"原无，据《灵枢》百病始生篇、《太素》邪传补。

⑤"脉" 《灵枢》百病始生篇作"肠"。

⑥"肠" 原脱，据《灵枢》百病始生篇、《太素》邪传补。

⑦"肠外" 原无，据《灵枢》百病始生篇、《太素》邪传补。

⑧"外" 原无，据《灵枢》百病始生篇、《太素》邪传补。

⑨"怒" 原作"恐"，据《灵枢》百病始生篇、《太素》邪

传改。

⑩“六” 原作“穴”，据《灵枢》百病始生篇、《太素》邪传改。

[注释]

[1]“足溢” 《说文》:“溢，器满也。”在此可引伸为胀满的意思。因感受寒邪，血行不畅，凝滞于足而感胀满。

[2]“阳络伤则血外溢……溢则便血” 《灵枢注证发微》注:“如阳经之络脉受伤，则血当外溢而为衄；如阴经之络脉受伤，则血当内溢而去，后有血”。

[3]“卒然外中于寒……而积皆成矣” 《太素》邪传注:“人之卒然外中于寒，以入于内，内伤忧怒，以应于外，内外相搏，厥气逆上，阴气既盛，遂令六腑阳经六输皆不得通，卫气不行，寒血凝泣，蕴裹不散，著而成积。”

[语译] 问:积块的开始发生到形成，是怎样的呢?

答:积块的开始，是受寒气所致，寒气厥逆上行，留止在肠胃之间，就成为积块。

问:积块的形成，是怎样呢?

答:寒气厥逆于下，发生足部的血脉滞涩而胀满，因而发生胫部寒凉，胫寒则血脉凝涩，寒气从下而上，侵入肠胃，致使肠胃受寒而发生腹部胀满，迫使肠外的汁沫结聚不散，日久就逐渐形成积块。或卒然暴食多饮，可使血脉充盈，发生胀满。再加起居不节，用力过度，则络脉受伤。如果伤了上行的阳络，血就外溢而为衄血，若伤了下行的阴络，血就内溢而为便血，如果肠胃之外的络脉受伤，血溢肠外，因肠外有寒，故汁沫与血互相搏结，凝聚不散而成为积块。或突然感受外来的寒邪，加上内伤情志的忧怒，则内外相搏，寒气上逆，致使六经转输气血之处壅滞不通，卫阳之气不行，则血液凝结，蕴积在里，不能散行，津液渗泄涩滞，不能输注周身，留著不去，则形成积块。

[原文] 曰:其生于阴者奈何?

曰：忧思伤心；重寒伤肺；忿怒伤肝；醉饱入房，汗出当风则伤脾；用力过度，入房汗出浴水，则伤肾。此内外三部之所生病也。察其所痛，以知其应，有余不足，当补则补，当泻则泻，无逆天时[1]，是为至治。

［注释］

［1］“无逆天时” 人体脏腑阴阳，有适应自然界阴阳消长的能力，在治疗疾病时，必须顺从其适应性，不可违背它。

［语译］ 问：病起于阴的，是怎样发生的呢？

答：忧愁思虑过度则伤心；形寒饮冷则伤肺；忿恨恼怒则伤肝；醉饱以后入房，汗出当风则伤脾；若用力过度，或入房汗出而沐浴则伤肾。这就是五脏受伤病起于阴和人体内外上下三部所以发病的原因。在诊治时，应观察其疼痛的部位，进而测知病变的所属，并根据病情的有余不足，当补的就用补法，当泻的就用泻法，同时不要违背了五脏六腑与四时气候相应的规律，这就是最恰当的治法。

［原文］ 曰：人之善病肠中积聚①者，何以候之？

曰：皮薄而不泽，肉不坚而淖泽，如此则肠胃恶[1]，恶则邪气留止，积聚乃作②，肠胃之间③，寒温不次，邪气乃（一本作稍）至④，畜积留止⑤，大聚乃起[2]。

［校勘］

①“聚” 原无，据《灵枢》五变篇补。

②“作” 《灵枢》五变篇作“伤”。

③“间” 原作“积”，据《灵枢》五变篇改。

④“至” 原作“止”，据《灵枢》五变篇改。

⑤“畜积留止” 原作“其畜积止”，据《灵枢》五变篇改。

［注释］

［1］“恶” 不好的意思。

［2］“皮薄而不泽……大聚乃起” 《灵枢集注》朱永年云：“此言善病肠中积聚者，以肠胃之恶也。夫皮肤薄而气不能充

身泽毛，肉不坚而津液不能淖泽，如此则肠胃恶，盖津液血气，肠胃之所生也；恶则邪气留止，而成积聚，乃伤脾胃之间。若再饮食之寒温不节，邪气稍至，即畜积而大聚乃起。”

[语译] 问：容易患肠中积聚病的人，怎样诊察呢？

答：凡是皮肤薄而不润泽，肌肉不坚实而松弛的，这样的人肠胃多不健康，所以肠胃容易感受邪气的侵袭而患积聚。若再对饮食的冷热不加注意，以致肠胃受损，邪气进一步侵袭其间，畜积停留，就会酿成大积大聚的重病。

[原文] 曰：病有身体腰髀股胻①皆肿，环脐而痛，是谓何病？

曰：名曰伏梁[1]。此风根[2]也，不可动[3]；动之为水溺涩之病。

[校勘]

①“腰髀股胻” 原作“腰股胻背”。《素问》腹中论、奇病论作“髀股䯒”。《千金》坚癥积聚作“腰髀股胻”。据补“髀”，删“背”。

[注释]

[1]“伏梁” 《素问》奇病论王注：“以冲脉病，故名曰伏梁。”《类经》伏梁注：“伏，藏伏也；梁，疆梁坚硬之谓。”又云：“此亦在冲脉之分而结于脐腹者也。”

[2]“风根” 《太素》伏梁病注：“此伏梁病，以风为本也。”《类经》伏梁注：“风根，即寒气也，如百病始生篇曰：‘积之始生，得寒乃生，厥乃成积。’即此谓也。”张说为是。

[3]“动” 《素问》奇病论王注：“谓剂其毒药而击动之，使其大下也。”

[语译] 病有身体之腰、髀、股、胻皆肿，并且环绕肚脐周围疼痛的，这是什么病？

答：病叫伏梁。这是寒气厥而上逆所致。治疗时不可用剧烈药物攻下，若攻下就会使水液留滞，发生小便不利的病。

［原文］ 病有少腹盛，左右上下皆有根者，名曰伏梁也。裹大脓血，居肠胃之外，不可治之，每切按之致①死[1]。此下则因阴[2]，必下脓血，上则迫胃脘，出②鬲侠（一本作依）胃脘内痈。此久病也，难治，居脐上为逆，居脐下为顺，勿动亟夺[3]，其气溢（《素问》作泄）于大肠，而著于肓，肓之原在脐下，故环脐而痛也。

［校勘］

①“致” 原作“至”，据《素问》腹中论、《太素》伏梁病、《千金》坚癥积聚改。

②“出” 原作“生”，据《太素》伏梁病、《素问》腹中论王注改。

［注释］

[1]“每切按之致死” 《素问》腹中论王注：“以裹大脓血居肠胃之外，按之痛闷不堪，故每切按之致死也。”

[2]“此下则因阴” 《素问集注》张志聪注：“此下，谓少腹。阴，前后二阴也。”

[3]“勿动亟夺” 对伏梁病，不可用剧烈药物如峻泻剂以伤动正气及屡次劫夺邪气的治法。因本病留著而有根，强行劫夺，不仅不能去病，反而徒伤元气。所以说“勿动亟夺”。

［语译］ 病有少腹坚硬盛满，上下左右都有根的，叫做伏梁。由于少腹内包裹着大量脓血，在肠胃以外，所以不可治疗，常因用手切按而痛闷致死。此病若下迫二阴，则必泄下脓血；若上迫胃脘，则上出于膈，使胃脘处发生内痈。这是根深日固的久病，很难治疗。这种病生在脐上的为逆症，生在脐下的为顺症。切忌妄用攻下屡次劫夺之法，以免徒伤正气，反使病邪弥漫。因为邪气流溢在大肠之外，而连结在肓膜之中，肓之原在脐下，所以环绕肚脐的周围疼痛。

［原文］ 《难经》曰：心之积名曰伏梁，起于脐上，上至心下，大如臂。久久不愈，病烦心，心痛①。以秋庚辛日得之，肾病传心，心当传肺，肺以秋王②，不受邪③，因④留结为积。

［校勘］

①“心痛”　《难经》五十六难无。

②“肺以秋王”　《难经》五十六难作“肺以秋适王”。下肺、肝、脾、肾积同此例。

③“不受邪”　《难经》五十六难作“王者不受邪”。下肺、肝、脾、肾积同此例。

④“因”　此前《难经》五十六难有“心复欲还肾，肾不可受”。下肺、肝、脾、肾积同此例。

［语译］　《难经》说：心之积名叫伏梁。从脐部起上至心下，其大如臂。迁延日久不愈，自觉心烦，心痛，是在秋季庚辛日得病。由于五脏之病，传于所胜，所以肾病传心，心病又当传肺，而时值秋令，肺王于秋，其气旺盛，不受邪气，因而留结成心之积。

［按语］　伏梁，是病久邪留腹中硬结的一种积聚病。本篇所言三个伏梁，一是因寒邪厥而上逆所引起，证见腰股等部浮肿，环脐疼痛；一是久病不治，邪溢肠外所引起，证见少腹坚硬有根，聚有脓血而下溢上迫；一是五脏传邪，留止而不能再传所引起，证见起于脐上至心。病名虽然都叫伏梁，而其证候并不完全相同，当加注意。

［原文］　《难经》曰：肺之积名曰息贲[1]，在①右胁下，覆大如杯。久久不愈，病洒洒恶寒②，气逆③喘咳，发肺痈。以春甲乙日得之，心病传肺，肺当传肝，肝以春王，不受邪，因留结为积。

［校勘］

①“在”　原作“左”，据《难经》五十六难改。

②“恶寒”　《难经》五十六难作“病洒淅寒热。”

③“气逆”　《难经》五十六难无。

［注释］

[1]“息贲”　病名。《难经汇注笺正》云：“肺既有积，则气息必粗，故曰息贲，犹言息之粗大耳。”

[语译] 《难经》说：肺的积病叫息贲，在右胁下，大如覆杯。迁延日久不愈，使人洒洒恶寒，气上逆而喘咳气促，能发肺痈。是在春季甲乙日得病，病因是心病传肺，肺当传肝，而时适春令，肝王于春，其气旺盛不受邪气，因而留结成肺之积。

[原文] 曰：病胁下满，气逆行①，三二岁不已，是为何病？

曰：病名息贲②。此不妨于食，不可灸刺，积为导引服药。药不能独治也[1]。

[校勘]

①"行" 《素问》奇病论无，《太素》息积病同本经。

②"息贲" 《素问》奇病论、《太素》息积病俱作"息积"。

[注释]

[1]"病名息贲……药不能独治也" 《素问》奇病论王注："腹中无形，胁下逆满，频岁不愈，息且形之，气逆息难，故名息积也。气不在胃，故不妨于食也。灸之则火热内烁，气化为风，刺之则必泻其经，转成虚败，故不可灸刺。是可积为导引，使气流行，久以药攻，内消瘀穑则可矣。若独凭其药，而不积为导引，则药亦不能独治之也。"

[语译] 问：有的病胁下胀满，呼吸气逆喘促，二、三年不愈，是什么病呢？

答：病为肺积息贲，病在胁下而不在胃，所以不妨碍饮食，治疗时不可用艾灸和针刺，可以连续多次地用导引法疏通气血，同时结合服药慢慢调治。单靠药物也是不能治愈这个病的。

[原文] 《难经》曰：肝之积名曰肥气[1]，在左胁下，如覆杯，有头足如龟鳖状①。久久不愈，发咳逆，痞疟，连岁②不已。以季夏戊己日得之，肺病传肝，肝当传脾，脾以季夏王不受邪，因留结为积。此与息贲略同。

[校勘]

①"如龟鳖状" 《难经》五十六难无。

②"岁" 此下原有"月"字，据《难经》五十六难、《病源》积

聚论、《外台》积聚方删。

[注释]

[1]“肥气” 《难经》五十六难杨玄操注:“肥气者,肥盛也。言肥气聚于左胁之下如覆杯突出,如肉肥盛之状也。”

[语译] 《难经》说:肝的积病叫肥气。在左胁下,形如覆杯,有头有足,象似龟鳖,日久不愈,使人发生咳嗽逆气,痎疾等病,且连年不愈。是在季夏戊己日得病,病因是肺病传肝,肝病当传脾,而时值季夏,脾王于季夏,其气旺盛,不受邪气,因而留结成肝之积。肥气与息贲大体相似。

[原文] 《难经》曰:脾之积名曰痞气[1],在胃脘,覆大如盘。久久不愈,病四肢不收,发黄疸,饮食不为肌肤。以冬壬癸日得之,肝病传脾,脾当传肾,肾以冬王,不受邪,因留结为积。

[注释]

[1]“痞气” 《滑氏本义》注:“痞气,痞塞而不通也。”

[语译] 《难经》说:脾的积病叫痞气,在胃脘部,象覆盘一样大。迁延日久不愈,使人四肢弛缓不能运用,发生黄疸病,饮食不能营养肌肉而消瘦。是在冬季壬癸日得病,病因是肝病传脾,脾当传肾,而时值冬令,肾王于冬,肾水旺盛,不受邪气,因而留结成脾之积。

[原文] 《难经》曰:肾之积名曰贲肫[1],发于少①腹,上至心下,若豚状,或上或下无时。久不已,令人喘逆,骨痿少气。以夏丙丁日得之,脾②病传肾,肾当传心,心以夏王,不受邪,因留结为积也。

[校勘]

①“少” 原无,据《难经》五十六难补。

②“脾” 原作“肺”,据《难经》五十六难改。

[注释]

[1]“贲肫” “肫”“豚”“独”古通用,猪子也。贲,通奔。《滑氏本义》注:“言若豚之贲突不常定也。”杨玄操注:“此病状

似豚而上冲心。又有奔豚之气,非此积病也,名同而疾异焉。"

[语译] 《难经》说:肾的积病叫贲豚,发于少腹,上至心下,如豚奔走之状,或上或下没有定时。迁延日久不愈,使人发生喘息气逆,骨痿软弱无力而少气。是在夏季丙丁日得病。病因是脾病传肾,肾当传心,而时值夏季,心王于夏,心气旺盛,不受邪气,因而留结成肾之积。

[原文] 息贲时唾血,巨阙主之。

[语译] 息贲病而时常唾血的,应取任脉的巨阙穴主治。

[原文] 腹中积,上下行,悬枢主之。

[语译] 腹中有积而上下活动的,应取督脉的悬枢穴主治。

[原文] 疝积胸中痛,不得息[①],天容主之。

[校勘]

①"息" 原作"穷屈",据《外台》卷三十九改。

[语译] 腹有寒疝积聚,胸中痛而呼吸不利的,应取手太阳经的天容穴主治。

[原文] 暴心腹痛,疝积时发[①]上冲心,云门主之。

[校勘]

①"疝积时发" 原作"疝横发",据《外台》卷三十九改。

[语译] 突患心腹疼痛,或疝积时常发作而气上冲心的,应取手太阴经的云门穴主治。

[原文] 心下大坚,肓俞、期门及中脘主之。

[语译] 心下有积聚,大而坚硬的,应取足少阴脉、冲脉之会穴肓俞、肝募期门及胃募中脘主治。

[原文] 脐下疝,绕脐痛,冲胸不得息,中极[①]主之。

[校勘]

①"中极" 《外台》卷三十九作"脐中"。

[语译] 脐下寒疝,绕脐疼痛,气上冲胸而呼吸不利的,应取任脉的中极穴主治。

[原文] 贲肫，上腹䐜坚，痛引阴中，不得小便，两丸骞[1]，阴交主之。

[注释]

[1]“两丸骞(qiān 牵)” 即睾丸上缩入腹。骞，高举，上提的意思。

[语译] 贲豚病，气上冲至腹，腹部胀满坚硬，疼痛掣引前阴之中，不能小便，睾丸上缩入腹，应取任、冲、少阴之会穴阴交主治。

[原文] 脐下疝，绕脐痛，石门主之。

[语译] 脐下寒疝而绕脐疼痛的，应取任脉的石门穴主治。

[原文] 奔肫气上，腹䐜痛，口①强不能言，茎肿先引腰，后引小腹，腰髋少腹②坚痛，下引阴中，不得小便，两丸骞，石门主之。

[校勘]

①“口” 原无，据《外台》卷三十九补。

②“少腹” 原无，据《外台》卷三十九补。

[语译] 奔豚病气上冲，腹部胀满疼痛，舌强不能说话，阴茎肿痛，并先掣引腰部而后掣引少腹，使腰髋和少腹坚硬疼痛，向下掣引阴中，不能小便，睾丸上缩入腹，应取任脉的石门穴主治。

[原文] 奔肫，寒气①入小腹，时欲呕，伤中溺血，小便数，背脐痛，下②引阴，腹中窘急欲凑[1]，后泄不止，关元主之。

[校勘]

①“寒气” 《外台》卷三十九作“寒热”。

②“下” 原无，据《外台》卷三十九补。

[注释]

[1]“凑” 聚的意思。

[语译] 奔豚病，寒气入于少腹，时常有欲呕吐的感觉，内

伤而尿血，小便频数，背和脐部疼痛，向下掣引到前阴，腹中拘急好象要聚到一起，腹泄不止，应取足三阴、任脉之会穴关元主治。

［原文］ 奔肫，上抢[1]心，甚则不得息，忽忽少气，尸厥[2]，心烦痛，饥不能食，善寒中腹胀，引胁①而痛，小腹与脊相控暴痛，时窘之后，中极主之。

［校勘］

①“胁” 原作“脯”，据《外台》卷三十九改。

［注释］

［1］“抢” 冲逆的意思。

［2］“尸厥” 指突然出现心中烦乱，不知人事，手足厥冷，牙关紧闭等症状的疾病。详见本经卷十一第三。

［语译］ 奔豚病，气上冲心，严重时则呼吸困难，觉心中空虚而气息不足，发生尸厥，心中烦而痛，饥而不能食，中焦有寒而腹胀，牵引两胁疼痛，小腹与腰脊相控引急痛，时里急后重，应取任脉的中极穴主治。

［原文］ 腹中积聚时切痛，商曲主之。

［语译］ 腹中有积聚，时常发作剧痛的，应取足少阴、冲脉会穴商曲主治。

［原文］ 脐下积聚①疝瘕，胞中有血，四满主之。

［校勘］

①“聚” 原脱，据《外台》卷三十九补。

［语译］ 脐下有积聚疝瘕，或胞中有积血，应取冲脉、足少阴的会穴四满主治。

［原文］ 脐疝绕脐而痛，时上冲心，天枢主之。

［语译］ 脐部寒疝绕脐疼痛，时常气上冲心的，应取足阳明经的天枢穴主治。

［原文］ 气疝烦①呕，面肿，奔肫，天枢主之。

［校勘］

①“烦” 原作“哕”。据《千金》校语及《外台》卷三十

九改。

［语译］ 气疝而心烦呕吐，面部浮肿，奔豚气上冲，应取足阳明经的天枢穴主治。

［原文］ 奔肫，卵上入，痛引茎，归来主之。

［语译］ 奔豚病，睾丸上缩入腹，痛掣阴茎的，应取足阳明经的归来穴主治。

［原文］ 奔肫上下，期门主之。

［语译］ 奔豚病而气上下冲逆的，应取足厥阴经的期门穴主治。

［原文］ 疝瘕，髀中急痛，循胁上下抢心，腹痛积聚，府舍主之。

［语译］ 疝瘕病，股髀中拘急作痛，沿着胁肋上下冲心，及腹痛积聚，应取足阴郄穴府舍主治。

［原文］ 奔肫腹[①]肿，章门主之。

［校勘］

①“腹” 此下原有“胀”字。据《千金》卷三十及《外台》卷三十九删。

［语译］ 奔肫病，腹胀肿满，应取足厥阴经的章门穴主治。

［原文］ 少腹积聚，劳宫主之。

［语译］ 少腹有积聚，应取手厥阴经的劳宫穴主治。

［原文］ 环脐痛，阴骞两丸缩，腹[①]坚痛不得卧，太冲主之。

［校勘］

①“腹” 原脱，据《千金》卷三十校语及《外台》卷三十九补。

［语译］ 环绕脐部疼痛，阴茎和睾丸缩入腹中，少腹硬痛而不得安卧的，应取足厥阴之原穴太冲主治。

［原文］ 寒疝，下至腹腠膝腰，痛如清水；小腹[①]诸疝，按之下[②]至膝上伏兔中寒[③]；疝痛，腹胀满，痿厥少气，阴市主之。

［校勘］

①“小腹” 原作“大腹”，原校：“一作小腹”，据改。并删原校。

②“下” 原脱。据《千金》卷三十补。

③“中寒” 原作“主之”，“寒”连下句。据《外台》卷三十九、《千金》卷三十改。

［语译］ 寒疝，下至腹肌、膝、腰等部疼痛，皮肤寒如冷水，小腹的一切疝病，按之则下至膝上的伏兔部位有寒凉感觉；疝痛，腹部胀满，下肢痿弱厥冷，少气等病，都应取足阳明经的阴市穴主治。

［原文］ 大疝腹坚，丘墟主之。

［语译］ 大疝而腹部坚硬的，应取足少阳经的丘墟穴主治。

五脏六腑胀第三

［提要］ 本篇论述五脏六腑胀病，其主要内容有：

一、胸腹、膻中、胃、咽喉、少腹、五窍、廉泉、玉英等的生理功能。

二、胀病的病因、病机、症状。

三、治胀“工在疾泻”“补虚泻实”的刺法与主治俞穴。

［原文］ 黄帝问曰：脉之应于寸口，如何而胀？

岐伯对曰：其至大坚直①以涩者胀也[1]。

曰：何以知其脏腑之胀也？

曰：阴为脏，而阳为腑也[2]。

曰：夫气之令人胀也，在于血脉之中耶？抑脏腑之内乎？

曰：二者皆在焉，然非胀之舍也。

曰：愿闻胀舍？

曰：夫胀者，皆在于腑脏之外，排[3]脏腑而廓[4]胸胁，胀皮肤，故命曰胀[5]。

［校勘］

①“直”　《灵枢》胀论篇、《太素》胀论均无。

［注释］

［1］“大坚直以涩者胀也”　《类经》脏腑诸胀注：“脉大者，邪之盛也。脉坚者，邪之实也。涩因气血之虚而不能流利也。大都洪大之脉，阴气必衰；坚强之脉，胃气必损，故大坚以涩，则病当为胀。”“直”，谓端直，弦脉也，脉大坚弦，邪盛伤正之象。

［2］“阴为脏，而阳为腑也”　《类经》脏腑诸胀注：“脉病在阴，则胀在脏；脉病在阳，则胀在腑。”

［3］“排”　排挤的意思。

［4］“廓”　《方言》：“张小使大谓之廓。”

［5］“夫胀者……故命曰胀”　《灵枢注证发微》注：“夫胀不在于血脉之中，亦不在于脏腑之内，乃在于脏腑之外，胸胁之内，排其脏腑，而以胸胁为廓，其皮肤亦为之胀，此则胀之所舍也。”“廓胸胁”，乃指胀病能排挤脏腑，扩大胸胁空处而言。

［语译］　黄帝问：寸口出现什么脉象，是有胀病呢？

岐伯答：脉象大坚端直而涩的，就是有了胀病。

问：脏和腑的胀病，怎样鉴别呢？

答：凡是出现阴脉的，其胀在五脏，凡是出现阳脉的，其胀在六腑。

问：气使人所发生的胀病，是在血脉之中呢？还是在脏腑以内呢？

答：胀病的病因是气，能涉及血脉和脏腑，所以二者都能发生胀病，但却不是胀病存留的地方。

问：胀病究竟留存在什么地方？

答：胀病都在脏腑以外，它向内排挤脏腑而开大胸胁，向外充胀皮肤，所以叫做胀。

［原文］　曰：脏腑之在内①也，若匣匮[1]之藏禁器[2]也，各有次舍，异名而同处，一域之中，其气各异，愿闻其故。

曰：夫胸腹者，脏腑之城廓；膻中者，心主之中宫②也；胃者，太仓也；咽喉小肠③者，传道④也；胃之五窍者，闾里之门户也[3]；廉泉玉英[4]者，津液之道路也。故五脏六腑，各有畔界，其病各有形状。营气循脉，卫气逆为脉胀。卫气并血脉循分肉为肤胀[5]（《灵枢》作营气循脉⑤为脉胀；卫气并脉循分肉为肤胀）。取三里泻之，近者一下（一本作分，下同），远者三下，无问虚实，工在疾泻[6]也。

［校勘］

①"在内" 《灵枢》胀论篇作"在胸胁腹里之内"、《太素》胀论同，惟"里"作"裹"。

②"中宫" 《灵枢》胀论篇作"宫城"。

③"小肠" 原作"少腹"，据《灵枢》胀论篇、《太素》胀论改。

④"道" 《灵枢》胀论篇作"送"。

⑤"脉" 今本《灵枢》胀论篇此下有"卫气逆"三字。

［注释］

［1］"匣匮" 藏物器之大者为匮，次为匣。

［2］"禁器" 禁秘的物品。

［3］"胃之五窍者，闾里之门户也" 《类经》脏腑诸胀注："闾，巷门也。里，邻里也。《周礼》五家为比，五比为闾，盖二十五家为闾也。《风俗通》曰：五家为轨，十轨为里，盖五十家为里也。胃之五窍，为闾里门户者，非言胃有五窍，正以上自胃脘，下至小肠、大肠，皆属于胃，故曰闾里门户，如咽门、贲门、幽门、阑门、魄门，皆胃气之所行也，故总属胃之五窍。"

［4］"廉泉玉英" 二穴俱属任脉，在舌下，能分泌津液。

［5］"卫气并血脉循分肉为肤胀" 《类经》脏腑诸胀注："卫气逆而并于脉，复循分肉之间，故为肤胀。"

［6］"取三里泻之……工在疾泻" 《类经》脏腑诸胀注："三里，足阳明经穴，阳明为五脏六腑之海，而主肌肉，故胀在肌

肤者，当以针泻之，一下、三下，谓一次、再次、三次也，盖邪有远近，故泻有难易耳。”

[语译] 问：脏腑居于胸腔和腹腔之内，好象禁秘的物品，藏在匮匣里面一样，各自有固定的部位，名称不同而同居一处，它们虽在一个区域之中，功能却不相同，愿意听你谈谈其中的道理。

答：脏腑居于胸腹之内，所以胸腔和腹腔好似脏腑的城廓；心主居膻中之内，所以膻中好似心主的中宫；胃主贮藏水谷而供给营养，是脏腑的仓库；咽喉小肠是水谷和大气出入通行的道路，属于胃的咽门、贲门、幽门、阑门、魄门五个窍道，好象闾里的门户；廉泉、玉英，是分泌津液的道路。由此可知，五脏六腑虽同处于胸腹腔内，但各有界限，因而发病也就各有不同的症状。在正常情况下，营卫的循行，是营行脉中，卫行脉外，如果卫气的循行发生逆乱，影响营气亦病，便成为脉胀。若卫气逆而并于血脉，聚气行在分肉之间，则成肤胀。在治疗时不论脉胀与肤胀，都应取足三里穴泻之，病程短的泻一次，病程长的泻三次，胀即可消失，胀病初起，不论病属虚属实，都应采取急泻的治法。

[原文] 曰：愿闻胀形？

曰：心胀者，烦心短气，卧不得安；肺胀者，虚满而喘咳；肝胀者，胁下满而痛引少腹；脾胀者，苦哕，四肢烦悗①，体重不能衣；肾胀者，腹满引背，怏怏然腰髀痛；胃胀者，腹满胃脘痛，鼻闻焦臭，妨于食，大便难；大肠胀者，肠鸣而痛②，寒则泄食③不化；小肠胀者，少④腹䐜胀，引腰而痛；膀胱胀者，小腹满而气癃；三焦胀者，气满于皮肤中，壳壳[1]然而不坚；胆胀者，胁下痛胀，口苦，好太息。凡此诸胀，其道在一，明知逆顺，针数不失。泻虚补实，神去其室[2]。致邪失正，真不可定。粗工所败，谓之夭⑤命，补虚泻实，神归其室，久塞其空[3]，谓之良工。

[校勘]

①“烦悗” 原作“闷”，据《灵枢》胀论篇改。《太素》胀论

作“急”。

②“痛” 此下原有“濯濯，冬日重感于”七字。《脉经》卷六第八、《千金》卷十八第一均无。此文又与本书卷九第七重出，彼“濯濯”在“鸣”后，为鸣声，而此在“痛”后，文义难通，疑衍，故据删。

③“食” 原作“飧”，据《太素》胀论、《脉经》卷六第八、《千金》卷十八第一改。

④“少” 原作“小”，据《灵枢》胀论篇、《太素》胀论改。

⑤“夭” 原作“天”，据《灵枢》胀论篇、《太素》胀论改。

[注释]

[1]“壳壳” 《太素》胀论注：“似实而不坚也。”

[2]“神去其室” 《太素》胀论注：“神室，心脏也。补实泻虚伤神，故神去心室。”

[3]“久塞其空” 《灵枢集注》姚士因注：“塞其空者，外无使经脉肤腠疏空，内使脏腑之神气充足。”

[语译] 问：胀的症状是怎样的呢？

答：心胀病，心中烦而呼吸气短，睡卧不安；肺胀病，胸中虚满，喘促咳嗽；肝胀病，胁下胀满而痛，向下牵引少腹也痛；脾胀病，苦于呃逆，四肢躁扰闷乱，身体沉重得不能穿衣；肾胀病，腹满牵引背部不舒，腰与髀部疼痛；胃胀病，腹部胀满，胃脘疼痛，鼻中常闻有焦臭气味，不仅妨碍饮食，而且大便也排出困难；大肠胀病，肠鸣而痛，感受寒邪则发生泄泻，食谷不化；小肠胀病，少腹胀满，牵引腰部作痛；膀胱胀病，小腹部胀满，膀胱气闭而小便不通；三焦胀病，气充满于皮肤，以手按之似实而不坚；胆胀病，胁下胀满疼痛，口中发苦，好叹息。以上这些胀病，症状虽然不同，但卫气逆乱的道理却是一样的，因此，能够明确营卫循行的逆顺，就能恰当地运用针法治疗这些病；若不明白这些道理，错误的去泻虚补实，使神不守舍，就会损伤正气，使邪气得以深入，真气也就不能安定了，这是由于不高明医生误治而造成的死亡。高明的医生则补虚泻实，使神气安守于内，营卫充实于外，腠理致密，邪气也就不能侵害了。

［按语］　以上两节，指出了治疗胀病的两种方法，一是“无问虚实，工在疾泻”，一是“补虚泻实”。“无问虚实，工在疾泻”，是对胀病初起而言，因病的初期，正气未衰，故宜于疾泻；“补虚泻实”，是指治疗胀病总的治疗原则，因胀病虽当疾泻，但病毕竟有虚实的不同，特别是病久者，正气多虚，更不能拘泥于疾泻一法，所以又再指出“补虚泻实”，示人应根据具体情况灵活运用，也就是下文所说的“当泻则泻，当补则补，如鼓之应桴，恶有不下者”的意思。

［原文］　曰：胀者焉生，何因而有名？

曰：卫气之在身也，常并脉循分肉，行有逆顺，阴阳相随，乃得天和[1]，五脏皆治，四时皆叙①，五谷乃化。然而厥气在下，营卫留止，寒气逆上，真邪相攻，两气相薄，乃合②为胀。

曰：何以解惑？

曰：合之于真，三合而得。

［校勘］

①“皆叙”　《灵枢》胀论篇作“循序”。《太素》胀论作“有序”。叙同序。

②“合”　原作“舍”，据《灵枢》胀论篇、《太素》胀论改。

［注释］

［1］“天和”　谓自然的和气，此指正常无病的状态。

［语译］　问：胀病是怎样发生的？为什么叫做胀？

答：人身的卫气，经常地循行于脉外分肉之间，其循行有一定的逆顺规律，即始终与脉中的营气内外并行，营卫这样有条不紊的循行，就是健康无病的正常状态。营卫之气依次循行于脏腑之间，顺应四时阴阳的规律，使脏腑和调，才能正常的摄取水谷的精微，以养形体元气。假如发生逆气在下，使营卫受到阻碍而留止不行，寒气随而上逆，与正气相迫搏结，就合而发生为胀病。

问：怎样辨析呢？

答：胀病是由于卫气留止与上逆的寒邪相搏而成，但有合于血脉、合于五脏、合于六腑的不同。能把这三种情况分析清楚，便可对胀病有全面的认识。

[原文] 曰：无问虚实，工在疾泻，近者一下，远者三下，今有三而不下，其过焉在？

曰：此言陷于肉肓[1]而中气穴者也。不中气穴而气内闭藏；不陷肓，则气不行；不①越中肉则卫气相乱，阴阳相逆②，其于胀也，当泻而不泻，故气不下。三而不下③，必更其道[2]，气下乃止，不下复起④，可以万全，恶有殆者乎。其于胀也，必审其诊，当泻则泻，当补则补，如鼓之应桴，恶有不下者乎。

[校勘]

①“不” 原作“上”，据《太素》胀论改。

②“逆” 《灵枢》胀论篇作“逐”，《太素》胀论作“遂”。

③“三而不下” 原无，据《灵枢》胀论篇、《太素》胀论补。

④“起” 《灵枢》胀论篇、《太素》胀论均作“始”。

[注释]

[1]“肓” 《类经》痹证注：“肓者，凡腔腹肉理之间，上下空隙之处，皆谓之肓。”

[2]“必更其道” 《类经》脏腑诸胀注：“三而不下，必未得其所也，故当更穴再刺之。”

[语译] 问：前面说过，胀病不论虚实，都要速泻三里，新病泻一次，久病泻三次，胀就消了。现在有的病泻三次而胀仍不减，其错误在哪里？

答：这是说针刺时针必须刺入肉肓而中在气穴以内，才能有效。若针不中气穴，邪气就闭藏在内不能外泄。刺不进入肓膜，则卫气仍留止不行；若针不越过皮肤中于分肉之间，必致卫气与邪气相乱，阴气与阳气相逆，对于胀病，当泻而不急泻，胀病是不会消失的。若刺中气穴,并且深达肓膜,泻三次而胀仍不消的,这是刺的穴位不恰当,应更换穴位再刺,以至胀病消除为止。若再针三次胀病仍不能全消,再重新开始另针。这种刺法是非常可靠的,不会治不好胀病。对于胀病的针刺,必须详细诊察以辨虚实,应该泻的就泻,应该补的就补,如能这样治疗,便会效如桴鼓之应,胀病哪会有不消的呢?

[原文] 心胀者,心俞主之,亦取列缺。

[语译] 心胀病,以足太阳经的心俞穴主治,也取手太阴经的列缺穴。

[原文] 肺胀者,肺俞主之,亦取太渊。

[语译] 肺胀病,应取足太阳经的肺俞穴主治,也取手太阴经的太渊穴。

[原文] 肝胀者,肝俞主之,亦取太冲。

[语译] 肝胀病,应取足太阳经的肝俞穴主治,也取足厥阴经的太冲穴。

[原文] 脾胀者,脾俞主之,亦取太白。

[语译] 脾胀病,应取足太阳经的脾俞穴主治,也取足太阴经的太白穴。

[原文] 肾胀者,肾俞主之,亦取太溪。

[语译] 肾胀病,应取足太阳经的肾俞穴主治,也取足少阴经的太溪穴。

[原文] 胃胀者,中脘主之,亦取章门。

[语译] 胃胀病,应取任脉的中脘穴主治,也取足厥阴经的章门穴。

[原文] 大肠胀者,天枢主之。

[语译] 大肠胀病,应取足阳明经的天枢穴主治。

[原文] 小肠胀者,中窌主之。

[语译] 小肠胀病,应取足太阳经的中窌穴主治。

[原文] 膀胱胀者,曲骨主之。

［语译］ 膀胱胀病，应取任脉、足厥阴经的会穴曲骨主治。

［原文］ 三焦胀者，石门主之。

［语译］ 三焦胀病，应取任脉的石门穴主治。

［原文］ 胆胀者，阳陵泉主之。

［语译］ 胆胀病，应取足少阳经的阳陵泉主治。

［原文］ 五脏六腑之胀，皆取三里。三里者，胀① 之要穴也。

［校勘］

①“胀” 原作“股”，据上文例改。

［语译］ 五脏六腑所发生的胀病，都应取足阳明经的足三里主治。足三里穴，是治疗胀病的重要穴位。

水肤胀鼓胀肠覃石瘕第四

［内容说明］ 本篇主要论述水肿、肤胀、鼓胀、肠覃、石瘕等病的成因、症状、治法及俞穴主治。

［原文］ 黄帝问曰：水与肤胀、鼓胀、肠覃、石瘕，何以别之？

岐伯对曰：水之始起也，目窠[1]上微肿，如新卧起之状，颈脉动，时咳[2]，阴股间寒，足胫肿，腹乃大，其水已成也。以手按其腹，随手而起，如裹水之状，此其候也。

［注释］

［1］“目窠” 指眼胞而言。

［2］“水之始起也……时咳” 《类经》水胀肤胀鼓胀覃石瘕石水注：“阳明之脉，自人迎下循腹里，而水邪乘之，故为颈脉动；水之标在肺，故为时咳。”《灵枢识》简案：“不谓之人迎而谓颈脉者，非诊之而始知其动之疾，以其望而知颈脉之疾也。”

［语译］ 黄帝问：水病和肤胀、鼓胀、肠覃、石瘕，这些病怎样鉴别呢？

岐伯答：水病初起的时候，病人的眼胞微肿，像睡眠刚起床的样子，如果病人的颈部脉动能够看到，而又时常咳嗽，大腿内侧发凉，足胫和小腿浮肿，腹部胀大，这说明水病已成。以手按其腹部，随手而起，没有陷窝，象袋子盛着水一样，这就是水肿病的症候。

[原文] 肤胀者，寒气客于皮肤之间，壳壳①然不坚，腹大，身尽肿，皮肤厚，按其腹，腹陷②而不起，腹色不变，此其候也[1]。

[校勘]

①“壳壳” 《灵枢》水胀篇作“鼟鼟”。

②“腹陷” 《灵枢》水胀篇、《太素》胀论均作“窅”。与陷义同。

[注释]

[1]“肤胀者……此其候也” 《类经》水胀肤胀鼓胀肠覃石瘕石水注：“寒气客于皮肤之间者，阳气不行，病在气分，故有声若鼓，气本无形，故不坚。气无所不至，故腹大，身尽肿。若因于水，则有水处肿，无水处不肿，此为可辨。然有水则皮泽而薄，无水则皮厚。寒气在肤腠之间，按散之，则不能猝聚，故窅而不起，腹色不变，即皮厚故也。”

[语译] 肤胀病，是因寒邪侵入皮肤之间，按之像空壳而不坚硬，腹大，全身尽肿，皮肤厚，用指按其腹，凹陷不起，而皮色不变，这是肤胀病的症候。

[原文] 鼓胀者，腹身皆肿大，与①肤胀等，其色苍黄，腹筋（一本作脉）起，此其候也。

[校勘]

①“与” 原作“如”，据《灵枢》水胀篇、《太素》胀论改。

[语译] 鼓胀病也是腹部和全身都肿大，与肤胀病相同，但腹部的皮肤颜色苍黄，腹部青筋暴露，这是鼓胀的症候。

[原文] 肠覃[1]者，寒气客于肠外，与卫气相搏，正气不得营，因有所系，瘕①而内著，恶气乃起，息肉乃生。其始生也，大

如鸡卵,稍以益大,至其成也,如怀子状,久者离岁②,按之则坚,推之则移,月事时下[2],此其候也。

[校勘]

①“瘕” 《灵枢》水胀篇、《外台》卷二十均作“癖”。

②“岁” 此下原有“月”字,据《灵枢》水胀篇、《太素》胀论删。

[注释]

[1]“肠覃” 腹中赘生的恶肉,系在肠间,状如蘑菇。覃,通蕈(xùn 训),即蘑菇,为伞状菌类植物。《灵枢识》简按:“肠中垢滓,凝聚生息肉,犹湿气蒸郁,生蕈于土木,故谓肠覃。”

[2]“月事时下” 此病生于子宫之外,故月经能按时而至。

[语译] 肠覃病,是寒邪停留在肠外,与散行在腹中的卫气相搏结,致正气不能正常运行,因而邪气积滞,留著在肠外,病邪逐渐滋长,生成息肉。初生时大如鸡卵,渐渐长大,至其病已形成,好象怀孕一样,病久的经历一年以上,按其腹很坚硬,推之又能移动,月经仍按期来潮,这是肠覃的症候。

[原文] 石瘕者,生于胞中,寒气客于子门,子门闭塞,气不通,恶血当泻不泻,血衃乃留止,日以益大,状如怀子,月事不以时下,皆生于女子,可导而下之[1]。

[注释]

[1]“导而下之” 为利导通下的方法。如活血逐瘀等方及坐药之类,皆属此类。

[语译] 石瘕病,生在胞中,因寒邪居留在子门,使子门闭塞,气血不能流通,恶血不得排泄,因而凝结成块,滞留胞中,逐渐长大,状如怀孕,月经也不按期来潮,这是石瘕病的症候。这种病都发生在女子,可用利导通下其凝聚瘀血的方法治疗。

[原文] 曰:肤胀鼓胀可刺耶?

曰：先刺其腹①之血络，后调其经，亦刺去其血脉②。

［校勘］

①“刺其腹” 《灵枢》水胀篇作“泻其胀”。

②“脉” 《灵枢》水胀篇作“络”。

［语译］ 问：肤胀和鼓胀，可用针刺治疗吗？

答：治疗肤胀和鼓胀时，都应先刺其腹部胀起的血络，然后再按经以调其虚实，并刺其经中瘀滞的血脉，以通其营卫。

［原文］ 曰：有病心腹满，旦食则不能暮食，此为何病？

曰：此名为鼓胀。治之以鸡矢醴[1]，一剂知，二剂已。

［注释］

[1]“鸡矢醴” 《太素》胀论注：“可取鸡粪作丸，熬令烟盛，以清酒一斗半沃之，承取汁名曰鸡醴，饮取汗。”《类经》鼓胀注：“鸡矢醴法：按《正传》云：‘用羯（jié 结）鸡矢一升，研细，炒焦色，地上出火毒，以百沸汤淋汁，每服一大盏，调木香、槟榔末各一钱，日三服，空腹服，以平为度。’又按《医鉴》等书云：‘用干羯鸡矢八合，炒微焦，入无灰好酒三碗，共煎，干至一半许，用布滤取汁，五更热饮，则腹鸣，辰巳时行二三次，皆黑水也，次日觉足面渐有皱纹，又饮一次，则渐皱至膝上而病愈矣。’此二法，似用后者为便。”

［语译］ 问：有患心腹胀满的病，早晨吃了饭，晚上就不能再吃，这是什么病？

答：这叫鼓胀病，可用鸡矢醴治疗，服一剂就能见效，服二剂病就好了。

［原文］ 曰：其时有复发者，何也？

曰：此食饮不节，故时有病也。虽然，其病且已时，故当病①气聚于腹也。

［校勘］

①“时，故当病” 原作“因当风”，据《素问》腹中论改，《太素》胀论作“时当痛”。

［语译］ 问：胀病时常有复发的，是什么原因？

答：这是因为饮食不节，所以常使病再复发，虽然经过治疗而将愈，但脾胃之气尚弱，若饮食不节，必致病气复聚于腹中，因此病又复发。

［原文］ 风水肤胀，为五十七刺①[1]，取皮肤②之血者，尽取之。徒水，先取环谷下三寸[2]，以排针刺之而藏之③，引④而内之，入而复出⑤，以尽其水；必坚束之，束缓则烦闷，束急则安静。间日一刺之，水尽乃止；饮⑥闭药[3]，方刺之时徒饮之，方饮无食，方食无饮，无食他食，百三十五日[4]。

［校勘］

①"五十七刺" 原作"五十九刺"，原校："《灵枢》作五十七刺"，今本《灵枢》四时气篇作"五十七痏"，据改。并删原校。

②"取皮肤" 《太素》杂刺作"腹皮"。

③"排针刺之而藏之" 《灵枢》四时气篇作"铍针针之，已刺而筩之"。《太素》杂刺作"铍针之，已刺而针之"。

④"引" 《灵枢》四时气篇无。《太素》杂刺作"筒"。

⑤"出" 《灵枢》四时气篇、《太素》杂刺作"之"。

⑥"饮" 此下原有"则"字，据《灵枢》四时气篇、《太素》杂刺删。

［注释］

[1]"为五十七刺" 据《素问》水热穴论王冰注五十七穴是：长强、腰俞、命门、悬枢、脊中共五穴，自环俞、中膂内俞、膀胱俞、小肠俞、大肠俞左右共十穴，秩边、胞肓、志室、肓门、胃仓左右共十穴；横骨、大赫、气穴、四满、中注左右共十穴，气冲、归来、水道、大巨、外陵左右共十穴，大钟、照海、复溜、交信、筑宾、阴谷左右共十二穴。

[2]"环谷下三寸" 《太素》杂刺注："环谷当是脐中也，脐下三寸，关元之穴也。"

[3]"饮闭药" 《太素》杂刺注："复饮补药。"《灵枢注证发

微》注："必饮通闭之药，以利其水，防其再肿"。二说不一，姑从马注。

[4]"无食他食，百三十五日"　《类经》肾主水水俞五十七穴注："水肿既消，当忌伤脾发湿等物，至一百三十五日之外，方保其不复矣。"

[语译]　风水肤胀，是汗出遇风，风水之邪，留于皮肤，而发生的皮肤肿胀病，应根据病情于肾俞五十七穴中选穴刺之。若皮肤有结络瘀血，应尽刺出其血。但患水病而没有风邪的，应先在脐下三寸处，用铍针深刺，退针后再进针，这样入而复出的反复操作，以出尽其水；水出尽以后，可再用布紧束其腰腹部，若束的松缓，则必烦躁满闷，束的紧急则舒适安静。用上法治疗要隔一天刺一次，直到水尽为止，并要内服化气行水的药物，利其小便，以防再肿，可以在针刺时服药，但正在服药时，不要吃饭，刚吃过饭后，不要服药。水肿消了以后，要禁忌伤脾助湿的食物一百三十五天。

[按语]　本节指出了针刺治疗风水和徒水的方法，其中关于放水的刺法，后世不见使用，故其具体操作方法不详。

[原文]　水肿，人中尽满，唇反者死。水沟主之。

[语译]　水肿病而至人中肿满，口唇外反的，是脾气已绝，所以主死。应取督脉、手足阳明之会水沟穴主治。

[原文]　水肿大脐平，灸脐中，腹[1]无理不治。

[校勘]

①"腹"　原脱，据《外台》卷三十九补。

[语译]　水肿病而至肚脐肿平的，可灸脐中，若肿至看不到腹部肌腠纹理的，是不治的死症。

[原文]　水胀[1]，水气行皮中，阴交主之。

[校勘]

①"胀"　原作"肿"，据《千金》卷三十、《外台》卷三十九改。

［语译］ 水胀病，水气在皮中上下流行的，应取任脉的阴交穴主治。

［原文］ 水肿腹大，水胀，水气行皮中，石门主之。

［语译］ 水肿病，腹中蓄水而腹大，水胀，水气上下流行于皮中，应取任脉的石门穴主治。

［原文］ 石水[1]，痛引胁下胀，头眩痛，身尽热，关元主之。

［注释］

［1］“石水” 《素问》阴阳别论曰：“阴阳结斜，多阴少阳曰石水，少腹肿。”水气积于少腹中，坚硬如石，故名“石水”。

［语译］ 石水，少腹蓄水肿硬如石，疼痛掣引胁下胀满，头眩晕而痛，全身发热，应取任脉的关元穴主治。

［原文］ 振寒大腹石水，四满主之。

［语译］ 身发寒栗，腹大，石水，应取足少阴经的四满穴主治。

［原文］ 石水，刺气冲。

［语译］ 石水，可刺足阳明经的气冲穴。

［原文］ 石水，章门及然谷主之。

［语译］ 石水，应取足厥阴经的章门穴及足少阴经的然谷穴主治。

［原文］ 石水，天泉主之。

［语译］ 石水，应取手厥阴经的天泉穴主治。

［原文］ 腹中气盛，腹胀逆（《千金》作水胀逆），不得卧，阴陵泉主之。

［语译］ 因腹中寒气过盛，以致腹中蓄水而胀满喘逆，不能卧睡的，应取足太阴经的阴陵泉主治。

［原文］ 水肿①留饮，胸胁支满，刺陷谷，出血，立已。

［校勘］

①“水肿” 原作“水中”，据《外台》卷三十九改。

［语译］ 水肿病而有留饮，致胸胁支撑胀满，应刺足阳明

经的陷谷穴出血，则水自消失。

[原文] 水腹①胀，皮肿，三里主之。

[校勘]

①“腹” 原作“肿”，据《外台》卷三十九改。

[语译] 水肿病而腹胀皮肿的，应取足阳明经合穴三里主治。

[原文] 胞中有大①疝瘕积聚，与阴相引而痛，苦涌泄上下出，补尺泽、太溪，手阳明寸口皆补之。

[校勘]

①“大” 《外台》卷三十九作“水”。

[语译] 胞中有较大的疝瘕积聚，与前阴牵引疼痛，苦于上吐下泻，应补尺泽以治呕吐，补太溪以治寒疝，刺偏历以利小便而消水，刺太渊以固太阴、阳明的脏气。

肾风发风水面胕肿第五

[提要] 本篇主要论述了肾风为病发生的面部浮肿；叙述了人体水液的运化过程；指出了肾风病的病机、诊断、临床表现及主治俞穴。

[原文] 黄帝问曰：少阴何以主肾，肾何以主水？

岐伯对曰：肾者，至阴也，至阴者，盛水也[1]。肺者，太阴也。少阴者，冬脉也，其本在肾，其末在肺[2]，皆积水也。

曰：肾何以聚水而生病？

曰：肾者，胃之关也[3]。关门不利，故聚水而从其类[4]；上下溢于皮肤，故为胕肿[5]。胕肿者，聚水而生病也。

曰：诸水皆主①于肾乎？

曰：肾者，牝脏也。地气上者，属于肾而生水液，故曰至阴[6]。勇而劳甚则肾汗出[7]，肾汗出逢于风，内不得入于腑脏，外不得越于皮肤，客于玄府[8]，行于皮里②，传为胕肿，本之于肾,名曰风水。

［校勘］

①“主” 《素问》水热穴论、《太素》气穴均作“生”。

②“里” 《太素》气穴作“肤”。

［注释］

［1］“肾者,至阴也。至阴者,盛水也” 《素问》水热穴论王注:“阴者,谓寒也。冬月至寒,肾气合应,故云肾者至阴也。水王于冬,故云至阴者盛水也。”

［2］“其本在肾,其末在肺” 肾主一身之水,肺能通调水道,为水之上源。肾之经脉上入肺中,肾居下,肺居上,二脏对水液代谢关系很大,所以说,其本在肾,其末在肺。

［3］“肾者,胃之关也” 《类经》肾主水水俞五十七穴注:“关者,门户要会之处,所以司启闭出入也。肾主下焦,开窍于二阴,水谷入胃,清者由前阴而出,浊者由后阴而出,肾气化则二阴通,肾气不化则二阴闭,肾气壮则二阴调,肾气虚则二阴不禁,故曰肾者胃之关也。”

［4］“聚水而从其类” 《素问》水热穴论王注:“关闭则水积,水积则气停,气停则水生,水生则气溢,气水同类,故云关门不利。聚水而从其类也。”

［5］“胕肿” 即浮肿。

［6］“地气上者,属于肾而生水液,故曰至阴” 《素问集注》张志聪注:“水生于中焦之胃土,然由下焦之气上升以合化。……入胃之饮,从地土之气,上输于肺,肺气通调而下输决渎,故曰地气上者属于肾,而生水液也。夫水在地之下,地气上者,直从泉下之气而生,故曰至阴。”按:地气指脾胃水饮之气。至阴指肾而言。

［7］“肾汗出” 《类经》肾主水水俞五十七穴注:“勇而劳甚者,汗自阴分深处而发,故曰肾汗。”

［8］“玄府” 即汗孔。

［语译］　黄帝问：少阴为什么主肾？肾为什么主水？

岐伯答：肾属水而应于冬，为阴中之至阴，水属阴，王于冬而主于肾，所以至阴之处（肾），乃是主持水液的脏器。肺为太阴，主宣发而通调水道。少阴肾主水而应冬，其脉从肾上贯肝鬲入肺中，所以水病其本在肾，其末在肺，都可以积水而生病。

问：肾是怎样聚水而生病的？

答：肾居下焦，开窍于二阴，为胃之关，肾气化则关门通畅，肾气不化则关门不利，关门不利则排泄受阻，水气内停，或上或下，泛滥于皮肤之内，故为浮肿。浮肿，也就是由于水气聚积而产生的疾病。

问：一切水病都主于肾吗？

答：肾是属阴的脏器，入胃之饮，所以能上升通调，乃由于肾气之所化，才能化生水液，所以叫至阴。强恃勇力而劳动过甚时，则汗出于肾，此时若适感风邪，使汗孔闭塞，则向外之汗液既不能再向内入于脏腑，又不能向外越出皮肤，故停留在汗孔之内，流行于皮肤之中，就成为浮肿。这种病本属于肾，又感受了风邪，所以叫做风水。

［原文］　曰：有病肾风者，面胕痝然壅①，害于言[1]，可刺否？

曰：虚不当刺，不当刺而刺，后五日，其气必至[2]。

曰：其至何如？

曰：至必少气，时热②从胸背上至头，汗出，手热，口干苦渴，小便黄，目下肿，腹中鸣，身重难行，月事不来，烦而不能食，不③能正偃[3]，正偃则咳甚，病名曰风水。

曰：愿闻其说。

曰：邪之所凑，其气必虚，阴虚者，阳必凑之，故少气时热而汗出[4]，小便黄。小便黄者，少腹气中有④热也；不能正偃者，胃中不和也；正偃则咳甚，上迫肺也。诸有水气者，微肿先⑤见于目下。

[校勘]

①“壅” 此上原有“肿”字,原校:“《素问》无肿字”,今本《素问》评热病论、《太素》风水论与原校同,据删。并删原校。

②“热” 原脱,据《素问》评热病论、《太素》风水论补。

③“不” 此上原有“饮”字,据《素问》评热病论、《太素》风水论删。

④“中有” 原作“气”,据《素问》评热病论、《太素》风水论改。

⑤“先” 原脱,据《素问》评热病论补。

[注释]

[1]“痝(máng 忙)然壅,害于言”痝然肿起,并妨害言语。《素问》评热病论王注:“痝然,肿起貌。壅,谓目下壅,如卧蚕形也。肾之脉,从肾上贯肝鬲,入肺中,循喉咙侠舌本,故妨害于言语。”

[2]“虚不当刺……其气必至” 《类经》肾风风水注:“虚者本不当刺,若谓肿为实,以针泄之,则真气愈虚,邪必乘虚而至。后五日者,脏气一周而复至其所伤之脏,病气因而甚矣。”

[3]“正偃” 即仰卧。

[4]“少气时热而汗出” 《素问集注》张志聪注:“风邪伤肾,精气必虚,阴虚则阳往乘之,故时时发热,肾为生气之原,故少气也,阳加于阴则汗出。”

[语译] 问:有患肾风的病人,面部痝然臃肿,妨害言语的,可以用针刺吗?

答:肾气虚的不应当刺,如果不应当刺而用了刺法,则必伤脏气,待五日之后,病气必然复至。

问:病气至时怎样?

答:病气至时,必然会感到少气,时常发热,热从胸背部上至头而汗出,两手发热,口干渴甚,小便色黄,目下浮肿,腹中雷鸣,身体沉重,行动困难,妇女还能使月经不来,烦闷而不能进食,不能仰卧，仰卧时就要咳嗽，病名叫做风水。

问：愿意听听这是什么道理？

答：邪气之所以能够聚集致病，其正气必然先有亏虚。当肾阴虚时，阳邪必乘虚而聚集之，所以少气，时时发热而汗出，小便黄。小便色黄的，是少腹有热；不能仰卧，是因胃中不和；仰卧时咳嗽加重，是邪气上迫于肺。凡有水气病的，首先在目下有轻微的浮肿。

［原文］ 曰：何以言之？

曰：水者，阴也；目下，亦阴也[1]；腹者，至阴之所居，故水在腹者，必使目下肿；真气上逆，故口苦舌干；卧不得正偃，正偃①则咳出清水也。诸水病者，皆②不得卧，卧则惊，惊则咳甚也。腹中鸣者，病③本于胃也；薄脾④则烦不能食；食不下者，胃脘膈也；身重难以行者，胃脉在足也；月事不来者，胞脉闭也。胞脉者，属心而络于胞中，今气上迫肺，心气不得下通，故月事不来也[2]。

曰：有病痝然如水气状，切其脉大紧，身无痛者，形不瘦，不能食，食少，名为何病⑤？

曰：病主（《素问》作生）在肾，名曰肾风。肾风而不能食，善惊不已（《素》无不字⑥）。心气痿者死[3]。

［校勘］

①“正偃” 原脱，据《素问》评热病论、《太素》风水论补。

②“皆” 《素问》评热病论、《太素》风水论均作“故”。

③“病” 原作“脾”，据《素问》评热病论、《太素》风水论改。

④“薄脾” 原作“传脾”，据《素问》评热病论改。《太素》风水论作“薄肝”。

⑤“病” 原脱，据《素问》奇病论、《太素》风水论补。

⑥“《素》无不字” 今本《素问》奇病论作“善惊，惊已”，《太素》风水论作“喜惊，惊以”。

[注释]

[1]“目下亦阴也” 《灵枢》大惑论曰:“肌肉之精为约束。”脾主肌肉四肢,脾为阴,所以目下也属阴。《素问集注》张志聪注:“太阴者,至阴也,水邪上乘于腹,始伤胃而渐及于脾,故微肿先见于目下,脾主约束也。”

[2]“胞脉者……故月事不来也” 《类经》肾风风水注:“胞即子宫,相火之所在也,心主血脉,君火之所居也,阳气上下交通,故胞脉属心,而络于胞中以通月事,今气上迫肺,则阴邪遏绝阳道,心气不得下行,故胞脉闭而月事断矣。”

[3]“心气痿者死” 《素问》奇病论王注:“肾水受风,心火痿弱,火水俱困,故必死。”

[语译] 问:为什么这样说呢?

答:水是属阴的,目下也是属阴的,腹部又是至阴所在之处,所以腹中有水时,同类相从,必然使目下先肿;水邪上泛凌心,迫使脏真心火之气上逆,所以口苦舌干;不能仰卧,是由于卧则水气上逆,所以咳出清水。凡是有水病的人,都不能安卧,卧则惊悸不安,惊悸则咳嗽加重。腹中雷鸣,是水邪流窜于肠胃;若水气迫于脾,运化失职,则烦满不能食;食物不下,是水邪阻隔于胃脘;身体沉重,行动困难,是由于胃的经脉在足部,胃受水邪则阳明不得行气于三阳,充养于四肢所致;月经不来,是由于水邪阻滞,胞中络脉闭塞不通。胞中之脉,上属于心而下络于胞中。现在水气上迫于肺,使肺气不能肃降,心血不得下通,气血之源已断,所以月经不来。

问:有的病人,痝然肿大,好象水气一样,切按其脉,呈现大而紧,身体没有痛处,形体也不消瘦,但不能食,或食少,这叫什么病?

答:这种病由肾所主,名叫肾风,由于水气犯脾,脾胃气衰,所以不能食;由于水气凌心,心阳不振,所以善惊不已,若病情发展严重,到了心气痿弱的程度,就属死证。

［按语］　以上经文，主要论述了肾风病的病因、病机、症状和诊断特点。文中首先从生理方面阐述了水液的运化过程，指出肾何以主水，以及肾在主水方面，与肺胃的关系。根据原文的精神，可以体会到，人体水液的运化过程，主要由肾来主持，摄入胃中的水液，赖肾的气化功能，才能按时运化和排出；如果肾气不化，则水液的调节必然紊乱；所以说，肾为胃关。同时水液的运行，又须赖肺气输布通调，故水液的整个运化过程，系由肺、脾（胃）、肾三脏所支配，而由肾脏来主持。所以肾风病人的病机，实际就是上述生理作用的紊乱，因而其病变重点，则在肾、肺、脾（胃）三脏，而以肾脏为主，因此文中有“其本在肾，其末在肺”之说。由于水液留滞不行而为水肿，其临床表现，以浮肿为主要症状，他如发热、小便黄、咳嗽、惊悸不能平卧、肠鸣不食等症状，也是由水气不行所致。其诊断特点则以面部浮肿为主，特别是目下先肿，对诊断此病，确有其一定的意义。在预后方面，文中提出凡出现不食、善惊不已等症，为心脾已虚，至惊悸不已而心气痿弱，则为死证。有一定参考价值。

［原文］　风水面肿①，巨虚上廉主之。

［校勘］

①“面肿”　原作“膝肿”，据《外台》卷三十九改。

［语译］　患风水而面部浮肿的，应取足阳明与太阳合穴巨虚上廉主治。

［原文］　面胕肿，上星主之。先取譩譆，后取天牖、风池①。

［校勘］

①“池”　此下原有“主之”二字，据《外台》卷三十九删。

［语译］　感受风热而面部浮肿的，应取督脉上星穴主治。刺时先取足太阳经的譩譆，后取手、足少阳之天牖、风池，则风热尽除而面肿可消。

［原文］　风水面胕肿，冲阳主之(肿一作浮。校者按:肿当是胕

字之误)。

[语译] 风水而面部浮肿的,应取足阳明经的原穴冲阳主治。

[原文] 风水面胕肿,颜黑,解溪主之。

[语译] 风水面部浮肿而至颜面色黑的,应取足阳明经的解溪穴主治。

卷之九

大寒内薄骨髓阳逆发头痛第一(颔项痛附)

[提要] 本篇主要论述由于大寒侵入骨髓或者阳邪逆于阳经所致的各种头痛的症状与主治俞穴。

[原文] 黄帝问曰:病头痛,数岁不已,此何病也?

岐伯对曰:当有所犯大寒,内至骨髓。骨①髓者,以脑为主,脑逆,故令头痛齿亦痛[1]。

[校勘]

①"骨" 《素问》奇病论、《太素》头齿痛均无。

[注释]

[1]"当有所犯大寒……故令头痛齿亦痛" 《太素》头齿痛注:"大寒入于骨髓,流入于脑中,以其脑有寒逆,故头痛数岁不已。齿为骨余,故亦齿痛。"

[语译] 黄帝问:有的人患头痛,数年不愈,这是什么病?

岐伯答:这是因为曾经感受过大寒,寒气内侵到骨髓所致。人身的骨髓皆属于脑,寒气内侵于骨髓,上逆入脑,就会发生头痛。齿为骨之余,所以牙齿也痛。

[原文] 阳逆头痛,胸满不得息,取人迎。

[语译] 阳邪逆于阳经,发生头痛,胸满,呼吸不利的,应取足阳明经的人迎穴主治。

[原文] 厥头痛[1],面若肿起而烦心,取足阳明、太阳(一作

阴①）。

［校勘］

①“阴” 《灵枢》厥病篇与原校同。

［注释］

［1］“厥头痛” 《类经》刺头痛注：“厥，逆也。邪逆于经，上干头脑而为痛者，曰厥头痛也。下仿此。”

［语译］ 由于邪气上逆犯脑而发生的头痛症，如兼有面肿而心烦等症状的，应取足阳明经和足太阳经的俞穴主治。

［原文］ 厥头痛，头①脉痛，心悲喜泣，视头动脉反盛者，乃刺之，尽去血，后调足厥阴[1]。

［校勘］

①“头” 原脱，据《灵枢》厥病篇、《太素》厥头痛补。

［注释］

［1］“厥头痛……后调足厥阴” 《类经》刺头痛注：“头脉痛者，痛在皮肉血脉之间也。心悲善泣者，气逆在肝也。故当先视头脉之动而盛者，刺去其血，以泄其邪；然后取足厥阴肝经而调补之，以肝脉会于巅也。”

［语译］ 厥头痛，头部脉络跳痛，并多悲伤哭泣的，这是逆气在肝所致，当察其头部，如有跳动而充盛的脉络，刺之尽出其血，然后调补足厥阴经（可取肝的原穴太冲）。

［原文］ 厥头痛，噫（《九墟》作意①）善忘，按之不得，取头面左右动脉，后取足太阴（一作阴②）。

［校勘］

①“意” 《灵枢》厥病篇与原校同。

②“阴” 《灵枢》厥病篇、《太素》厥头痛与原校同。

［语译］ 厥头痛，用手按摸找不到固定的疼痛部位，并有噫气善忘等症状的，这是邪气犯胃胃气上逆所致，应先刺足阳明脉在头面左右的动脉（浮显于外的络脉），然后再刺足太阳脉，以泻阳邪。

［原文］ 厥头痛，员员[1]而痛（《灵枢》作贞贞头重①），泻头上五行，行五[2]。先取手少阴，后取足少阴。

［校勘］

①“贞贞头重” 《灵枢》厥病篇、《太素》厥头痛与原校同。

［注释］

[1]“员员（yún 云）” 旋转之意。

[2]“头上五行，行五” 即本经卷七六经受病发伤寒热病第一上五十九刺中，头上的二十五个俞穴。

［语译］ 厥头痛，眩晕而痛，这是热逆于头的实证。应刺头上五行，每行五穴，以散阳热，先取手少阴经的俞穴，再取足少阴的俞穴。

［按语］ “先取手少阴，后取足少阴”，是泻火补水的治法；亦是去邪扶正之义。手少阴，应取手厥阴的荥穴劳宫；足少阴，应取原穴太溪。

［原文］ 厥①头痛，项先痛，腰脊为应，先取天柱，后取足太阳。

［校勘］

①“厥” 原脱，据《灵枢》厥病篇、《太素》厥头痛补。

［语译］ 厥头痛，项部先痛，腰脊也随之而痛，这是邪逆于足太阳经脉所致，应先取天柱穴，后取本经的下部腧穴。

［原文］ 厥头痛，痛甚，耳前后脉骨（一本作涌）热，先泻其血，后取足太阳，少阴（一本亦作阳）。

［语译］ 从略。

［按语］ 此条《灵枢》厥病篇及《太素》厥头痛均不载，其文与下条类同，疑有误，故不释。

［原文］ 厥头痛，痛甚，耳前后脉涌[1]，有热①，泻②其血，后取足少阳。

［校勘］

①“热” 原作血，据《灵枢》厥病篇、《太素》厥头痛改。

②“深” 《灵枢》厥病篇、《太素》厥头痛此下有“出”字。

［注释］

［1］“耳前后脉涌” 《太素》厥头痛注：“耳前后脉涌动者有热也。”指耳前之动脉搏动如泉水上涌一般而言。

［语译］ 厥头痛，头痛的很厉害，耳前和耳后动脉搏动较甚，这是热邪在上所致，当先刺其络脉以泻其瘀血，然后再取足少阳的经穴主治。

［原文］ 真头痛[1]，痛甚，脑尽痛，手足寒至节，死不治[2]。

［注释］

［1］“真头痛” 《难经》六十难云：“手三阳之脉受风寒，伏留而不去者，则名厥头痛；入连在脑者，名真头痛。”

［2］“真头痛……死不治” 《类经》刺头痛注：“头痛有二：上文言厥头痛者可治，此言真头痛者不可治。盖头为诸阳之会，四肢为诸阳之本，若头痛甚而遍尽于脑，手足寒至节者，以元阳败竭，阴邪直中髓海，故最为凶兆。”

［语译］ 真头痛，痛的很厉害，整个头脑都痛，甚至手足逆冷到肘膝关节，这是不治的死证。

［原文］ 头痛不可取于俞。有所击坠，恶血在内，若内伤痛，痛未已①，可即刺之，不可远取。

［校勘］

①“若内伤痛，痛未已” 《灵枢》厥病篇作“若内伤痛未已”。

［语译］ 头痛有不可取俞穴刺治的。如因殴打或坠跌，瘀血留滞在经络以内，或内部受伤而疼痛不止，由于这些病不是因为经络气逆而发病，所以要在疼痛的局部刺之，不可远取俞穴。

［原文］ 头痛不可刺者，大痹[1]为恶，风①日作者，可令少愈，不可已。

［校勘］

①“风” 《灵枢》厥病篇及《太素》厥头痛均无此字。

［注释］

［1］“大痹”　《太素》厥头痛注：“谓寒湿之气入脑，以为大痹。”

［语译］　头痛有刺之不能痊愈的，是由于寒湿入脑所引起的恶性头痛，这种病，遇到有大风的日子，病就复发或加重，刺之只能使头痛症状稍微减轻一些，但不能根治。

［原文］　头半①寒痛，先取手少阳、阳明，后取足少阳、阳明[1]。

［校勘］

①“半”　原脱，据《灵枢》厥病篇、《太素》厥头痛补。

［注释］

［1］“头半寒痛……后取足少阳、阳明”　《太素》厥头痛注：“手足少阳、阳明，在头面左右箱，故手脉行近头，足脉行远头，所以头之左箱半痛者，可刺左箱手之少阳、阳明，然后刺右箱足之少阳、阳明。右亦如之也。”《类经》刺头痛注：“头半寒痛者，偏头冷痛也。手足少阳、阳明之脉，皆循耳上行头角，故当先取手经，以去其标，后取足经以去其本也。”

［语译］　头一侧冷痛的，先取手少阳和手阳明的经穴，后取足少阳和足阳明的经穴主治。

［原文］　颔①痛，刺手阳明，与颔之盛脉出血。

［校勘］

①“颔”　《灵枢》杂病篇作“顑”。《太素》颔痛作“颌”。

［语译］　颔部疼痛，应取手阳明经（商阳穴）主治，并刺颔部充血的络脉出血，以散其结。

［原文］　项痛①不可俯仰，刺足太阳；不可顾，刺手太阳[1]（一云手阳明）。

［校勘］

①“项痛”　原作“头项”，据《灵枢》杂病篇、《太素》项痛改。

［注释］

［1］“不可俯仰……刺手太阳” 《灵枢注证发微》注：“俯仰属背与腰，故曰足太阳；而顾则属肩与项，故曰手太阳也。”

［语译］ 项部疼痛，不能前后俯仰的，刺足太阳经的俞穴；若是头项不能左右回顾的，当刺手太阳经俞穴。

［原文］ 颔痛①刺足阳明曲周[1]动脉见血，立已；不已，按经刺人迎②[2]，立已。

［校勘］

①“颔痛” 《灵枢》杂病篇作“颇痛”，《太素》颔痛作“颊痛”。

②“按经刺人迎” 《灵枢》杂病篇、《太素》颔痛均作“按人迎于经”。

［注释］

［1］“刺足阳明曲周” 《灵枢注证发微》注：“颔痛者，当取足阳明胃经颊车穴以刺之。此穴在耳下曲颊端，动脉环绕一周，故曰曲周也。”

［2］“按经刺人迎” 是说用手按人迎穴处，避开动脉，而浅刺的意思。

［语译］ 颔痛，刺足阳明经在耳下曲颊处的颊车穴见血，其痛可以立止；若不止，再按本经人迎穴处，避开动脉而浅刺之，痛可立止。

［原文］ 头痛，目窗及天冲，风池主之。

［语译］ 头痛，可刺足少阳经的目窗、天冲、风池等穴主治。

［原文］ 厥头痛，孔最主之。

［语译］ 厥逆头痛，应取手太阴的郄穴孔最主治。

［原文］ 厥头痛，面肿起，商丘主之。

［语译］ 厥逆头痛，面部肿起，应取足太阴经的商丘穴主治。

寒气客于五脏六腑发卒心痛胸痹心疝三虫第二

［提要］ 本篇阐述了心痛、胸痹、心疝、三虫的致病原因、症候诊断及主治俞穴。

［原文］ 厥心痛[1]，与背相引，善瘈，如从后触其心，身伛偻者，肾心痛也。先取京骨、昆仑，发针立已，不已取然谷[2]。

［注释］

［1］“厥心痛” 《难经》六十难：“五脏气相干，名厥心痛”。杨玄操注：“诸经经络皆属于心，若一经有病，其脉逆行，逆则乘心，乘心则心痛，故曰厥心痛，是五脏气冲逆致痛，非心家自痛也。”

［2］“厥心痛……取然谷” 《类经》刺心痛并虫瘕蛟蛕注：“善瘈，拘急如风也。伛偻，背曲不伸也……凡疼痛如从脊后触其心而伛偻者，以肾邪干心，是为肾心痛也。肾与膀胱为表里，故当先取足太阳之京骨、昆仑，如痛不已，仍当取肾经之然谷。”

［语译］ 厥心痛，与背部牵引疼痛，时常筋脉抽搐，好象有物从后面触动其心，脊背弯曲不敢伸直，这是肾邪循经上逆犯心所致，叫肾心痛。肾与膀胱相表里，当先取膀胱经的京骨穴和昆仑穴，则痛可立止，如痛仍不止，再刺肾经的然谷穴。

［原文］ 厥心痛，暴泄，腹胀满①，心痛尤甚者，胃心痛也。取大都、太白。

［校勘］

①“暴泄腹胀满” 《灵枢》厥病篇、《太素》厥心痛均作“腹胀胸满”。

［语译］ 厥心痛，突然腹泄，腹胀满，心痛更加严重的，这是胃邪犯心，叫胃心痛。胃与脾为表里，当取足太阴经的大都、太白二穴。

[原文] 厥心痛,如锥刺其心,心痛甚者,脾心痛也。取然谷①,太溪。

[校勘]

①"然谷" 原作"后谷",据《灵枢》厥病篇,《太素》厥心痛改。

[语译] 厥心痛而心痛如锥刺,疼痛很剧烈的,这是脾邪循经上逆犯心所致,所以叫脾心痛。应取足少阴经的然谷、太溪二穴。

[按语] 本病取治的穴位,是"后谷、太溪"。张志聪主张改为"漏谷、太溪",这是取脾经腧穴以治脾邪,与义甚合。在临床上常因漏谷有压痛,刺之以治胃痛而生卓效。但是,胃痛刺然谷、太溪,其止痛效果,亦很明显,即孙思邈、张洁古所谓忘经之说,两者在临床上都有实用价值。

[原文] 厥心痛,色苍苍如死灰①状,终日不得太息者,肝心痛也[1]。取行间、太冲。

[校勘]

①"灰" 原脱,据《千金》肝脏、《外台》卷七引本经补。

[注释]

[1]"厥心痛……太冲" 《类经》刺心痛并虫瘕蛟蛕注:"苍苍,肝色也。如死状,肝气逆也。终日不得太息,肝系急,气道约而不利也。是皆肝邪上逆,所谓肝心痛也。""不得太息",为肝气逆上,不得行深呼吸。

[语译] 厥心痛,面色苍苍好象死灰一样,很长时间不能舒畅地喘口长气,这是肝邪犯心,叫做肝心痛。应刺足厥阴经的行间、太冲二穴。

[原文] 厥心痛,卧若徒居,心痛乃间[1],动作①痛益甚,色不变者,肺心痛也。取鱼际、太渊。

[校勘]

①"作" 原作"行",据《灵枢》厥病篇、《太素》厥心痛及

《外台》卷七引本经改。

［注释］

［1］“卧若徒居，心痛乃间” 《医学纲目》卷十六心痛：“徒居，谓闲居。间，谓痛缓。心痛，卧与闲居则痛缓。”

［语译］ 厥心痛，在卧床或闲居时，病就较轻，活动时痛就加重，痛时面色不改变的，是肺邪犯心，叫做肺心痛。应取手太阴经的鱼际、太渊二穴。

［原文］ 真心痛，手足清①至节，心痛甚，旦发夕死，夕发旦死[1]。

［校勘］

①“清” 原作“青”。据《灵枢》厥病篇，《太素》厥心痛改。

［注释］

［1］“旦发夕死，夕发旦死” 《太素》厥心痛注：“心不受邪，受邪甚者，痛聚于心，气亦聚心，故手足冷，所以死速也。”

［语译］ 真心痛，手足寒冷到肘膝关节，痛的特别严重，这是邪气直犯心脏，心主神明，受邪则死，所以早晨发病的晚上死亡，晚上发病的早晨死亡。

［原文］ 心痛①不可刺者，中有盛聚，不可取干俞[1]。

［校勘］

①“痛” 原作“下”，原校：“一本作痛”，《灵枢》厥病篇，《太素》厥心痛与原校同，据改。并删原校。

［注释］

［1］“中有盛聚，不可取于俞” 《类经》刺心痛并虫瘕蛟蛕注：“中有盛聚，谓有形之癥，或积或血，停聚于中，病在脏而不在经，故不可取于腧穴，当从内以调治之也。”“盛聚”，大聚的意思。

［语译］ 心下痛有不可用针刺治疗的，是内有积聚而引起的，因积聚是病在脏而不在经，当调其内，不可针刺经俞。

［原文］ 肠中有虫瘕，有蛕咬①，不可取以小针。

［校勘］

①“咬” 原作“蛟”，据《千金》卷六引本经改。

［语译］ 肠中有寄生虫瘕聚，或有蛔虫咬等导致心痛，不可用小针刺治。

［原文］ 心腹痛，发作肿聚，往来上下行，痛有休止，腹中热，喜涎出[①]，是蛕虫咬[②]也。以手聚按而坚持之，无令得移，以大针刺之，久持之，虫不动，乃出针。

［校勘］

①“喜涎出” 原作“渴羡者”，据《外台》卷七引本经改。

②“虫咬” 原作“蛟”，据《千金》心脏、《外台》卷七引本经改。

［语译］ 心腹痛，发作时有一积块，往来上下，行走不定，时痛时止，腹中热，喜吐涎的，是蛔虫致病。治时先以手按其积块，不使移动，用大针刺之，久留针，直至虫不动时，乃出针。

［按语］ 此法久已不用，不可轻试。

［原文］ 心痛引腰脊，欲呕，刺足少阴。

［语译］ 心痛牵引腰脊，并欲作呕的，这是肾邪上逆，应取足少阴经的腧穴主治。

［原文］ 心痛腹胀，涩涩然，大便不利，取足太阴。

［语译］ 心痛，腹胀满，气滞涩，大便不利，这是病在脾经，应取足太阴经的俞穴。

［原文］ 心痛引背不得息，刺足少阴。不已，取手少阴[①]。

［校勘］

①“手少阴” 《灵枢》杂病篇、《太素》厥心痛均作“手少阳”。

［语译］ 心痛，牵引背部亦痛，呼吸不利，是肾邪循经上逆心肺所致，应刺足少阴经的腧穴以治肾。若不止，再取手少阴经的俞穴以治心。

［原文］ 心痛引少腹满，上下无常处，溲便难，刺足厥阴。

[语译] 心痛，牵引少腹胀满疼痛，或上或下痛无定处，大小便不利，这是邪在肝经，应刺足厥阴经的俞穴。

[原文] 心痛，但短气不足以息，刺手太阴。

[语译] 心痛，仅气短而呼吸气息不足的，是病在肺，应刺手太阴经的俞穴。

[原文] 心腹中卒痛而汗出，石门主之。

[语译] 心腹中突然疼痛而汗出，应取三焦募穴石门穴主治。

[原文] 心痛有三虫[1]，多羡，不得反侧，上脘主之。

[注释]

[1]“三虫” 《病源》九虫病：“三虫者，长虫、赤虫、蛲虫，为三虫也。”

[语译] 因有寄生虫而发生的心痛，口中多涎，痛的不能反身，应取任脉、足阳明、手太阴会穴上脘主治。

[按语] 取上脘以调和胃肠而抑制三虫。刺时或兼取中脘，或兼取丰隆，对蛔虫心痛，都有良效。

[原文] 心痛身①寒，难以俯仰，心疝气冲冒②，死不知人，中脘主之。

[校勘]

①“身” 原作“有”，据《千金》心脏第六改。

②“冒” 原作“胃”，据《千金》心脏第六、《外台》卷七改。

[语译] 心痛，身寒，俯仰困难，心痛气上冲，眩冒如死，不知人事，应取任脉中脘穴主治。

[原文] 心痛上抢心，不欲食，支痛引鬲，建里主之。

[语译] 心下痛，气上冲心，食欲不振，支撑胀痛，牵引胸膈部，应取任脉的建里穴主治。

[原文] 胸胁背相引痛，心下溷溷[1]，呕吐多唾，饮食不下，幽门主之。

[注释]

[1]“溷溷(hùn hùn 混混)” 杂乱的意思。

[语译] 胸胁背相互牵引作痛,心中乱杂不舒,呕吐,口中多唾涎,饮食不进,应取冲脉、足少阴之会穴幽门主治。

[原文] 胸痹①逆气,寒厥急②烦心,善唾,哕噫,胸满噭③[1]呼,胃气上逆,心痛,太渊主之(《千金》作肺胀胃逆)。

[校勘]

①“胸痹” 原作“脾”据《外台》卷三十九改。

②“急” 《外台》卷三十九无。

③“噭” 原作“激”,据《千金》卷三十、《外台》卷三十九改。

[注释]

[1]“噭(jiào 叫)” 呼号的意思。

[语译] 胸痹气上逆,四肢寒厥拘急,心烦,喜吐涎,呃逆,嗳气,胸闷叫呼,胃气上逆,心痛,刺手太阴经的俞穴太渊主治。

[原文] 心膨膨痛(《千金》云:烦闷乱),少气不足以息,尺泽主之。

[语译] 心胸膨胀疼痛,少气而觉呼吸气息不足,应取手太阴经的合穴尺泽主治。

[原文] 心痛,咳干呕,烦满①,侠白主之。

[校勘]

①“咳干呕,烦满” 原脱,据《外台》卷三十九补。

[语译] 心痛,咳嗽,干呕而烦闷的,应取手太阴经的侠白穴主治。

[原文] 卒心中痛,瘈疭互相引,肘内廉痛,心敖敖然[1],间使主之。

[注释]

[1]“敖敖然” 心中焦灼不安的意思。敖,熬也。

[语译] 突然心中痛,筋脉相互牵引抽掣,肘内侧疼痛,心

中焦灼不安，应取手厥阴经的间使穴主治。

[原文] 心痛，衄哕呕血，惊恐畏人，神气不足，郄门主之。

[语译] 心痛，衄血，呃逆，呕血，惊恐怕人，神气不足，应取手心主的郄穴郄门主治。

[原文] 心痛卒咳逆，曲泽①主之。出血则已。

[校勘]

①“曲泽” 原作“尺泽”，据《外治》卷三十九改。

[语译] 心痛，突然咳嗽而气上逆的，应取手厥阴经曲泽穴主治。刺出血后就可痊愈。

[原文] 卒心痛，汗出，大敦主之。出血立已。

[语译] 从略。

[按语] 心痛，汗出，似为心主有热，应以大陵主之，而此云大敦主之，出血立已，其义费解，故不释。

[原文] 胸痹引背时寒，间使主之。

[语译] 胸痹，痛掣脊背，时常恶寒，应取手厥阴经的间使穴主治。

[原文] 胸痹心痛，肩肉麻木，天井主之。

[语译] 胸痹心痛，肩部肌肉麻木，若系邪在手少阳三焦经与络而致的，应取天井穴主治。

[原文] 胸痹心痛，不得息，痛无常处（《千金》云不得反侧），临泣主之。

[语译] 胸痹心痛，致使呼吸不利，痛无一定部位的，应取足少阳经俞穴临泣主治。

[原文] 心疝暴痛，取足太阴、厥阴，尽刺之血络[1]。

[注释]

[1]“心疝暴痛……尽刺之血络” 《类经》刺胸背腹病注：“心疝者，如脉要精微论曰：诊得心脉而急，病名心疝，少腹当有形也。取足太阴、厥阴尽刺去其血络者，以二经皆聚于少腹，去其络血，即所以散其邪也。”

［语译］ 心疝而突然发作疼痛的，应取足太阴和足厥阴二经，将其有瘀血的血络，尽刺之出血。

［原文］ 喉痹舌卷，口干烦心，心痛，臂表痛①（《灵枢》及《太素》俱作背内廉痛）不可及头②，取关冲。在手小指次指爪甲去端如韭叶许（一云左取右，右取左）。

［校勘］

①“臂表痛” 本经卷五第三作“臂外廉痛”。

②“不可及头” 本经卷五第三作“手不及头”。

［语译］ 喉痹痛，舌卷缩，口干，心烦，心痛，臂外侧痛，不能高举到头，应取手少阳的井穴关冲主治。关冲穴在无名指端外侧，距爪甲约一韭叶处。

邪在肺五脏六腑受病发咳逆上气第三

［提要］ 本篇论述邪气侵入肺及五脏六腑发病而致的咳嗽上气。其主要内容有：

一、肺受邪发咳嗽的病因、病机与证治。

二、五脏六腑咳的病因、症状特点和相互传变关系。

三、有各种不同兼证的咳嗽所应取治的俞穴。

［原文］ 邪在肺，则病皮肤痛，发寒热，上气喘，汗出，咳动肩背，取之膺中外俞[1]，背三椎①之旁[2]，以手疾按之，快然乃刺之，取缺盆中以越之[3]。

［校勘］

①“椎” 此下《太素》五脏刺有“五椎”二字。

［注释］

[1]“膺中外俞” 《灵枢注证发微》注：“当取膺中外俞云门、中府等穴以刺之。”

[2]“背三椎之旁” 即肺俞穴。

[3]“取缺盆中以越之” 《类经》邪在五脏之刺注：“缺盆，

足阳明经穴也。手太阴之脉上出于此，故当取之以散越肺邪，但忌太深，令人逆息。”

[语译] 邪气在肺时，由于肺合皮毛，居于胸中，其经脉循行于肩，所以出现皮肤痛，发寒热，气上逆而喘，汗出，咳嗽时引动肩背等症状，可以先刺胸外侧的中府、云门等穴，及背部第三胸椎棘突下旁开一寸半的肺俞穴，针刺前先用手指快速的按压，如患者有爽快感觉，即在此处刺之，然后再刺缺盆穴以散越邪气。

[按语] 中府、云门、肺俞为治疗肺病常用之穴位。中府与肺俞相配，即属于俞募配穴法，至于缺盆一穴虽能散越肺邪，但切忌深刺，以防刺破内膜，发生危险。

[原文] 黄帝问曰：肺之令人咳何也？

岐伯对曰：五脏六腑皆令人咳，非独肺也。皮毛者，肺之合也。皮毛先受邪气，邪气以从其合。其寒饮食入胃，从肺脉上至于肺①[1]，则肺寒，肺寒则内外合邪，因而客之，则为肺咳。五脏各以其时受病，非其时各传以与之[2]。人与天地相②参，故五脏各以治时[3]，感于寒则受病也，微则为咳，甚则为泄为痛。乘秋则③肺先受邪，乘春则肝先受之，乘夏则心先受之，乘至阴则脾先受之，乘冬则肾先受之。

[校勘]

①“肺” 此下原衍“气”字，据《素问》咳论、《太素》咳论删。

②“相” 原脱，据《素问》咳论、《太素》咳论补。

③“乘秋则” 《素问》咳论新校正：“按全元起本及《太素》无乘秋则三字，疑此文误多也。”

[注释]

[1]“其寒饮食入胃，从肺脉上至于肺” 《类经》咳证注：“肺脉起于中焦，循胃口上鬲属肺，故胃中饮食之寒，从肺脉上于肺也，所谓形寒寒饮则伤肺，正此节之谓。”

[2]“五脏各以其时受病,非其时各传以与之” 《类经》咳证注:“如肝当受病于春,以其时也,然有非木令之时,而肝亦病者,正以肺先受邪,而能传以与之也。凡诸脏腑之非时受邪者,其义皆然,所以五脏六腑虽皆有咳,然无不由于肺者”。

[3]“治时” 即治令之时。如肝治于春,心治于夏等。

[语译] 黄帝问:肺脏有了病,能使人咳嗽,是什么道理?

岐伯答:五脏六腑有病,都能使人咳嗽,不单独是肺。皮毛是和肺相合,皮毛先感受了邪气,邪气从皮毛直接影响到肺脏。如果又吃了寒冷的饮食,寒冷之气由胃循着肺脉向上到肺,即使肺寒,肺寒则内外合邪,邪气停留不去,就成为肺咳。五脏各在其主令的时间受病,影响到肺便发生咳嗽,若不在其主令之时受病,是因肺先受邪,肺中邪气传给各个脏腑。人体之气与自然界之气可以互相应合,五脏各在其主令的时候,感受寒邪,就要受病,感邪轻的则咳嗽,严重的则发生泄泻或疼痛。所以感邪之时,感于秋则肺先受邪,感于春则肝先受邪,感于夏则心先受邪,感于长夏则脾先受邪,感于冬则肾先受邪。

[按语] 本节的主要精神是阐述咳嗽的病机。文中首先提出咳是反映肺脏病变的一个症状,并进一步分析了肺脏受病使人咳嗽的原因是由于皮毛受邪,内传于肺,寒饮食入胃,上至于肺,内外合邪,因发生咳嗽。同时根据人与天地相应和五脏相关等整体观,指出五脏六腑皆可使人咳,这其中包括两方面的意义:一是说:肺脏有病,若咳久不愈,可以影响到其它脏腑而发病;一是说:五脏六腑有病,也可以影响到肺而发生咳嗽。从而说明对咳嗽的认识,不能只限于肺脏,必须根据不同的情况,从整体出发才能察明真正的病变所在,而进行合理的治疗。

[原文] 肺咳之状:咳而喘息有音,甚则唾血。

心咳之状:咳则心痛,喉中喝喝(《素问》作吩吩)如梗状[①],甚则咽肿喉痹。

肝咳之状:咳则胠(《素问》作两胁下)痛,甚不可以转,转作两胁(《素问》作胠)下满。

脾咳之状:咳则右胠(《素问》作胁)下痛,阴阴[1]引肩背,甚则咳涎②,不可以动,动则咳剧。

肾咳之状:咳则腰背相引而痛,甚则咳涎。

[校勘]

①"如梗状" 《素问》咳论新校正引本经无此三字。

②"咳涎" 《素问》咳论、《太素》咳论均无此二字。

[注释]

[1]"阴阴" 《素问》咳论王注:"阴阴然,深慢痛也。"

[语译] 肺咳的症状是:咳而气喘,呼吸有声音,病重时则伤及肺络而唾血。

心咳的症状是:咳嗽时则心痛,喉中噎塞,病重时则咽肿喉痹。

肝咳的症状是:咳嗽时则胁下作痛,病重时不可转动,转动则两胁下胀满。

脾咳的症状是:咳嗽时则右胠下痛,疼痛深慢,牵引到肩部和背部也痛,病重时则咳嗽吐涎不能活动,活动则咳嗽加重。

肾咳的症状是:咳嗽则腰部和背部互相牵引作痛,病重时则咳嗽吐粘涎。

[原文] 五脏久咳,乃移于六腑。脾咳不已,则胃受之。胃咳之状,咳而呕,呕甚则长虫[1]出。

肝咳不已,则胆受之。胆咳之状,咳呕胆汁。

肺咳不已,则大肠受之。大肠咳之状,咳而遗矢[2]。

心咳不已,则小肠受之。小肠咳之状,咳而失气[3],气与咳俱失。

肾咳不已,则膀胱受之。膀胱咳之状,咳而①遗尿(《素问》作溺)。

久咳不已,则三焦受之。三焦咳之状,咳而腹满不欲饮食。此皆聚于胃,关于肺,使人多涕唾而面浮肿气逆[4]。

治脏者，治其俞；治腑者，治其合；浮肿者，治其经。

秋伤于湿，冬生咳嗽。

［校勘］

①“而” 原脱，据《素问》咳论、《太素》咳嗽补。

［注释］

［1］“长虫” 即蛔虫。

［2］“遗矢” 矢同屎。遗矢，即大便失禁的意思。

［3］“失气” 即俗云放屁。

［4］“此皆聚于胃……面浮肿气逆” 《素问注证发微》注：“夫五脏六腑之咳如此。然皆聚之于胃，以胃为五脏六腑之主也。关之于肺，以肺先受邪，而后传之于别脏别腑也，使人多涕唾而面浮肿，皆以气逆于上故耳，此乃脏腑咳疾之总证也。”

［5］“秋伤于湿，冬生咳嗽” 《素问》阴阳应象大论王注：“秋湿既多，冬水复王，水湿相得，肺气又衰，故冬寒甚则为嗽。”

［语译］ 五脏之咳若日久不愈，就传移于六腑。脾咳不愈，则胃受病。胃咳的症状是：咳而兼呕，呕得严重时，则因肠胃气逆，而呕出蛔虫。

肝咳不愈，则胆受病。但咳的症状是：咳时能呕出胆汁。

肺咳不愈，则大肠受病。大肠咳的症状是：咳而兼有大便失禁。

心咳不愈，则小肠受病。小肠咳的症状是：咳时放屁，往往是咳嗽与放屁同时出现。

肾咳不愈，则膀胱受病。膀胱咳的症状是：咳时兼有遗尿。

日久不愈的咳病，则三焦受病。三焦咳的症状是：咳而兼腹部胀满，不思饮食。总之，关于咳嗽的病变，都是邪气聚于胃而关系于肺，由于肺气不宣，所以使人多流涕唾，面部浮肿，气逆不利。

治疗的原则是：治脏病咳嗽，取其俞穴；治腑病咳嗽，取其合穴；浮肿的，取其经穴。

秋季若被湿邪所伤，使肺气郁闭，到冬季再感受了寒邪，就要发生咳嗽病。

[按语] 以上二节主要是说明五脏六腑咳的具体症状和治疗原则。

对每一脏腑的辨证，除了咳嗽这一主证之外，最主要的是认清兼症。如咳嗽兼有腰背相引而痛，甚则咳涎等症状为肾咳，脏病治俞，应当取足少阴之“太溪”穴。若兼浮肿的，再取足少阴经穴“复留”。肾合于膀胱，所以肾咳不已即传于膀胱。膀胱咳时必兼有遗尿，再按上述原则取穴治疗。在治疗方面，这仅是一条原则，临床时还应根据具体情况并参考下文穴位主治部分。

在经文这一理论指导下，后世医家对咳嗽的辨证施治有了不少发挥，如《圣济总录》和《医学纲目》等书，均载有治五脏六腑咳嗽的方剂，亦可作为临床时的参考。

[原文] 曰：《九卷》言振埃[1]，刺外经[2]而去阳病，愿卒闻之。

曰：阳气大逆，上满于胸中，愤䐜肩息，大气[3]逆上，喘喝坐伏，病咽噎不得息，取之天容。其咳上气，穷诎[4]胸痛者，取之廉泉。取之天容者，深无一里[5]（里字疑误）。取廉泉者，血变乃止。

[注释]

[1]“振埃” 即振落尘埃，言治病好像拂去尘埃一样。

[2]“外经” 指经脉循行于体表的部分。

[3]“大气” 指宗气。

[4]“穷诎（qū 区）” 身体弯屈的意思。“穷”，指身体。“诎”，屈也。

[5]“一里” 《太素》五节刺注：“一里，一寸也。”

[语译] 问：《九卷》上曾说，振埃的刺法，是刺外经而治阳病，愿意听听是什么道理。

答：阳邪上逆，充满于胸中，出现胸膺高起而胀满，喘息抬肩，气上冲逆，喘息时只能坐伏，不能平卧，咽喉噎塞，呼吸不利等症状，应取手太阳经的天容穴，以通阳气之逆。如果出现咳逆上气，身体屈曲而胸痛的，应取任脉的廉泉穴，以通肾脏之逆气。取天容的深度，不要超过一寸。取廉泉时，病人面部的血色变了就止针。

[**原文**] 咳逆上气，魄户及气舍[①]、譩譆主之。

[**校勘**]

①"气舍" 此下原有："主之，咳逆上气"六字，据《千金》卷三十引本经删。

[**语译**] 咳喘气上逆，应取魄户、气舍和譩譆主治。

[**原文**] 咳逆上气，咽喉鸣喝喘息，扶突主之。

[**语译**] 咳嗽气上逆，咽喉痰鸣，喝喝而喘，应取手阳明经的扶突穴主治。

[**原文**] 咳逆上气唾沫，天容及行间主之。

[**语译**] 咳嗽气上逆而吐涎沫，应取手太阳经的天容穴及足厥阴经的行间穴主治。

[**原文**] 咳逆上气，咽喉痈肿，呼吸短气，喘息不通，水突主之（一本作天突）。

[**语译**] 咳嗽气上逆，咽喉痈肿，呼吸气短，喘息而气不通利，应取足阳明经的水突穴主治。

[**原文**] 咳逆上气，喘不能言，华盖主之。

[**语译**] 咳嗽气上逆，喘息以至不能言语，应取任脉的华盖穴主治。

[**原文**] 咳逆上气，唾喘短气不得息，口不能言，膻中主之。

[**语译**] 咳嗽气上逆，口吐涎沫，喘而气短，呼吸不利，口不能言，应取任脉的膻中穴主治。

[**原文**] 咳逆上气，喘不得息，呕吐胸满，不得饮食，俞府

主之。

［语译］ 咳嗽气上逆，喘息而呼吸困难呕吐，胸中胀满，不能饮食，应取足少阴经的俞府穴主治。

［原文］ 咳逆上气，羡出多唾，呼吸喘悸①，坐卧不安，彧中主之。

［校勘］

①“喘悸” 原作“哮”，据《千金》卷三十、《外台》卷三十九改。

［语译］ 咳嗽气上逆，唾涎很多，喘息心悸，坐卧不安，应取足少阴经的彧中穴主治。

［原文］ 胸满咳逆，喘不得息①，呕吐，烦满，不得饮食，神藏主之。

［校勘］

①“息” 原脱，据《外台》卷三十九补。

［语译］ 胸中胀满，咳嗽逆气，喘息呼吸困难，呕吐，心烦满闷，不能饮食，应取足少阴经的神藏穴主治。

［原文］ 胸胁榰[1]满，咳逆上气，呼吸多喘①，浊沫脓血，库房主之。

［校勘］

①“喘” 《外台》卷三十九作“唾”。

［注释］

[1]“榰” 通支。

［语译］ 胸胁支满，咳嗽气上逆，呼吸不利，吐稠浊涎沫及脓血，应取足阳明经的库房穴主治。

［原文］ 咳喘不得息①，坐不得卧，呼吸气索②[1]，咽不得，胸中热，云门主之。

［校勘］

①“息” 原脱，据《外台》卷三十九补。

②“索” 原作“素”，据《外台》卷三十九改。

[注释]

[1]"索" 在此有尽的意思。

[语译] 咳喘呼吸不利,但坐不能卧,气少欲尽,兼有咽喉不利胸中热等症,应取手太阴经的云门穴主治。

[原文] 胸胁榰满,不得俯仰,瘄痈①,咳逆上气,咽喉喝有声,太溪主之。

[校勘]

①"胸胁榰满,不得俯仰,瘄痈" 《外台》卷三十九作"胸中满痛,乳肿溃。"

[语译] 胸胁支撑胀满,身体不能俯仰,以及痈肿溃破,咳嗽气逆,咽喉喝喝有声,应取足少阴的原穴太溪主治。

[原文] 咳逆不止,三焦有水气,不能食,维道主之。

[语译] 咳逆不止,三焦病而蓄有水气,不能饮食,应取足少阳与带脉之会穴维道主治。

[原文] 咳逆烦闷不得卧,胸中满,喘不得息,背痛,太渊主之。

[语译] 咳嗽气逆,心中烦闷,不能安卧,胸中胀满,喘而呼吸困难,背部疼痛,应取手太阴之原穴太渊主治。

[原文] 咳逆上气,舌干胁痛,心烦肩寒,少气不足以息,腹胀喘,尺泽主之。

[语译] 咳嗽气上逆,舌干胁痛,心烦而肩背畏寒,呼吸气短,以及腹胀而喘,应取手太阴经的合穴尺泽主治。

[原文] 咳,干呕烦①满,侠白主之。

[校勘]

①"烦" 原脱,据《外台》卷三十九补。

[语译] 咳而干呕, 烦闷, 应取手太阴之别侠白穴主治。

[原文] 咳,上气,喘不得息,暴瘅①内逆,肝肺相传②,鼻口出血,身胀,逆息不得卧,天府主之。

[校勘]

①“瘅” 原作“痹”。据《灵枢》寒热病篇、《太素》寒热杂说改。

②“传” 《灵枢》寒热病篇、《外台》卷三十九作“搏”。

[语译] 咳嗽气上逆，喘息而呼吸困难；暴热之邪逆于内，肝肺邪气相传，致使口鼻出血，全身肿胀，气上逆而不得安卧，应取手太阴经的天府穴主治。

[原文] 凄凄寒嗽，吐血，逆气，惊，心痛，手少[①]阴郄主之。

[校勘]

①“少” 原脱，据《外台》卷三十九补。

[语译] 凄凄恶寒而咳嗽，吐血，气上逆，发惊，心痛，应取手少阴经的郄穴阴郄主治。

[原文] 咳而[①]胸满，前谷主之。

[校勘]

①“而” 《外台》卷三十九作“衄”。

[语译] 咳而胸满，应取手太阳经的荥穴前谷主治。

[原文] 咳，面赤热，支沟主之。

[语译] 咳而面赤发热，应取手少阳脉经的支沟穴主治。

[原文] 咳，喉中鸣，咳唾血，大钟主之。

[语译] 咳而喉中痰鸣，或咳而唾液中有血，应取足少阴经的络穴大钟主治。

肝受病及卫气留积发胸胁满痛第四

[提要] 本篇主要论述了肝病和卫气留滞所形成的胸胁满痛等病的症状、病机及俞穴主治。

[原文] 邪在肝，则病两胁中痛，寒中，恶血在内，胻节时肿，善瘛。取行间以引胁下，补三里以温胃中，取血脉以散恶血，取耳间青脉[1]以去其瘛。

[注释]

[1]"耳间青脉" 即足少阳经瘈脉穴。

[语译] 邪在肝经,肝脉行于胁,则两胁中疼痛;肝乘脾胃,而致中焦虚寒;肝主血,肝病则恶血滞留在内;肝主筋,筋病则胻骨关节时肿而筋脉常抽掣。在治疗时取足厥阴经的荥穴行间,以去肝邪而止胁痛;取足阳明经的合穴三里,补之以温胃,可去中焦虚寒;刺肝经有瘀血的结络,以散在内的恶血;取足少阳经瘈脉穴,以去筋脉抽掣。

[原文] 黄帝问曰:卫气留于脉(《太素》作腹)中,稸[1]积不行,苑蕴[2]不得常所(《灵枢》下有使人二字),楮胁中满,喘呼逆息者,何以去之?

伯高对曰:其气积于胸中者,上取之;积于腹中者,下取之;上下皆满者,傍取之。积于上者,泻人迎、天突、喉中;积于下者,泻三里与气街;上下皆满者,上下皆取①之,与季胁之下②一寸[3],重者鸡足取之[4]。

[校勘]

①"取" 原作"下",据《灵枢》卫气失常篇改。

②"下" 此下原有"深"字,据《灵枢》卫气失常篇删。

[注释]

[1]"稸(xù 蓄)" 同慉,积聚的意思。

[2]"苑蕴" 蓄积的意思。

[3]"季胁之下一寸" 即足厥阴肝经章门穴。

[4]"鸡足取之" 《医学纲目》:"正入一针,左右斜入二针,如鸡足。足,三爪也。"

[语译] 黄帝问:卫气不能正常循行,与邪气相并,停留在脉中,蓄积不行而成病,其郁结又无固定部位,使人胁部支撑胀满,喘息气逆,应该怎样治疗呢?

伯高答:卫气与邪气蓄积在胸中而发病的,应当取上部的腧穴治之;蓄积在腹中的,应取下部的腧穴治之;若是胸中和腹中都有蓄积的，除取上部和下部的腧穴外，还应取旁边的腧穴治之。如蓄积在胸中的，可泻足阳明经的人迎，任脉的天突和廉泉；蓄积在腹中的，可泻足阳明经的三里、气街；胸中和腹中都有蓄积的，应当取上下的五个腧穴，和季胁下的章门穴，病重的，用鸡足法刺之。

[原文] 诊视其脉，大而强急①，及绝不至者，腹皮绞甚[1]者，不可刺也。

[校勘]

①“强急” 《灵枢》卫气失常篇作“弦急”。

[注释]

[1]“腹皮绞甚” 腹皮很紧张而不弛缓。

[语译] 诊察患者的脉象，若脉现大而强硬急疾的，是阴虚而邪气正盛；脉绝不至的，是营气虚脱；腹皮紧张的，是脾气败坏，像这些情况，都不可用针刺治疗。

[原文] 气逆上，刺膺中陷者，与胁下①动脉。

[校勘]

①“胁下” 《灵枢》杂病篇、《太素》气逆满均作“下胸”。

[语译] 气上逆的，应刺胸膺中下陷处及胁下动脉处。

[按语] “膺中陷者”马莳以为是“膺窗”，张介宾以为是“屋翳”，似不如解作两膺中间陷下部位的膻中穴为宜，因膻中为气之会，凡一切上气不下，及气噎，气隔，气痛之病，均可治之。“胁下动脉”、《灵枢》作“下胸动脉”，马莳以为是“膻中”，张介宾以为是“中府”，丹波元简谓：“膻中无动脉，中府不在下胸”，究系何穴，已无所考，存疑待查。

[原文] 胸满，呕无所出，口苦舌干，饮食不下，胆俞主之。

[语译] 胸满，干呕无物，口苦舌干，不能进食，应取足太阳经之胆俞穴主治。

[原文] 胸满呼吸喘①喝，穷诎窘不得息，刺入人迎，入四分。不幸杀人。

［校勘］

①“喘” 原无，据《外台》卷三十九补。

［语译］ 胸中胀满，呼吸喘息气粗，身体屈曲而呼吸困难的，应刺足阳明经的人迎穴，刺入四分。如果刺之不当，可因刺破动脉而造成死亡。

［原文］ 胸满痛，璇玑主之。

［语译］ 胸中胀满作痛的，应取任脉璇玑穴主治。

［原文］ 胸胁榰满，痛引胸中，华盖主之。

［语译］ 胸胁支撑胀满，疼痛连及胸中的，应取任脉华盖穴主治。

［原文］ 胸胁榰满，痹痛骨疼，饮食不下，呕(《千金》作咳)逆，气上烦心，紫宫主之。

［语译］ 胸胁支撑胀满，痹痛胸胁骨疼，饮食不进，呕吐，气上逆，心烦，应取任脉紫宫穴主治。

［原文］ 胸中满，不得息，胁痛骨疼，喘逆上气，呕吐，烦心，玉堂主之。

［语译］ 胸中胀满，呼吸不利，胸胁骨痛，喘息气上逆，呕吐心烦的，应取任脉玉堂穴主治。

［原文］ 胸胁榰满，鬲塞饮食不下，呕吐食复出，中庭主之。

［语译］ 胸胁支撑胀满，隔塞不通饮食难下，食入即呕吐的，应取任脉之中庭穴主治。

［按语］ 以上五节，都是用任脉穴以治胸中气逆所引起的胸胁满痛，咳逆、呕吐等症，因任脉五穴在胸部都与肺脏相通，取之可以通滞，而降逆气。

［原文］ 胸胁[1]榰满，痛引膺，不得息，闷乱烦满，不得饮食，灵墟主之。

［校勘］

①“胁” 原作“中”，据《千金》卷三十、《外台》卷三十

九改。

［语译］ 胸胁支撑胀满，痛连膺部，呼吸不利，心中闷乱烦满，不能饮食，应取足少阴经的灵墟穴主治。

［原文］ 胸胁榰满，不得息，咳逆，乳痈，洒淅恶寒，神封主之。

［语译］ 胸胁支撑胀满，呼吸不利而咳嗽气逆，或因乳痈而洒淅恶寒的，应取足少阴经的神封穴主治。

［原文］ 胸胁榰满，鬲逆不通，呼吸少气，喘息不得举臂，步廊主之。

［语译］ 胸胁支撑胀满，膈气逆而上下不通，因而呼吸少气，喘息，不能举臂，应取足少阴经的步廊穴主治。

［按语］ 以上三节，都取足少阴经的腧穴，以治胸胁心肺的疾患，因为足少阴经脉上贯肝膈入肺中，其支者，从肺出络心注胸中。此为纳气以归肾的治法。

［原文］ 胸胁榰满，喘逆①上气，呼吸肩息，不知食味，气户主之。

［校勘］

①"逆" 原作"满"，据《外台》卷三十九改。

［语译］ 胸胁支撑胀满，喘而气上逆，呼吸抬肩，饮食无味的，应取足阳明经的俞穴气户主治。

［原文］ 喉痹，胸中暴逆，先取冲脉，后取三里、云门，皆泻之。

［语译］ 喉痹，猝然胸中气逆，应当先取气冲穴以降冲气，后取足三里穴以下胃气，再取云门穴以宣肺气，都用泻法。

［按语］ 冲脉浮行在外的，起于气冲，并足阳明、少阴二经之间，循腹上行至胸中而散；其起于胞中的，上循脊里会于咽喉。所以冲脉为病，能发生喉痹，胸肺气逆等症。

［原文］ 胸胁榰满，却引背痛，卧不得转侧，胸乡主之。

［语译］ 胸胁支撑胀满，牵引背部疼痛，而至卧床不能转

身的，应取足太阴经胸乡穴主治。

［原文］ 伤忧悁①[1]思气积，中脘主之。

［校勘］

①“悁”《外台》卷三十九作“损”。

［注释］

[1]“悁（yuān 冤）” 忿、忧的意思。

［语译］ 伤于愁忧，郁怒思虑，以致心脾气结而气积于中，应取任脉的中脘穴主治。

［原文］ 胸满马刀，臂不得举，渊腋主之。

［语译］ 胸中满，腋生瘰疬，致臂不能举起的，应取足少阳经的渊腋穴主治。

［原文］ 大气不得息，息即胸胁中痛，实则其身尽寒①，虚则百节尽纵，大包主之。

［校勘］

①“实则其身尽寒” 本经卷二第一下作“实则一身尽痛。”

［语译］ 邪闭胸中不敢深呼吸，深呼吸时即觉胸胁疼痛，邪气实则全身皆寒，正气虚则百节弛缓，应取足太阴经的大络大包穴主治。

［原文］ 胸中暴满，不得眠（一云不得喘息），辄筋主之。

［语译］ 胸中突然胀满，不能安睡，应取足少阳经辄筋穴主治。

［原文］ 胸胁榰满，瘈疭，引脐腹①痛，短气烦满，巨阙主之。

［校勘］

①“脐腹” 《外台》卷三十九作“少腹”。

［语译］ 胸胁支撑胀满，筋脉拘急，牵引脐及小腹部疼痛，并有呼吸气短，心中烦闷的，应取任脉的巨阙穴主治。

［原文］ 胁下①积气结痛，梁门主之。

［校勘］

①“胁下” 原作“腹中”，据《外台》卷三十九改。

［语译］ 胁下积气结痛，应取足阳明经的梁门穴主治。

［原文］ 伤食胁下满，不能转展反侧，目青而呕，期门主之。

［语译］ 因伤食而肝脾不和，发生胁下胀满，不能反身转侧，目色青而呕吐的，应取肝经的募穴期门主治。

［原文］ 胸胁榰满，劳宫主之。

［语译］ 胸胁支撑胀满的，应取手心主之荥穴劳宫主治。

［原文］ 多卧善唾，胸满肠鸣，三间主之。

［语译］ 嗜卧而口涎多，胸满而肠鸣，应取手阳明之俞穴三间主治。

［原文］ 胸满不得息，头[①]颔肿，阳谷主之。

［校勘］

①“头” 《外台》卷三十九作“颈”

［语译］ 胸满呼吸不利，头颔等处肿的，应取手太阳经的经穴阳谷主治。

［原文］ 胸胁胀，肠鸣切痛（一云胸胁支满，腹中切痛）太白主之。

［语译］ 胸胁胀满，肠鸣腹急痛，应取足太阴经的原穴太白主治。

［原文］ 暴胀，胸胁榰满，足寒，大便难，面唇白，时呕血，太冲主之。

［语译］ 突然腹胀，胸胁支撑胀满，足寒，大便困难，面和口唇色白，时常呕血的，应取肝的原穴太冲主治。

［原文］ 胸胁榰满，恶闻人声与木音，巨虚上廉主之。

［语译］ 肝胆邪胜则胸胁支满；阳明气逆则忧惊而厌烦人声和木音，应取足阳明经巨虚上廉主治。

［原文］ 胸胁榰满，寒如风吹状，侠溪主之。

［语译］ 胸胁支撑胀满，身寒如被风吹一样，应取足少阳经侠溪穴主治。

［原文］ 胸满，善太息，胸中膨膨然（《千金》作胸胷急）丘墟主之。

［语译］ 胸满气胀，叩之如鼓声膨膨，时常叹气的，应取足少阳经的原穴丘墟主治。

［原文］ 胸胁榰满，头痛，项内寒，外丘主之。

［语译］ 胸胁部支撑胀满，头痛，项内寒冷，应取足少阳经的郄穴外丘主治。

［原文］ 胁下榰满，呕吐逆，阳陵泉主之。

［语译］ 胁下支撑胀满，呕吐上逆，应取足少阳经的合穴阳陵泉主治。

邪在心胆及诸脏腑发悲恐太息口苦不乐及惊第五

［提要］ 本篇论述了邪在心胆所出现的病变与症状，以及涉及其他脏腑而发生怒、悲、恐等情志病变的刺法与主治俞穴。

［原文］ 黄帝问曰：有口苦取阳陵泉①。口苦者，病名为何？何以得之。

岐伯对曰：病名曰胆瘅②。夫胆者，中精之府（《素问》无此句）；五脏③取决于胆，咽为之使。此人者，数谋虑不决，胆气上溢（《素问》下有虚字），而口为之苦[1]。治之以胆募俞[2]。在阴阳十二官相使[3]中。

［校勘］

①“口苦取阳陵泉” 《太素》胆瘅无。《素问》奇病论新校正云：“按全元起本及《太素》无口苦取阳陵泉六字，详前后文势，疑此为误。”

②“瘅” 原作“痹”，据《素问》奇病论改。

③“五脏” 原作“肝者，中之将也。”据《素问》奇病论引本经改。

[注释]

[1]“数谋虑不决……口为之苦” 《太素》胆瘅注：“其人有谋虑不决，伤胆气上，胆溢从咽入口口苦，名曰胆瘅。”

[2]“胆募俞” 指胆的募穴“日月”与俞穴“胆俞”。详见本经卷三。

[3]“阴阳十二官相使” 《素问》奇病论王注：“言治法具于彼篇，今经已亡。”

[语译] 黄帝问：有患口苦而刺阳陵泉者，口苦是什么病？怎样得的？

岐伯答：病名叫做胆瘅。胆属奇恒之腑，中藏精汁。其功能主谋虑，五脏依靠胆作决断，咽作役使。口苦的患者，是因屡次谋虑，而犹豫不决，遂使胆气上溢，胆汁味苦，所以口中苦。在治疗上，应取胆之募穴和俞穴。这种治法，载在古经阴阳十二官相使篇中。

[原文] 善怒而不[①]欲食，言益少，刺足太阴。

[校勘]

①“不” 原脱，据《灵枢》杂病篇、《太素》喜怒补。

[语译] 好发怒而不愿吃饭，说话越来越少的，这是肝木克制脾土而中气不舒所致，应刺足太阴脾经的俞穴。

[原文] 怒而多言，刺足少阳[①]。

[校勘]

①“少阳” 原作“少阴”，原校：“《太素》作少阳。”《太素》喜怒、《灵枢》杂病篇与原校同，据改，并删原校。

[语译] 怒而多言不休的，这是足厥阴肝之逆气太甚，应刺足少阳胆经的腧穴以泻肝气。

[原文] 短气心痹，悲怒逆气，怒[①]狂易，鱼际主之。

［校勘］

①“怒”　《外台》卷三十九作“恐”。

［语译］　呼吸气短，心痹，时悲时怒，而气逆不降，或因怒发痴狂病，应取手太阴经荥穴鱼际主治。

［原文］　心痛善悲，厥逆，悬心如饥之状，心澹澹[1]而惊，大陵及间使主之。

［校勘］

①“澹澹”　原作“谵谵”据光绪四明存存轩本与《外台》卷三十九改。

［语译］　心痛，时常悲伤，四肢厥逆，心中空虚好象饥饿一样，心悸动不安而易惊恐的，应取手心主的原穴大陵及经穴间使主治。

［原文］　心澹澹而善惊恐，心悲，内关主之（《千金》作曲泽）。

［语译］　心中悸动不安，时常发生惊恐，悲伤，应取手心主脉的络穴内关主治。

［原文］　善惊，悲不乐，厥，胫足下热，面尽热，渴[1]，行间主之。

［校勘］

①“渴”　《外台》卷三十九此上有“嗌干”二字。

［语译］　好发惊，悲伤不乐，厥逆，胫部和足下发热，面部尽热，口渴，应取足厥阴经荥穴行间主治。

［原文］　脾虚令人病寒不乐，好太息，商丘主之。

［语译］　脾气虚，则中焦虚寒，使人心中苦闷不乐而好太息，应取足太阴经商丘穴主治。

［原文］　色苍苍然，太息，如将死状，振寒，溲白，便难，中封主之。

［语译］　面色发青而好太息，状如将死，并且振栗畏寒，小便白浊，大便困难，应取足厥阴经的经穴中封主治。

［原文］　心如悬，哀而乱，善恐[1]，嗌内肿，心惕惕恐，如人

将捕之，多羡出，喘，少气，吸吸[1]不足以息，然谷主之。

［校勘］

①“哀而乱，善恐” 《外台》卷三十九作“哀而善怒。”

［注释］

［1］“吸吸” 悲的意思。《楚辞》：“悲吸吸而常怀。”

［语译］ 心中空虚如悬，悲哀烦乱，时常恐惧，象有人将要捕他一样，是心肾不足所致。少阴脉循喉咙，火逆则嗌内肿，肾气虚则口多涎出，喘而少气，心悲哀，不足以息。应取足少阴经荥穴然谷主治。

［原文］ 惊，善悲不乐，如堕坠，汗不出，面尘黑，病饥①不欲食，照海主之。

［校勘］

①“饥” 原作“饮”。据《外台》卷三十九改。

［语译］ 发惊，时常悲哀不乐，身如自高处下堕，汗不出，面灰黑，感觉饥饿而不愿进食，应取足少阴经的照海穴主治。

［原文］ 胆①眩寒厥，手臂痛，善惊，妄②言，面赤，泣出，腋门主之。

［校勘］

①“胆” 《外台》卷三十九无。

②“妄” 原作“忘”。据《千金》卷三十、《外台》卷三十九改。

［语译］ 胆病，头目眩晕，四肢厥冷而手臂作痛，时常发惊，妄言狂语，面发赤而目流泪，应取手少阳经荥穴液门主治。

［原文］ 大惊乳痛，梁丘主之。

［语译］ 受了大惊而致乳部疼痛，应取足阳明经郄穴梁丘主治。

［原文］ 邪在心，则病心痛，善悲，时眩仆，视有余不足，而调其俞。

［语译］ 邪在心，就要发生心痛，时常悲伤，有时眩晕仆

倒，当诊察其病是有余或不足，进行调治。

[原文] 胆病者，善太息，口苦，呕宿水(《灵枢》作宿汁)，心下澹澹，善恐，如人将捕之，嗌中吤吤然，数唾①，候在足少阳之本末[1]，亦视其脉之陷下者灸之。其寒热者取阳陵泉。

[校勘]

①"唾" 此上原有"咳"字，据《灵枢》邪气脏腑病形篇、《太素》脏腑合输删。

[注释]

[1]"足少阳之本末" 《灵枢注证发微》注："盖以经穴之始为本，经穴之终为末也。"

[语译] 胆府有病，时常太息，口苦，呕出宿存的水液，心悸动不安，喜恐惧，好象有人将要捕捉他一样，咽喉像如有物梗塞，时常吐涎，应在整个足少阳经脉上作诊察，视其脉有陷下不起的，是正气不足，应灸之。其发寒热的，则应针取阳陵泉以治之。

[原文] 邪在胆，逆在胃，胆液泄，则口苦，胃气逆则呕苦汁，故曰呕胆。取三里以下胃逆，刺①足少阳血络以闭胆②，调其虚实以去其邪。

[校勘]

①"刺" 此上原衍"则"字，据《太素》杂刺删。

②"胆" 此下原有"逆"字，据《脉经》卷六第二、《太素》杂刺删。

[语译] 邪气在胆则胃气逆而不降，胆热液泄则口苦，胃气上逆则呕苦汁，所以叫做呕胆。在治疗上，应取足三里穴以降胃之逆气，刺足少阳脉的瘀血结络出血，以止胆液外泄。再调理其虚实，以去其邪。

脾受病发四肢不用第六

［提要］ 本篇从生理上分析了四肢和脾的关系，进而说明脾受病而四肢不用的道理。

［原文］ 黄帝问曰：脾病而四肢不用何也？

岐伯对曰：四肢者，皆禀[1]气于胃，而不得至经①，必因脾乃得禀。今脾病，不能为胃行其津液，四肢不得禀水谷气，气日以衰，脉道不通，筋骨肌肉皆无气以生，故不用焉[2]。

［校勘］

①“至经”《太素》脏腑气液作“径至”。

［注释］

[1]“禀” 承受的意思。

[2]“脾病……故不用焉”《类经》太阴阳明之异注：“四肢之举动，必赖胃气以为用，然胃气不能自至于诸经，必因脾气之运行，则胃中水谷之气，化为精微，乃得及于四肢也。若脾病则胃气不行，故各经脉道，日以衰微，而四肢不为用矣。”

［语译］ 黄帝问：脾有了病而四肢就不能正常的活动，这是什么原因呢？

岐伯答：四肢都是禀受胃所吸收的水谷精气以为营养，才能正常的活动，但是胃中津液，不能直接到达四肢，必须经过脾的运行，才能布达于四肢，这是正常的生理状态。现在由于脾病不能为胃运行津液以养四肢，因而四肢的营养就缺乏来源，精气就日渐衰减，脉道也不通畅，筋骨和肌肉，都缺少精气的营养，所以就失去了正常的活动能力。

［原文］ 曰：脾不主时，何也？

曰：脾者，土也[1]，土者①，中央，常以四时长四脏，各十八日寄治，不独主时[2]。脾者土脏，常著[3]胃土之精也。土者生万物而法天地，故上下至头足不得主时[4]。

[校勘]

(1)“土者” 《素问》太阴阳明论、《太素》脏腑气液作“治”。

[注释]

[1]“脾者,土也” 脾在五行中属土。

[2]“土者,中央……不独主时” 《类经》脾不主时注:“五脏所主,如肝木主春而王于东,心火主夏而王于南,肺金主秋而王于西,肾水主冬而王于北,惟脾属土而蓄养万物,故位居中央,寄王四时各一十八日,为四脏之长,而不得独主于时也。考之历法,凡于辰、戌、丑、未四季月,当立春立夏立秋立冬之前,各土王用事十八日,一岁共计七十二日。”

[3]“著” 贮,蓄积的意思。《集韵》:“贮积也。或作著。”

[4]“土者生万物……不得主时” 《类经》脾不主时注:“脾胃皆属乎土,所以生成万物,故曰法天地也。土为万物之本,脾胃为脏腑之本,故上至头下至足,无所不及,又岂得独主一时而已哉。”

[语译] 问:脾不是主旺一个季节,是什么原因呢?

答:脾在五行中属土,位居中央,常为四脏之长,在四脏主旺的季节各寄治十八天,即每个季节的后十八日属土,而不是单独主旺在一个季节。脾脏属土经常吸收蓄积胃土的精华,营养全身。脾脏这种生养万物的作用和自然界的道理一样,所以人的一身,从头到足,无不依赖脾土的滋养,故不是专主一时。

[原文] 曰:脾与胃以募[1]相连①耳,而能为之行津液何也?

曰:足太阴者,三阴也,其脉贯胃属脾络嗌,故太阴为之行气于三阴[2]。阳明者表也,五脏六腑之海也,亦为之行气于三阳[3]。脏腑各因其经而受气于阳明,故为胃行津液②。

[校勘]

①“以募相连” 《素问》太阴阳明论作“以膜相连”,新校

正云:“按《太素》作以募相逆”。

②“液” 此下原有“四肢不得禀水谷气,气日以衰,阴道不利,筋骨肌肉皆无气以生,故不用焉。”二十九字,与上文重复,衍文,故删。

[注释]

[1]“募” 与膜通,如膜原亦称募原。

[2]“为之行气于三阴” 《类经》太阴阳明之异注:“为之者,为胃也。脾脉贯胃属脾,足太阴也,故为之行气于三阴”。

[3]“阳明者表也……亦为之行气于三阳” 《类经》太阴阳明之异注:“阳明者,太阴之表也,主受水谷以溉脏腑,故为五脏六腑之海。虽阳明行气于三阳,然亦赖脾气而后行,故曰亦也。”

[语译] 问:脾和胃仅是一膜相连,而脾能为胃运行津液,这是什么道理?

答:足太阴经,属于三阴,它的经脉贯胃属脾上络于咽部,由于太阴经脉将脾胃相连,所以太阴能为胃运行津液于三阴。阳明是太阴之表,受纳水谷精气,营养五脏六腑,所以称它是五脏六腑之海,也能为胃运行津液于三阳。五脏六腑各借其经脉和太阴阳明的联系,接受来自胃中的水谷之精气,所以脾能为胃行其津液。

[原文] 身重骨瘘①,不相知,太白主之。

[校勘]

①“瘘” 《外台》卷三十九作“痿”。

[语译] 身重骨瘘没有知觉,是脾经湿盛的缘故,应取足太阴的俞穴太白主治。

[按语] 本篇通过分析脾病而四肢不用的病理,详细说明了脾与胃、脾与四肢以及与各个脏器的关系。

人体对水谷的受纳消化和对水谷精微的吸收运行,主要是依赖于脾胃，胃的作用是受纳和消化，脾的作用是吸收和输布。精微所以能输送到全身，是因为太阴、阳明二经，不但把脾和胃互相连贯一起，而且通过经脉也把五脏六腑四肢百骸，密切地联系起来，从而建立起一个对全身营养的输送网，在整个运化过程中脾的作用是最为重要的。由于脾能为胃行其津液，因此，如果脾有了病，就会影响到水谷精微的输送，四肢即不能正常的禀受营养，而发生四肢不用的现象。

脾胃大肠受病发腹胀满肠中鸣短气第七

[提要] 本篇主要说明由于脾、胃、大肠受病而致水谷不化、气滞不行的腹痛胀满、肠鸣、短气，以及食欲与大便异常等病变的症状、诊断、治法和主治俞穴等。

[原文] 邪在脾胃，则病肌肉痛。阳气有余，阴气不足，则热中善饥；阳气不足，阴气有余，则寒中肠鸣腹痛；阴阳俱有余，若俱不足，则有寒有热。皆调其三里。

[语译] 脾主肌肉，邪在脾胃，发病则肌肉疼痛。若阳气有余而阴气不足，是阳邪入腑，病在阳明，病为内热而消谷善饥；若阳气不足而阴气有余，是阴邪入脏，病在太阴，病为内寒而肠鸣腹痛；若阴阳俱有余，是脾胃的邪气俱盛，若阴阳俱不足，是脾胃的正气都不足，则病即有寒有热。这些病，都应取足阳明经的合穴三里，以调整脾胃的虚实。

[原文] 饮食不下，鬲咽①不通，邪在胃脘。在上脘则抑而下之；在下脘则散而去之[1]。

[校勘]

①“鬲咽” 原作“鬲塞”，据《素问》至真要大论新校正引本经改。

[注释]

[1]“在上脘则抑而下之，在下脘则散而去之” 《类经》刺

胸背腹病注:“上脘下脘,俱任脉穴,即胃脘也。刺抑而下之,谓刺上脘以泻其至高之食气;散而去之,谓温下脘以散其停积之寒滞也。”

[语译] 饮食停滞不下,膈咽不通的,这是邪在胃脘。若邪在上脘,则刺上脘穴以抑制食气,使之降下;若邪在下脘,则刺下脘穴以散停积而去寒滞。

[原文] 胃病者,腹䐜胀,胃脘当心而痛,上楮两胁,鬲咽不通,食饮不下,取三里。

[语译] 胃有病腹胀满,胃脘正当心处作痛,向上支撑两胁,膈和食道也不通利,以致饮食停滞不下,应取足阳明经的合穴三里。

[原文] 腹中雷(一本作常)鸣,气上①冲胸,喘,不能久立,邪在大肠也,刺肓之原[1]、巨虚上廉、三里。

[校勘]

①“上” 原作“常”,据《灵枢》四时气篇、《太素》杂刺改。

[注释]

[1]“肓之原” 即气海穴。

[语译] 腹中雷鸣,气上冲胸,喘而不能久立的,这是邪在大肠,应刺气海和巨虚上廉、足三里等穴。

[原文] 腹中①不便[1],取三里。盛则泻之,虚则补之。

[校勘]

①“腹中” 《灵枢》四时气篇作“肠中”。

[注释]

[1]“不便” 机能活动不正常的意思。如小肠不能化物,大肠不能传导等。

[语译] 胃肠功能异常的,应取足三里穴以调整之。属于邪气实的,就用泻法,由于正气虚的,就用补法。

[原文] 大肠病者,肠中切痛而鸣濯濯[1],冬日重感于寒则泄①,当脐而痛,不能久立,与胃同候,取巨虚上廉。

［校勘］

①“则泄”　原脱，据《太素》腑病合输、《脉经》卷六第八、《千金》卷十八第一补。

［注释］

[1]“肠中切痛而鸣濯濯”　《灵枢注证发微》注：“切痛者，痛之紧也。濯濯者，肠中有水，而往来气冲，则有声也。”

［语译］　大肠有病，则肠中剧痛，并因水气往来冲激有声，而肠鸣濯濯，若在冬季再受寒邪，即成泄泻，正当脐部作痛，因正气损耗而不能久立。治疗方法与胃相同，应取大肠合穴巨虚上廉治之。

［原文］　腹满大便不利，腹大，上走胸嗌(《灵枢》下有喘息二字)喝喝然，取足少阴①。

［校勘］

①“阴”　原作“阳”，据《灵枢》杂病篇、《太素》刺腹满数改。

［语译］　肾受邪则气化失常，开合失司，故腹满大便不利，水邪停滞则腹大，肾邪循经上逆至胸喉，则喝喝然喘息。应取足少阴经的腧穴治之。

［原文］　腹满，食不化，向向然，不得大便，取足太阴①。

［校勘］

①“阴”　原作“阳”，据《灵枢》杂病篇、《太素》刺腹满数改。

［语译］　脾病则不能运化水谷，气滞腹中，故腹胀满而肠鸣有声，不能大便，应取足太阴经的腧穴治之。

［原文］　腹痛，刺脐左右动脉[1]。已刺，按之立已，不已，刺气街，按之立已。

［注释］

[1]“脐左右动脉”　《类经》刺胸背腹病注：“脐之左右动脉，如足少阴之肓俞，足阳明之天枢，皆主腹痛。”

［语译］ 足阳明经脉从膺胸而下挟脐，入气街中。本经发病而腹痛，应刺脐两旁的腧穴，刺后用手按之，其痛可立止，若不止，可再刺气街穴，刺后仍用手按之，痛可立止。

［原文］ 腹暴痛①满，按之不下，取太阳②经络血者，则已③。又刺少阴俞④（一本作少阳俞）去脊椎三寸傍五，用员利针，刺已，如食顷久，立已。必视其经之过于阳者数刺之⑤。

［校勘］

①“痛” 《素问》通评虚实论、《太素》刺腹满数均无。

②“太阳” 《素问》通评虚实论作“手太阳”，《太素》刺腹满数注：“足太阳”。

③“血者，则已” 《素问》通评虚实论作“者，胃之募也。”

④“俞” 原脱，据《素问》通评虚实论、《太素》刺腹满数补。

⑤“刺已……数刺之” 《素问》通评虚实论、《太素》刺腹满数均无此二十字。

［语译］ 腹突然疼痛胀满，用手按之，亦不觉轻，按照“暴病者取之太阳”的治法，应刺手、足太阳经的结络出血，痛胀可立止。若病不愈，可再刺足少阴之背俞肾俞穴，在十四椎两旁旁开各一寸五分处（共为三寸）左右各刺五次，用员利针，刺后，约吃一顿饭的时间，痛胀可立止。但必须审察其病是属于阳经，才可以这样的多针刺。

［原文］ 腹满不能食，刺脊中。

［语译］ 腹胀满而不能食，应取督脉脊中穴刺之。

［原文］ 腹中气胀，引脊痛，食饮多①身羸瘦，名曰食㑊②。先取脾俞，后取季胁[1]。

［校勘］

①“多” 原作“而”，据《千金》卷三十、《外台》卷三十九改。

②“㑊” 《千金》卷三十、《外台》卷三十九均作“晦”。

[注释]

[1]“季胁” 指脾之募穴章门。

[语译] 腹中气胀,牵引脊背疼痛,饮食虽多而身体干瘦,病名叫食㑊。应该先取脾俞,后取季胁处的章门穴。

[原文] 大肠转气,按之如覆杯,热引胃痛,脾气寒,四肢急,烦①不嗜食,脾俞主之。

[校勘]

①“急、烦” 原脱,据《外台》卷三十九补。

[语译] 大肠转气作响,按之象覆杯一样,大肠热涉及于胃则胃痛,而脾气虚寒则四肢拘急,心烦不欲饮食,应取足太阳经的脾俞穴主治。

[原文] 胃中寒胀,食多身体羸瘦,腹中满而鸣,腹䐜风厥[1],胸胁榰满,呕吐,脊急痛,筋挛,食不下,胃俞主之。

[注释]

[1]“风厥” 即感受风邪而引起的厥证。《素问》阴阳别论:“二阳一阴发病,主惊骇背痛,善噫善欠,名曰风厥。”《素问》评热病论:“有病身热汗出,烦满不为汗解,此为何病?岐伯曰:汗出而身热者,风也;汗出而烦满不解者,厥也。病名曰风厥。”

[语译] 胃中有寒而胀满不食;或者胃中有热而多食身瘦;或者寒热错杂而腹满肠鸣;或者腹胀而兼风厥;或者胸胁部支撑胀满,气逆呕吐,而引起脊背拘急疼痛,筋脉拘挛,饮食不进等症,应取足太阳经的胃俞穴主治。

[原文] 头痛,食不下,肠鸣,胪[1]胀,欲呕时泄,三焦俞主之。

[注释]

[1]“胪(lú 炉)” 《说文》:“皮也”。《释名》:“腹前曰胪。”

[语译] 外感头痛,兼有内伤而饮食不下,肠鸣腹皮胀,上而欲呕,下而时常水泄,应取足太阳经的三焦俞主治。

[原文] 腹满胪胀,大便泄,意舍主之。

[语译] 腹满而腹皮发胀,大便溏泄,应取足太阳经的意舍穴主治。

[原文] 胪胀水肿,食饮不下,多寒(《千金》多恶寒)胃仓主之。

[语译] 水肿而腹皮发胀,饮食不进,多恶寒,应取足太阳经的胃仓穴主治。

[原文] 寒中伤饱,食饮不化,䐜胀①,心腹胸胁榰满胀②,脉虚③则生百病,上脘主之。

[校勘]

①䐜胀 原作"五脏䐜满胀,"据《外台》卷三十九改。

②"胀" 《外台》卷三十九无。

③"脉虚" 原无,据《外台》卷三十九补。

[语译] 寒邪内中又为饱食所伤,则水谷不能运化,发生胀满,甚至心腹胸胁都支撑胀满不舒,若脉虚,为正气不足,则百病丛生,应取任脉上脘穴主治。

[原文] 腹胀不通,寒中伤饱,食饮不化,中脘主之。

[语译] 腹胀满不通,因中有寒邪又伤于饱食,以致饮食不化,应取任脉中脘穴主治。

[原文] 食饮不化,入腹还出,下脘主之。

[语译] 饮食不能消化,呕吐反胃,应取任脉下脘穴主治。

[原文] 肠中常鸣,时上冲心,灸脐中。

[语译] 肠中水气经常冲动作响,时常向上冲心,应灸任脉脐中穴。

[原文] 心满气逆,阴都主之。

[语译] 心中满,气上逆,应取冲脉、足少阴之会穴阴都主治。

[原文] 大肠寒中(《千金》作疝),大便干,腹中切痛,肓俞主之。

[语译] 大肠中寒，不能传导，因而大便干，腹中急痛，应取足少阴经的肓俞穴主治。

[原文] 腹中尽痛，外陵主之。

[语译] 腹上下都痛的，应取足阳明经的外陵穴主治。

[原文] 肠鸣相逐，不可倾侧①，承满主之。

[校勘]

①“侧” 原作“倒”，据《外台》卷三十九改。

[语译] 肠中水气上下奔窜而发肠鸣，腹胀而至不能侧卧，应取足阳明经的承满穴主治。

[原文] 腹胀善满，积气，关门主之。

[语译] 腹中胀满，有积气，应取足阳明经的关门穴主治。

[原文] 食饮不下，腹中雷鸣，大便①不节[1]，小便赤黄，阳纲主之。

[校勘]

①“便” 原作“肠”，据《外台》卷三十九改。

[注释]

[1]“不节” 不能节制的意思。

[语译] 饮食不下，腹中雷鸣，大便不能节制，小便短而赤黄的，应取足太阳经的阳纲穴主治。

[原文] 腹胀肠鸣，气上冲胸，不能久立，腹中痛濯濯。冬日重感于寒则泄，当脐而痛，肠胃间游气[1]切痛，食不化，不嗜食，身肿(一本作重)，侠脐急，天枢主之。

[注释]

[1]“肠胃间游气” 指在肠胃之中流动的气体而言。

[语译] 腹胀肠鸣，气上冲胸，不能久立，腹中疼痛而有水声濯濯，这是气血虚，肠胃积冷所致。若再在冬季重感寒邪，则必发生腹泻，脐部疼痛，肠胃之间的气体走窜剧痛，食物不消化，也不欲饮食，身发浮肿及脐旁的筋脉拘急等症，应取足阳明经的天枢穴主治。

［原文］ 腹中有大热不安，腹有逆[①]气[②]，暴腹胀满，癃，淫泺，气冲主之。

［校勘］

①“逆” 原作“大”，据《外台》卷三十九改。

②“气” 此下原有“如相侠”三字，据《千金》卷三十、《外台》卷三十九删。

［语译］ 腹中有大热，使人不适，腹中有逆气，突发腹部胀满，小便不利，全身痠痛无力，应取足阳明经的气冲穴主治。

［原文］ 腹满痛，不得息，正仰[①]卧，屈一膝，伸一股，并刺气冲，针上入三寸，气至泻之。

［校勘］

①“仰” 原无，据《千金》卷三十补。

［语译］ 腹胀满而疼痛，至于不敢呼吸的，让患者仰面正卧，屈一膝伸一腿，刺气冲穴，沿皮向上刺入三寸，待气至则泻之。

［原文］ 寒气腹满，癃，淫泺，身热，腹中积聚疼痛，冲门主之。

［语译］ 寒气在内而腹胀满，小便不利，全身痠痛无力，并有身热，腹中积聚疼痛等症，应取足太阴、厥阴的会穴冲门主治。

［原文］ 腹中肠鸣，盈盈然，食不化，胁痛不得卧，烦，热中[①]不嗜食，胸胁榰满，喘息而冲，鬲呕，心痛及伤饱，身黄[②]羸瘦，章门主之。

［校勘］

①“烦热中” 《外台》卷三十九作“烦热，口干燥”。

②“黄” 此下原有“疾，骨”二字，据《外台》卷三十九删。

［语译］ 腹中肠鸣像水溢一般，食不消化，胁痛不能卧床，心中烦热，不愿饮食，胸胁部支撑胀满，喘息而气上冲，隔食，呕吐，心痛及伤于饱食，身黄，消瘦等症，应取脾的募穴章门主治。

［原文］ 肠鸣而痛，温留主之。

［语译］ 肠鸣腹痛，应取手阳明的郄穴温留主治。

［原文］ 肠腹①时寒，腰痛不得卧，手三里主之。

［校勘］

①“肠腹” 《外台》卷三十九作“腹䐜”。

［语译］ 肠及腹部时常有寒冷的感觉，及腰痛不能安卧的，应取手阳明经的手三里穴主治。

［原文］ 腹中有寒气，隐白主之。

［语译］ 腹中积有寒气，应取足太阴经的井穴隐白主治。

［原文］ 腹满向向然，不便，心下有寒痛，商丘主之。

［语译］ 腹中胀满而响鸣，不大便，胃脘有寒而作痛，应取足太阴经的商丘穴主治。

［原文］ 腹中热，若寒，腹善鸣①，强欠[1]，时内痛，心悲，气逆，腹满，漏谷主之。已刺内踝上②，气不止，腹胀而气快然引肘胁下③，皆主之。

［校勘］

①“腹善鸣” 《外台》卷三十九作“肠鸣”。

②“内踝上” 原作“外踝上”，外踝直上无穴，内踝上为足太阴之三阴交穴，此穴可治气逆腹满，腹胀肠鸣等证，疑“外”为“内”之误，故改。

③“引肘胁下” 义不详，存疑。

［注释］

[1]“强欠” 强行呵欠的意思。

［语译］ 腹中有热，或者有寒，发生肠鸣，强欠，时腹内痛，心中悲伤，气上逆，腹满等症状的，应取足太阴经的漏谷穴主治。若已经刺过内踝上的三阴交穴后，气逆不止，腹胀满，有时有快然感觉，此穴都能主治。

［原文］ 腹中气胀，嗑嗑[1]不嗜食，胁下满，阴陵泉主之。

［注释］

[1]“嗑嗑（xiā xiā 呷呷）” 此处是吸饮的意思。

［语译］ 腹中气胀，吸饮而不欲食，胁下胀满，应取足太阴经的合穴阴陵泉主治。

［原文］ 喘，少气不足以息，腹满，大便难，时上走胸中鸣，胀满，口舌干，口中①吸吸[1]，善惊，咽中痛，不可纳食，善怒，惊②恐不乐，大钟主之。

［校勘］

①"口舌干，口中" 原作"口舌中"据《外台》卷三十九改。

②"惊" 原无，据《外台》卷三十九补。

［注释］

［1］"吸吸" 动的样子。

［语译］ 喘息少气而感觉呼吸气不足，腹满而大便困难，气时上行，胸中痰鸣而胀满，口舌干而乱动，时常发惊，咽中痛不能进食，时常发怒，恐惧，郁闷不乐，应取足少阴经的大钟穴主治。

［原文］ 嗌干，腹瘈痛①，坐起②目䀮䀮，善怒多言，复留主之。

［校勘］

①"腹瘈痛" 《千金》卷三十作"腹厥痛"。

②"起" 原作"卧"，据《外台》卷三十九改。

［语译］ 咽喉发干，腹中掣痛，坐起则两眼视物不清，时常发怒，多言，应取足少阴经的经穴复留主治。

［原文］ 寒，腹胀满，厉兑主之。

［语译］ 身寒而腹胀满，应取足阳明经的井穴厉兑主治。

［原文］ 腹大不嗜食，冲阳主之。

［语译］ 腹胀大不欲食，应取足阳明经的原穴冲阳主治。

［原文］ 厥气上逆①，太溪主之。

［校勘］

①"逆" 原作"楮"，据《外台》卷三十九改。

［语译］ 手足厥冷而气上逆，应取足少阴经的原穴太溪

主治。

[原文] 大肠有热,肠鸣腹满,侠脐痛,食不化,喘,不能久立①,巨虚上廉主之。

[校勘]

①“久立” 《外台》卷三十九作“行立”,《铜人》卷五作“行”。

[语译] 大肠有热,以致肠鸣腹满,脐两旁疼痛,食物不消化,喘息,不能长时间的站立,应取大肠合穴巨虚上廉主治。

[原文] 肠①中寒,胀满善噫,闻食臭,胃气不足,肠鸣腹痛泄,食不化,心下胀,三里主之。

[校勘]

①“肠” 《外台》卷三十九作“腹”。

[语译] 肠中有寒,以致胀满,嗳气而有食臭的气味,胃的机能不足,病剧则肠鸣、腹痛、泄泻,食不消化,心下胀饱,应取胃的合穴三里主治。

[原文] 腹满,胃中有热,不嗜食,悬钟主之。

[语译] 腹胀满,胃中有热,不愿饮食,应取足三阳之大络悬钟穴主治。

[原文] 大肠实则腰背痛,寒痹①转筋,头眩痛;虚则鼻衄癫疾,腰痛濈濈然汗出,令人欲食而走。承筋主之。取脚下三折,横视盛者出血[1]。

[校勘]

①“寒痹” 原作“痹寒”,据《外台》卷三十九改。

[注释]

[1]“取脚下三折,横视盛者出血” 义不详。

[语译] 大肠邪实,就会引起腰背拘急疼痛,寒痹痛而转筋,头眩晕且痛;大肠气虚,就会发生衄血,癫疾,腰痛汗出,并且使人食欲亢进而欲行走。应取足太阳经的承筋穴主治。

[按语] 手阳明主津液所生病,本节所云大肠实和虚所发

生的疾病，都有津液亏乏，诸筋失养的现象，故取主筋所生病的足太阳经的承筋穴主治。

肾小肠受病发腹胀腰痛引背少腹控睾第八

［提要］ 本篇论述了邪在肾和小肠而出现的腹满、腰痛、睾丸痛等病变的症状和治法。并分别介绍了不同经脉发生腰痛的不同症状与主治俞穴。

［原文］ 邪在肾，则病骨痛阴痹[1]。阴痹者，按之而不得，腹胀腰痛，大便难，肩背颈项强痛，时眩。取之涌泉、昆仑，视有血者，尽取之。

［注释］

［1］“阴痹” 指寒湿阴邪所致的痹证。

［语译］ 邪气在肾，则发生骨痛阴痹一类的病。阴痹的疼痛，没有固定的部位，所以按之而不可得，同时并有腹胀，腰痛，大便难，肩背颈项等部位强痛，时常头眩等证状。可以取涌泉穴和昆仑穴治疗，如果两经的络脉有瘀血时，都要刺出其血。

［按语］ 肾和膀胱相表里，所以邪在肾时，也能影响到膀胱经脉发病，如肩背颈项强痛，时眩等，即是该经的病变，所以要取足少阴经的涌泉穴和足太阳经的昆仑穴，表里配合治疗。

［原文］ 少腹控睾，引腰脊，上冲心肺①，邪在小肠也。小肠者，连睾系，属于脊，贯肝肺，络心系。气盛则厥逆，上冲肠胃，动②肝肺③，散于肓④，结于脐，故取肓原以散之，刺太阴以予之，取厥阴以下之，取巨虚下廉以去之，按其所过之经以调之[1]。

［校勘］

①“肺” 《灵枢》四时气篇、《太素》杂刺均无。

②“动” 原作“熏”，据《太素》杂刺、《脉经》卷六第四、《千金》小肠腑改。

③“肺” 《灵枢》四时气篇、《太素》杂刺均无。

④“肓” 原作“胸”，据《灵枢》四时气篇、《太素》杂刺、《脉经》卷六第四、《千金》小肠腑改。

［注释］

［1］“故取肓原以散之，……按其所过之经以调之” 《类经》刺胸背腹病注：“取肓原以散之，散脐腹之结也；刺太阴以予之，补肺经之虚也；取厥阴以下之，泻肝经之实也；取巨虚下廉以去之，求小肠之所属也；按其所过之经，谓察其邪之所在以调之也。”

［语译］ 少腹牵引睾丸作痛，并牵引到腰、脊，上冲心、肺，这是邪气在于小肠。小肠下连睾系，向后连属于脊，其经脉贯肝肺，联络心系。当小肠邪气盛时，则其气厥逆，上冲肠胃，扰动肝肺，散布于肓膜，聚结于脐部，所以应当取肓原——气海穴以散其结，刺手太阴以补肺虚，取足厥阴以泻肝实，取巨虚下廉以去小肠的邪气，根据邪气所在的经脉进行调治。

［按语］ 根据本节所说的症状，沈亮宸以为是小肠疝，这是很有道理的。由于本病是邪在小肠，其气厥逆所致，因而取气海、巨虚下廉配合手太阴和足厥阴的穴位进行治疗。气海为生气之原，《铜人》云：“治脏气虚惫，真气不足，一切气疾久不差，悉皆灸之。”据历代针灸书所载，此穴善治脐腹部冷气及一切气疾，故取之以为治疗本病的主穴。小肠合于巨虚下廉，故取此穴以导小肠之邪气，使之下行而去之。小肠经脉贯肝肺，而肺脉下络大肠，肝脉环阴器抵少腹，都与小肠睾丸有密切关系，所以再配合二经的穴位，也是非常必要的。

［原文］ 小肠病者，少腹痛，腰脊控睾而痛，时窘之后[1]，耳前热，若寒甚，若独肩上①热甚，及手小指次指间热，若脉陷者，此其候也。

［校勘］

①“肩上” 《太素》腑病合俞作“眉上”。

[注释]

[1]“时窘之后” 《灵枢注证发微》注:“痛时窘甚而欲去后也。”即急迫欲大便的意思。

[语译] 小肠有病时,少腹疼痛,腰脊牵引睾丸作痛,痛时急迫好象要大便一样,并且循着经脉所经过的部位,出现耳前热或寒甚,或肩上发热较重,以及小指次指间发热,或者其络脉有下陷的现象,这就是小肠病的症状。

[原文] 黄帝问曰:有病厥者,诊右脉沉坚①,左脉②浮迟,不知病生安在?

岐伯对曰:冬诊之,右脉固当沉坚,此应四时;左脉浮迟,此逆四时。左当主病,诊左在肾③,颇关④在肺,当腰痛。

曰:何以言之?

曰:少阴脉贯肾络肺,今得肺脉,肾为之病,故为腰痛[1]。

[校勘]

①“坚” 《素问》病能论作“紧”。

②“脉” 原作“手”,据《素问》病能论改。

③“左当主病,诊左在肾” 《素问》病能论作“在左当主病在肾。”丁义较明。

④“关” 原无,据《素问》病能论补。

[注释]

[1]“少阴脉贯肾络肺……故为腰痛” 《类经》厥腰痛注:“肾脉本络于肺,今以冬月而肺脉见于肾位,乃肾气不足,故脉不能沉而见浮迟,此非肺病,病在肾也。腰为肾之府,故肾气逆者,当病为腰痛。”

[语译] 黄帝问:有的厥病患者,诊其右脉沉而紧,诊其左脉浮而迟,不知主病在何处?

岐伯答:在冬天诊察其脉象,右脉本来应当沉紧,是和时令相适应;但左脉浮迟,这就和时令相逆。冬主肾病而左脉见浮,浮是肺脉。所以知道是病在肾,又和肺有一定的关系,腰为肾府，应有腰痛的症状。

问：为什么这样说呢？

答：因为少阴的经脉是贯肾络肺，现在冬天于肾位诊得浮迟的肺脉，是肾气不足，虽与肺有关，但仍为肾病，所以当病腰痛。

[原文] 足太阳脉，令人腰痛，引项脊尻背如重①状。刺其郄中[1]，太阳正经[2]出②血，春无见血[3]。

[校勘]

①“重” 原作“肿”，据《素问》刺腰痛篇、《太素》腰痛改。

②“出” 原作“去”，据《素问》刺腰痛篇、《太素》腰痛改。

[注释]

[1]“郄中” 即委中穴，为足太阳脉之所入。

[2]“太阳正经” 指委中之脉而言，因足太阳之正，别入于腘中。

[3]“春无见血” 太阳与肾为表里，肾王于冬，而衰于春，故春刺太阳无令出血。

[语译] 足太阳之脉发病，使人腰痛，可以牵引到经脉所经过的项、脊、尻、背部等处不适，好象担负很沉重的东西一样。治疗时应刺其合穴委中，即在委中之脉刺之去其恶血，但在春季不要出血。

[原文] 少阳①令人腰痛，如以针刺其皮中，循循然不可俯仰，不可以左右顾。刺少阳成骨②[1]之端出血。成骨在膝外廉之骨独起者。夏无见血[2]。

[校勘]

①“少阳” 此下按例当有“之脉”二字，下阳明、足少阴同。

②“成骨” 原作“盛骨”，据《素问》刺腰痛篇、《太素》腰痛改。

[注释]

[1]“成骨” 《素问》刺腰痛篇王注：“成骨谓膝外近下，骱骨上端两起骨相并间，陷容指者也。骱骨所成柱膝髀骨，故谓之

成骨也。"

[2]"夏无见血" 《素问》刺腰痛篇王注:"少阳合肝,肝王于春,木衰于夏,故无见血也。"

[语译] 少阳之脉发病,使人腰痛,好象针刺入皮中一样的痛,渐渐的不能俯仰和不能左右回顾。应刺少阳经脉所过处的成骨之端出血。成骨即膝外侧高骨独起处。若在夏季就不要出血。

[原文] 阳明令人腰痛,不可以顾,顾如有见者,善悲[1]。刺阳明于骬①前三痏,上下和之[2]出血,秋无见血[3]。

[校勘]

①"骬" 原作"胻",据《素问》刺腰痛篇新校正引本经改。

[注释]

[1]"顾如有见者,善悲" 《素问集注》张志聪曰:"血脉和则精神乃居,故神者水谷之精气也,阳明脉病则神气乃虚,精神虚乱,卒然见非常物,神不足则悲也。"

[2]"胻前三痏,上下和之" 《类经》刺腰痛注:"胻前三痏,即三里也。上下和之,兼上下巨虚而言也。"

[3]"秋无见血" 《素问》刺腰痛篇王注:"阳明合脾,脾王长夏,土衰于秋,故秋无见血。"

[语译] 阳明之脉发病,使人腰痛,不能左右回顾,并因精神虚乱,回顾时常有妄见,心情善悲。应刺阳明经脉在胫骨前的足三里穴三次,及巨虚上下廉等穴,使之上下调和,并出其恶血。若在秋季就不要出血。

[原文] 足少阴令人腰痛,痛引脊内廉①。刺足少阴于内踝上二痏,春无见血[1],若出血太多,虚不可复。

[校勘]

①"脊内廉" 《素问》刺腰痛篇新校正云:"按:全元起本脊内廉作脊内痛,《太素》亦同。"

［注释］

［1］“春无见血” 《素问注证发微》注：“春时木旺则水衰，故春无见血。”

［语译］ 足少阴之脉发病，使人腰痛，痛时牵引脊内作痛。应刺足少阴经脉内踝上的复溜穴两次，若在春季就不要出血，如果出血太多，则肾气虚损，不易恢复。

［原文］ 厥阴之脉，令人腰痛，腰中如张弓弩弦[1]。刺厥阴之脉，在腨踵鱼腹之外[2]，循之①累累然[3]乃刺之。其病令人②言默默然不慧，刺之三痏。

［校勘］

①“循之” 原作“循循”，据《素问》刺腰痛篇、《太素》腰痛改。

②“人” 此下原有“善”字，据《太素》腰痛、《素问》刺腰痛篇新校正引全元起本删。

［注释］

［1］“如张弓弩絃” 是形容腰部强直拘急的意思。

［2］“腨踵鱼腹之外” 《素问》刺腰痛篇王注：“腨踵者，言脉在腨外侧下当足跟也。腨形势如卧鱼之腹，故曰鱼腹之外也。……此正当蠡沟穴分。”

［3］“累累然” 重叠如串珠状。

［语译］ 厥阴之脉发病，使人腰痛，由于筋脉拘急，腰中好像新张的弓弦一样紧张。刺厥阴经之脉，适当腿肚和足跟之间鱼腹外侧的蠡沟穴处，以手循摸，觉有累累不平的，就用针刺。这种病常使人言语沉默，精神不清爽，可以连刺三次。

［原文］ 解脉[1]令人腰痛，痛引肩，目䀮䀮然，时遗溲。刺解脉在膝筋分肉间[2]，在郄外廉之横脉[3]出血，血变而止。

［注释］

［1］“解脉” 《素问》刺腰痛篇王注：“解脉，散行脉也，言不合而别行也。此足太阳之经，起于目内眦上额交颠，上循肩

髀，侠脊抵腰中，入循膂，络肾属膀胱，下入腘中，故病斯候也；又其支别者，从髆内别下贯胂，循髀外后廉，而下合于腘中，两脉如绳之解股，故名解脉也。”按：据王氏之说，解脉似指经脉之散解而别行者。

[2]“膝筋分肉间” 《素问》刺腰痛篇王注：“膝后两傍大筋双上，股之后，两筋之间，横文之处，努肉高起则郄中之分也。”即委中穴处。

[3]“郄外廉之横脉” 《素问》刺腰痛篇王注：“当取郄外廉有血络横见迢然紫黑而盛满者，乃刺之。”即委阳穴处。

[语译] 解脉发病，使人腰痛，痛时牵引肩部，眼睛视物不清，有时遗尿。应刺解脉在膝下大筋分肉间，委中穴外侧的横脉（委阳穴）刺出血，以紫血变红后为止。

[原文] 同阴之脉[1]，令人腰痛，痛①如小锤[2]居其中，怫然肿[3]。刺同阴之脉，在外踝上绝骨之端[4]，为三痏。

[校勘]

①“痛” 原作“腰”，据《素问》刺腰痛篇、《太素》腰痛改。

[注释]

[1]“同阴之脉” 《素问》刺腰痛篇王注：“足少阳之别络也，并少阳经上行，去足外踝上同身寸之五寸，乃别走厥阴并经下络足跗，故曰同阴脉也。”

[2]“锤” 通锥，针锥。

[3]“怫然肿” 即郁积而肿的意思。怫，郁也。

[4]“绝骨之端” 即足少阳经阳辅穴。

[语译] 同阴之脉发病，使人腰痛，其痛好象有针锥在里面一样，并且郁积肿胀。应刺同阴之脉，在外踝上绝骨之端，即阳辅穴，可以刺三次。

[原文] 解脉令人腰痛如裂（《素问》作引带），常如折腰之状，善怒①。刺解脉，在郄中结络如黍米[1]，刺之血射以黑，见赤血乃已（全元起云：有两解脉，病原各异，疑误未详）。

［校勘］

①"怒"《素问》刺腰痛篇作"恐"。

［注释］

［1］"在郄中结络如黍米"《素问》刺腰痛篇王注："郄中则委中穴，足太阳合也……今则取其结络大如黍米者。"

［语译］ 解脉发病，使人腰痛，好象撕裂一样，腰部不敢直立，常作屈曲之状，并且时常发怒。应刺解脉，在郄中处之络脉结滞如黍米者，刺之有黑色血液射出，等到血色变红而止。

［原文］ 阳维之脉，令人腰痛，痛上怫然肿。刺阳维之脉，脉与太阳合腨下间，去地一尺所[1]。

［注释］

［1］"脉与太阳……去地一尺所"《类经》刺腰痛注："阳维脉气所发，别于金门而上行，故与足太阳合于腨下间。去地一尺所，即承山穴也。"

［语译］ 阳维之脉发病，使人腰痛，痛处郁积肿胀。应刺阳维之脉，其脉与足太阳会合于腿肚下间，即离地一尺左右的承山穴。

［原文］ 衡络①[1]之脉，令人腰痛，得俯不得仰，仰则恐仆。得②之举重伤腰，衡络绝伤，恶血归之。刺之在郄阳之筋间，上郄数寸衡居，为二痏出血[2]。

［校勘］

①"衡络"《太素》刺腰痛作"冲绝。"

②"得" 原作"相"，据京师医局本改。

［注释］

［1］"衡络"《素问》刺腰痛篇王注："衡，横也，谓太阳之外也，络自腰中横入髀外后廉，而下与中经合于腘中者。"

［2］"在郄阳之筋间……为二痏出血"《素问》刺腰痛篇王注："横居二穴，谓委阳、殷门，平视横相当也。郄阳谓浮郄穴上侧委阳穴也。筋之间，谓膝后腘上两筋之间殷门穴也"。《医

学纲目》腰痛:“王注谓郄阳之间,衡居二痏,为委阳殷门二穴者非也。今详委阳正在郄外廉,横纹尽处是穴,非上郄也,殷门上郄一尺是穴,非数寸也。盖郄阳筋者,按郄内外廉,各有一大筋,上结于臀,今谓外廉之大筋,故曰阳筋也。上郄数寸者,谓上郄数寸于外廉大筋之两间,视其血络盛者横居,为二痏出血。”按:委阳一穴之部位,古经有脱误,《医学纲目》之说为是,从之。

[语译] 衡络之脉发病,使人腰痛,身体可以前俯而不能后仰,后仰则害怕跌倒。这种病大多得之于举重物时,伤了腰部,使衡络受伤,瘀血留滞不去。针刺部位,当在郄中大筋之间,上去郄中数寸处,看到有血络横居者,刺二次,出其瘀血。

[原文] 会阴之脉[1],令人腰痛,痛上濈然汗出,汗干令人欲饮,饮已欲走[2]。刺直阳之脉[3]上三痏,在跷上郄下[4]三寸①所横居,视其盛者出血(《素问》濈濈然作漯漯然,三所作五寸)。

[校勘]

①“寸” 原脱,据《太素》腰痛补。

[注释]

[1]“会阴之脉” 《素问注证发微》注:“会阴者,本任脉经之穴名,督脉由会阴而行于背,则会阴之脉,自腰下会于后阴,其脉受邪,亦能使人腰痛也。”

[2]“饮已欲走” 《吴注素问》注:“汗多则液亡,故欲饮。饮多则喜散,故欲走。”

[3]“直阳之脉” 《素问》刺腰痛篇王注:“直阳之脉则太阳之脉,侠脊下行贯臀,下至腘中,下循腨过外踝之后,条直而行者,故曰直阳之脉也。”按:关于“直阳”的解释,说法很多,大体有以下三种:一是同意王冰之注。如马元台、张介宾等。二是认为即会阴之脉。如《素问》新校正云:“详上云会阴之脉,令人腰痛,此云刺直阳之脉者,详此直阳之脉,即会阴之脉也。”三是以为本条有错简。如《素问集注》张志聪注:“按:会阴节后,当有刺条。刺直阳前,宜有腰痛,或简脱与。”又据《太素》腰痛注云:

"刺直阳者,有本作会阳"。则新校正与张志聪之意见俱有可能,或直阳为会阴之误,或另有直阳腰痛脱简。诸说未知孰是,存疑待考。

[4]"跷上郄下" "跷上",指阳跷脉之申脉穴以上;"郄下",指足太阳经之委中穴以下。

[语译] 会阴之脉发病,使人腰痛,痛处漐漐汗出,汗止则欲饮水,饮水后又想走动。应刺直阳之脉上三次,其部位在阳跷脉之申脉穴上,足太阳经之委中穴下,各去约三寸左右有络脉横居处,看到有血络盛满的,刺出其血。

[原文] 飞阳之脉[1],令人腰痛,痛上怫然,甚则悲以恐。刺飞阳之脉,在内踝上二寸(《素问》作五寸),少阴之前与阴维之会。

[注释]

[1]"飞阳之脉" 《素问》刺腰痛篇王注:"是阴维之脉也,去内踝上同身寸之五寸腨分中,并少阴经而上也。少阴之脉前,则阴维脉所行也。"《太素》腰痛注:"足太阳别名曰飞阳,有本飞作蜚。太阳去外踝上七寸,别走足少阴,当至内踝上二寸,足少阴之前,与阴维会处是此刺处也。"《素问识》简按:"考经脉篇,飞阳在去踝七寸,且在少阴之后,而下文云,在内踝上五寸,又云少阴之前,乃知飞阳非太阳经之飞阳也,下文云,阴维之会,亦知飞阳是非阴维之脉也。盖此指足厥阴蠡沟穴。"按:以上各家对飞阳的说法,都与后文刺法不符,据前有阳维腰痛一节,则此处或系脱去刺飞阳的具体部位,并另有阳维腰痛一节亦脱,存疑。

[语译] 飞阳之脉发病,使人腰痛,痛处怫郁不通,严重时则出现情志悲哀或恐惧。刺飞阳之脉,其脉在内踝上二寸,少阴脉之前,和阴维脉相会之处。

[原文] 昌阳之脉[1],令人腰痛,痛引膺,目䀮䀮然,甚则反折,舌卷不能言[2]。刺内筋[3]为二痏,在内踝上大筋前太阴后①,上踝二寸②所。

[校勘]

①“大筋前太阴后” 原作“大筋后”，原校：“《素问》大筋作太阴”。今本《素问》刺腰痛篇、《太素》腰痛均作“大筋前太阴后”，据改。并删原校。

②“二寸” 原作“一寸”，据《素问》刺腰痛篇改。

[注释]

[1]“昌阳之脉” 《素问注证发微》注：“昌阳系足少阴肾经穴名，又名复溜。”

[2]“令人腰痛……舌卷不能言” 《类经》刺腰痛注：“少阴属肾，故为腰痛。肾脉注胸中，故痛引于膺。肾之精为瞳子，故目䀮䀮然。少阴合于太阳，故反折。肾脉循喉咙，故舌卷不能言。”

[3]“内筋” 《类经》刺腰痛注：“内筋，筋之内也，即复溜穴。”

[语译] 昌阳之脉发病，使人腰痛，疼痛牵引到膺，眼睛看东西不清楚，甚则腰背向后反折，舌卷短不能言语。应刺大筋内侧的复溜穴二次，其穴在内踝上大筋的前面（跟腱的前缘），太阴脉的后面，踝上二寸处。

[原文] 散脉[1]令人腰痛而热，热甚而烦，腰下如有横木居其中，甚则遗溲。刺散脉在膝前骨肉分间，络外廉束脉为三痏。[2]

[注释]

[1]“散脉” 《素问》刺腰痛篇王注：“散脉，足太阴之别也，散行而上，故以名焉。其脉循股内入腹中，与少阴、少阳结于腰髁下骨空中，故病则腰下如有横木居其中，甚乃遗溲也。”

[2]“在膝前……为三痏” 《素问》刺腰痛王注：“谓膝前内侧也。骨肉分，谓膝内辅骨之下，下廉腨肉之两间也。络外廉，则太阴之络，色青而见者也。辅骨之下，后有大筋，撷束膝胻之骨，令其连属，取此筋骨系束之处脉，以去其病，是曰地机，三

刺而已,故曰束脉为之三痏也。”《医学纲目》:“王注谓地机穴者非也,既云膝前骨肉分间络外廉束脉,当在三里阳陵泉二穴上之骨上,与膝分间是穴,横刺三痏也。”按:对“散脉”的认识众说不一,存疑。

[语译] 散脉发病,令人腰痛而发热,热甚则心烦,腰的下面好象有一块横木在里面牵连而痛,甚至会发生遗尿。应刺散脉在膝前骨肉分间,系束筋脉之处,可刺三次。

[原文] 肉里之脉[1]令人腰痛,不可以咳,咳则筋挛[2]。刺肉里之脉为二痏,在太阳之外,少阳绝骨之端①[3]。

[校勘]

①“端” 《素问》刺腰痛篇、《太素》腰痛均作“后”。

[注释]

[1]“肉里之脉” 《素问》刺腰痛篇王注:“肉里之脉,少阳所生,则阳维之脉气所发也。”按:肉里之脉,说法不一,姑从王注。

[2]“咳则筋挛” 《吴注素问》注:“少阳主筋膜,咳则相引而痛,故不可以咳,咳则筋膜急也。”

[3]“绝骨之端” 似指阳辅穴而言。

[语译] 肉里之脉发病,使人腰痛,不敢咳嗽,咳嗽时就引起筋脉拘挛。刺肉里之脉二次,其部位在太阳经脉之外,少阳经脉所过的绝骨之端处。

[原文] 腰痛侠脊而痛,至头几几然①,目䀮䀮欲僵仆。刺足太阳郄中出血。

[校勘]

①“几几然” 《太素》刺腰痛作“沉沉然。”

[语译] 腰痛挟脊而痛,头项部强直不舒,眼睛看东西不清楚,有时欲僵直仆倒。这是病在足太阳经,应刺足太阳经的委中穴出血。

[原文] 腰痛引少腹控眇,不可以俯①仰。刺腰②尻交[1]

者，两髁③胂[2]上，以月死生为痏数[3]，发针立已(《素问》云：左取右，右取左)。

[校勘]

①“俯” 原脱，据《素问》刺腰痛篇新校正补。

②“腰” 原无，据《素问》刺腰痛篇、《太素》腰痛补。

③“髁” 原作“踝”，据《素问》刺腰痛篇改。

[注释]

[1]“腰尻交” 《素问》刺腰痛篇王注：“腰尻交者，谓髁下尻骨两傍四骨空，左右八穴，俗呼此骨为八髎骨也。此腰痛取腰髁下第四髎，即下髎穴也。足太阴、厥阴、少阳三脉左右交结于中，故曰腰尻交者也。”

[2]“两髁(kē 科)胂” 《素问》刺腰痛篇王注：“髁骨，即腰脊两傍起骨也。侠脊两傍腰髁之下各有胂肉陇起，而斜趣于髁骨之后，内承其髁，故曰两髁胂也。”“髁”，当指骼骨，“胂”，指脊椎旁骼嵴以下的肌肉。

[3]“以月死生为痏数” 《素问》刺腰痛篇王注：“月初向圆为月生，月半向空为月死，死月刺少，生月刺多”。缪刺论：“以月死生为数，用针者，随气盛衰，以为痏数，针过其日数则脱气，不及日数则气不泻……月生一日一痏，二日二痏，渐多之，十五日十五痏；十六日十四痏，渐少之。”其痏数多少，如此即知也。据此，则月盈为生，月缺为死，人之气血盛衰与月之盈缺相应，故用针时以月之盈缺而定痏数。

[语译] 腰痛时牵引到少腹和胁部，不能俯仰。应刺腰尻交，即下髎穴，其部位在两髁骨夹脊肌肉处，根据月的盈缺来增减用针的数目，针刺后可很快病愈。

[原文] 腰痛上寒，取足太阳、阳明；痛上热，取足厥阴；不可以俯仰，取足少阳；中热而喘，取足少阴[1]，郄中血络①。

[校勘]

①“血络” 《素问》刺腰痛篇、《太素》腰痛均作“出血”。

[注释]

[1]“腰痛上寒……取足少阴” 《类经》刺腰痛注:“上寒上热,皆以上体言也。寒刺阳经,去阳分之阴邪。热刺厥阴,去阴中之风热也……少阳脉行身之两侧,故俯仰不利者,当刺之……少阴主水,水病无以制火,故中热。少阴之脉贯肝膈入肺中,故喘。当刺足之少阴,涌泉大钟悉主之。”

[语译] 腰痛时,痛处上面有寒冷感觉的,可以刺足太阳、阳明,以散阴邪;痛处上面有热的感觉的,可以刺足厥阴,以散风热;不能俯仰的,可以刺足少阳,以转输机关;若内中有热而喘的,可以刺足少阴,以水制火,或刺郄中的血络出血。

[按语] 以上是论述腰痛病的辨证和针刺疗法。由于腰为肾之府,和脊相连,与经络的联系较为密切,凡邪入经络,或内伤肾气,都可以引起腰痛。《病源》腰背病说:“肾主腰脚,而三阴三阳十二经八脉,有贯肾络于腰脊者,劳损于肾,动伤经络,又为风冷所侵,血气击搏,故腰痛也。”就说明这一道理。

治疗时针刺的原则是根据各经腰痛的不同症状,据证求经,按经取穴。

论中对各种腰痛的论述是比较具体的,但由于年代久远,其中难免有脱误之处,如三阳中无太阳,刺法也不够详备,甚至有些条文还不易理解,这都有待作进一步考证和研究。

[原文] 腰痛上寒,实则脊急强,长强主之。

[语译] 腰痛,痛处上面有寒凉感觉的,若属邪气实,就会发生脊背拘急而强直不舒,应取督脉的长强穴主治。

[原文] 小腹痛控睾引腰脊,疝痛,上冲心,腰脊强,溺①黄赤,口干,小肠俞主之。

[校勘]

①“溺” 《外台》卷三十九此下有“难”字。

[语译] 小腹痛,下连睾丸后掣腰脊,疝痛,上冲于心,腰

脊强直,小便黄赤,口中干燥的,应取足太阳经的小肠俞主治。

[原文] 腰脊痛强引背少腹,俯仰难,不得仰息,脚痿重,尻不举,溺赤,腰以下至足清不仁,不可以坐起,膀胱俞主之。

[语译] 腰脊疼痛强直牵引背和少腹,以致身体不能俯仰,也不能仰卧呼吸,脚痿弱无力而感到沉重,尻部抬不起来,小便色赤,自腰以下到足寒冷而麻痹不仁,身体不能坐起,应取足太阳经的膀胱俞主治。

[原文] 腰痛不可以俯仰,中膂内俞主之。

[语译] 腰痛而不能俯仰,应取足太阳经的中膂内俞穴主治。

[原文] 腰脊①痛而清,善伛②,睾跳骞③[1],上窌主之。

[校勘]

①"脊" 原作"足",据《外台》卷三十九改。

②"伛" 原作"偃",据《外台》卷三十九改。

③"骞" 原作"拳",据《外台》卷三十九改。

[注释]

[1]"睾跳骞" 睾丸上缩。"跳",《广雅》释诂:"上也。""骞",缩的意思。

[语译] 腰脊痛而发凉,喜弯腰,睾丸上缩,应取足太阳、少阳之络上窌穴主治。

[原文] 腰痛怏怏不可以俯仰,腰以下至足不仁,入脊,腰背寒,次窌主之。先取缺盆,后取尾骶与八窌。

[语译] 腰痛,不舒畅不能俯仰,从腰至足麻木不仁,或因邪气入脊而腰背恶寒,应取足太阳经的次窌穴主治。刺时应先取缺盆,后取长强与八窌。

[原文] 腰痛,大便难,飧泄,腰尻中寒,中窌主之。

[语译] 腰痛,大便难下,或泄泻完谷不化,腰尻中寒凉,应取足太阳经的中窌穴主治。

［原文］ 腰痛脊急，胁中①满，小腹坚急，志室主之。

［校勘］

①“中” 《外台》卷三十九作“下”。

［语译］ 腰痛而脊背拘急，胁下满，小腹坚硬拘急，应取足太阳经的志室穴主治。

［原文］ 腰脊痛，恶风，少腹满坚，癃闭下重，不得小便，胞肓主之。

［语译］ 腰脊痛，身恶风，少腹满而硬，癃闭下坠，小便不通，应取足太阳经的胞肓穴主治。

［原文］ 腰痛骶寒，俯仰急难，阴痛下重，不得小便，秩边主之。

［语译］ 腰痛骶骨寒凉，俯仰时觉紧急困难，阴器疼痛下坠，小便不利，应取足太阳经的秩边穴主治。

［原文］ 腰痛控睾，小腹及股，卒[1]俯不得仰，刺气街。

［注释］

[1]“卒” 《尔雅》释言：“既也”。

［语译］ 腰痛牵引到睾丸、小腹和大腿，身既俯，就不能仰，应刺足阳明经气街穴。

［原文］ 腰痛不得转侧，章门主之。

［语译］ 腰痛不能转侧，应取足厥阴经的章门穴主治。

［原文］ 腰痛不可以久立俯仰，京门及行间主之。

［语译］ 腰痛不能久立，也不能俯仰，应取肾之募穴京门和足厥阴的荥穴行间主治。

［原文］ 腰痛①少腹痛，下窌主之。

［校勘］

①“痛” 《外台》卷三十九此下有“引”字。

［语译］ 腰痛牵引少腹作痛的，应取足太阳经的下窌穴主治。

［原文］ 腰①痛，不可俯仰，阴陵泉主之。

［校勘］

①“腰” 此上原有“肾”字，据《千金》卷三十删。

［语译］ 腰痛，不能俯仰，应取足太阴经的合穴阴陵泉主治。

［原文］ 腰痛，少腹满，小便不利如癃状，羸瘦，意恐惧，气不足，腹中怏怏，太冲主之。

［语译］ 腰痛，少腹满，小便不利，好象癃闭一样，身体羸瘦，心中时常有恐惧的感觉，呼吸气不足，腹中不舒适，应取足厥阴经的原穴太冲主治。

［原文］ 腰痛，少腹痛，阴包主之。

［语译］ 腰痛，少腹也痛，应取足厥阴别走太阴之络阴包穴主治。

［原文］ 腰痛大便难（《千金》作腰脊相引如解），涌泉主之。

［语译］ 腰痛而大便困难的，应取足少阴经的井穴涌泉主治。

［原文］ 腰脊相引如解[①]，实则闭癃，凄凄腰脊痛[②]嗜卧，口中热；虚则腰痛，寒厥烦心闷，大钟主之。

［校勘］

①“腰脊相引如解” 《外台》卷三十九无此六字。《千金》卷三十作“腰脊痛”。

②“痛” 此下原有“宛转，目循循”五字，据《外台》卷三十九删。

［语译］ 腰脊相引疼痛如解开一样，若邪气实就会出现小便不通，凄凄畏寒，腰脊疼痛而嗜卧，口中觉热；正气虚的，就会发生腰痛，手足寒冷和心烦闷，应取足少阴经的络穴大钟主治。

［原文］ 腰痛引脊内廉，复溜主之。春无见血，若太多，虚不可复（是前足少阴痛也）。

［语译］ 腰痛牵引脊里，应取足少阴经的经穴复溜主治。如在春天不要刺出血，若出血过多，可致身体虚弱者不能恢复。

[原文] 腰痛，不能举足少坐，若下车踬[1]地，胫中烁烁①然，申脉主之。

[校勘]

①"烁烁" 原作"矫矫"，据《外台》卷三十九改。

[注释]

[1]"踬(zhì志)" 被绊倒的意思。

[语译] 腰痛，而至不能抬起脚来和少坐片刻，象是下车被绊倒一样，胫内有火热的感觉，应取阳跷脉申脉穴主治。

[原文] 腰痛如小锤①居其中，怫然肿痛，不可以咳，咳则筋缩急，诸节痛，上下无常，寒热，阳辅主之。

[校勘]

①"锤" 《外台》卷三十九作"锥"。

[语译] 腰痛如有针锥在内，怫郁而肿痛，不敢咳嗽，咳嗽则筋短缩拘急，全身骨节疼痛，或上或下没有固定的部位，恶寒发热，应取足少阳经的经穴阳辅主治。

[原文] 腰痛不可举，足跟中踝后痛，脚痿，仆参主之。

[语译] 腰痛不能动，足跟中和踝骨后都疼痛，脚痿弱无力，应取足太阳、阳跷之会仆参穴主治。

[原文] 腰痛侠脊至头，几几然①，目𥆨𥆨，委中主之(是前刺足太阳郄中出血者)。

[校勘]

①"几几然" 《外台》卷三十九作"沉沉然"。

[语译] 腰痛，挟脊两旁到头项都强直拘急不舒，眼睛看东西不清楚，应取足太阳合穴委中主治。

[原文] 腰痛得俯不得仰，仰则恐仆①，得之举重，恶血归之，殷门主之(是前衡络之脉腰痛者)。

[校勘]

①"恐仆" 《外台》卷三十九作"痛"。

[语译] 腰痛，能俯而不能仰，若仰身就怕仆倒，这是因为

举重伤腰，瘀血留滞于内所致，应取足太阳经的殷门穴主治。

［原文］ 腰脊①尻②股臀阴寒大痛，虚则血动，实则③热痛，痔篡④痛，尻脽[1]中痛，大便直出，承扶主之。

［校勘］

①“脊” 此下原有“痛”字，据《外台》卷三十九、《千金》卷三十删。

②“尻” 此下原有“脊”字，据《外台》卷三十九、《千金》卷三十删。

③“则” 此下原有“并”字，据《外台》卷三十九删。

④“篡” 原无，据《外台》卷三十九补。

［注释］

［1］“脽（shuí 谁）” 臀部。《汉书》东方朔传：“连脽尻”。注：“脽，臀也。”

［语译］ 腰、脊、尻、股、臀感受阴寒之气而剧痛，正气虚则血妄行，邪气实则热痛，痔及会阴部痛，尻与臀部肿，大便泻出，应取足太阳经的承扶穴主治。

三焦膀胱受病发少腹肿不得小便第九

［提要］ 本篇论述了由于三焦膀胱受病，以致水气不行所发生的小便不利，少腹满或肿胀的诊断与主治俞穴。

［原文］ 少腹肿痛，不得小便，邪在三焦约[1]。取之足太阳大络，视其①络脉与厥阴小络结②而血者；肿上及胃脘，取三里。

［校勘］

①“其” 此下原衍“结”字，据《灵枢》四时气篇、《太素》杂刺删。

②“络结” 原作“结络”，据《灵枢》四时气篇、《太素》杂刺改。

[注释]

[1]“邪在三焦约” 约，是指三焦的约束功能而言。邪在三焦约，即邪在三焦，使三焦对水道的约束功能失常的意思。

[语译] 少腹部肿痛，小便不利，是邪在三焦，使三焦的水道不利。三焦连属于膀胱，应该取足太阳经的大络委阳穴为主治疗，同时看到太阳经的络脉和足厥阴经的孙络有瘀血结聚者，都要刺出其血；如果少腹肿痛，向上连及胃脘是水邪上犯，可以取足阳明经的三里穴，培土以制水。

[原文] 三焦病者，腹胀气满，少腹尤①坚，不得小便，窘急，溢则为水，留则为胀[1]。候在足太阳之外大络，络在太阳、少阳之间[2]，赤②见于脉，取委阳③。

[校勘]

①“尤” 此下原有“甚”字，据《灵枢》邪气脏腑病形篇、《太素》腑病合输删。

②“赤” 原作“亦”，据《脉经》卷六第十一改。

③“委阳” 原作“委中”，据《灵枢》邪气脏腑病形篇、《太素》腑病合输、《脉经》卷六第十一改。

[注释]

[1]“三焦病者……留则为胀” 《灵枢集注》张志聪注：“三焦者，下约膀胱，为决渎之腑，病则气不输化，是以腑气满，而不得小便也；不得小便则窘急而水溢于上，留于腹中而为胀。”

[2]“足太阳之外大络，络在太阳、少阳之间” 本经卷三“委阳”穴下云：“三焦下辅俞也，在足太阳之前，少阳之后……此足太阳之别络也。”即指此处而言。

[语译] 三焦发生病变，则气化不行，不能通调水道，所以腹胀气满，少腹部尤其硬满，小便不通而急迫，若水气不得外泄流溢于内，即成为水病，停留在一处则为胀。其证候反应在足太阳经之外的大络，其络在太阳和少阳之间，赤色见于脉上。治疗

时，应取三焦腑的合穴委阳。

[原文] 膀胱病者[①]少腹偏肿而痛，以手按之则欲小便而不得，眉(一本作肩)上热，若脉陷及足小指外侧及胫踝后皆热者[②]，取委中。

[校勘]

①"者" 原作"在"，据医统本改。

②"者" 此上《太素》腑病合输、《脉经》卷六第十、《千金》膀胱腑均有"若脉陷"三字。

[语译] 膀胱发生病变，则气化不行，水液不出，所以少腹肿痛，用手按之则想小便但又不通利，或其经脉常有下陷现象，并且在其经脉循行的部位如眉上、足小趾外侧、胫部、踝后等处，都有热感，治疗时应取足太阳经的合穴委中。

[原文] 病在少腹痛，不得大小便，病名曰疝。得[①]寒则少腹胀，两股间冷[②]。刺腰髁间，刺而多之尽炅，病已[1]。

少腹满大，上走[③]胸[④]至心，索索[⑤]然身时寒热，小便不利，取足厥阴。

[校勘]

①"得" 此下《素问》长刺节篇、《太素》杂刺均有"之"字。

②"则少腹胀，两股间冷" 《素问》长刺节篇、《太素》杂刺均作"刺少腹两股间"。

③"上走" 原作"走上"，据医统本、存存轩本改。

④"胸" 《灵枢》杂病篇、《太素》刺腹满数均作"胃"。

⑤"索索" 《灵枢》杂病篇作"淅淅"。

[注释]

[1]"刺而多之尽炅，病已" 《素问》长刺节篇王注："疝为寒生，故多刺之，少腹尽热乃止针"。

[语译] 发病在少腹部作痛，大小便都不通利的，病名叫做"疝"。得病的原因是由于受寒则少腹胀，两股间冷，可以针刺腰髁间的俞穴，应该多针一些穴位，至少腹部发热时，病就

好了。

少腹部胀满膨大，其气上逆到胸和心，全身时常有寒热的感觉，小便不利，这是肝气厥逆所致，可以针刺足厥阴的穴位。

[原文] 胞转[①]不得溺，少腹满，关元主之。

[校勘]

①“胞转” 《外台》卷三十九、《铜人》卷四作“转胞”。

[语译] 胞系绞纽，小便不出，少腹胀满的，应取任脉的关元穴主治。

[原文] 小便难，水胀满，出少，胞转不得溺，曲骨主之。

[语译] 小便排泄困难，水蓄而腹胀满，排尿量很少，胞转而小便不出的，应取任脉、足厥阴之会穴曲骨主治。

[原文] 少腹胀急，小便不利，厥气上头巅，漏谷主之。

[语译] 少腹胀满拘急，小便不利，气逆而上冲头顶的，应取足太阴络漏谷穴主治。

[原文] 溺难，痛，白浊，卒疝，少腹肿，咳逆呕吐，卒阴跳，腰痛不可以俯仰，面苍[①]黑，热，腹中䐜满，身热，厥痛，行间主之。

[校勘]

①“苍” 原无，据《外台》卷三十九补。

[语译] 排尿困难，尿道痛，小便白浊，突然疝痛而少腹肿胀，咳嗽气逆呕吐，突然发生阴缩，腰痛不能俯仰，面色青黑，热而腹中胀满，全身发热，厥逆疼痛，应取足厥阴的荥穴行间主治。

[原文] 少腹中满，热闭不得溺，足五里主之。

[语译] 少腹胀满，热结而小便不通，应取足厥阴经的五里穴主治。

[原文] 少腹中满(一本作痛)，小便不利，涌泉主之。

[语译] 少腹胀满，小便不利，应取足少阴经的井穴涌泉主治。

[原文] 筋急身热，少腹坚肿，时满，小便难，尻股寒，髀枢

痛①引季胁，内控八窌，委中主之。

［校勘］

①“痛”　此下《外台》卷三十九有“外”字。

［语译］　筋脉拘急，身发热，少腹坚硬而肿，时常胀满，小便困难，尻和股部寒凉，股髋关节处疼痛牵引季胁部，向内控引至八窌处，应取足太阳经的合穴委中主治。

［原文］　阴胞[1]有寒，小便不利，扶承主之。

［注释］

［1］“阴胞”　指膀胱而言。

［语译］　膀胱有寒，气化不行，而致小便不利，应取足太阳经的承扶穴主治。

三焦约内闭发不得大小便第十

［提要］　本篇论述了由于三焦通调水道的功能失常，以致大小便不利等症的主治腧穴。

［原文］　内闭不得溲，刺足少阴、太阳与骶上，以长针[1]。气逆，取其太阴、阳明[2]。厥甚，取少阴①、阳明动者之经[3]。

［校勘］

①“少阴”　原作“太阴”，据《灵枢》癫狂篇、《太素》厥逆改。

［注释］

［1］“内闭不得溲……以长针”　《类经》刺厥痹注：“内闭不得溲者，病在水脏，故当刺足少阴经之涌泉、筑宾，足太阳经之委阳、飞扬、仆参、金门等穴。骶上，即督脉尾骶骨之上，穴名长强。刺以长针，第八针也”。

［2］“气逆，取其太阴、阳明”　《类经》刺厥痹注：“太阴脾经，取隐白、公孙；阳明胃经，取三里、解溪。”

［3］“取少阴、阳明动者之经”　《灵枢注证发微》注：“取足

少阴肾之经穴复溜，足阳明胃之经穴解溪也。”

［语译］　肾和膀胱的功能失常，而致气化不行，水气停蓄，小便不通的，可用长针刺足少阴、足太阳与尾骶之上的俞穴，以通其小便。如水邪上逆，则取其足太阴、足阳明的俞穴，补土以制水。若水邪上逆过甚，即取足少阴和足阳明的经穴，以降其逆。

［原文］　三焦约，大①小便不通，水道主之。

［校勘］

①“大”　《外台》卷三十九无。

［语译］　三焦的约束功能失常，大小便不通的，应取足阳明经的水道穴主治。

［原文］　大便难，中注①及太白主之。

［校勘］

①“中注”　原作“中渚”，据《外台》卷三十九改。

［语译］　大便干燥而难下，应取肾经的中注穴和脾之原穴太白主治。

［原文］　大便难，大钟主之。

［语译］　大便秘涩难下，应取足少阴经的络穴大钟主治。

足厥阴脉动喜怒不时发㿗疝遗溺癃第十一

［提要］　本篇论述了由于足厥阴肝脉受病，或喜怒不节而导致的㿗疝，遗溺，癃闭等病变的症状与主治俞穴。

［原文］　黄帝问曰：刺节言去衣①者，刺关节之支络者，愿闻其详。

岐伯对曰：腰脊者，人之关节；股胻者，人之趋翔[1]；茎睾②者，身中之机，阴精③之候，津液之道路也[2]。故饮食不节，喜怒不时，津液内流，而下溢于睾，水道不通，日大不休④，俯仰不便，趋翔不能，荥然有水[3]，不上不下[4]。铍石所取，形不可匿，裳不可蔽[5]，名曰去衣。

［校勘］

①“衣”　《灵枢》刺节真邪篇、《太素》五节刺均作“爪”。杨上善曰：“或水字错为爪字。”不知孰是，姑从原义。

②“睾”　《灵枢》刺节真邪篇、《太素》五节刺均作“垂”。

③“精”　原作“津”，据《灵枢》刺节真邪篇、《太素》五节刺改。

④“日大不休”　原作“炅不休息”，据《灵枢》刺节真邪篇、《太素》五节刺改。

［注释］

［1］“趋翔”　趋为快走，翔为飞翔。趋翔，是行动敏捷的意思。

［2］“茎睾者……津液之道路也”　《类经》刺有五节注：“茎垂者，前阴宗筋也，命门元气盛衰，俱见于此，故为身中之机，精由此泄，故可以候阴精，而为津液之道。”

［3］“荥然有水”　荥，小水貌。荥然有水，是水液积聚之意。

［4］“不上不下”　《太素》五节刺注：“不上者，上气不通。不下者，小便及气下不泄也。”

［5］“形不可匿，裳不可蔽”　《太素》五节刺注：“蔽，塞也，言下铍针使水形不得匿而不通，不常闭塞。”裳，通常。

［语译］　黄帝问：刺节中所说的去衣，是刺关节支络的，现在我想听你讲讲这个道理。

岐伯答：腰和脊是人身的大关节；股和胫是主持人体行走的器官；阴茎和睾丸，为身中的机窍，阴精由此外泄，乃是津液的道路。所以饮食不节而伤及脾胃，或喜怒不时伤及情志，都可以使津液的输注失常而内流，如果下流于阴囊之中，致水道不得通畅，日益长大不止，则身体俯仰不便，行动不灵，这是由于水液积蓄于阴囊中，气不能上通，水不能下泄所致。可以用铍针放出其水，使水液不能隐匿，不再闭塞不通，这叫做去衣。

［按语］ 此节所论之病，楼全善、张介宾均以为属㿗疝一类，楼全善说：“内经刺灸㿗疝共四法，其一节，此篇文，所谓铍石取睾囊中水液者是也。其法今世人亦多能之，睾丸囊大如斗者，中藏秽液，必有数升，信知此出古法也。”此说颇有参考价值。

［原文］ 曰：有癃者，一日数十溲，此不足也；身热如炭，颈膺如格[1]，人迎躁盛，喘息气逆，此有余也（《素问》下有阳气大盛于外一句）；太①阴脉微②细如发者，此不足者也。其病安在？

曰：病在太阴，其盛在胃，颇在肺，病名曰厥，死不治。此得五有余二不足。

曰：何谓五有余，二不足？

曰：所谓五有余者，病之气有余也；二不足者，亦病气之不足也[2]。今外得五有余，内得二不足，此其不表不里，亦死证明矣。

［校勘］

①“太” 此上原有“阴气不足则”五字，据《素问》奇病论新校正、《太素》厥死删。

②“微” 原脱，据《素问》奇病论、《太素》厥死补。

［注释］

［1］“颈膺如格” 《类经》五有余二不足者死注：“颈言咽喉，膺言胸臆，如格者，上下不通，若有所格也。”是说咽喉与胸膺上下不通，如有物阻塞一样。

［2］“所谓五有余者……亦病气之不足也” 《素问》奇病论王注：“外五有余者，一身热如炭，二颈膺如格，三人迎躁盛，四喘息，五气逆也。内二不足者，一病癃一日数十溲，二太阴脉微细如发。”

［语译］ 问：有患癃病的，一日要数十次小便，这是不足的现象；身体发热象炭火一样，咽喉和胸膺之间，有隔塞不通的感

觉，人迎脉躁盛，喘息气逆，这是有余的现象；太阴脉微细得象头发一样，这是不足的现象。这种病的病源，究竟在哪里？

答：这种病，是太阴不足，热邪炽盛在胃，与肺也有一定的关系，病名叫做厥，属于不治的死证。这是得了五有余和二不足的证候。

问：什么叫做五有余二不足呢？

答：所谓五有余，是指的身热喘息等病气有余的证候；二不足，是指一日数十溲和脉微细等正气不足的证候。现在外面的症状是五有余，里面是二不足，若按实证治之，则体内正气不足，若按虚证治之，则外邪有余，所以既不属表证，也不属里证，由于其病情违逆，属于死证是很清楚的了。

［按语］ 本节指出了癃病的死证。文中虽说病在太阴，但从一日数十次小便的情况来分析，其肾气也是非常虚弱的；另一方面，热邪炽盛于肺胃，一身之阴气有将为热邪所竭之势，在治疗时若顾其虚则不能去邪，若攻其邪则正气即伤，形成了补之不受泻之有损的局面，所以列为死证。但若能将祛邪和扶正两种方法适当结合运用，也可能挽救其危势。

［原文］ 狐疝惊悸少气，巨阙主之。

［语译］ 狐疝而心惊悸不宁，呼吸少气，应取任脉的巨阙穴主治。

［原文］ 阴疝[1]引睾，阴交主之。

［注释］

［1］“阴疝” 《圣济总录》：“论曰：疝者痛也。邪气聚于阴，致阴器肿大而痛者，阴疝也。”又“论曰：《黄帝针经》曰：足厥阴之脉，环阴器，抵少腹，是动则病丈夫㿗疝，即阴疝也。”

［语译］ 阴疝，牵引睾丸作痛，应取任脉的阴交穴主治。

［原文］ 少腹痛①，溺难，阴下纵，横骨主之。

［校勘］

①“痛” 《千金》卷三十、《外台》卷三十九均作“满”。

［语译］ 少腹作痛而排尿困难，阴器弛纵，应取足少阴经的横骨穴主治。

［原文］ 少腹疝，卧善惊，气海主之。

［语译］ 少腹疝痛，睡卧则时常惊恐，应取任脉的气海穴主治。

［原文］ 暴疝痛①少腹大热，关元主之。

［校勘］

①"痛" 原脱，据《千金》卷三十、《外台》卷三十九补。

［语译］ 暴发疝病疼痛，少腹部有热灼感觉，应取任脉的关元穴主治。

［原文］ 阴①疝气疝[1]，天枢主之。

［校勘］

①"阴" 《千金》卷三十、《外台》卷三十九均作"脐"。

［注释］

[1]"气疝" 《圣济总录》七疝："腹中乍满乍减而痛者名气疝。"

［语译］ 阴疝和气疝，应取足阳明经的天枢穴主治。

［原文］ 癞疝，大巨及地机、中郄主之。

［语译］ 癞疝，应取足阳明经的大巨及足太阴经的地机，足厥阴经的中郄（即中都）三穴主治。

［原文］ 阴疝痿①茎中痛，两丸骞痛②，不可仰卧，刺气街主之。

［校勘］

①"痿" 《外台》卷三十九无。

②"痛" 原作"卧"，据《千金》卷三十、《外台》卷三十九改。

［语译］ 阴疝阴痿，阴茎中痛，睾丸上缩，疼痛，以致不能仰卧的，应取足阳明经的气街穴主治。

［原文］ 阴疝，冲门主之。

［语译］ 阴疝，应取足太阴、厥阴之会冲门穴主治。

［原文］ 男子阴疝，两丸上下，小腹痛，五枢主之。

［语译］ 男子阴疝，睾丸时上时下，小腹疼痛，应取足少阳经与带脉之会穴五枢主治。

［原文］ 阴股内痛，气逆①，狐疝走上下，引少腹痛，不可俯仰②，商丘主之。

［校勘］

①“逆” 原作“痈”，据《外台》卷三十九改。

②“仰” 此下原有“上下”二字，据《千金》卷三十、《外台》卷三十九删。

［语译］ 大腿内侧疼痛，气逆于内，狐疝时上时下，牵引少腹痛，身体不能俯仰，应取足太阴经的经穴商丘主治。

［原文］ 狐疝，太冲主之。

［语译］ 狐疝，应取足厥阴经的原穴太冲主治。

［原文］ 阴跳遗溺①，小便难而痛，阴上②入腹中，寒疝阴挺[1]出，偏大肿，腹脐痛，腹中悒悒不乐[2]，大敦主之③。

［校勘］

①“阴跳遗溺” 《千金》卷三十作“卒疝暴痛”。

②“上” 此下原有“下”字，据《千金》卷三十、《外台》卷三十九删。

③“大敦主之” 《千金》卷三十校语曰：“《甲乙》云：照海主之。”大敦、照海均可治疝，今仍其旧。

［注释］

［1］“阴挺” 妇女阴户中有物挺出。即今所谓子宫脱垂。

［2］“悒悒不乐” “悒悒”，不快乐的样子。“悒悒不乐”，在此可引为不舒适的意思。

［语译］ 睾丸上缩而遗溺不禁，小便难出而茎中疼痛，阴上缩入腹中，寒疝或阴挺出，睾丸偏大而肿，脐腹结痛，以及腹中不舒适，应取足厥阴经的井穴大敦主治。

[原文]　腹痛上抢心，心下满，癃，茎中痛，怒瞋[1]不欲视，泣出，长太息，行间主之。

[校勘]

①“瞋”　原作“膜”，据医统本改。

[语译]　腹痛，气上冲心，心下胀满，小便不利，阴茎中痛，发怒瞪目而不愿视物，目流泪，长声太息。应取足厥阴经的荥穴行间主治。

[原文]　㿗疝，阴暴痛，中封主之（《千金》云：㿗疝，阴暴痛，痿厥身体不仁）。

[语译]　㿗疝而睾丸剧痛，应取足厥阴经的中封穴主治。

[原文]　疝，癃，脐少腹引痛，腰中痛，中封主之。

[语译]　疝病，小便不利，脐和少腹牵引疼痛，腰中亦痛，应取足厥阴经的中封穴主治。

[原文]　气[1]癃，小便黄，气满[2]，虚则遗溺，身时寒热，吐逆，溺难，腹满，石门主之。

[校勘]

①“气”　此下原有“痛”字，据《外台》卷三十九及下文删。

②“满”　此下原有“塞”字，据《外台》卷三十九删。

[语译]　气化不行，而致小便淋沥色黄，少腹气满，气虚则遗尿，身发寒热，呕吐气逆，溺出困难而少腹胀满，应取任脉的石门穴主治。

[原文]　气癃㿗疝，阴急，股枢腨内廉痛，交信主之。

[语译]　气癃与㿗疝，而致阴器拘急，股枢，腿肚内侧疼痛，应取阴跷脉之郄穴交信主治。

[原文]　阴跳腰痛[1]，实则挺长，寒热，挛，阴暴痛，遗溺，偏大，虚则暴痒，气逆，肿睾[2]，卒疝，小便不利如癃状，数噫，恐悸，气不足，腹中悒悒，少腹痛，嗌中有热，如有瘜肉状[3]，背挛不可俯仰。蠡沟主之。

［校勘］

①“腰痛”　《外台》卷三十九作“腰腹痛”。

②“肿睾”　《外台》卷三十九作“睾肿”。

③“状”　此下原有“如著欲出”四字，据《外台》卷三十九删。

［语译］　阴上缩腰痛，热邪盛实则阴器挺长，或身发寒热而筋脉拘挛，阴部剧痛，遗溺，睾丸偏大，经气虚则阴部奇痒而气逆，或睾丸肿，突然疝痛，小便不利如癃闭，或嗳气频数，恐惧心悸，气虚不足，腹中不舒适，少腹疼痛，咽喉结热，如生有瘜肉，腰背拘挛不能俯仰，应取足厥阴经的蠡沟主治。

［原文］　丈夫㿉疝，阴跳，痛引篡中，不得溺，腹中支胁下榰满，闭癃，阴痿，后时泄，四肢不收[①]，实则身疼痛[②]，汗不出，目䀮䀮然无所见，怒欲杀人，暴痛引腰[③]下节，时有热气，筋挛膝痛，不可屈伸，狂如新发，衄，不食，喘呼，少腹痛引嗌[④]，足厥痛，涌泉主之。

［校勘］

①“不收”　《外台》卷三十九作“不举”。

②“疼痛”　《外台》卷三十九作“头痛”。

③“腰”　原作“髌”据《外台》卷三十九改。

④“嗌”　原作“噫”，据《外台》卷二十九改。

［语译］　男子患㿉疝，阴上缩，痛掣于会阴部，不能小便，腹和胁下支撑胀满，小便不通或不利，阴痿，时常腹泻，四肢弛缓无力，若邪实就会身体疼痛，不出汗，眼睛视物不清，或大怒时想要杀人，或突然阴部疼痛牵连腰部下节，时常有热灼感，筋脉拘挛，膝关节痛，不能屈伸，或如新发狂症，鼻衄血，不进饮食，气喘而呼叫，少腹痛掣咽喉，足冷痛，应取足少阴经的井穴涌泉主治。

［原文］　癃疝，然谷主之。

［语译］　小便淋沥，点滴而出，兼见疝痛，应取足少阴经的荥穴然谷主治。

[原文] 卒疝,少腹痛,照海主之。病在左,取右,右取左。立已。

[语译] 突发疝病,少腹疼痛,应取阴跷脉的照海穴主治。若少腹左侧痛的,刺右足的照海;若少腹右侧痛的,刺左足的照海。刺后病可立愈。

[原文] 阴暴起①,疝,四肢淫泺,心②闷,照海主之③。

[校勘]

①"阴暴起" 原脱,据《千金》卷三十、《外台》卷三十九补。

②"心" 原作"身",据《外台》卷三十九改。

③"照海主之" 原脱,据《千金》卷三十、《外台》卷三十九补。

[语译] 阴部猝然发生疝病,四肢痠痛无力,心闷,应取足少阴经的照海穴主治。

[原文] 疝①,至阴主之。

[校勘]

①"疝" 原脱,据《千金》卷三十、《外台》卷三十九补。

[语译] 一切疝病,都可取足太阳经的井穴至阴主治。

[原文] 遗溺,关门及神门、委中主之。

[语译] 遗溺是膀胱不约,应取足阳明经的关门穴,手少阴经的神门穴及足太阳经的合穴委中主治。

[原文] 胸满膨膨然,实则癃闭,腋下肿痛①,虚则遗溺,脚急,兢兢[1]然,筋急痛,不得大②小便,腰痛引腹,不得俯仰,委阳主之。

[校勘]

①"痛" 原脱,据《外台》卷三十九补。

②"大" 《外台》卷三十九无。

[注释]

[1]"兢兢(jīng jīng 竟竟)" 不安的样子。

［语译］ 胸中膨膨然胀满，若邪气实，就会发生小便癃闭，腋下肿痛，正气若虚，就会出现遗尿，脚拘急不安，筋脉拘急疼痛，不能大小便，腰痛牵引至腹，以至不能俯仰，应取足太阳经的委阳穴主治。

［原文］ 气①癃，中窌主之。

［校勘］

①“气” 原无，据《外台》卷三十九补。

［语译］ 膀胱气化不行，而致小便淋沥，点滴而出的，应取足太阳经的中窌穴主治。

［原文］ 气癃溺黄，关元及阴陵泉主之（《千金》云：寒热不节肾病不可以俯仰）。

［语译］ 气癃而小便发黄的，应取任脉的关元穴与足太阴经的合穴阴陵泉主治。

［原文］ 气癃，小便黄，气满，虚则遗溺，石门主之。

［语译］ 气癃，小便发黄，气胀满，正气虚则遗尿，应取任脉的石门穴主治。

［按语］ 本条所谓“气癃，小便黄，”与前条相同，但兼有“气满，虚则遗溺”的症状，所以治法不同。这是因为前条是湿热内结膀胱，故以清湿热利小便为主治。而本条则是邪在三焦影响水道的通调，所以实则“气癃，小便黄，气满”，虚则“遗溺”。观其取三焦募穴石门为主治，其义自明。

［原文］ 癃，遗溺，鼠鼷痛，小便难而白，期门主之。

［语译］ 小便不利或遗尿不禁，腹股沟部位疼痛，小便困难而色白，应取足厥阴经的期门穴主治。

［原文］ 小便难，窍中[1]热，实则腹皮痛，虚则痒搔，会阴主之。

［注释］

[1]“窍中” 指尿道。

［语译］ 小便滞涩，尿道中有热感，若邪气实就会发生腹

皮疼痛,经气虚就会出现腹皮瘙痒,应取任脉的会阴穴主治。

[原文] 小肠有热,溺赤黄,中脘主之。

[语译] 小肠有热,移热于膀胱,以致小便色赤黄,应取腑会中脘穴主治。

[原文] 溺黄,下廉主之。

[语译] 小肠之热移于膀胱而小便色黄,应取小肠下合穴巨虚下廉主治。

[原文] 小便黄赤,完骨主之。

[语译] 小便色黄而赤,若由于胆经有热所致的,应取足太阳、少阳之会完骨穴主治。

[原文] 小便黄,肠鸣相逐,上廉主之。

[语译] 小便色黄,并有水气上下追逐而肠鸣的,应取大肠下合穴巨虚上廉主治。

[原文] 劳瘅[1],小便赤难,前谷主之。

[注释]

[1]"劳瘅" 因劳伤元气而湿热内蕴发黄者称劳瘅,《肘后方》卷四:"瘅病有五种:谓黄瘅、谷瘅、酒瘅、女瘅、劳瘅也。""女劳瘅者,身目皆黄,发热恶寒,小腹满急,小便难,由大劳大热交接,交接后入水所致。"按:《肘后》所指五瘅,前面女、劳分列,而后文又合称女劳疸,实属一种。

[语译] 因劳伤而发黄瘅,小便色赤而溺出涩难,应取足太阳经的荥穴前谷主治。

足太阳脉动发下部痔脱肛第十二

[提要] 本篇列举了痔病和脱肛的主治腧穴。

[原文] 痔痛,攒竹主之。

[语译] 痔疮疼痛,应取足太阳经的攒竹穴主治。

[原文] 痔,会阴主之。凡痔与阴相通者,死。阴中诸病,

前后相引痛，不得大小便，皆主之。

［语译］ 痔病，应取任脉别络（侠督脉、冲脉之会穴）会阴穴主治。凡一切痔病溃疡与前阴相通的，属死证。一切二阴病，凡前后相互牵引疼痛，大小便不通的，都可以取会阴穴主治。

［原文］ 痔，骨蚀①[1]，商丘主之。

［校勘］

①"痔，骨蚀" 《外台》卷三十九作"痔疾，骨疽蚀。"

［注释］

[1]"骨蚀" 详本经卷十一第九下。

［语译］ 痔疾及骨蚀病，应取足太阴脾经的商丘穴主治。

［按语］ 本条所谓痔和骨蚀病，以商丘主治，其义难详，《百证赋》云："商丘痔漏而最良"，或系因痔漏是湿热下注肛门而成，取商丘泻脾以理湿热，至于骨蚀病，是虚邪久留，热胜其寒，则烂肉腐肌为脓而侵蚀及骨所致，亦以商丘为主治，是否也是以清理湿热为治疗目的，尚待进一步研究。

［原文］ 痔，篡痛，飞扬、委中及扶承主之。

［语译］ 痔病，二阴之间疼痛，应取足太阳经之飞扬、委中、承扶三穴主治。

［原文］ 痔，篡痛，承筋主之。

［语译］ 痔病，二阴之间疼痛，应取足太阳经的承筋穴主治。

［原文］ 脱肛，下利①，气街主之。

［校勘］

①"下利" 原作"下刺"，《古今图书集成医部全录》卷二百一十后阴门引《甲乙》文作"下利"，据改。

［语译］ 肛门脱出泄利，应取足阳明经的气街穴主治。

卷之十

阴受病发痹第一上

[提要] 本篇论述了各种痹病的成因及特征，其主要内容有：

一、风、寒、湿三气是导致痹病的主要原因，以及三气偏盛所出现的行、着、痛等不同的痹证。

二、周痹、众痹的不同特点以及痹病痛与不痛的病理。

三、皮、肉、脉、筋、骨五痹与五脏的关系。

四、诸痹的症状和主治俞穴。

[原文] 黄帝问曰：周痹之在身也，上下移徙，随其脉上下，左右相应[1]，间不容空[2]。愿闻此痛在血脉之中耶？将在分肉之间乎？何以致是？其痛之移也，间不及下针[3]；其蓄痛[4]之时，不及定治而痛已止矣。何道使然？

岐伯对曰：此众痹也，非周痹也。此各在其处，更发更止，更居更起[5]，以左应右，以右应左[6]。非能周也，更发更休。刺此者，痛虽已止，必刺其处，勿令复起。

[注释]

[1]"上下移徙（xǐ 喜），随其脉上下，左右相应。" "徙"，移也，迁也。移徙，是移动的意思。相应，是互相和应的意思。在此是指痹痛的发作，左右部位此伏彼起的交替发作。

[2]"间不容空" 没有间隔时间的意思。

[3]"间不及下针" 《太素》痹论注："间不及下针者，痹痛

之中，未及下针，其痛已移也。”

[4]“蓄痛” 蓄，聚也。“蓄痛”，是聚在一起作痛的意思。

[5]“更(gēng 庚)发更止，更居更起” 形容疼痛时发时止和疼痛部位交替移易。更，更代或交替的意思。居，止的意思。

[6]“以左应右，以右应左” 是说人身的经脉左右相同，所以疼痛的部位，也左右更代的发作。

[语译] 黄帝问：周痹的疼痛，在人身上下移动，随着病邪所在的血脉，上下左右相应的发作，几乎没有间隔的时间。这种痛，是发生在血脉之中呢？还是在分肉之间呢？为什么会这样？其疼痛部位移动很快，有时来不及下针；其聚痛时，还未确定治法，疼痛却又停止了，这是什么道理呢？

岐伯答：你说的这是众痹，不是周痹啊！众痹的特征是，其疼痛的部位各有定处，其疼痛的发作是时发时止。而且右侧肢体有病可以影响到左，左侧肢体有病可以影响到右，因此它的疼痛只是左右移易的交替发作，而不能周遍于全身。刺众痹时，疼痛虽然停止，还必再刺其处，不使复发。

[原文] 曰：周痹何如？

曰：周痹在于血脉之中，随脉以上，循脉以下，不能左右，各当其所。其痛从上下者，先刺其下以遏①之，后刺其上以脱[1]之；其痛从下上者，先刺其上以遏①之，后刺其下以脱之。

[校勘]

①“遏” 原作“通”，原校“通一作遏”。《太素》痹论与原校同，据改，并删原校。

[注释]

[1]“脱” 除掉的意思。

[语译] 问：周痹的发病是怎样呢？

答：周痹是病邪在血脉之中，随着血脉或向上或向下的发作，不像众痹那样疼痛左右相移及有固定的部位。刺治周痹时，如果疼痛是从上向下行的，应先刺其下部之穴，以遏止病邪向下发展,然后再刺其上部原发部位之穴,以除病根。如果疼痛是从下向上行的,就先刺其上部的穴,以遏止病邪向上发展,然后再刺其下部原发部位之穴,以除病根。

[按语] 本节与上节所说的血脉,都是指经脉而言。病邪在经脉,随脉气的流行而疼痛点上下移动,即为周痹。各经都是左右两条,若疼痛点在左右两条经脉中交替发作,即为众痹。一般说来,风寒湿之邪侵入血脉,则随脉上下,痛无定处。若寒湿之邪侵入分肉,则凝着疼痛,只在本经左右移易,而不能上下移动。

[原文] 曰:此病①安生?因何有名?

曰:风、寒、湿气客于分肉之间,迫切而为沫。沫得寒则聚,聚则排分肉而分裂,分裂则痛,痛则神归之,神归之则热[1],热则痛解,痛解则厥[2],厥则他痹发,发则如是。此内不在脏,而外未发于皮,独居分肉之间,真气不能周[3],故名曰周痹。

故刺痹者,必先循切其上下之大经②,视其虚实,及大络之血结而不通者,及虚而脉陷空者而调之,熨而通之[4],其瘈紧者,转引而行之[5]。

[校勘]

①“病” 《灵枢》周痹篇、《太素》痹论均作“痛”。

②“必先循切其上下之大经” 《灵枢》周痹篇、《太素》痹论均作“必先切循其下之六经”。

[注释]

[1]“痛则神归之,神归之则热” 痛则精神专注痛处,气血也因之而注于此,故痛处觉热。

[2]“厥” 在此作气逆解。

[3]“真气不能周” 真气,在此指经气,不能周,是指经气阻滞,不能流行之意。

[4]“熨(wèi 慰)而通之” 加热熨敷以温通经络的意思。

[5]“转引而行之” 即用针刺法或导引按摩法以促进气血

的运行。

[语译] 问:这种病痛是怎样产生的?为什么叫周痹?

答:风寒湿三气客于分肉之间,迫使津液化为汁沫。汁沫遇寒就聚而不散,聚则排挤分肉,使腠理分裂而痛。痛则神气集中痛处,神气集中就产生热力,热力产生后即寒散而痛解。但疼痛虽解,其气尚逆,寒气又随脉聚于别处,因而他处又发生痹痛。周痹就这样的反复发作。这种痹痛,邪气内不在脏腑,外不在皮肤,独居分肉之间,阻碍经气不得周行,所以叫周痹。

所以在刺痹病的时候,须先循按其上下的经脉,诊察其属虚属实,以及大络是否有血结而不通,脉气是否有虚陷等,然后再根据实际情况进行调治,或针刺,或用热熨法以温通其经脉,如果筋肉挛急的,可用针刺法或导引按摩法,以行其气。

[原文] 曰:何以候人之善病痹者?

少俞对曰:粗理而肉不坚者善病痹。欲知其高下,视其三部①[1]。

[校勘]

①"视其三部" 《灵枢》五变篇作"各视其部"。

[注释]

[1]"三部" 即人体上、中、下三部。

[语译] 问:怎样诊察易患痹病的人呢?

少俞答:凡是腠理粗疏而肌肉脆弱的人,就容易患痹病。同时,要想知道易患痹病的高下部位,首先要看人体的上、中、下三部哪一部分脆弱。

[原文] 曰:刺有三变[1],何也?

曰:有刺营者,有刺卫者,有刺寒痹之留经者。刺营者出血,刺卫者出气,刺寒痹者内热[2]。

[注释]

[1]"三变" 是指三种不同的刺法,即刺营、刺卫、刺寒痹三法。

[2]“内热” 《张氏医通》云:“内,纳同。谓温其经,使热气内入,血脉流通也。”“内热”,即下文所说的火焠、药熨纳热法。

[语译] 问:针刺有三种不同方法,是什么?

答:有刺营、刺卫和刺寒痹留结经脉等三种刺法。刺营行血,刺卫行气,刺寒邪留结经脉的寒痹,应用火焠、药熨等法纳热,以温通经络。

[按语] 营属于血,故刺营时应刺出血。卫属于气,故刺卫时,应疏通其气,这与《素问》调经论所说的“取血于营,取气于卫”之义相同。

[原文] 曰:营、卫、寒痹之为病奈何?

曰:营之生病也,寒热少气,血上下行[1]。卫之生病也,气痛时来去[2],怫忾贲响[3],风寒客于肠胃之中。寒痹之为病也,留而不去,时痛而皮不仁。

[注释]

[1]“营之生病也,寒热少气,血上下行” 《类经》刺有三变营卫寒痹注:“营主血,阴气也,病在阴分则阳胜之,故为寒热往来。阴病则阴虚,阴虚则无气,故为少气。邪在血,故为上下妄行。”

[2]“卫之生病也,气痛时来去” 卫属于气,病则气阻滞而为痛,气行则痛止,故时来时去。

[3]“怫(fú 拂)忾(kài 咳)贲响” 怫,郁也。忾,满也。怫忾,气郁满闷的意思。贲响,肠鸣的意思。

[语译] 问:营、卫、寒痹的病,都有什么特征?

答:营为阴属血,病则阴虚而阳邪乘之,阴与阳争,因发寒热,阴耗故少气,邪在血中,故随血上下行。卫属气,病则气阻滞而为痛,气行则痛止,故其痛时来时去,并有气郁满闷和肠鸣等症状,这是风寒邪气侵入肠胃所致。寒痹是寒邪留著经脉,凝滞不去,所以时常疼痛,而且皮肤麻木不仁。

[**原文**] 曰：刺寒痹内热奈何?

曰：刺布衣者，用火焠之[1]。刺大人者，药熨之。方用醇酒[2]二十升、蜀椒一升①、干姜一升②、桂一升③、凡四物，各细㕮咀[3]，著清酒中④。绵⑤絮一斤，细白布四丈二尺⑥、并内酒中。置酒马矢煴中[4]，善⑦封涂，勿使气泄，五日五夜，出布絮暴干，复渍之，以尽其汁。每渍必晬[5]其日乃出布絮干之，并用滓与絮，布长六七尺为六巾⑧[6]。即用之生桑炭炙巾，以熨寒痹所乘之处，令热入至于病所；寒，复炙巾以熨之，三十遍而止；即汗出，炙巾以拭身，以三十遍而止。起步内中[7]，无见风。每刺必熨，如此病已矣⑨，此所谓内热。

[**校勘**]

①“一升” 《太素》三变刺作“四升”。

②“一升” 《灵枢》寿夭刚柔篇作“一斤”。

③“桂一升” 《灵枢》寿夭刚柔篇作“桂心一斤”。

④“著清酒中” 《灵枢》寿夭刚柔篇、《太素》三变刺均作“渍酒中”。

⑤“绵” 《灵枢》寿夭刚柔篇、《太素》三变刺此上均有“用”字。

⑥“四丈二尺” 《灵枢》寿夭刚柔篇、《太素》三变刺均作“四丈”。

⑦“善” 《灵枢》寿夭刚柔篇、《太素》三变刺均作“盖”。

⑧“乃出布絮干之，并用滓与絮布长六七尺为六巾” 《灵枢》寿夭刚柔篇作“乃出干，干，并用滓与绵絮，复布为复巾，长六七尺，为六七巾”。《太素》三变刺与《灵枢》同，惟“并”前无“干”字。

⑨“矣” 原作“失”，据《灵枢》寿夭刚柔篇、《太素》三变刺改。

[**注释**]

[1]“用火焠(cuì 翠)之” 指用火针和艾灸等法治疗。

焠，烧灼之意。

[2]"醇酒" 气味浓厚的酒。

[3]"㕮(fǔ 府)咀(jǔ 举)" 古人将药咬成细块叫㕮咀，后改用切片，也沿用㕮咀之名。

[4]"置酒马矢煴(yūn 晕)中" 即把酒放在马粪火中煨烤。矢同屎。煴，无焰的火。

[5]"晬(zuì 醉)" 周时也。一日一夜叫晬时。

[6]"巾" 指作成的夹袋。

[7]"内中" 即密室之中。

[语译] 问：刺寒痹怎样纳热？

答：人的体质不同，纳热的方法也不一样。对一般劳动人民，刺完后，须用火针或艾灸以纳热。对上层人物，刺完后，要用药物加热熨贴。方用：醇酒二十升、蜀椒一升、干姜一升、桂一升。以上药物，制成细块，浸泡于酒中。再用棉絮一斤，细白布四丈二尺，一并放入酒中。然后将酒器严密封固，不使泄气，放在干马粪的微火中煨烧。待五天五夜后，将布及棉絮取出晒干，干后再浸，每次要浸一天一夜的时间，直到酒和药汁完全浸干为止。将布每长六七尺作一夹袋，共作六个袋，把干药滓和棉絮分装在夹袋内，然后用生桑炭火烤炙夹袋，烤热后熨贴在寒痹的部位上，使热力达到病所。袋凉后再烤，仍如法熨贴。这样的反复熨贴三十遍而止，这时病者就汗出，汗出后，再烤夹袋拭身，也是三十遍为止。最后让患者在密室内散步，不要见风。每次针后，都要用上法熨贴，这样就能使病痊愈。此即所谓刺寒痹的纳热法。

[原文] 曰：痹将安生？

曰：风、寒、湿三气杂至合而为痹①。其风气胜者为行痹[1]；寒气胜者为痛痹[2]；湿气胜者为著痹[3]。

[校勘]

①"杂至合而为痹" 原作"合至杂而为痹"，据《素问》痹

论、《太素》痹论改。

[注释]

[1]“行痹” 疼痛游走无定处的叫行痹。《太素》痹论注：“中风多名为行痹，谓其痹病转移不住，故曰行痹”。《类经》痹证注：“风者善行数变，故为行痹，凡走注，历节疼痛之类皆是也。”

[2]“痛痹” 疼痛较重而很少移动的叫痛痹。《类经》痹证注：“阴寒之气，客于肌肉筋骨之间，则凝结不散，阳气不行，故痛不可当。”

[3]“著痹” 疼痛部位较固定而有重滞感的叫著痹。《太素》痹论注：“中湿气多，住而不移转，故曰著痹。著，住也。”《类经》痹证注：“著痹者，肢体重著不移，或为疼痛，或为顽木不仁，湿从土化，病多发于肌肉。”

[语译] 问：痹病是怎样发生的？

答：风、寒、湿三气错杂的侵入人体，便合而成痹。风气偏胜的叫行痹；寒气偏胜的叫痛痹；湿气偏胜的叫著痹。

[原文] 曰：其有五者何也？

曰：以冬遇此者为骨痹；以春遇此者为筋痹，以夏遇此者为脉痹；以至阴[1]遇此者为肌痹；以秋遇此者为皮痹。

[注释]

[1]“至阴” 即六月，一称长夏。

[语译] 问：痹病有五种的说法，都是指的什么？

答：冬主骨，在冬季遇此三气（指风、寒、湿三气，下同）而成痹病的叫骨痹；春主筋，在春季遇此三气而成痹的叫筋痹；夏主脉，在夏季遇此三气而成痹的叫脉痹；长夏主肌肉，在长夏遇此三气而成痹的叫肌痹；秋主皮毛，在秋季遇此三气而成痹的叫皮痹。

[原文] 曰：内舍[1]五脏六腑，何气使然？

曰：五脏皆有合[2]，病久而不去者，内舍于合。故骨痹不已，复感于邪，内舍于肾；筋痹不已，复感于邪，内舍于肝；脉痹不已，复感于邪，内舍于心；肌痹不已，复感于邪，内舍于脾；皮痹不已，复感于邪，内舍于肺。所谓痹者，各以其时①感于风、寒、湿之气也。

诸痹不已，亦益内[3]也。其风气胜者，其人易已。

曰：其时有死者，或疼久者，或易已者，何也？

曰：其入脏者死，其留连筋骨间者疼久，其留连皮肤间者易已。

[校勘]

①"时" 此下《素问》痹论、《太素》痹论均有"重"字。

[注释]

[1]"内舍" 是病邪深居于内部的意思。

[2]"五脏皆有合" 合，是应合的意思。《素问》五脏生成篇曰："心之合脉也，肺之合皮也，肝之合筋也，脾之合肉也，肾之合骨也。"

[3]"益内" 不断向内发展的意思。

[语译] 问：痹病内舍于五脏六腑的，什么气使它这样？

答：五脏与皮、肉、筋、骨、脉是内外相应合的，假若病在皮、肉、筋、骨、脉日久不愈，便内舍于其所合的脏器。所以骨痹不愈，重感于邪，就内舍于肾；筋痹不愈，重感于邪，就内舍于肝；脉痹不愈，重感于邪，就内舍于心；肌痹不愈，重感于邪，就内舍于脾；皮痹不愈，重感于邪，就内舍于肺。这五种痹证，都是在各个相应的季节里，感于风、寒、湿三气所造成的。

各种痹病，如果日久不愈，就日益深入发展。其中惟有风气偏胜的，比较容易痊愈。

问：痹病有死亡的，有疼久不愈的，有容易痊愈的，这又是什么缘故呢？

答：痹病若传入五脏，致使脏气闭结的就死；若留连在筋骨之间，则邪不易出，就疼久难愈；若留连在皮肤之间，则邪浅而易散，就容易痊愈。

[原文] 曰：其客①六腑者何如？

曰：此亦由②其饮食居处为其病本也[1]。六腑各有俞[2]，风、寒、湿气中其俞，而食饮应之，循俞而入，各舍其腑也。

曰：以针治之奈何？

曰：五脏有俞[3]，六腑有合[4]，循脉之分[5]，各有所发[6]。各治其过[7]，则病瘳[8]矣。

[校勘]

①"客" 此下《素问》痹论有"于"字。

②"由" 原无，据《太素》痹论补。

[注释]

[1]"此亦由其饮食居处为其病本也" 是说由于饮食不节，起居失常，致使六腑先伤于内，给外邪以可乘之机，成为六腑痹发病的内因。

[2]"六腑各有俞" 在此指背部足太阳经六腑的俞穴而言，如胃俞、胆俞等。

[3]"五脏有俞" 在此是指手足的五脏俞穴说的，如肝之太冲、心之大陵、脾之太白、肺之太渊、肾之太溪。

[4]"六腑有合" 荥输所入为合。在此是指六阳经的合穴说的，如胃合三里、大肠合于巨虚上廉、小肠合于巨虚下廉、三焦合于委阳、膀胱合于委中央，胆合于阳陵泉。

[5]"分" 在此为部分的意思。

[6]"发" 在此指脉气所发。

[7]"过" 在此指病气而言。

[8]"瘳(chōu 抽)" 病愈的意思。

[语译] 问：痹客于六腑，是什么原因形成的？

答：也是由饮食不节起居失常为其发病的内因。六腑各有俞穴，风、寒、湿三气外中其俞，饮食不节伤于内，内外相应，邪即乘虚顺着俞穴而入，各舍其本腑。

问：五脏六腑的痹病，怎样用针刺治疗？

答：五脏痹当取俞穴，六腑痹当取合穴。这些穴，都在各经经脉所循行的部分，也都是本经的脉气所发。因此，针刺时，根据脏腑的发病情况，分别治其俞穴或合穴，病就痊愈了。

[原文] 曰：营卫之气，亦令人痹乎？

曰：营者水谷之精气也，和调五脏，洒陈六腑，乃能入于脉。故循脉上下，贯五脏，络六腑。卫者水谷之悍气者，其气剽[1]疾滑利，不能入于脉也。故循皮肤之中，分肉之间，熏于肓膜[2]，聚(《素问》作散)于胸腹。逆其气则病，顺其气则愈，不与风、寒、湿气合，故不为痹也。

[注释]

[1]"剽(piāo 飘)" 急疾的意思。

[2]"肓膜" 《类经》痹证注："凡腹腔肉理之间，上下空隙之处，皆谓之肓。膜，筋膜也。"

[语译] 问：营气和卫气，也能使人发生痹病吗？

答：营是水谷所化的精气，上传于肺以调养五脏，营布六腑，然后入于脉中。所以循着经脉上下，贯通五脏，联络六腑。卫是水谷所化的悍气，其气剽疾滑利，不能入于脉中。所以循行于皮肤腠理之间，熏蒸于肓膜，聚合于胸腹。如果营卫气逆，就会生病；若调其气，使之顺行，病就痊愈。营卫不与风、寒、湿气相合，所以不能发生痹病。

阴受病发痹第一下

[原文] 黄帝问曰：痹或痛，或不痛，或不仁，或寒，或热，或燥，或湿者，其故何也？

岐伯对曰：痛者，其寒气多，有寒故痛[1]。其不痛不仁者，病久入深，营卫之行涩，经络时疏[2]，故不痛，皮肤不营，故不仁。其寒者，阳气少，阴气多，与病相益[3]，故为寒。其热者，阳气多，阴气少，病气胜[4]，阳乘阴，故为热。其多寒汗出而濡者，此其逢湿胜也。其阳气少，阴气盛，两气[5]相感，故寒汗出而濡也。

夫痹在骨则重，在脉则血①凝而不流，在筋则屈而不伸，在肉则不仁，在皮则寒，故具此五者则不痛。凡痹之类，逢寒则急，逢热则纵。

［校勘］

①“血” 原无，据《素问》痹论、《太素》痹论补。

［注释］

［1］“其寒气多，有寒故痛” 寒性凝敛，使气血阻滞，经络不畅，故痛。

［2］“疏” 在此为弛废空虚的意思。

［3］［4］“与病相益”、“病气胜” 《素问集注》张兆璜注：“与病相益者，言人之阴气多，而益其病气之阴寒也。病气胜者，言人之阳气多，而益其病气之热也。此论天有阴阳之邪，而人有寒热之气也。”

［5］“两气” 指寒湿两气而言。

［语译］ 黄帝问：痹病有的痛，有的不痛，有的肌肤麻木不知痛痒，有的感觉身寒，有的感觉身热，有的皮肤干燥，有的皮肤湿润，这是什么缘故？

岐伯答：痛是寒气偏多，有寒所以才痛。不痛与肌肤不仁的，是患病日久，邪气深入，营卫运行滞涩，致使经络有时空虚，所以不痛，皮肤缺乏营养，所以失掉感觉而麻木不仁。身寒的，是由于身体平素即阳气少，阴气多，感受邪气后，则阴气与病气相并，胜过阳气，所以身寒。身热的，是由于身体平素即阳气多，阴气少，感受邪气后，则阳气与病气相并，胜过阴气，所以身热。多寒汗出而湿衣的，是因为感受寒湿太甚，体内的阳气不足，阴气有余，寒与湿两气相感，所以体寒汗出而湿衣。

凡痹在骨的就身重，痹在脉的就血行不畅，痹在筋的就屈而不伸，痹在肌肉的就麻木不仁，痹在皮肤的，其发病部位就觉寒凉，这五种痹病，都没有疼痛的症状。凡是痹一类的病，遇到寒则筋脉拘急，遇到热则筋脉弛缓。

[按语] 本节指出了皮、肉、筋、骨、脉五痹的主要特征，并说明这五种痹病都没有疼痛的症状。其不痛的原因，汪昂认为"痛则血气犹能周流，五者为气血不足，皆重于痛，故不复作痛。"可供参考。一般说来，痹证都有疼痛的主症。因痹病的形成，是风寒湿三气阻滞气血，气血欲行而被阻，故疼痛。说明疼痛是正气尚能与病邪作斗争，若不痛则是气血虚衰，无力抗拒病邪的表现。临床实践证明，不痛的痹病，较疼痛者难予治疗，就是这个道理。

[原文] 曰：或有一脉生数十病者，或痛，或痈，或热，或寒①，或痒，或痹，或不仁，变化无有穷时，其故何也？

曰：此皆邪气之所生也。

曰：人有真气，有正气[1]，有邪气，何谓也？

曰：真气者，所受于天，与水谷气并而充身者也。正气者，正风，从一方来，非虚风也（《太素》云非灾风也）。邪气者，虚风也。虚风之贼伤人也，其中人也深，不得自去。正风之中人也浅而自去，其气柔弱，不能伤真气，故自去。

虚邪之中人也，凄索②动形，起毫毛而发腠理，其入深。内薄于骨，则为骨痹；薄于筋，则为筋挛；薄于脉中，则为血闭而不通，则为痈；薄于肉中，与卫气相薄，阳胜则为热，阴胜则为寒，寒则真③气去，去则虚，虚则寒；薄于皮肤，其气外发，腠理开，毫毛摇。气（一本作淫气）往来微行则为痒；气留而不去，故为痹；卫气不行④，则为不仁。

[校勘]

①"或寒" 原无，据《灵枢》刺节真邪篇补。

②"凄索" 《灵枢》刺节真邪篇作"洒淅"。

③"真" 原作"其"，据《灵枢》刺节真邪篇改。

④“行” 原作“去”,据《灵枢》刺节真邪改。

[注释]

[1]“正气” 即正风。古人以与四时方位相同的风为正风,如春之东风,夏之南风,秋之西风,冬之北风等。实际是指正常的气候而言。

[语译] 问:有一脉受邪而能发生数十种病的,或疼痛,或成痈,或热、或寒、或痒、或成痹,或麻木不仁,变化无穷,这是什么缘故?

答:这是感受虚邪贼风的侵袭,所以才发生这样多的病。

问:人有真气、有正气、有邪气,都是指什么说的?

答:真气是受于先天之原气及自然界的空气,与水谷之气合并而充养周身的。正气也叫正风,它是从与季节相应方向而来的,不是从冲后来的虚风。邪气就是伤人的虚邪贼风,它侵入人体较深,不能自行消散。正风侵入人体较浅,可以自行消散。这是因为正风之气柔弱,不能胜过人体的真气,所以能自行消散。

虚邪贼风侵入人体后,开始先出现恶寒战栗,毫毛竖立,腠理开泄,继而逐步深入到体内。若侵入到骨,就成为骨痹;侵入到筋,筋就拘挛;侵入到血脉,血脉就闭塞不通,因而成痈;侵入到肉中,则与卫气搏争,若阳气偏胜的,就出现热象,阴气偏胜的,就出现寒象;寒邪胜则真气衰,衰则气虚,气虚就寒;侵入到皮肤之间,就向外发泄,使腠理开疏,毫毛动摇,邪气在皮腠之间轻微地往来流动,皮肤就作痒;若邪气留而不去,就成为痹;阻碍卫气不得畅行,就成为麻木不仁。

[原文] 病在骨,骨重不可举,骨髓痠痛,寒气至,名曰骨痹。深者,刺无伤脉肉为故。其道[1]大①、小分[2],骨热病已。

病在筋,筋挛节痛,不可以行,名曰筋痹。刺筋上为故。刺分肉间,不可中骨,病起筋热,病已止。

病在肌肤,肌肤尽痛,名曰肌痹。伤于寒湿,刺大分小分,多发针而深之[3],以热为故;无伤筋骨,筋骨伤,痈发若变[4]。诸分尽热，病已止。

[校勘]

①“大” 此下《素问》长刺节论有“分”字。

[注释]

[1]“道” 在此指针体通行的道路。

[2]“大、小分” 分，指肌肉会合处。较大肌肉会合处为大分，较小肌肉会合处为小分。

[3]“多发针而深之” 多针深刺的意思。

[4]“痈发若变” 是说若发生病变，就要生痈。

[语译] 病在骨，则觉骨沉重而举动困难，骨髓痠痛，骨部有寒凉感觉，这叫做骨痹。针时应深刺至骨，但不要伤及脉肉。应在大小分肉之间刺针，等到骨部有热感，为病已痊愈，即停止针刺。

病在筋，四肢拘挛，关节疼痛，不能行动，叫做筋痹。由于病在筋，针时以刺到筋上为度。从分肉间刺针，不要过深伤骨，等到气至筋热，为病已痊愈，即停止针刺。

病在肌肤，肌肉和皮肤都感疼痛，叫做肌痹。此系被寒湿所伤，应刺大小分肉之间，因邪气散漫，必须多下针而深刺患处，以患处觉热为准则；但不要过深伤及筋骨，筋骨若伤，就会发生病变而为痈肿。等到大小分肉都有热感，为病已痊愈，即停止针刺。

[按语] 这三节文字，说明了骨痹、筋痹、肌痹的症状、治疗原则、取穴部位和病愈的征象。这些病在针刺时，应按“以痛为俞”，及“在筋守筋”、“在骨守骨”的治疗原则，根据筋骨血脉之所在，掌握针刺的深浅。

[原文] 曰：人身非衣寒[1]也，中非有寒气也，寒从中生者何？

曰：是人多痹，阳气少而阴气多，故身寒如从水中出。

曰：人有身寒，汤火不能热也，厚衣不能温也，然不①为冻栗，是为何病？

曰：是人者，素肾气胜，以水为事[2]，太阳气衰，肾脂枯不长②。肾者，水也，而主骨，肾不生则髓不能满，故寒甚至骨。所以不能冻栗者，肝，一阳也，心，二阳也，肾，孤脏也，一水不能胜上二火，故不能冻栗[3]。病名曰骨痹，是人当挛节。

[校勘]

①“不” 原作“下”，据《素问》逆调论、《太素》痹论改。

②“长” 此下原有“一水不能胜两火”一句，《素问直解》逆调论云：“七字在下，误重于此，衍文也”。从之，据删。

[注释]

[1]“衣寒” 衣服单寒的意思。

[2]“以水为事” 有两种含义，一是指工作和生活环境经常接近寒湿；二是指性生活过度。

[3]“肝，一阳也……故不冻栗” 肝、心都属于阳，肾独为阴，是孤阴，即孤脏。一水不能胜二火，故身虽寒冷而不战栗。《类经》骨痹肉苛注：“肝有少阳之相火，心为少阴之君火，肾一水也，一水已竭，二火犹存，是阴气已虚于中，而浮阳独胜于外，故身骨虽寒而不至冻栗。”

[语译] 问：有的人穿的衣服并不单薄，平素体内也没有寒气，但总觉得寒从内生，这是什么原因？

答：这种人多患有痹病，因为体内的阳气少阴气多，所以身体经常发冷，好象从冷水中出来一样。

问：有的人身体发凉，虽饮热汤用火烤也不能使之热，多穿衣服也不能使之暖，但却不发生战栗，这是什么原因？

答：这种人多是平素肾气胜，常纵欲以伤精，或涉寒水以伤形，致使太阳气衰，肾精枯竭不生。肾是水脏，主生长骨髓，肾精不生则骨髓即不能充满，故寒冷至骨。其所以不发生战栗，是因为肝是一阳，心是二阳，肾是孤脏，一个独阴的肾水不能胜过心肝二火，所以身虽寒冷而不发生战栗，这种病叫做骨痹，病人必然骨节拘挛。

[原文] 着痹不去,久寒不已,为骭痹①。

[校勘]

①"骭痹" 原作"肝痹",原校:"一作骭痹",据改。并删原校。

[语译] 著痹为湿邪偏盛的病,多发于肌肉,如果寒湿久留不去,湿流关节,即成骭痹。

[原文] 骨痹举节不用而痛,汗注,烦心,取三阴之经补之[1]。

[注释]

[1]"取三阴之经补之" 《类经》刺厥痹注:"骨痹者,病在阴分也,支节不用而痛,汗注烦心者,亦病在阴分也。真阴不足,则邪气得留于其间,故当取三阴之经,察病所在而补之也"。

[语译] 骨痹全身关节不能运动而疼痛,汗出如注,心中烦闷的,为病在阴分,当取三阴经补之。

[原文] 厥痹者,厥气上及腹,取阴阳之络,视主病者,泻阳补阴经也。

[语译] 厥痹,是厥逆兼有痹证。若其厥逆之气由下肢上至腹部,当治脾胃,可取足太阴和足阳明的络穴。但应诊察其为何经主病,一般阳明多实,应泻之,太阴多虚,应补之。

[原文] 风痹注病(《灵枢》作淫泺),不可已者,足如履冰,时如入汤中,肢①胫淫泺,烦心头痛,时呕时闷,久则目眩,眩已汗出②,悲以喜怒③,短气不乐,不出三年死。

[校勘]

①"肢" 《灵枢》厥病篇作"股"。

②"眩已汗出" 原在"久则目眩"前,据文义移此。

③"怒" 《灵枢》厥病篇作"恐"。

[语译] 风痹病,如果病势逐渐加重,发展到不能治愈的程度时,就会出现两足像踏在冰上,有时又像浸在热汤里,胫骨

瘦痛无力，心烦、头痛、时呕、时闷，久则目眩，眩后继以汗出，悲哀喜怒无常，短气，不乐等症，这是阴阳表里俱病，不出三年就要死亡。

[原文] 足髀不可举，侧而取之，在枢阖中[1]，以员利针，大针不可。

[注释]

[1]“枢阖中” 指环跳穴。

[语译] 足股部举动困难的病，治疗时让病人侧卧，取环跳穴，用员利针刺之，不可使用大针。

[原文] 膝中痛，取犊鼻，以员利针，针发而间之。针大如牦，刺膝无疑。

[语译] 膝关节中痛，取犊鼻穴，用员利针，隔一天刺一次。员利针像牦牛毛一样，刺膝可以放心使用，不必疑惧。

[原文] 足不仁，刺风府。

[语译] 两足顽麻不仁，应刺风府穴。

[按语] 两足顽麻不仁，多因痹滞经络，卫气不行，肌肤失养所致。刺风府穴，是病在下取之上的刺法。风府是督脉、足太阳、阳维三脉之会，能通调诸阳，祛除风湿，故可治本病。

[原文] 腰以下至足，清不仁，不可以坐起，尻不举，腰俞主之。

[语译] 从腰部以下至足，寒冷麻木不仁，臀部起坐困难，不能举动，应取督脉脉气所发之腰俞穴主治。

[原文] 痹，会阴及太渊、消泺、照海主之。

[语译] 痹病，应取会阴及太渊、消泺、照海穴主治。

[按语] 会阴为下极之腧，是任、督、冲三脉所出，能调节经脉的气血。太渊能助肺气，外治皮毛。消泺能调三焦，祛寒湿。照海能调络脉的瘀血。所以刺治痹证应取此四穴。

[原文] 嗜卧，身体不能动摇，大湿①，三阳络主之。

［校勘］

①“湿”　原作“温”，原校：“一本作湿”，《外台》卷三十九与原校同，据改，并删原校。

［语译］　嗜卧，身体不能动摇，是湿胜的缘故，应取三阳络穴为主治疗，以振阳气而消阴湿。

［原文］　骨痹烦满，商丘主之。

［语译］　骨痹而烦闷的，应取足太阴经的商丘穴主治。

［原文］　足下热，胫①痛不能久立②，湿痹不能行，三阴交主之。

［校勘］

①“胫”　原无，据《外台》卷三十九补。

②“立”　原作“坐”，据《外台》卷三十九改。

［语译］　足下热，胫痛不能久立，及湿痹而行路困难的，应取足太阴经的三阴交穴主治。

［原文］　膝内廉痛引髌，不可屈伸，连腹，引咽喉痛，膝关主之。

［语译］　膝关节内侧痛，牵引膝盖骨也痛，致使关节不能屈伸，并且向上累及腹部和咽喉也作痛的，应取足厥阴经的膝关穴主治。

［原文］　痹，胫肿①，足跗不收，跟痛，巨虚下廉主之。

［校勘］

①“肿”　原作“重”，据《外台》卷三十九改。

［语译］　痹病，胫肿，足背松弛无力，跟骨作痛，应取巨虚下廉主治。

［原文］　胫痛，足缓失履，湿痹，足下热，不能久立，条口主之。

［语译］　胫部疼痛，足缓无力以至失履不觉，以及湿痹足下发热，不能久立的，应取足阳明经的条口穴主治。

［原文］　胫苕苕[1]（一本作苦）痹，膝不能屈伸，不可以行，

梁丘主之。

[注释]

[1]“苕苕(tiáo 迢迢)” 日久深远的意思。

[语译] 胫部久患痹证,致膝部不能屈伸,妨碍行走,此属痹气留滞,筋失所养,应取足阳明经的梁丘穴主治。

[原文] 膝寒痹不仁,不①可屈伸,髀关主之。

[校勘]

①“不” 此上《外台》卷三十九有“痿”字。

[语译] 膝部发凉而又麻痹不仁,难以屈伸的,应取足阳明经的髀关穴主治。

[原文] 肤痛痿痹,外丘主之。

[语译] 肌肤疼痛而又痿弱麻痹的,应取足少阳经的外丘主治。

[原文] 膝外廉痛,不可屈伸,胫痹不仁,阳关主之。

[语译] 膝关节外侧痛,不能屈伸,及胫部麻痹不仁的,应取足少阳经的阳关穴主治。

[原文] 髀痹引膝股外廉痛,不仁,筋急,阳陵泉主之。

[语译] 髋关节部痹痛,向下牵引到股、膝外侧疼痛,并且肌肤不仁,筋脉拘急的,应取足少阳经的阳陵泉穴主治。

[原文] 寒气在分肉间,痛攻①上下,筋②痹不仁,中渎主之。

[校勘]

①“攻” 原无,据《外台》卷三十九、《圣济总录》一九一卷补。

②“筋” 原脱,据《外台》卷三十九、《圣济总录》一九一卷补。

[语译] 寒气留著在分肉间,上下攻痛,日久而患筋痹不仁,应取足少阳经的中渎穴主治。

[原文] 髀枢中痛,不可举,以毫针,寒①留之,以月生死为

痏数[②]，立已。长针亦可。

[校勘]

①“寒”　此下《千金》卷三十、《资生经》第五均有“而”字。

②“痏数”　《千金》卷三十作“息数”。

[语译]　髋关节内部疼痛，致使两腿不能抬举，病属寒性的，应用毫针深刺久留，以月的盈亏为针刺的次数，病可立即痊愈。使用长针也可以。

[原文]　腰胁相引痛急[①]，髀筋瘛，胫痛不可屈伸，痹不仁，环跳主之。

[校勘]

①“痛急”　《千金》卷三十、《外台》卷三十九作“急痛”。

[语译]　腰胁相引疼痛拘急，髀筋抽掣，胫痛不敢屈伸，或麻痹不仁，应取足少阳经的环跳穴主治。

[原文]　风寒从足小指起，脉痹上下[①]，胸胁痛无常处，至阴主之。

[校勘]

①“下”　此下原有“带”字，据《千金》卷三十删。

[语译]　风寒从足小趾开始，沿着经脉上下作痛，胸胁痛无常处，应取足太阳经的至阴穴主治。

[原文]　足大指搏伤[1]，下车挃地[2]，通背指端伤，为筋痹，解溪主之。

[注释]

[1]“搏伤”　是指击伤的意思。

[2]“挃(zhì 至)地”　挃，撞也。挃地是撞在地上的意思。

[语译]　足大趾击伤，或下车撞在地上，使整个足背趾端伤损，致成筋痹，应取足阳明经的解溪穴主治。

阳受病发风第二上

[提要] 本篇论述了阳分受邪发风病的病机、症状、诊察特点、针刺手法和俞穴主治等问题。主要内容有：

一、风邪伤人或热或寒的病机及厉风的病机和症状。

二、风中五脏六腑之俞的病机和具体症状。

三、风邪侵入机体后，经脉气血所出现的虚实变化情况和针刺补泻的操作方法及俞穴主治。

[原文] 黄帝问曰：风之伤人也，或为寒热，或为热中，或为寒中，或为厉风，或为偏枯。其①为风也，其病各异，其名不同，或内至五脏六腑，不知其解，愿闻其说。

岐伯对曰：风气藏于皮肤之间，内不得通，外不得泄[1]。风气②者，善行而数变[2]，腠理开则凄（《素问》作洒）然寒；闭则热而闷[3]；其寒也则衰食饮；其热也则消肌肉[4]，使人解㑊（《素问》作铁栗），闷③而不能食，名曰寒热[5]。

[校勘]

①“其” 《素问》风论、《太素》诸风数类均作“或”。

②“气” 《素问》风论、《太素》诸风数类均无。

③“闷” 《素问》风论、《太素》诸风数类均无。

[注释]

[1]“内不得通，外不得泄” 《素问集注》张志聪注：“皮肤肌腠之间，乃三焦通会元真之处，风邪客之，则气不内通，邪不外泄。”

[2]“善行而数变” 即变化多而快的意思。数，作多解。

[3]“腠理开则凄然寒，闭则热而闷” 《类经》风证注：“风本阳邪，阳主疏泄，故令腠理开，开则卫气不固，故洒然而寒，若寒胜则腠理闭，闭则阳气内壅，故烦热而闷。”

[4]“其寒也则衰食饮，其热也则消肌肉” 《类经》风证

注："寒邪伤阳，则胃气不化，故衰少食饮；热邪伤阴，则津液枯涸，故消瘦肌肉。"

[5]"名曰寒热" 《素问识》简按："脉要精微论云：'风成为寒热'。并谓虚劳寒热，即后世所谓风劳也。"

[语译] 黄帝问：风邪伤害人体发病以后，或为寒热，或为热中，或为寒中，或为厉风，或为偏枯。这种风邪侵入人体，其病变不一，病名也不相同，或者向内侵犯到五脏六腑，不知应如何解释，愿听听其中的道理。

岐伯答：当人体腠理开放时，风气侵入人体，藏于皮肤腠理之间，使元真之气不得内通，风邪也不能外泄。风为阳邪，善于窜动而变化多端，若腠理开时则卫气不固，便凄然而恶寒；腠理闭时，则阳气内郁，便发热而烦闷。其寒胜时，阳气必衰，胃气不振，则饮食减少；其热胜时，阴气必亏，津液损耗，则肌肉消瘦，使人倦怠无力，烦闷而不能饮食，这叫做寒热。

[原文] 风气与阳明入胃，循脉而上至目内眦。其人肥则风气不得外泄，则为热中而目黄[1]；人瘦则外泄而寒，则为寒中而泣出[2]。

风气与太阳俱入，行诸脉俞，散分肉间，卫气悍，邪时与卫气相干（《素问》无卫气悍邪时五字），其道不利，故使肌肉膹胀①而有疡，卫气凝而有所不行，故其肉有不仁。厉者，有②荣气热胕③，其气不清，故使鼻柱坏而色败，皮肤疡以溃[3]。风寒客于脉而不去，名曰厉风，或曰寒热[4]。

[校勘]

①"膹胀" 《素问》风论作"愤䐜"，《太素》诸风数类作"贲䐜"。

②"有" 《太素》诸风数类无。

③"胕" 原作"浮"，据《素问》风论、《太素》诸风数类改。

[注释]

[1]"其人肥……而目黄" 《太素》诸风数类注："以其人

肥，腠理密实不开，风气壅而不得外泄，故内为热中，病目黄也。”

[2]“人瘦……而泣出” 《太素》诸风数类注：“人瘦则腠理疏虚，外泄温气，故风气内以为寒中，足阳明脉虚冷，故目泣出也。”

[3]“厉者……皮肤疡以溃” 《素问》风论王注：“荣行脉中，故风入脉中，内攻于血，与荣气合，合热而血胕坏也，其气不清言溃乱也，然血脉溃乱，荣复侠风，阳脉尽上于头，鼻为呼吸之所，故鼻柱坏而色恶，皮肤破而溃烂也。”

[4]“名曰厉风，或曰寒热” 《素问》风论王注：“始为寒热，热成曰厉风。”

[语译] 风邪由阳明经入于胃，并循着经脉上至目眦。若其人体质肥胖，则腠理致密，风邪不能外泄，郁而成热，即为热中，而眼球发黄；若其人体质瘦弱，则腠理疏松，阳气常泄而易寒，即为寒中，而不时流泪。

风气随太阳经脉侵入人体，流行于十二经脉的俞穴之中，散布于分肉之间。卫气是慓悍滑利的，由于邪气时常干犯卫气，致卫气通行的道路不利，邪气也壅滞而不散，于是使肌肉发生肿胀而成为疮疡。同时，由于卫气受到邪气的阻塞，凝滞而流行不畅，故其肌肉麻木不仁。厉风，是由于风气侵入营血，与营气合而为热，腐坏血脉，致使气也秽浊不清，鼻是主司呼吸的，所以鼻柱损坏而颜色衰败，皮肤肿疡溃烂。病由风寒之邪侵入血脉稽留不去腐溃血液而成，故名叫厉风，在初期病情轻微时，也可以叫做寒热。

[按语] 从本文可以看出，古人对厉风病（即今所谓麻风病）的病因、病理、症状都有了初步的了解。在症状方面，能在病人只有轻微的疮疡和肌肉不仁时，即认识到是厉风的初期；在病理方面，指出“荣气热胕，其气不清”，说明古人已认识到本病系由病邪侵入血脉，致使气血腐秽而成，这是难能可贵的。

［原文］　以春甲乙伤于风者,为肝风。以夏丙丁伤于风者,为心风。以季夏戊己伤于风者,为脾风。以秋庚辛伤于风者,为肺风。以冬壬癸伤于风者,为肾风。

［语译］　春季甲日和乙日,伤于风邪的,为肝风。夏季丙日和丁日,伤于风邪的,为心风。季夏戊日和己日,伤于风邪的,为脾风。秋季庚日和辛日,伤于风邪的,为肺风。冬季壬日和癸日,伤于风邪的,为肾风。

［按语］　本节是根据受邪的时间,联系到相应的脏器以命病名,如春季和甲日乙日均属木,而应于肝,所以春甲乙伤于风的就叫肝风。余同此。

［原文］　风气中五脏六腑之俞,亦为脏腑之风。各入其门户,风之所中则为偏风[1]。

风气循风府而上则为脑风,入①系头②则为目风,眼寒③,饮酒中风则为漏风[2],入房汗出中风则为内风[3],新沐[4]中风则为首风,久风入中则为肠风[5]飧泄,而④外在腠理则为泄风。

故风者,百病之长也。至其变化,乃为他病,无常方,然故⑤有风气也。

［校勘］

①“入”　《素问》风论、《太素》诸风数类此上均有“风”字。

②“系头”　《素问识》:“《甲乙》注一本作头系……简按:若不作头系,则头字无着落,今据《甲乙》注改头系。头系,乃头中之目系。”按:丹波氏或指正统本《甲乙经》,其说亦颇有道理。

③“眼寒”　《太素》诸风数类作眠。

④“而”　《素问》风论、《太素》诸风数类均无。

⑤“故”　《素问》风论、《太素》诸风数类均作“致”。《素问》风论新校正云:“按全元起本及《甲乙经》致字作故攻。”

［注释］

[1]“各入其门户……则为偏风”　门户,指孔穴言,邪中左侧或右侧的俞穴而为病,故名偏风。

[2]“漏风” 《素问》风论王注：“热郁腠疏，中风汗出，多如液漏，故曰漏风，经具名曰酒风。”

[3]“内风” 《素问集注》风论张志聪注：“入房则阴精内竭，汗出则阳气外弛，是以中风则风气直入于内而为内风矣。”

[4]“沐” 洗头为沐。

[5]“肠风” 风邪伤人日久，影响胃肠，而出现赤痢或便血，即名肠风。

[语译] 风邪中于五脏六腑的俞穴，传入脏腑，就成为脏腑之风，若风邪从脏腑的俞穴侵入而偏中于一处，就成为偏风。

风气循着风府而上入于脑，则为脑风；风邪入头侵犯目系，则为目风，而使眼有寒冷的感觉；饮酒之后，感受风邪，则为漏风；入房之后，由于精泄里虚，若汗出感受风邪，则为内风；刚洗过头，由于汗孔开放而中风，则为首风；外中风邪日久不愈，内传于肠胃，则为泄利或便血的肠风病，也可成为完谷不化的飧泄病；风邪外中于腠理，卫气不固，经常汗出，则为泄风。

所以风邪往往是许多疾病始发的原因，故为百病之长。侵入人体后，可以变生各种疾病，其变化虽然没有一定的规律，但其开始致病的原因却都是由风邪引起的，因而都有风的特征。

[原文] 肺风之状，多汗恶风，色皏[1]然白，时咳短气，昼日则差，暮则甚[2]。诊在眉上，其色白。

心风之状，多汗恶风，焦绝①[3]善怒②，色赤，病甚则言不快[4]。诊在口③，其色赤。

肝风之状，多汗恶风，善悲[5]，色微苍，嗌干善怒，时憎女子[6]。诊在目下，其色青。

脾风之状，多汗恶风，身体怠堕，四肢不欲动，色薄微黄，不嗜食。诊在鼻上[7]，其色黄。

肾风之状，多汗恶风，面痝然浮肿，腰脊痛，不能正立，色炲，隐曲不利[8]。诊在颐上④，其色黑。

[校勘]

①“焦绝” 《圣济总录》心中风作“焦躁”。

②“怒” 《素问》风论、《太素》诸风状论均作“怒赫”。

③“诊在口” 《素问直解》作“诊在舌”。注云:“旧本讹口,今改”。

④“颐上” 原作“肌上”,据《太素》诸风状论改。

[注释]

[1]“皏(píng平)” 淡白色。

[2]“昼日则差,暮则甚” 《素问》风论王注:“昼则阳气在表,故差;暮则阳气入里,风内应之,故甚也”。

[3]“焦绝” 焦燥烦乱之意。

[4]“病甚则言不快” 《类经》风证注:“心主舌,病甚则舌本强,故言不可快。”

[5]“善悲” 《素问》风论王注:“肝病则心脏无养,心气虚故善悲。”

[6]“时憎女子” 《吴注素问》:“肝脉环阴器,肝气治则悦色而欲女子,肝气衰则恶色而憎女子。”

[7]“诊在鼻上” 《类经》风证注:“鼻为面王,主应脾胃,故色诊当见于鼻上。”

[8]“隐曲不利” 隐曲指生殖器官,隐曲不利即生殖机能衰退。《素问》风论王注:“隐曲者,谓隐蔽委曲之处也。肾藏精外应交接,今脏被风薄,精气内微,故隐蔽委曲之事,不通利所为也。”

[语译] 肺风的证状,多汗而恶风,面色淡白,肺主气,其病为咳,所以时时咳嗽短气,白日则减轻,夜间则加重。诊察的外候是两眉之间阙庭部位色白。

心风的症状,多汗而恶风,心主神明,心病则神乱,所以焦躁善怒,面色多赤,心在窍为舌,所以病情严重时则舌强而语言不流利。诊察的外候是口唇色赤。

肝风的症状，多汗而恶风，肝藏血，肝虚血少则神志失养，所以善悲，面色微青，咽喉干燥，善怒，肝脉环阴器，肝病则情志不遂而恶色，所以时常憎恶女子。诊察的外候是目下发青。

脾风的症状，多汗而恶风，脾主肌肉四肢，又主运化，所以脾病则身体倦怠懒惰，四肢无力，面色多淡薄微黄，不思饮食。诊察的外候是鼻上色黄。

肾风的症状，多汗而恶风，肾主水，腰为肾之府，又主骨，所以肾病则水气上泛，面部浮肿，腰脊疼痛，不能很端正的站立，面色多黑，肾藏精，肾病精少，所以隐曲之事不利。诊察的外候是颐部色黑。

[原文] 胃风之状，颈多汗恶风，食饮不下，鬲塞不通，腹善满，失衣则䐜胀[1]，食寒则泄。诊形瘦而腹大。

首风之状，头①面多汗恶风，先当风一日则病甚[2]，头痛不可以出内，至其风日，则病少愈[3]。

漏风之状，或多汗，常不可单衣[4]，食则汗出，甚则身汗②，喘息恶风，衣常濡，口干善渴，不能劳事。

泄③风之状，多汗，汗出泄衣上，咽（《素问》作口中）干，上渍[5]，其风④不能劳事，身体尽痛则寒。

[校勘]

①“头” 此下原有“痛”字，据《素问》风论、《太素》诸风状论删。

②“身汗” 《素问直解》改作“自汗”。《素问释义》注：“身汗二字衍”。《圣济总录》漏风作“身寒”，于义较长。

③“泄” 《素问》风论新校正云：“疑此泄字，内之误也。”

④“其风” 此句不可解，似有误。《素问释义》注：“其风二字衍”。

[注释]

[1]“失衣则䐜胀” 失衣，即衣服单薄的意思。寒冷可致消化机能失常而引起腹胀。

[2]“先当风一日则病甚” 《类经》风证注:“凡患首风者,止作无时,故凡于风气将发,必先风一日而病甚头痛,以阳邪居于阳分,阳性先而速也。”《素问集注》张兆璜注:“风将发而所舍之风亦发,故先一日病甚,人气之通于天也。”

[3]“至其风日,则病少愈” 《素问》风论王注:“以先风甚,故亦先衰,是以至其风日,则病少愈。”

[4]“常不可单衣” 漏风病多汗表虚,衣单则寒,故不可单衣。

[5]“上渍” 意思是上半身湿如水渍。

[语译] 胃风的症状,颈部出汗较多而恶风,胃主受纳,胃受风邪则饮食不下,鬲塞不通,腹部时常胀满,若衣服穿的少而外受风寒,则运化被抑而旗胀,吃了寒冷的食物,损伤肠胃则腹泻。其特征是形体消瘦,腹部胀大。

首风的症状,头面部多汗恶风,每当外界风气将要发动的前一日,人体内舍之风邪,也随之而动,所以病情就加重,头痛得不敢离开室内,及至外界风动之日人体内舍之风气已衰,所以病情即见好转。

漏风的症状,由于饮酒后酒性辛散,使人毛孔开泄,所以出汗较多,汗多则表虚不固,所以衣服不能穿的过于单薄,每当吃饭时即汗出,甚则全身出汗,时常喘息怕风,衣服经常是湿的,由于汗多使津亏气耗,所以口干善渴而不能过于操劳。

泄风的症状,多汗,汗出而致衣服浸湿,汗多则津伤,因而咽喉干燥,上半身经常象水浸的一样,由于津亏气虚,筋脉失养,所以不能操劳,身体尽痛,汗多阳虚则身寒。

[按语] 以上两节经文主要是对五脏风及胃风、首风、漏风、泄风等证的论述,虽然文中对症状和诊断的叙述比较具体,但今天已很难肯定属于何病。《病源》、《千金》有五脏中风之病候,所列症状与本经同者少而异者多。《圣济总录》将本文与《病源》、《千金》综合一起,列为五脏中风之病,并详列治法,可

以作为学习本文之参考。

[原文] 曰：邪之在经也，其病人何如？取之奈何？

曰：天有宿度[1]，地有经水[2]，人有经脉。天地温和则经水安静；天寒地冻，则经水凝泣；天暑地热则经水沸溢；卒风暴起，则①经水波举（《素问》作涌）而陇起。夫邪之入于脉也。寒则血凝泣，暑则气②淖泽。虚邪因而入客也，亦如经水之得风也[3]，经之动脉[4]，其至也亦时陇起，于③脉中循循然，其至寸口中手④也，时大时小[5]，大则邪至，小则平。其行无常处，在阴与阳，不可为度[6]，循而察之，三部九候，卒然逢之，早遏其路[7]。吸则内针，无令气忤[8]；静以久留，无令邪布。吸则转针，以得气为故；候呼引针，呼尽乃去。大气[9]皆出，故名曰泻。

[校勘]

①"则" 原作"关"，据嘉靖本及《素问》离合真邪论改。

②"气" 此下《太素》真邪补泻有"血"字。

③"于" 此上《素问》离合真邪论、《太素》真邪补泻均有"其行"二字。

④"中手" 《太素》真邪补泻无，疑衍。

[注释]

[1]"宿度" 宿，即二十八宿，度，即天之三百六十五度。

[2]"经水" 详本经卷一第七。

[3]"经水之得风也" 《太素》真邪补泻注："邪入脉变，如风动水也。"

[4]"经之动脉" 是经血动于脉中的意思。

[5]"时大时小" 《素问》离合真邪论王注："大谓大常平之形诊，小者，非细小之谓也，以其比大则谓之小，若无大以比，则自是平常之经气尔。"

[6]"其行无常处，在阴与阳，不可为度" 《素问》离合真邪论王注："然邪气者，因其阴气，则入阴经，因其阳气，则入阳脉，故其行无常处也。以随经脉之流运也。"

[7]“早遏其路” 《类经》经脉应天地呼吸分补泻注:“见邪所在,则当遏之。遏者制也,早绝其路,庶无深入之害。”

[8]“吸则内针,无令气忤” 《太素》真邪补泻注:“因病人吸气内针,无令邪气能逆忤之也。”

[9]“大气” 在此指针下所聚之邪气而言。

[语译] 问:邪气侵入经脉之中,使人发病的情况是怎样的?应采取什么方法治疗?

答:天有二十八宿三百六十五度,地有经水,人有经脉,其变化情况,是与天地相应。如天地之气温暖平和,则经水安静;天寒地冻,则经水凝结滞涩;天暑地热,则经水沸腾流溢;若突然有了暴风,则波浪汹涌隆起。如果邪气侵入经脉,也会发生类似的情况,受了寒邪,则血脉凝涩不畅,受了热邪则气血流畅滑利。凡虚邪贼风,侵入人体,也好象江河之水遇到了暴风一样,所以经血之动于脉中,则时涌时伏,虽仍按次序循行,但及至到了寸口,却有时较大,有时较小,大的时候,是因邪气扰乱,小的时候,则是邪气已去的平脉。由于邪气的流行,没有固定的部位,或在阴,或在阳,不能预先测知,所以必须循着经脉仔细察寻,通过三部九候的诊法,一旦发觉邪之所在,必须及早针刺,遏制其邪。针刺的方法是:当病人吸气时进针,不要使邪气相逆;进针后安静的停留一个时间,不要使邪气散布。再等到病人吸气时,捻转其针,以得气为原则;然后等到病人呼气时,开始出针,到气呼尽时,将针起出。这样,针下所聚之邪气都可以排泄出来,所以叫做泻法。

[原文] 曰:不足者补之奈何?

曰:必先扪而循之,切而散之[1],推而按之[2],弹而怒之[3],抓而下之[4],通而取①之,外引其门,以闭其神[5]。呼尽内针,静以久留,以气至为故,如待所贵,不知日暮,其气已至,适以自护[6]。候吸引针,气不得出,各在其处,推阖其门,令真气(《素问》作神气)存,大气留止,故名曰补。

［校勘］

①“取” 原作“散”，据《素问》离合真邪论、《太素》真邪补泻改。

［注释］

［1］“扪而循之，切而散之” 《素问》离合真邪论王注：“扪循，谓手摸。切，谓指按也。扪而循之，欲气舒缓。切而散之，使经脉宣散。”

［2］“推而按之” 《类经》经脉应天地呼吸分补泻注：“再以指揉按其肌肤，欲针道之流利也。”

［3］“弹而怒之” 《类经》经脉应天地呼吸分补泻注：“以指弹其穴，欲其意有所注，则气随之，故脉络䐜满如怒起也。”

［4］“抓而下之” “抓”，掐的意思。《素问注证发微》注：“谓以左手爪甲掐其正穴，而右手方下针也。”

［5］“外引其门，以闭其神” 《太素》真邪补泻注：“疾出针已，引皮闭门，使神气不出。”

［6］“其气已至，适以自护” 《素问》离合真邪论王注：“适，调适也，护，慎守也，言气已平调，则当慎守勿令改变使疾更生也。”

［语译］ 问：不足的用补法是怎样呢？

答：在施针以前，必须先用手循着经脉，抚摸将要针刺的部位，用手指切按穴位，让经气舒散，并推按其处，使针道流利，弹动穴位，使脉气充盛，然后以左手掐正穴位，右手进针，待脉气通畅，再运用手法，以取其疾，出针后，随即按住针孔，正气即不得外泄。针刺的方法是：当病人呼气将尽时开始进针，然后安静的停留一个时间，以得气为度，候气时，不可发急，要象等待贵客一样的耐心，不管时间的早晚，气至之后，必须谨慎的守护。等到病人吸气时，引出其针，这样真气就不至外泄，出针后，必须立即按闭针孔，使真气内存，针下所聚之气也可以留住，所以叫做补法。

［按语］ 以上二节主要是说明针刺的补泻方法。针刺的补泻方法有很多种，当与本经卷五之针道各篇合参。本文所述属于补泻法中的一种，乃后世所谓“呼吸补泻法”，即当病人呼气时进针，吸气时出针，出针后按闭针孔者为补法；吸气时进针，呼气时出针，出针后不按针孔者为泻法。

［原文］ 曰：候气奈何？

曰：夫邪去络，入于经，舍于血脉之中，其寒温未相得[1]，如涌波之起也，时来时去，故不常在，故曰方其来也，必按而止之，止而取之，无迎（《素问》作逢）其冲而泻之[2]。真气者，经气[3]也，经气太虚，故曰其气（《素问》作其来）不可逢，此之谓也。故曰候邪不审，大气已过，泻之则真气脱，脱则不复，邪气复①至而病益畜[4]，故曰其往不可追，此之谓也。不可挂以发者[5]，待邪之至时，而发针泻焉，若先若后者，血气已虚②，其病不下。故曰知其可取如发机[6]，不知其取如叩椎[7]，故曰知机道者，不可挂以发，不知机者，叩之不发，此之谓也。

［校勘］

①“复” 原作“益”，据《素问》离合真邪论、《太素》真邪补泻改。

②“虚” 原作“尽”，据《素问》离合真邪论新校正改。

［注释］

[1]“寒温未相得” 若邪气与经气已合，则经气虚寒者化而为寒；经气盛热者化而为热，现邪气与经气未合，故寒温未相得。

[2]“无迎其冲而泻之” 《类经》候气察三部九候注：“邪气虽盛，恐其气未必实，故宜详审，不可因逢其冲辄泻之也。

[3]“经气” 即十二经脉之正气。

[4]“畜” 通蓄，作积聚解。

[5]“不可挂以发者” 《吴注素问》：“言取邪之时，不可毫发间差，所谓不可挂以发者，待邪适至之时而施针，则邪泻

去矣。”

[6]“如发机” 《类经》候气察三部九候注:“机,弩机也……知而取之,必随机而应,如发机之易。”

[7]“如叩椎” 《类经》候气察三部九候注:“椎,木椎也……不知而攻之,则顽钝莫入,如叩椎之难也。”

[语译] 问:候邪气之至是怎样的?

答:当邪气离开络脉,入于经脉,居留于血脉之中的时候,由于邪气与人体正气尚未相合,邪从寒化或从热化其势未定,好象波浪的涌起一样,时来时去,还不能固定于一处,所以说,当邪气方来其气尚微时,必先用手按而止之,然后用针刺之,不要在邪气已经冲盛的时候用针泻之。因为真气就是经脉的正气,当邪气冲盛的时候,经气必然是虚的,此时泻之,正气必然受伤,所以说邪气来而气盛时,不可迎而泻之,就是这个意思。如果诊候邪至的时间没有审察详实,反在邪气已去时,用针泻之,就会使真气虚脱,真气虚脱不能立即恢复,则邪气反而复至,病邪更加聚积,所谓邪气已去,不可追之,就是这个意思。所说的“不可挂以发”,是说等到邪气已至的时候,必须立即下针使用泻法,不可差之毫发。若在邪气未至之前,或在邪气已去之后进行针刺,此时血气已虚,病是不会痊愈的。因此说能够掌握用针的技巧,就好象发动弩机一样的迅速准确;不能掌握用针的技巧,就好象叩打木椎一样的顽钝难入。也就是说,用针时,必须象懂得发机的道理一样,要一叩即发,不能差之毫发,不懂得这个道理,虽然叩之,也不可能发的准确迅速,就是这个意思。

[原文] 曰:真邪以合,波陇不起,候之奈何?

曰:审扪循三部九候之盛虚而调之。不知三部者,阴阳不别,天地不分。地以候地,天以候天,人以候人,调之中府[1],以定三部,故曰刺不知三部九候病脉之处,虽有太①过且至,工不能②禁也。诛罚无过,命曰大惑,反乱大经[2],真不可复。用实为虚,以邪为正(《素问》作真),用针无义,反为气贼,夺人正气，以顺为逆，营卫散乱，真气已失，邪独内著，绝人长命，予人夭殃。不知三部九候，故不能久长。固(《素问》作因)不知合之四时五行，因加相胜[3]，释邪攻正，绝人长命。邪之新客来也，未有定处，推之则前，引之则止③[4]，逢而泻之，其病立已。

[校勘]

①“太” 《素问》离合真邪论、《太素》真邪补泻均作“大”。

②“能” 原作“得”，原校：“《素问》作能”，今本《素问》离合真邪论与原校同，据改，并删原校。

③“止” 原作“上”，据嘉靖本《素问》离合真邪论改。

[注释]

[1]“调之中府” 中府，指五脏而言。调之中府，就是以五脏的正常现象为依据，分析太过不及的虚实病变。

[2]“大经” 经与络相对而言，经大络小，故谓之大经。

[3]“因加相胜” 《素问集注》张志聪注：“此言不知三部九候者，因而不知合于四时五行之道，六气之加临，五运之相胜；邪反释之，正反攻之，则绝人长命矣”。

[4]“推之则前，引之则止” 言邪之新客，未有定居，法当逢而泻之，反推针补之，则邪随补而增进；或引而致气，则邪随引而留止。皆误治也。

[语译] 问：当正气与邪气已经相合，不再有波浪式隆起的时候，应该怎样诊候邪气呢？

答：要仔细的按摸诊察三部九候脉象的盛衰，进行调治。如果不知道上、中、下三部的诊察方法，那就会连邪气在阴在阳也不能辨别，病在上在下也不能区分。三部所主是：地部候下部之病，天部候上部之病，人部候中部之病，并且要结合脏腑之气及胃气等情况，以决定三部中有无疾病。所以针刺时，若不知三部九候病脉之所在，虽有太过之邪将至，医者也不能及时治疗它。相反的用针损伤了无病之处，这叫做大惑，因为这种治法不但没有去邪，反而扰乱了经脉的正气，致使真气不能恢复。把实证当作虚证，把邪气当作正气，不但用针毫无意义，对正气反有所损害，劫夺了正气，使顺证变成逆证，营卫散乱无常，正气散失不守，邪气独留于内，断送人的生命，给人以不应有的灾祸。象这样不知道三部九候的医生给人看病，病人的生命是不能长久的。另外，不懂得结合四时五行的变化及客主相加和实虚相胜等具体情况进行分析，放过了邪气，攻伐了正气，也能断送人的生命。如果掌握了正确的诊候邪气的方法，在邪气初入人体，尚无固定部位时，推之则邪反增进，引之则邪气留止，故必须迎其气而泻之，其病才可以立即痊愈。

[按语] 以上两节主要是指出了正确的候邪方法。当邪气侵入经脉之后，初期即有明显反应的，如文中所说"如涌波之起也，时来时止，"是比较容易诊断的。当真邪相合之后，正气较虚而反应迟钝，则"波陇不起"，此时必须结合三部九候作全面的检查和综合分析，辨别病是在阴在阳，属虚属实，然后才能作出正确的诊断和治疗，否则就要释邪攻正，绝人长命。文中还特别强调保存真气，这在临床上有非常重要的意义，因为真气不足则抗邪无力，所以针刺时用补用泻，主要是根据真气的强弱，强时可以攻邪为主，弱时必以扶正为主，能根据这些原则去处理疾病和掌握针刺的手法，才能合乎文中所说的"知其可取如发机"的精神。

[原文] 曰：人之善病风，洒洒[1]汗出者①，何以候之？

曰：肉不坚，腠理疏者，善病风。

曰：何以候肉之不坚也？

曰：腘肉不坚而无分理者，肉不坚；肤粗而皮不致者，腠理疏也。

[校勘]

①"人之……汗出者" 《灵枢》五变篇作"人之善病风厥漉汗者"。

［注释］

［1］“洒洒”　恶风寒貌。

［语译］　问：有的人时常患风病，身寒栗而不断出汗，诊察时有什么特点？

答：凡是肌肉不坚实，腠理疏松的人，就容易患风病。

问：怎样诊察肉不坚？

答：凡是较大的肌肉不坚实而又没有分理的，是肌肉不坚；肌肤粗而外皮不细致的，是腠理疏松。

阳受病发风第二下

［原文］　黄帝问曰：刺节言解惑者，尽知调诸阴阳，补泻有余不足相倾移也，何①以解之？

岐伯对曰：大风[1]在身，血脉偏虚，虚者不足，实者有余，轻重不得，倾侧宛伏[2]，不知东西，不知②南北，乍上乍下，乍③反乍③覆，颠倒无常，甚于迷惑。补其不足，泻其有余，阴阳平复。用针如此，疾于解惑。

［校勘］

①“何”　此上《灵枢》刺节真邪篇及《太素》五节刺均有“惑”字。

②“不知”　原无，据《灵枢》刺节真邪篇补。

③“乍”　原无，据《灵枢》刺节真邪篇补。

［注释］

［1］“大风”　指中风一类的疾病。

［2］“倾侧宛伏”　身体倒仆屈伏的意思。宛，在此作屈解。

［语译］　黄帝问：刺节篇中所说的解惑，都知道是要调和阴阳，泻其有余，补其不足，使虚实互相移易，阴阳得到平复，但具体情况应怎样解释呢？

岐伯答：人患了中风一类的病，血脉必然偏虚，虚指正气不足，实指邪气有余，正气不能胜过邪气，因而身体轻重失去平衡，发生跌仆屈伏，甚至神志模糊不清，不辨东西南北。且其症候的发作，忽上忽下，反覆颠倒无常，重于一般的神志迷惑。这种病，针刺时要补其正气之不足，泻其邪气之有余，使阴阳偏胜现象恢复正常，病即可痊愈。用这样的刺法，其奏效之速，就好象解除迷惑一样。

[原文] 淫邪①偏客于半身，其入深，内居营卫，营卫稍衰，则真气去，邪气独留，发为偏枯；其邪气浅者，脉偏痛。

[校勘]

①"淫邪" 《灵枢》刺节真邪篇作"虚邪"。

[语译] 若邪气偏客于人的半身，邪气逐渐深入，内居营卫之间，使营卫之气衰弱，则真气离去，而邪气独留于内，就会发生半身不遂的偏枯症状；如果邪气没有深入，只是浅入于肌肤的，就会发为半身偏痛的症状。

[原文] 风逆[1]，暴四肢肿，身漯漯[2]，唏然时寒，饥则烦，饱则善变。取手太阴表里，足少阴、阳明之经。肉①清取荥；骨清取井经也。

[校勘]

①"肉" 此下原有"反"字，据《灵枢》癫狂篇删。

[注释]

[1]"风逆" 《类经》刺厥痹注："风感于外，厥气内逆"。

[2]"漯漯" 水湿积聚之意。

[语译] 外感风邪而厥气内逆的病，会突然发生四肢肿胀，象水湿积聚的一样，时常恶寒而唏嘘，饥饿时则心烦，吃饱后就变动不宁。治疗时，应取手太阴肺经与手阳明大肠经，以清风邪，取足少阴肾经与足阳明胃经，以调逆气。如果肌肉寒冷的，可取上述四经的荥穴；寒冷深入到骨的，即取上述四经的井穴和经穴。

[原文] 偏枯，身偏不用而痛，言不变，智不乱，病在分腠①

之间，温卧取汗，则②巨针取之，益其不足，损其有余，乃可复也。

[校勘]

①“䐃” 原作“凑”，据《灵枢》热病篇、《太素》热病说改。

②“温卧取汗，则” 原无，据《千金》论杂风状校语补。

[语译] 偏枯的症状，身体的一侧不能活动而疼痛，但说话没有改变，神志也不紊乱，这是病未入脏，尚在分䐃之间的缘故。治疗时，应令患者温卧取汗，用巨针刺之，根据病情的虚实，补其正气之不足，泻其邪气之有余，就可以恢复正常。

[原文] 痱[1]之为病也，身无痛①，四肢不收，智乱不甚，其言微知，可治；甚则不能言，不可治也。

[校勘]

①“痛” 此下原有“者”字，据《千金》论杂风状删。

[注释]

[1]“痱（féi 肥）” 风病的一种，主症是身不痛而四肢不能活动。

[语译] 痱病的症状，身体没有疼痛的感觉，但四肢弛废不能动作，有轻微的神志错乱，如果患者的语言，能稍微听懂一些的，是其病尚不太严重，还可以治疗；若病情很重，以至不能说话的，就不可治了。

[原文] 病先起于阳，后入于阴者，先取其阳，后取其阴，必审其气之浮沉而取之①。

[校勘]

①“必审其气之浮沉而取之” 《灵枢》热病篇、《太素》热病说均作“浮而取之。”

[语译] 风病先发生在阳分，后入于阴分的，应先治其阳分，后治其阴分，但必须审察清楚风邪的浮沉，然后确定针刺的深浅。

[原文] 病大风骨节重，须眉坠，名曰大风[1]。刺肌肉为故，汗出百日，刺骨髓汗出百日，凡二百日，须眉生而止针。

[注释]

[1]“大风” 也叫“厉风”,即麻风病。

[语译] 从略。

[按语] 本节是阐述大风病的症状与刺法,但其所述刺法颇难理解,姑存疑待考。

[原文] 曰:有病身热懈堕,汗出如浴,恶风少气,此为何病?

曰:名酒风[1],治之以泽泻、术各十分,麋衔①五分②,合以三指撮[2],为后饭③[3]。

[校勘]

①“麋衔” 原作“麋御”,据《素问》病能论改。

②“分” 《太素》卷三十无“分”字,以“合”属上句,作“麋衔五合”于义较长。

③“饭”原作“饮”,据《素问》病能论、《太素》酒风改。

[注释]

[1]“酒风” 指漏风。

[2]“三指撮” 即用三个指头撮药末,以定药量。

[3]“后饭” 即饭后服药。

[语译] 问:有的病人周身发热,肌体懈怠无力,汗出象洗澡一样,恶风少气,这是什么病?

答:病名叫酒风,治疗时可用泽泻、白术各十分,麋衔五分,合研为末,每次约服三指撮,饭后服。

[原文] 身有所伤,出血多,及中风寒,若有所坠堕,四肢懈㑊不收,名曰体解①。取其小②腹脐下三结交。三结交者,阳明、太阴(一本作阳)脐下三寸关元也。

[校勘]

①“体解” 《灵枢》寒热病篇作“体惰”。

②“小” 原作“少”,据《灵枢》寒热病篇改。

[语译] 身有破伤,血出过多,又受到风寒的侵袭,就象从

高处坠堕跌伤一样，四肢懈惰无力，名叫体懈病。在治疗时，应取其小腹部在脐下的三结交。所谓三结交，是指任脉与足阳明、太阴在脐下三寸处交会的关元穴。

［原文］ 风眩善呕，烦满，神庭主之。如颜青者，上星主之，取上星者，先取譩譆，后取天牖、风池；头痛颜青者，囟会主之。

［语译］ 感受风邪而头眩、善呕、胸中烦闷的，应取神庭穴主治。如兼见颜部色青者，即以上星穴为主治疗，但在取上星穴时，应先取譩譆穴，后取天牖、风池两穴。头痛而颜部色青的，应取囟会穴为主治疗。

［原文］ 风眩引颔痛，上星主之。取上星亦如上法。

［语译］ 风眩牵引颔部疼痛的，应取上星穴主治。刺上星时，也采用上述的刺法。

［原文］ 风眩目瞑，恶风寒，面赤肿，前顶主之。

［语译］ 感受风邪，头目眩晕而不欲睁眼，怕风恶寒，面色赤而肿胀，这是风热在上的缘故，应取督脉的前顶主治，以泄风热。

［原文］ 顶上痛，风头重，目如脱，不可左右顾，百会主之。

［语译］ 头顶痛，或感风而头部沉重，眼象要脱出一样，不能左右回顾。这是风邪在头的缘故，应取督脉的百会穴主治。

［原文］ 风眩目眩，颅上痛，后顶主之。

［语译］ 感受风邪而头晕目眩，头顶部疼痛，应取督脉的后顶穴主治。

［原文］ 头重顶[①]痛，目不明，风眩[②]脑中寒，重衣不热，汗出，头中恶风，刺脑户主之。

［校勘］

①“顶” 《外台》卷三十九作“项”。

②“眩” 原作“到”，据《外台》卷三十九改。

［语译］ 头部沉重而顶部疼痛，两目不明，遇风眩晕而脑

中发冷，多穿衣服也不觉热，身汗出，头中怕风，应取督脉的脑户穴主治。但应浅刺，不宜灸。

［原文］ 头痛项急，不得倾侧[①]，目眩晕[②]，不得喘息，舌急难言，刺风府主之。

［校勘］

①“侧” 原作“倒”，据《外台》卷三十九改。

②“晕” 原作“鼻”，连下句读，据《外台》卷三十九改。

［语译］ 头痛项强，不能转侧，目眩晕，喘息不利，舌挛急难以言语，应取督脉的风府穴主治。此穴只可针刺，不可灸。

［原文］ 头眩目痛，头半寒（《千金》下有痛字），玉枕主之。

［语译］ 头眩晕而目痛，头一侧发凉，应取足太阳经的玉枕穴主治。

［原文］ 脑风目瞑，头痛，风眩目痛，脑空主之。

［语译］ 患脑风而视物不清，头痛，或风眩而目痛，这都是风邪入脑所致，应取足少阳经的脑空穴主治。

［原文］ 颈颔榰满，痛引牙齿，口噤不开，急痛不能言，曲鬓主之。

［语译］ 颈颔部有胀满感，疼痛连及牙齿，口噤不开，拘急疼痛不能说话的，应取足少阳经的曲鬓穴主治。

［原文］ 头痛[①]引颈，窍阴主之。

［校勘］

①“头痛” 《外台》卷三十九作“项痛”。

［语译］ 头痛连及颈部，是邪由足太阳影响到足少阳所致，应取足太阳、少阳之会头窍阴穴主治。

［原文］ 风头，耳后痛，烦心，及足不收失履，口喎僻，头项摇瘈痛[①]，牙车急，完骨主之。

［校勘］

①“痛” 原脱，据《千金》卷三十校语补。

［语译］ 头风，耳后作痛，心烦，以及两足弛缓失履，口歪

斜，头项摇动而抽掣疼痛，牙车部位紧急，以上诸证都是邪客于足太阳、少阳经脉所致，应取足太阳、少阳之会完骨穴主治。

[原文] 眩，头痛重，目如脱，项似拔，狂见鬼，目上反，项直不可以顾，暴挛，足不任身，痛欲折，天柱主之。

[语译] 眩晕，头痛头重，眼珠痛如脱出，项部强直似拔，或狂躁如见鬼神，或目睛上反，或项部强直不能回顾，或突然肢体拘挛，两足不能支撑身体，而且疼得象折断一样，这些病都是邪在足太阳经所致，应取足太阳脉气所之天柱穴主治。

[原文] 腰脊强，不得俯仰，刺脊中。

[语译] 腰脊强直，不能俯仰的，是邪客督脉所致，刺督脉的脊中穴。

[原文] 大风[1]汗出，膈俞主之，又谚譆主之(《素问》骨空论云：大风汗出灸谚譆)。

[注释]

[1]“大风” 此指感受严重的风邪而言，非指大风病。

[语译] 感受大风而汗出的，应取足太阳经的膈俞穴主治，也可以取谚譆穴主治。

[原文] 眩，头痛，刺丝竹空主之。

[语译] 眩晕而头痛的，应刺手少阳经的丝竹空穴主治。

[原文] 口僻，顴窌，及龂交、下关主之。

[语译] 口歪斜，是风邪侵犯手太阳、督脉，足阳明等经脉，而正邪牵引所致，应取顴窌、龂交、下关三穴主治。

[原文] 面目恶风寒，𩓞肿臃痛，招摇[1]视瞻[2]，瘈疭口僻，巨窌主之。

[注释]

[1]“招摇” 指肢体伸缩摇动的意思。

[2]“视瞻” 在此指两目直视或上视的意思。

[语译] 面目怕风寒，目眶下部肿胀而痛，肢体伸缩摇动，两目直视或上视，以及筋脉抽搐而口歪斜，应取足阳明经的巨窌

穴主治。

[原文] 口不能水浆①,㖞僻,水沟主之。

[校勘]

①"口不能水浆" 《外台》卷三十九作"口噤"。《千金》卷三十作"口不能禁水浆",于义较长。

[语译] 口歪斜而不能饮水浆的,应取督脉及手、足阳明经的会穴水沟主治。

[原文] 口僻噤①,外关主之。

[校勘]

①"噤" 原作"禁",据《外台》卷三十九改。

[语译] 口歪斜而口噤不开的,取外关穴主治。

[原文] 瘈疭,口沫出,上关主之。

[语译] 四肢抽搐,口流涎沫的,应取手少阳、足阳明的会穴上关(客主人)主治。

[原文] 偏枯,四肢不用,善惊,大巨主之。

[语译] 偏枯,四肢痿废不能运动,且时常发惊的,应取足阳明经的大巨穴主治。

[原文] 大风逆气,多寒善悲,大横主之。

[语译] 感受较重的风邪而气上逆,且身多寒冷善悲的,应取足太阴经的大横穴主治。

[原文] 手臂不得上头,尺泽主之。

[语译] 手臂痛不能上举到头,属外邪客于手太阴经脉的,应取本经的合穴尺泽主治。

[原文] 风汗出,身肿,喘喝,多睡,恍惚善忘,嗜卧不觉,天府主之。在腋下三寸,臂内动脉之中。

[语译] 感受风邪而汗出身肿,喘息声粗,神志恍惚善忘,多睡嗜卧不觉,应取手太阴经的天府穴主治。天府穴在前腋下三寸,上臂内侧动脉之中。

[原文] 风热善怒,中心喜悲,思慕①歔欷[1],喜笑不休,劳

宫主之。

［校勘］

①“思慕”　《外台》卷三十九作“屡呕”。

［注释］

［1］“歔欷（xūxi 虚希）”　因悲伤而抽泣的样子。

［语译］　风热在肝则善怒，在心则心虚善悲，思慕悲伤而抽泣；心气实则喜笑不休，以上诸证，均应取手心主之荥劳宫穴主治，并根据病的虚实而调之。

［原文］　两手挛不①伸及腋，偏枯不仁，手瘈偏小筋急[1]，大陵主之。

［校勘］

①“不”　此下原衍“收”字，据《千金》卷三十及《外台》卷三十九删。

［注释］

［1］“偏小筋急”　是说病偏在手臂内侧屈肌紧急。小筋，指手臂内侧屈肌而言。

［语译］　两手拘挛不伸，向上牵引到腋部，半身偏枯不仁，手指拘急，手臂内侧屈肌发紧，这是手厥阴经筋受邪所致，应取手厥阴之俞大陵穴主治。

［原文］　头身风热，善呕吐、怵惕①，寒中少气，掌中热，肘挛②腋肿，间使主之。

［校勘］

①“风热，善呕吐、怵惕”　原作“风，善呕，怵”，据《外台》卷三十九改。

②“肘挛”　原作“胕急”，据《外台》卷三十九改。

［语译］　头身感受风热，时常呕吐和惊惧不安，或中焦虚寒，呼吸少气，掌心发热，肘挛腋肿的，应取手厥阴经的间使穴主治。

［原文］　足不收，痛不可以行，天泉主之。

［语译］ 两足弛缓无力，不能行走的，应取天泉穴主治。

［按语］ 据《外台》卷三十九云："天泉主心痛、胸中痛、胁支满痛"等证，这是循手厥阴经络发病，所以可取天泉穴主治。本节云："足不收，痛不可以行，"亦取天泉主治，其义不详，存疑。

［原文］ 足下缓失履[1]，冲阳主之。

［注释］

[1]"失履" 此处作难于行走解。履，步履，即行走。

［语译］ 足下筋脉弛缓而失履，应取足阳明经的冲阳穴主治。

［原文］ 手及臂挛，神门主之。

［语译］ 手和臂的筋脉拘挛，应取手少阴之原神门穴主治。

［原文］ 痱、痿，臂腕不用，唇吻不收，合谷主之。

［语译］ 痱症和痿症，臂和手腕不能运动，唇吻不能收摄的，是邪在手阳明所致，均应取手阳明经的合谷穴主治。

［原文］ 肘痛不能自带衣，起头眩，颔痛面黑，肩①背痛不可顾，关冲主之。

［校勘］

①"肩" 此上原有"风"字，据《外台》卷三十九删。

［语译］ 肘痛自己不能穿衣，起立则头目眩晕，颔痛而面色黑，肩背疼痛不能回顾，应取手少阳经的井穴关冲主治。

［原文］ 嗌外肿，肘臂痛，五指瘈不可屈伸，头眩，颔、额颅痛，中渚主之。

［语译］ 咽喉外部肿胀，肘臂疼痛，五指拘急不能屈伸，头目眩晕，颔及额颅等部疼痛，应取手少阳经的俞穴中渚主治。

［原文］ 马刀肿瘘，目痛，肩不举，心痛榰满，逆气，汗出，口噤不可开，支沟主之。

［语译］ 马刀疮，高肿或有瘘管，以及眼痛，肩不能举，心

痛而胸中支撑胀满，气上逆，汗出，口噤不开等症，都应取手少阳经的经穴支沟主治。

［原文］　大风默默，不知所痛，嗜卧善惊，瘈疭，天井主之（《千金》云悲伤不乐）。

［语译］　感受大风，病人默默不语，不知痛处，嗜卧，易惊，筋脉抽搐，应取手少阳经的合穴天井主治。

［原文］　偏枯，臂腕发①痛，肘屈不得伸②；又风头痛，涕③出，肩臂颈痛，项急，烦满，惊，五指掣不可屈伸，战栗④，腕骨主之。

［校勘］

①“发”　《外台》卷三十九无。

②“伸”　此下原有“手”字，据《外台》卷三十九删。

③“涕”　《千金》卷三十、《外台》卷三十九均作“泣”。

④“栗”　原作“怵”，据《外台》卷三十九改。

［语译］　偏枯，臂和手腕痛，肘关节屈而不能伸，或因风头痛，流涕，肩、臂、颈等部疼痛，项部拘紧，或胸中烦闷，发惊，或五指抽掣不能屈伸，战栗，以上这些病证，都应取手太阳经的腕骨穴主治。

［原文］　风眩惊，手腕痛；泄风，汗出至腰，阳谷主之（《千金》手腕痛作手卷）。

［语译］　因受风邪而眩晕发惊，手腕作痛；或泄风，汗出至腰，均应取手太阳经的阳谷穴主治。

［原文］　风逆，暴四肢肿，湿则唏然寒，饥则烦心，饱则眩，大都主之。

［语译］　外感风邪而厥气内逆的风逆病，突然四肢肿胀，若挟湿就唏然发冷，饥饿时就心烦不安，饱饭后就头晕目眩，这是邪逆于足太阴脾经所致，应取本经的荥穴大都主治。

［原文］　风入腹中，侠脐急，胸痛①，胁榰满，衄不止②，五指端尽痛，足不③践地，涌泉主之。

［校勘］

①“痛”　《外台》卷三十九无。

②“衄不止”　《外台》卷三十九作“下之”。

③“不”　此下《外台》卷三十九有“得”字。

［语译］　风邪侵入腹中，脐两侧拘急，胸痛，两胁支撑胀满，在上则鼻衄不止，在下则五趾之端尽痛，足不敢踏地，这些病证均与足少阴经脉有关。涌泉为足少阴经的井穴，能降逆祛邪，所以取之主治。

［原文］　偏枯不能行，大风默默，不知所痛，视如见星，溺黄，小腹热，咽干，照海主之。泻在阴跷，右少阴俞。先刺阴跷，后刺少阴。在横骨中。

［语译］　肢体偏枯，不能行走，或感受大风，默默不语，不知痛处，或眼花视如见星，小便黄，小腹热，咽发干，这些病证，都应取阴跷脉的照海穴主治。在治疗时，应泻阴跷（照海穴）和右侧足少阴俞穴（横骨穴）。在刺法上，应先刺阴跷脉，后刺少阴经。横骨穴在耻骨的上部。

［原文］　风逆四肢肿，复溜主之。

［语译］　外感风邪而厥气内逆，以致四肢浮肿的，应取足少阴经的复溜穴主治。

［原文］　风从头至足，面目赤，口痛啮舌，解溪主之。

［语译］　风邪从头到足侵入人体，以致面目发赤，口痛，时咬舌等，这是邪在足阳明胃经，应取本经的经穴解溪，以清阳明邪热。

［原文］　大风，目外眦痛，身热痱[1]，缺盆中痛，临泣主之。

［注释］

[1]“痱”　在此作“痱疮”解，即俗所谓痱子。

［语译］　感受大风，外眼角痛，周身发热而生痱疮，缺盆中疼痛，应取足少阳经的俞穴足临泣主治。

［原文］　善自啮颊，偏枯，腰髀枢痛，善摇头，京骨主之。

[语译] 时常自己咬腮，和因偏枯而腰和髋关节作痛，时常摇头，这都是足太阳经病，应取本经的原穴京骨主治。

[原文] 大风，头多汗，腰尻腹痛，腨跟肿[①]，上齿痛，脊背尻重不欲起，闻食臭，恶闻人音，泄风从头至足，昆仑主之。

[校勘]

①“腨跟肿” 《外台》卷三十九作“踹踝肿”。

[语译] 感受大风，头部出汗很多，腰、尻、腹皆痛，腨和足跟肿，上齿痛，脊背和尻部感觉沉重而不愿起立，喜闻食物味，厌恶听人声，以及泄风出汗从头到足，这都是邪在足太阳经所致，应取昆仑穴主治。

[原文] 痿厥风头重，頞[①]痛，枢股腨外廉骨痛，瘈疭，痹不仁，振寒，时有热，四肢不举，付阳[②]主之。

[校勘]

①“頞” 《外台》卷三十九作“頔”。

②“付阳” 原作“趺阳”，据《外台》卷三十九及《千金》卷三十改。

[语译] 痿病和厥病，或受风而头部沉重，鼻根处疼痛，髋关节、大腿以及腿肚的外侧骨痛，或筋脉抽搐，痹痛不仁，恶寒战栗，时常发热，四肢不能举动等证，这都是邪在足太阳经所致，应取本经的付阳穴主治。

[原文] 腰痛，颈项痛，历节汗出而步失[①]履，寒复不仁，腨中痛，飞扬主之。

[校勘]

①“失” 原无，据《外台》卷三十九补。

[语译] 腰痛，颈项疼痛，历节汗出而步行失履，或寒冷而麻木不仁，腿肚内作痛，上述病证，都是邪在足太阳经所致，应取本经的别络飞扬穴主治。

八虚受病发拘挛第三

[提要] 本篇主要说明两肘、两腋、两髀、两腘等部位，受邪后发生关节拘挛的病理与治法。

[原文] 黄帝问曰：人有八虚[1]，各以何候？

岐伯对曰：肺心有邪，其气留于两肘①；肝有邪，其气留于两腋②；脾有邪，其气留于两髀；肾有邪，其气留于两腘。凡此八虚者，皆③机关之室[2]，真气之所过，血络之所游④，是八⑤邪气恶血，因而得留⑥，留则伤筋骨机关不得屈伸，故拘挛。

[校勘]

①“肘” 原作“腋”，据《灵枢》邪客篇、《太素》刺法改。

②“腋” 原作“肘”，据《灵枢》邪客篇、《太素》刺法改。

③“皆” 原作“此”，据《灵枢》邪客篇、《太素》刺法改。

④“游” 原作“由”，据《灵枢》邪客篇、《太素》刺法改。

⑤“是八” 《灵枢》邪客篇、《太素》刺法均无，疑衍，或“八”字为“故”字之误。

⑥“因而得留” 《灵枢》邪客篇作“固不得住留”，《太素》刺法作“因不得住留”。

[注释]

[1]“八虚” 指两肘、两腋、两髀、两腘而言。因这些部位都是较大的关节，外邪侵袭后容易留止于此，故称为八虚。

[2]“机关之室” 机关，即活动的枢纽，室，作部位解。意思是这些部位是人体活动的枢纽。

[语译] 黄帝问：人身的八虚部位，各诊察什么病呢？

岐伯答：肺心两脏有了邪气，其气则留于两肘；肝脏有了邪气，其气则留于两腋；脾脏有了邪气，其气则留于两髀，肾脏有了邪气，其气则留于两腘。两肘、两腋、两髀、两腘这八个部位，都是关节枢转之处，也是真气所经过和血络所游行的所在，所以邪气恶血容易停留在这些部位，如果停留就要损伤筋脉骨节，以致关节不能屈伸，而成拘挛的症候。

［原文］ 暴拘挛，痫眩，足不任身，取天柱主之。

［语译］ 暴病而筋脉拘挛，或癫痫眩晕，足弱不能站立，应取足太阳经的天柱穴主治。

［原文］ 腋拘挛，暴脉急，引胁而痛，内引心肺，譩譆主之。从项至脊，自脊①已下至十二椎，应手刺之②，立已。转筋者，立而取之，可令遂已。痿厥者，张而引之，可令立快矣[1]。

［校勘］

①"自脊" 《外台》卷三十九无此二字，疑衍。

②"刺之" 《外台》卷三十九作"灸之"。

［注释］

［1］"转筋者……快矣" 《类经》刺四支病注："转筋者必拘挛，立而取之，筋可舒也。痿厥者，必体废，张其四肢而取之，故血气可令立快也。"

［语译］ 腋部拘挛，突然筋脉拘急，牵引胁部作痛，内而掣连心肺的，应取譩譆穴主治。再从项至脊以下十二椎两旁的太阳经穴按之有应手而痛之处，以针刺之，即可立愈。如果下肢转筋而发拘挛，应让病人站立刺之，可遂即痊愈。痿厥病人，四肢不用，应让病人仰卧，伸开四肢而取之，可使立时感到爽快。

热在五脏发痿第四

［提要］ 本篇论述了痿病的病因、病机和治法，其主要内容有：

一、从内、外因等方面阐述五脏痿的致病原因。并根据阳明和宗筋的关系，说明"治痿独取阳明"的重要意义。

二、指出痿病的治疗原则和有关痿病的俞穴主治。

［原文］ 黄帝问曰：五脏使人痿，何也？

岐伯对曰：肺主身之皮毛，心主身之血脉，肝主身之筋膜[1]，脾主身之肌肉，肾主身之骨髓。故肺气热则叶焦，焦则皮毛虚①弱急薄②，著则生痿躄[2]矣。

故心气热则下脉厥而上，上则下脉虚，虚则生脉痿，枢折挈③，胫纵③而不任地。

肝气热则胆④泄口苦，筋膜干，筋膜干则筋急而挛，发为筋痿。

脾气热则胃干而渴，肌肉不仁，发为肉痿。

肾气热则腰脊不举，骨枯而髓减，发为骨痿。

[校勘]

①“虚”　《太素》五脏痿及杨注均作“肤”。

②“薄”　此下原有“著”字，据《素问》痿论、《太素》五脏痿删。

③“挈”、“纵”　原作“瘈”、“肿”，原校：“《素问》瘈作挈，肿作疭”。今本《素问》痿论“挈”同原校，“疭”作“纵”。据今本《素问》改，并删原校。

④“胆”　此下原有“热”字，据《素问》痿论、《太素》五脏痿删。

[注释]

[1]“筋膜”　《素问》痿论新校正引全元起注：“膜者，人皮下肉上筋膜也。”《类经》痿证注：“盖膜犹幕也，凡肉理脏腑之间，其成片联络薄筋，皆谓之膜，所以屏障血气者也。凡筋膜所在之处，脉络必分，血气必聚。”

[2]“痿躄(bì 壁)”　下肢痿弱不能行走的一种病。躄同躃，不能行走的意思。

[语译]　黄帝问：五脏有病，使人发生痿证，是什么道理？

岐伯答：肺主一身的皮毛，心主一身的血脉，肝主一身的筋膜，脾主一身的肌肉，肾主一身的骨髓。所以肺中有热，则津伤而肺叶先焦，肺叶焦则不能输精于皮毛，致使皮毛虚弱而拘急不舒；热气留著于肺，日久则下肢痿弱不能行走，而成痿躄。

心气热则下部之脉厥逆上行，脉上行则下部脉虚，下脉虚就要发生脉痿，使膝腕等关节弛缓，不能提举，足胫纵缓不能站立于地。

肝气热则胆汁上泄而口苦，同时肝不能淫气于筋，致筋膜失养而干燥，干则筋脉拘急而挛缩，发为筋痿。

脾气热则耗伤胃中津液，故口干而渴，脾主为胃行其津液，胃燥则津液不足而肌肉失养，所以肌肉不仁，发为肉痿。

肾居于腰内，主骨髓，其脉贯于脊，所以肾气热则腰脊不能抬举，骨枯而髓减，发为骨痿。

［按语］ 痿证的主要表现是下肢痿弱无力，甚至不能行走。其病理是内热耗伤津血，筋、骨、脉、肌、皮等组织失养，因而膝胫痠软无力。其所以分为五者，因筋、骨、脉、肌、皮等组织中的任何一种受病，都可导致下肢痿弱而成痿证。由于这五种组织都分别连属于五脏，所以又称五脏痿。

［原文］ 曰：何以得之？

曰：肺者，脏之长也，为心之盖，有所亡失，所求不得，则发为肺鸣①，鸣则肺热叶焦，发为痿躄。

悲哀太甚，则胞络[1]绝，胞络绝则阳气内动，发则心下崩，数溲血。故本病[2]曰：大经空虚，发为脉②痹，传为脉痿。

思想无穷，所愿不得，意淫于外[3]，入房太甚，宗筋弛纵，发为筋痿，及为白淫[4]。故《下经》[5]曰：筋痿生于肝③，使内[6]也。

有渐[7]于湿，以水为事[8]，若有所留，居处伤湿，肌肉濡渍④，痹而不仁，发为肉痿。故《下经》曰：肉痿者，得之湿地。

有所远行劳倦，逢大热而渴，渴则阳气内伐⑤，内伐则热合（《素问》作舍）于肾。肾者水脏，今水不胜火，则骨枯而髓空，故足不任身，发⑥为骨痿。故《下经》曰：骨痿生于大热。

［校勘］

①“鸣”　《太素》五脏痿作“喝”。

②“脉”　原作“肌”，据《太素》五脏痿改。

③“肝”　《太素》五脏痿无。

④“渍”　原作“溃”，据《素问》痿论、《太素》五脏痿改。

⑤“渴则阳气内伐”　《太素》五脏痿作“渴则阳明气内伐”。

⑥“发”　此上原有“热”字，据《素问》痿论、《太素》五脏痿删。

［注释］

［1］“胞络”　《素问》痿论新校正云：“详经注中胞字，俱当作包”。故胞络即心包络之脉。

［2］“本病”　古经篇名，已亡失。

［3］“意淫于外”　即思想为外界美色所干扰之意。

［4］“白淫”　指男子流白及女子白浊、带下之类的疾病。

［5］“《下经》”　古经名，已亡失。

［6］“使内”　指房劳过度，耗竭精气而言。

［7］“渐”　浸渍的意思。

［8］“以水为事”　指工作居处都接近水湿。

［语译］　问：痿病是怎样发生的？

答：肺居五脏之上，是脏之长，又为心之盖，如果有失意之事，或个人的要求没有达到，则肺气郁而不畅，发生肺气喘鸣，喘鸣则气郁为热，致使肺叶焦干，不能输精于外，就会发生痿躄。

悲哀太甚则心系急，心系急则心包之络脉阻绝不通，阳气不能外达，郁而内动，使心气崩损，血液妄行，因而时常小便溺血。所以本病篇上说：大的经脉空虚，则发生脉痹，传变而成为脉痿。

思想贪欲无穷，又不能达到目的，或思想为外界美色所动，因而入房过度，致使宗筋弛缓，发生筋痿，以及白淫病。所以《下经》上说：筋痿属肝之病，由于房劳过度所致。

经常被湿气浸渍，及从事水中工作的人，水邪有所留滞，或居住的地方潮湿，常受湿邪的伤害，则肌肉被湿气浸渍，久则麻痹不仁，发生肉痿。所以《下经》上说：肉痿病是得之于久居湿地。

由于远行过于劳累，又适遇气候炎热，津伤而口渴，这样则阳气内伐，侵犹阴气，热气内合于肾。肾本是水脏，现在肾水不能胜过火气的攻伐，则骨枯而髓空，因而足不能支持身体，发为骨痿。所以《下经》上说：骨痿病是由于大热所致。

[按语] 前节所论引起五痿的原因，是由于五脏有热使津液血脉不能营养皮、肉、脉、筋、骨所致，这仅是发生痿病的一般原因。本节又从情志、气候、居处，色欲等方面，具体说明致痿的原因。这样就可以对痿病的病因和病理有较全面的认识。

[原文] 曰：何以别之？

曰：肺热者，色白而毛败；心热者，色赤而络脉溢；肝热者，色苍而爪枯；脾热者，色黄而肉蠕动；肾热者，色黑而齿槁。

[语译] 问：五种痿病怎样区别？

答：如果是肺有热的，则颜面色白而毛发败坏；心有热的，则颜面色赤而络脉充溢；肝有热的，则颜面色青而爪甲干枯；脾有热的，则颜面色黄而肌肉微动；肾有热的，则颜面色黑而牙齿枯槁。

[按语] 本节主要指出五痿的特点，以进行区别。但这些特点，有的并不十分明显，难以作为辨证的依据，所以还必须结合其他症状加以辨别，才能作出正确的诊断。

[原文] 曰：治痿者，独取阳明，何谓也？

曰：阳明者，五脏六腑之海[1]，主润宗筋。宗筋者，主束骨而利机关。冲脉者，经脉之海，主渗灌溪谷，与阳明合于宗筋，阴阳总宗筋之会[2]，会于气冲，而阳明为之长，皆属于带脉，而络于督脉，故阳明虚则宗筋纵，带脉不引[3]，故足痿不用。治之，各补其荥而通其俞，调其虚实，和其逆顺，则筋脉骨肉，各以其时受月①[4]则病已②矣。

[校勘]

①"月" 《太素》五脏痿及杨注作"日"。

②"已" 原脱,据《素问》痿论、《太素》五脏痿补。

[注释]

[1]"阳明者,五脏六腑之海" 因胃能受纳水谷,吸收精华以滋养五脏六腑,故称阳明为五脏六腑之海。

[2]"阴阳总宗筋之会" 足三阴经、阳明、少阳以及督、冲、跷脉等,都会于前阴部,故称宗筋。阳明为水谷之海,冲脉为血海,一阴一阳,总统诸脉,所以说阴阳总宗筋之会。

[3]"不引" 即不能收引。

[4]"时受月" 《素问》痿论王注:"时受月,谓受气时月也,如肝王甲乙,心王丙丁……"。

[语译] 问:治疗痿病,独取阳明经,是什么道理?

答:阳明胃主受纳水谷,其精华可以营养五脏六腑,好象大海一样,所以为五脏六腑之海,同时又输送水谷精华以营润宗筋,进而滋养全身的筋脉。所谓宗筋,其作用是约束骨骼而使关节滑利。冲脉为十二经脉之海,主输送营养以渗灌于骨骼的间隙之中,并和阳明经会合于宗筋,所以说阴阳总宗筋之会。其相会之处在"气冲",气冲属于阳明胃,因而阳明就为经脉之长。带脉环身一周,状如束带,督脉为诸脉之总督,都与宗筋的活动有关,而冲脉、阳明脉皆连属于带脉,络于督脉,所以在阳明虚时,即不能润养宗筋,则宗筋纵缓,带脉不能收引,因而两足痿弱不用,所以治痿要独取阳明,但是具体的治疗方法,还要根据不同情况,诊察其受病之经而兼治之,补其荥穴以致气,通其俞穴以行气,再以不同的手法,调其正邪的虚实和其病情的逆顺;又根据脏腑所主季节和筋脉骨肉受病的情况适当的进行治疗,病就可以痊愈。

[按语] 痿病的形成,虽有外邪和情志等方面的原因,而

正虚乃是主要原因。根据经文精神，正虚主要是指阳明汇集和输送水谷精华不足，致使筋脉骨肉失养，而痿弱不用。所以治疗原则，提出要“独取阳明”，从而可以体会到无论是药物或针刺治疗，都很重视补虚，这就是扶正的观点。但另方面，又指出“各补其荥而通其俞”，乃是说在“独取阳明”的原则指导下，还要辨证施治，这对临床治疗，确有其重要意义。

［原文］　痿厥，为四支束闷，乃疾解之，日二；不仁者十日而知，无休，病已止。

［语译］　四肢痿废而发凉的痿厥病，在治疗时，将其四肢用布束缚，当其有满闷感觉时即迅速解开，每天早晚各作一次；病情较重，因荣卫不行而肌肉麻木不仁的，用十天便能生效，应连续治疗不停，至病愈而止。

［原文］　口缓①不收②，不能言语，手足痿躄不能行，地仓主之。

［校勘］

①“口缓”　原作“足缓”，据《千金》卷三十、《外台》卷三十九改。

②“收”　此下原有“痿不能行”四字，据《千金》卷三十、《外台》卷三十九删。

［语译］　口唇弛缓不收，不能说话，以及手足痿躄不能行走的，都是热伤足阳明胃经所致，应取本经的地仓穴主治。

［原文］　痿不相知，太白主之（一云身重骨痿不相知）。

［语译］　痿病而又失去知觉者，应取足太阴经的太白穴主治。

［原文］　痿厥①，身体不仁，手足偏小②。先取京骨，后取中封、绝骨[1]，皆泻之。

［校勘］

①“痿厥”　《千金》卷三十无。

②“手足偏小” 《千金》卷三十无。

［注释］

［1］“绝骨” 指阳辅穴。

［语译］ 痿厥，身体麻木不仁，手足萎缩偏小，是经络不通，荣卫不行而导致的病症。应先取足太阳经的京骨穴，后取足厥阴经的中封穴和足少阳经的阳辅穴，皆用泻法。

［原文］ 痿厥寒，足腕不收，躄，坐不能起，髀枢脚痛，丘墟主之。

［语译］ 四肢痿废发凉，脚腕弛缓，不能行走，坐下不能起来，从髀枢至脚都痛，这是邪伤足少阳筋脉所致。应取足少阳经的原穴丘墟主治。

［原文］ 虚则痿躄，坐不能起；实则厥，胫热时痛①，身体不仁，手足偏小，善啮颊，光明主之。

［校勘］

①“时痛” 《千金》卷三十、《外台》卷三十九均作“膝痛”。

［语译］ 足少阳络脉下络足跗，若正气虚，就会发生痿躄病，坐不能起；若络脉的邪气实，就会发生热厥，使胫热而时痛，或身体麻木不仁，手足萎缩，时常咬腮，均应取本经的络穴光明，实则用泻法，虚则用补法。

手太阴阳明太阳少阳脉动发肩背痛肩前臑皆痛肩似拔第五

［提要］ 本篇主要说明了邪气侵入手太阴、阳明、太阳、少阳诸经，发生的肩背痛，肩前臑痛和肩似拔等症的症状及治疗时应取的俞穴。

［原文］ 肩痛不可举，天容及秉风主之。

［语译］ 肩关节疼痛得不能举臂，是由于病邪影响手少阳

和手太阳经脉所致，应取此二经的天容穴和秉风穴主治。

［原文］ 肩背痹①痛，臂不举，寒热凄索，肩井主之。

［校勘］

①“痹” 原作“髀”，据《外台》卷三十九改。

［语译］ 肩背疼痛，臂不能举，发热而恶寒的，这是邪侵于少阳经脉所致，应取本经的肩井穴主治。

［原文］ 肩肿不得顾，气舍主之。

［语译］ 肩部肿，累及头项不得回顾的，应取足阳明经的气舍穴主治。

［原文］ 肩背痹①不举，血瘀肩中，不能动摇，巨骨主之。

［校勘］

①“痹” 原作“髀”，今按照肩井条改。

［语译］ 肩背疼痛，肩中积有瘀血，不能活动的，应取手阳明经的巨骨穴主治。

［原文］ 肩中热，指臂痛，肩髃主之。

［语译］ 肩中发热，手指和臂部疼痛，这是邪客于手阳明所致。肩髃是手阳明、跷脉之会，主泻四肢之热，所以取为主治。

［原文］ 肩重不举，臂痛，肩窌主之。

［语译］ 肩部沉重不能抬举，臂部疼痛，这是邪客于手阳明经脉所致，应取本经的肩窌穴主治。

［原文］ 肩重、肘臂痛不可举，天宗主之。

［语译］ 肩部沉重，肘与臂疼痛不能抬举，这是病邪侵入手太阳经脉所致，应取本经的天宗穴主治。

［原文］ 肩胛中①痛，而寒至肘，肩外俞主之。

［校勘］

①“中” 原作“甲”，据《外台》卷三十九改。

［语译］ 肩胛内疼痛，并觉得寒凉到肘部的，这是寒邪深入手太阳经脉所致，应取本经的肩外俞主治。

［原文］ 肩胛周痹[1]，曲垣主之。

［注释］

［1］“周痹” 在此是指肩胛周围麻痹而言。

［语译］ 肩胛部周围麻痹疼痛的，应取曲垣穴主治。

［原文］ 肩痛不可举，引缺盆痛，云门主之。

［语译］ 肩部疼痛不能抬举，并牵引缺盆也痛，这是邪在手太阴经而滞留于肩部所致，应取本经的云门穴主治。

［原文］ 肘痛，尺泽主之。

［语译］ 肘部疼痛，是手太阴经受邪所致，应取本经的合穴尺泽主治。

［原文］ 臂瘈引口，中寒顑肿，肩痛①引缺盆，商阳主之。

［校勘］

①“痛” 原作“肿”，据《外台》卷三十九改。

［语译］ 臂部抽掣牵引到口，以及中寒后目下肿胀，肩痛牵引缺盆，这是邪在手阳明而循经发病，应取本经的井穴商阳主治。

［原文］ 肩肘中痛，难屈伸，手不可举重①，腕急，曲池主之。

［校勘］

①“重” 原在“腕”后，据《千金》卷三十移此。《外台》卷三十九无此字。

［语译］ 肩和肘中疼痛，难以屈伸，手不能举重，腕部拘急，这是手阳明经病，应取本经的合穴曲池主治。

［原文］ 肩肘节酸重，臂痛不可屈伸，肘窌主之。

［语译］ 肩和肘部骨节痠重，臂痛不能屈伸，应取手阳明经的肘髎穴主治。

［原文］ 肩痛不能自举，汗不出，颈痛①，阳池主之。

［校勘］

①“颈痛” 《外台》卷三十九作“颈肿”。

［语译］ 肩痛不能自己上举，不出汗，颈部疼痛，应取手少

阳经的阳池穴主治。

[原文] 肘中濯濯[1],臂内廉痛,不可及头,外关主之。

[注释]

[1]“濯濯” 在此作肿胀解。

[语译] 肘部肿胀,臂内侧痛,不能举至头者,可取外关穴主治。

[原文] 肘痛引肩不可屈伸,振寒热,颈项肩背痛,臂痿痹不仁,天井主之(《千金》云肩内麻木)。

[语译] 肘痛到肩,致臂不能屈伸,战栗恶寒发热,以及颈项、肩背疼痛,臂痿弱无力和麻木不知痛痒,这是风寒邪气侵入手少阳经所致,应取其合穴天井主治。

[原文] 肩不可举,不能带衣,清冷渊主之。

[语译] 肩不能上举,自己不能结带和穿衣服,是邪在手少阳所致,应取本经的清冷渊穴主治。

[原文] 肘臂腕中痛,颈肿不可以顾,头项急痛,眩,淫泺,肩胛小指痛,前谷主之。

[语译] 肘、臂、腕俱痛,颈肿不能回顾,头项强痛,眩晕,四肢痠痛,肩胛骨到手小指都痛,这是风寒伤及手太阳经脉所致,应取本经的荥穴前谷主之。

[原文] 肩痛不可自带衣,臂腕外侧痛不举,阳谷主之。

[语译] 肩痛而至不能自己穿衣结带,臂腕外侧痛以至手不能抬,这是外感风寒,邪气阻滞手太阳经所致,应取本经的经穴阳谷主治。

[原文] 臂不可举,头项痛,咽肿不可咽,前谷主之。

[语译] 肩痛不能举,头项痛,咽肿不能咽物,这是风热侵入手太阳而循经发病,应取本经的荥穴前谷主治。

[原文] 肩痛欲折,臑如拔,手不能自上下,养老主之。

[语译] 肩痛如折,臑痛似拔,手不能自己上下活动,这是气血虚,邪气侵入手太阳所致,应取本经的郄穴养老主治。

［原文］ 肩背头痛①时眩，涌泉主之。

［校勘］

①“头痛” 《外台》卷三十九作“颈痛”。

［语译］ 肩背痛、头痛而时常眩晕的，应取足少阴经的涌泉穴主治。

水浆不消发饮第六

［提要］ 本篇主要说明因水浆不消发生水饮病的俞穴主治。

［原文］ 溢饮[1]胁下坚痛，中腕主之。

［注释］

[1]“溢饮” 指水液滞留于体表及皮下组织的水气病。

［语译］ 溢饮，若出现胁下坚痛的，是水溢胁下所致，应取任脉的中腕穴主治。

［原文］ 腰清脊强，四肢懈堕，善怒，咳，少气，郁然不得息，厥逆，肩不可举，马刀瘘，身瞤，章门主之。

［语译］ 腰觉清冷，脊发强直，四肢无力，兼见易怒，咳嗽，气少，郁闷而呼吸不利，以及厥气上逆，发生肩不能举，腋生瘰疬瘘疮，全身肌肉跳动，这些病都可取脾募章门穴主治。

［原文］ 溢饮，水道不通，溺黄，小腹痛里急肿①，洞泄，体痛引骨②，京门主之。

［校勘］

①“小腹痛里急肿” 《外台》卷三十九作“少腹里急痛”。

②“体痛引骨” 《外台》卷三十九作“髀痛引背”。

［语译］ 溢饮，水道不通，小便黄，小腹痛而拘急肿胀，洞泄，身体疼痛牵扯到骨，是肾气不化，水邪不行所致。应取肾之募穴京门主治。

［原文］ 饮渴，身伏①，多唾，隐白主之。

［校勘］

①“身伏”《外台》卷三十九作“身体痛”。

［语译］ 饮而口仍渴，身踡伏，口中多唾，这是水饮溢于脾经所致，应取足太阴经的井穴隐白主治。

［原文］ 腠理气，臑会主之。

［语译］ 水溢皮肤，使腠理气滞，若在臂肘的，应取手阳明、少阳二络之会，臑会穴主治。

卷之十一

胸中寒发脉代第一

［提要］ 本篇主要说明由于胸中有寒，致使脉代不至所出现的症状，并提出主治俞穴。

［原文］ 脉代不至寸口，四逆脉鼓[1]不通，云门主之。

［注释］

[1]“脉鼓” 指脉的搏动而言。“鼓”，动的意思。

［语译］ 寸口脉代不至，四肢厥冷，脉的搏动不畅，这是由于胸中有寒，使阳气内郁不能外达所致。肺居胸中朝百脉而主诸气，应取手太阴经的云门穴主治。

［原文］ 胸中寒，脉代时不①至，上重下轻，足不能安②地，少腹胀，上抢心，胸胁③榰满，咳唾有血，然骨主之。

［校勘］

①“不” 原无，据《外台》卷三十九补。

②“安” 原无，据《外台》卷三十九补。

③“胁” 原无，据《外台》卷三十九补。

［语译］ 胸中有寒，阳气不振，出现脉代不至，头重脚轻，两足站立不稳，少腹胀满，气上冲心，胸胁支满，咳嗽而痰中带血，应取足少阴经的荥穴然谷主治。

［按语］ 代脉与结脉、促脉，皆有止象，颇相类似，而代脉的特点是间歇时间较长，良久复来。明人李中梓说：“结促之止，止无常数；代脉之止，止有常数。结促之止，一止即来；代脉

之止，良久方至”。形成原因，大约有二，一为内脏气机衰微，气虚血亏，不能推运血行，脉气不续，难以自还；二为或骤逢惊恐，或闪挫跌仆，影响脉中气机，先后不相续接。另外，妊娠之时也可发生。

阳厥大惊发狂痫第二

［提要］　本篇论述阳气厥逆及大惊大恐等精神刺激所致的狂病和痫病。内容有：

一、人生而有癫疾的病机。

二、狂病的病机、症状、诊断特点、治疗方法及主治俞穴。

三、癫病的预后推测、病机、症状、治法，及骨癫、脉癫、筋癫的症状与癫病主治俞穴。

［原文］　黄帝问曰：人生而病癫疾者，安所得之？

岐伯对曰：此得之在母腹中时，其母数有①大惊，气上而不下，精气并居[1]，故令子发为癫疾。

［校勘］

①“数有”　《素问》奇病论、《太素》癫疾均作“有所”。

［注释］

[1]“气上而不下，精气并居”　《类经》癫疾注：“惊则气乱而逆，故气上不下；气乱则精亦从之，故精气并及于胎，令子为癫痫疾也。”

［语译］　黄帝问：人生来就有癫病的，是怎样得的呢？

岐伯答：得这种病的原因，是胎儿在母腹中时，其母屡次受到较大的惊恐，使气机逆乱，上而不下，精也随气而逆，不能协调。由于精不养胎，气逆累及胎儿，故使其子发生癫病。

［按语］　本文所说的癫病，即癫痫一类疾病。得病的原因很多，文中所指系先天因素，所云因母受惊，仅属一个方面，有的则与遗传有关。继发性者，常见于脑肿瘤、脑囊肿、脑外伤等。

［原文］ 病在诸阳脉，且寒且热①，诸分且寒且热，名曰狂[1]；刺之虚脉，视分尽热，病已止[2]。病初发岁一发，不治月一发，不治月四、五发，名曰癫疾；刺诸分其脉尤寒者②（《素问》云：诸脉诸分其无寒者，以针调之，病已止），以针补之。

［校勘］

①“且寒且热” 《素问识》简按：“且寒且热四字疑衍”。

②“刺诸分其脉尤寒者” 《太素》杂刺作“刺诸其分诸脉，其尤寒者”。

［注释］

［1］“病在诸阳脉……名曰狂” 《类经》刺灸癫狂注：“阳胜则为狂病，凡病在诸阳分，而经脉分肉之间，且寒且热者，皆阳邪乱其血气，热极则生寒也，故病为狂。”“分”，指分肉。

［2］“刺之虚脉……病已止” 《类经》刺灸癫狂注：“刺之虚脉，谓泻其盛者使其虚也，然必视针下诸分尽热，则气至邪退，其病已而止针也。”

［语译］ 病变在手足诸阳经，其经脉及诸分肉间有或寒或热的感觉，这是狂病的一种症状。当刺经脉之邪盛者以使其脉虚，刺后若觉察到诸分肉皆热时，说明气至邪退，病即痊愈，方可止针。患病最初一年发作一次，若不及时治疗，则逐渐加重，每月发作一次；再不及时治疗，则每月发作四、五次，这就是癫病。当在其分肉经脉有明显寒冷感觉的部位刺之，用补法。

［按语］ 狂病属阳，癫病属阴，故文中提出“刺之虚脉”和“以针补之”等不同刺法。这仅是一般的原则，实则狂亦有当补者，癫亦有当泻者，当根据具体情况而定。

［原文］ 曰：有病狂怒者，此病安生？

曰：生于阳也。

曰：阳何以使人狂也？

曰：阳气者，因暴折而难决，故善怒，病名曰阳厥[1]。

曰：何以知之？

曰:阳明者常动,太阳、少阳不动[2]。不动而动大疾,此其候也。

曰:治之奈何?

曰:夺① 其食即已。夫食入于阴,气长于阳,故夺其食即已[3]。使人服以生铁落,为后饭②。夫生铁落[4]者,下气候也(《素问》候作疾)。

[校勘]

①"夺" 原作"衰",原校:"《素问》作夺。"《素问》病能论与原校同,据改,并删原校。

②"饭" 原作"饮",据《素问》病能论新校正引本经改。

[注释]

[1]"阳厥" 《素问》病能论王注:"言阳气被折郁不散也。此人多怒,亦曾因暴折而心不疏畅故尔。如是者皆阳逆躁极所生,故病名阳厥"。

[2]"阳明者常动,太阳、少阳不动" 《素问注证发微》注:"足阳明经常动者,《灵枢》动输篇言,足阳明独动不休,故凡冲阳、地仓、大迎、下关、人迎、气冲之类皆有动脉不止,而冲阳为尤甚。彼足太阳膀胱经、足少阳胆经则不动者也。虽膀胱经有天窗、委中、昆仑,胆经有天容、悬钟、听会,而皆不及胃经之尤动也。"

[3]"食入于阴,气长于阳,故夺其食即已" 《类经》阳厥怒狂注:"五味入口而化于脾,食入于阴也。藏于胃,以养五脏气,气长于阳也。食少则气衰,故节夺其食,不使胃火复助阳邪,则阳厥怒狂者可已。"

[4]"生铁落" 为锻铁时在砧上打落之铁屑。《本草纲目》:"平肝去怯,治善怒发狂。"

[语译] 问:有患狂怒病的,此病是怎样发生的?

答:病发于阳分。

问:阳分受病,为什么能使人发狂呢?

答：因为阳气突然受到挫折，难于疏畅条达，阳逆躁极，所以容易郁怒而发狂。这种病叫做“阳厥”。

问：怎么知道是阳分受病呢？

答：阳明经有些腧穴，本来是常动的，太阳经和少阳经有些腧穴，本来是不动的。今不动的反大动而急疾，这就是病生于阳分的症候。

问：怎样治疗呢？

答：减少病人的饮食，就可以好了。由于饮食经脾运化，输精华于经脉之中，经脉中的精华又化为脏腑肢体所需要之气，故能助长阳气，所以减少病人的饮食，使其阳气衰少，病就可以痊愈。再给以生铁落用水煎之，饭后服之。生铁落有降气开结平肝镇静的作用。

[按语] 本病虽名阳厥，实际是癫狂一类疾病，治以生铁落，是有道理的，后世据此方意，以铁落为君，佐以安神镇惊清心化痰等药，制为复方，更加发展了古方的作用，如《医学心悟》之生铁落饮方，应用于临床，确有一定疗效，这也是对古方“师其法而不泥其方”的例子。

[原文] 癫疾，脉搏大滑，久自已；脉小坚急，死不治[1]（一作脉沉小急疾，死不治，小牢急可治）。

癫疾，脉虚可治，实则死[2]。厥成为癫疾[3]。

贯疽[4]（《素问》作黄疸），暴病厥，癫疾狂，久逆之所生也。五脏不平，六腑闭塞之所生也[5]。

[注释]

[1]“脉小坚急，死不治” 《素问》通评虚实论王注：“脉小坚急为阴，阳病而见阴脉，故死不治。”

[2]“脉虚可治，实则死” 《类经》癫疾注：“虚则柔缓，邪气微也，故生；实则弦急，邪气盛也，故死。”

[3]“厥成为癫疾” 《吴注素问》注：“气逆上而不已，则上实而下虚，故令忽然癫仆，今世所谓五痫也。”

[4]“贯疸” 此二字与前后文义不合，故存疑不译。

[5]“五脏不平，六腑闭塞之所生也” 《太素》六腑生病注：“六腑受谷，气传五脏，故六腑闭塞，脏不平也。”

[语译] 癫病脉搏大而滑利的，慢慢可以自愈；若脉小而坚急的，为阳见阴脉，属于死证，病不可治。

癫病，脉象虚软的可治，坚实的多死证。厥逆之气，上而不下，则上实而下虚，可以令人猝然仆倒，成为癫病。

卒患厥病，癫病，狂病，都是由于气逆不顺，日久不愈所发生的。五脏之气不能协调，是由于六腑闭塞，水谷精气不能养脏所发生的。

[原文] 癫疾始生，先不乐，头重痛①，视举目赤[1]，其②作极已而烦心。候之于颜。取手太阳、阳明③、太阴[2]，血变而止。

癫疾始作，而引口[3]啼呼喘悸者，候之手阳明、太阳，左强者，攻其右（一本作左），右强者，攻其左（一本作右），血变而止。

治癫疾者，常与之居，察其所当取之处，病至，视之有过者，即泻之，置其血于瓠壶之中，至其发时，血独动矣[4]；不动，灸穷骨三十壮④。穷骨者，尾骶[5]也。

[校勘]

①“痛” 此下原有“直”字，据《灵枢》癫狂篇、《太素》癫疾删。

②“其” 原作“甚”，据《太素》癫疾、《千金》小肠腑脉论改。

③“阳明” 原无，据《灵枢》癫狂篇、《太素》癫疾补。

④“三十壮” 《灵枢》癫狂篇作“二十壮”，《太素》癫疾作“二十五壮”。

[注释]

[1]“视举目赤” 两目上视而红赤，为厥气上逆所致。

[2]“取手太阳、阳明、太阴” 《类经》刺灸癫狂注：“当取手太阳支正、小海；手阳明偏历、温溜；手太阴太渊、列缺

等穴。"

[3]"引口" 《类经》刺灸癫狂注:"引口者,牵引歪斜也。"

[4]"置其血于瓠壶之中,至其发时,血独动矣" 《太素》癫疾注:"病有过者,视其络脉,病过之处,刺取病血,盛之瓠壶中,至其发时,血自动。"按:此说似不可信,姑存之。

[5]"尾骶" 即长强穴。

[语译] 癫病开始发生时,首先感到精神不愉快,头部沉重疼痛,两目上视而红赤,经过剧烈的发作后,仍感到心烦不安。诊断时,可以观察其天庭的变化。针刺时当取手太阳之支正、小海,手阳明之偏历、温溜,手太阴之太渊、列缺等穴。待其血色改变时乃止针。

癫病开始发作时,发生口角抽引歪斜,惊啼呼叫,气喘心悸等症者,可以取手阳明和手太阳的穴位,用缪刺法治疗,即左侧牵引的刺右侧,右侧牵引的刺左侧。待其血色改变时,乃止针。

治疗癫病,应经常和病人住在一起,以便观察应该针刺的部位。至其发作时,看到有病的经脉,即用针泻血,将血盛于葫芦中,待其发作时,其血自动,如果不动的,可以灸穷骨三十壮。穷骨就是尾骶骨处的长强穴。

[按语] 上文指出癫病发作时的各种症状和治疗方法。本文所指之"癫病"实即今日所说之"癫痫"。所论治法,均有一定作用,特别是灸穷骨一法,值得试用。近有针刺长强上之腰奇穴治此病者,确有一定疗效,亦或取法于此。

[原文] 骨癫疾者[1],颔齿诸俞分肉皆满,而骨倨[2]强直,汗出烦闷。呕多涎沫,气下泄,不治[3]。

脉癫疾者,暴仆,四肢之脉皆胀而纵。脉满,尽刺之出血;不满,灸之侠项太阳[4],又灸带脉[5]于腰相去三寸,诸分肉本俞[6]。呕多涎沫,气下泄,不治。

筋癫疾者,身卷挛急,脉大,刺项大经之大杼。呕多涎沫,气下泄,不治。

［注释］

［1］“骨癫疾者” 《类经》刺灸癫狂注：“骨癫疾者，病深在骨也。”

［2］“倨（jù 据）” 直的意思。《礼记》乐记：“矩之直者为倨。”

［3］“呕多涎沫，气下泄，不治” 《类经》刺灸癫狂注：“若呕多沃沫，气泄于下者，尤为脾肾俱败，必不可治。”

［4］“侠项太阳” 《灵枢注证发微》注：“足太阳膀胱经，挟项之天柱穴。”

［5］“带脉” 指足少阳胆经之带脉穴。

［6］“诸分肉本俞” 《类经》刺灸癫狂注：“诸分肉本俞，谓诸经分肉之间，及四肢之俞，凡胀纵之所，皆当取也。”

［语译］ 骨癫病发作时，颔、齿诸俞穴部位的分肉胀满，骨骼强直、汗出、烦闷。若呕多涎沫于上，气泄于下，则脾肾俱败，病多难治。

脉癫病发作时，卒然仆倒，四肢之脉胀满而弛纵。凡脉胀满的，都要刺出其血；脉不满的，当灸足太阳经挟项的天柱穴，足少阳经的带脉穴，诸经分肉间和四肢的腧穴。若呕多涎沫于上，气泄于下，则脾肾俱败，病多难治。

筋癫病发作时，身体踡屈，痉挛拘急，脉大，应刺足太阳经之大杼穴。若呕多涎沫于上，气泄于下，则脾肾俱败，病多难治。

［按语］ 上述三种癫病，是根据其发作时的特点而命名的，发作时骨倨强直的，为病在骨，故名骨癫疾；脉满弛纵的，是病在脉，故名脉癫疾；身踡筋挛的，为病在筋，故名筋癫疾。

［原文］ 狂之始生，先自悲也，善忘善怒善恐者，得之忧饥[1]，治之先取手太阴、阳明[2]，血变而止，及取足太阴、阳明[3]。

狂始发，少卧不饥，自高贤也，自辩智也，自尊贵也，善骂詈，日夜不休。治之取手阳明、太阳、太阴，舌下少阴[4]，视脉之盛者，皆取之，不盛者释之。

狂，善惊善笑，好歌乐，妄行不休者，得之大恐。治之取手阳明、太阳、太阴。

［注释］

［1］“得之忧饥” 《太素》惊狂注：“人之狂病，先因忧结之甚，不能去解于心，又由饥虚，遂神志失守。”

［2］“手太阴、阳明” 《类经》刺灸癫狂注：“手太阴之太渊、列缺，手阳明之偏历、温溜。”

［3］“足太阴、阳明” 《类经》刺灸癫狂注：“足太阴之隐白、公孙，足阳明之三里、解溪。”

［4］“舌下少阴” 杨上善认为是舌下足少阴脉。张介宾认为，舌下指任脉之廉泉，少阴指心经之神门、少冲。按此二说，以杨说为是。足少阴肾脉，循喉咙，挟舌本。是动则病饥不欲食，坐而欲起等症，与少卧不饥略同，故脉盛者，可刺其舌下络脉。

［语译］ 狂病开始发生时，首先自己悲哀，善忘事，善惊恐，善发怒。这种病多是由于忧思伤神及饥饿伤脏所致。治疗时，先刺手太阴之太渊、列缺，手阳明之偏历、温溜等穴，待其血色转为正常而止针，并取足太阴之隐白、公孙，足阳明之三里、解溪等穴而刺之。

狂病开始发作时，很少睡卧，不觉饥饿，自觉高明、智慧、尊贵，善骂詈，常常日夜不停。治疗时，可以取手阳明经、手太阴经、手太阳经的穴位，以及舌下足少阴经的络脉。观察上述诸脉，凡其脉充盛的，皆刺之，不充盛的，就不要刺了。

狂病，善惊善笑，喜欢歌唱，不停止的乱跑乱动，是由于受到较大的惊恐，伤其神志所致。可以刺手阳明、手太阳、手太阴（穴同前）等经的穴位。

［原文］ 狂，目妄见耳妄闻，善呼者，少气之所生也。治之取手太阳、太阴、阳明、足太阴①，及头两颌。

狂，多食，善见鬼神，善笑而不发于外者[1]，得之有所大喜。

治之取足太阴、阳明、太阳，后取手太阴、阳明、太阳。

狂而新发，未应如此者[2]，先取曲泉左右动脉[3]及盛者，见血立顷已，不已以法取之，灸骶骨二十壮（骶骨者，尾屈也②）。

［校勘］

①“阴” 原作“阳”，据《灵枢》癫狂篇、《太素》惊狂改。

②“骶骨者，尾屈也” 《灵枢》癫狂篇、《太素》惊狂均无，疑后人粘注，故不作正文。

［注释］

[1]“善笑而不发于外者” 《太素》惊狂注：“不发于外者，不于人前病发也。”

[2]“未应如此者” 谓狂病新发，尚没有上述所说之证候。

[3]“曲泉左右动脉” 《灵枢识》简按：“《外台》云横向胫二寸，当脉中是也。”故此言左右动脉，即指左右曲泉穴而言。但考其它诸书，未有言曲泉有动脉者。

［语译］ 狂病，目妄见异物，耳妄听异声，善呼叫，是由于气衰神怯所致。治疗时，当刺手太阳、手太阴、手阳明、足太阴及头部两颌部的穴位。

狂病，多食，善幻视如见鬼神，善喜笑但不露于人前，这是由于大喜伤心所致。治疗时，先刺足太阴、足阳明、足太阳等经的穴位，然后再刺手太阴、手阳明、手太阳等经的穴位。

狂病新发，还没有出现上述症状的，治疗时可以刺两侧曲泉穴及经脉充盛者，刺出其血很快就可以病愈，不愈时，再按上述的各种方法治疗，灸尾骶骨二十壮。

［按语］ 以上六节主要指出了狂病的病因、症状和治法。文中指出狂病的原因有“忧饥”、“大恐”、“大喜”等，就是说精神因素是主要的。症状表现初起多为精神抑郁，如自悲善忘、善怒、善恐等，继则表现为精神狂躁，如神志方面的自高自尊，骂詈不休，喜笑好歌，妄见妄闻，及在动作方面的妄行不休等，皆由神志失常所致。针刺治疗本病，古今皆记载有一定的疗效，并创造

了不少方法，如《千金方》十三鬼穴即属此类，这些方法必须进一步研究，才能不断提高疗效。

［原文］　癫疾呕沫，神庭及兑端、承浆主之。其不呕沫，本神及百会、后顶、玉枕、天冲、大杼、曲骨、尺泽、阳溪、外丘、当上脘旁五分通谷、金门、承筋、合阳主之①。

［校勘］

①“之”　此下原有“委中下二寸为合阳”八字，疑后人粘注，故删。

［语译］　癫疾而有呕吐涎沫的，应取督脉神庭及兑端穴、任脉承浆穴主治。癫疾发作时，若不呕吐涎沫的，可取胆经的本神、天冲、外丘以解郁，取百会、后顶以清脑，玉枕、大杼、金门、承筋、合阳以通阳而柔筋，尺泽、阳溪以调肺，通谷、曲骨以降冲任之气。

［原文］　癫疾，上星主之。先取谚譆，后取天牖、风池。

［语译］　癫疾，应取督脉上星穴主治。针刺时先取譩譆穴，后取天牖和风池穴。

［原文］　癫疾呕沫，暂起僵仆，恶见风寒，面赤肿，囟会主之。

［语译］　癫疾呕沫，刚起立便僵直而仆倒，恶风寒，面赤而肿，应取督脉囟会穴主治。

［原文］　癫疾狂走，瘈疭摇头，口㖞戾颈强[1]，强间主之。

［注释］

[1]“戾颈强”　颈项扭曲发硬的意思。“戾”，《说文》：“曲也。”

［语译］　癫疾，狂走乱跑，抽搐摇头，口歪斜，颈项扭曲发硬，应取督脉强间穴主治。

［原文］　癫疾瘈疭，狂走，颈项痛①，后顶主之②。

［校勘］

①“颈项痛”　《外台》卷三十九作“项直颈痛”。

②“之” 此下原有“后顶,项后一寸五分”,疑后人粘注,故删。

［语译］ 瘨疾,筋脉抽搐,狂走,颈项痛,应取督脉的后顶穴主治。

［原文］ 癫疾,骨痠,眩,狂,瘛疭,口噤,羊鸣(《千金》作喉鸣[1]),脑户主之。

［校勘］

①“鸣” 此下《千金》卷三十有“沫出,喑不能言”六字。

［语译］ 癫疾,骨节痠软无力,眩晕,发狂,抽搐,口噤,呼声如羊鸣,应取督脉足太阳之会穴脑户主治。

［原文］ 狂易多言不休,及狂走欲自杀,及目[1]妄见,刺风府。

［校勘］

①“目” 此下《外台》卷三十九有“反”字。

［语译］ 狂痴而多言不休,狂走乱跑且欲自杀,以及两目妄见怪异,应取督脉阳维之会穴风府主治。

［原文］ 癫疾僵仆,目妄见,恍惚不乐,狂走瘈疭,络却主之。

［语译］ 癫疾僵仆,两目妄见,精神恍惚不乐,狂走乱跑,筋脉抽搐,应取足太阳经络却穴主治。

［原文］ 癫疾大瘦,脑空主之。

［语译］ 癫疾而身体极度消瘦的,应取足少阳、阳维之会穴脑空主治。

［原文］ 癫疾僵仆,狂易[1],完骨及风池主之。

［校勘］

①“狂易” 原作“狂疟”,据《外台》卷三十九改。

［语译］ 癫疾僵仆,或狂痴病,应取足少阳经的完骨和风池穴主治。

［原文］ 癫疾互引,天柱主之。

[语译] 瘛疾发作时,肢体相互掣引的,应取足太阳经天柱穴主治。

[原文] 癫疾,怒欲杀人,身柱主之(《千金》又云:瘈疭身热狂走谵语见鬼)。

[语译] 癫疾,发怒想要杀人,应取督脉身柱穴主治。

[原文] 狂走癫疾,脊急强,目转上插,筋缩[1]主之。

[校勘]

①"筋缩" 原作"筋俞",据《千金》卷三十、《外台》卷三十九改。

[语译] 狂走癫疾,脊柱强急,目反转上视的,应取督脉筋缩穴主治。

[原文] 癫疾发如狂[1]者,面皮厚敦敦,不治;虚则头重,洞泄,淋癃[2],大小便难,腰尻重,难起居,长强主之。

[校勘]

①"狂" 此下原有"走"字,据《千金》卷三十、《外台》卷三十九删。

②"淋癃" 《外台》卷三十九作"癃痔"。

[语译] 癫疾发作如狂病的患者,如果面部皮肤很厚,是邪深病重,不易治疗,若正气虚则头觉沉重,大便洞泄,小便淋沥不通,或大小便难,腰尻沉重,难以起居坐卧,应取督脉别络长强穴主治。

[原文] 癫疾憎风,时振寒,不得言,得寒益甚,身热狂走,欲自杀,目反妄见,瘈疭泣出,死不知人,肺俞主之。

[语译] 癫疾恶风,有时畏寒而战栗,不能说话,遇到寒冷更加厉害,周身发热而狂走乱跑,想要自杀,目反妄见,筋脉抽搐,流眼泪,或如死状而不知人事,应取足太阳经的肺俞穴主治。

[原文] 癫疾[1],膈俞及肝俞主之。

[校勘]

①"癫疾" 《外台》卷三十九作"癫狂"。

［语译］ 癫疾，应取足太阳经膈俞和肝俞穴主治。

［原文］ 癫疾互引，水沟及龈交主之。

［语译］ 癫疾，肢体互相掣引，应取督脉水沟穴和龈交穴主治。

［原文］ 癫疾[1]，狂瘈疭，眩仆；癫疾，喑不能言，羊鸣沫出，听宫主之。

［校勘］

①“癫疾” 《外台》卷三十九作“惊”。

［语译］ 癫疾，发狂而筋脉抽引，头晕仆倒；癫疾发作，失音不能言，如羊鸣而口吐涎沫，应取手足少阳、手太阳之会穴听宫主治。

［原文］ 癫疾互引，口㖞喘悸者，大迎主之，及取阳明、太阴，候手足变血而止。

［语译］ 癫疾发作时肢体相互牵引，口歪而气喘心悸，应取足阳明经大迎穴主治。又取手阳明（偏历、温溜）、手太阴（太渊、列缺）和足阳明（三里、解溪）、足太阴（隐白、公孙）治疗，泻去邪血，待至手足的血色转常而止针。

［原文］ 狂癫疾，吐舌，太乙及滑肉门主之。

［语译］ 狂癫疾，吐舌口外而不收，应取足阳明经太乙和滑肉门穴主治。

［原文］ 太息善悲，少腹有热，欲走，日月主之。

［语译］ 时常太息悲伤，少腹感觉有热，常欲外出行走，应取胆募日月穴主治。

［原文］ 狂易，鱼际及合谷、腕骨、支正、少海、昆仑主之。

［语译］ 狂痴病，应取鱼际、合谷、腕骨、支正、少海、昆仑等穴主治。

［原文］ 狂言，大陵[1]主之。

［校勘］

①“大陵” 原作“太渊，据《外台》卷三十九改。

［语译］ 狂言，应取手厥阴经的俞穴大陵主治。

［原文］ 心悬如饥状，善悲而惊狂，面赤目黄，间使主之。

［语译］ 心中悬空象饥饿一样，好悲哀而发惊狂，面赤目黄，应取手厥阴之经穴间使主治。

［原文］ 狂言笑见鬼[①]，取之阳溪及手、足阳明、太阴。

［校勘］

①“狂言笑见鬼” 《外台》卷三十九作“癫疾呕沫善笑见鬼”。

［语译］ 狂言乱笑，眼见怪异之物，应取手阳明经经穴阳溪及手、足阳明经的荥俞穴和手、足太阴之腧穴主治。

［原文］ 癫疾，多言耳鸣，口僻颊肿，实则聋，喉痹不能言，齿龋[①]痛，鼻鼽衄；虚则痹鬲[②]，偏历主之。

［校勘］

①“龋” 此字原在“喉”字前，据《外台》卷三十九移此。

②“鬲” 此下原有“俞”字，据《外台》卷三十九删。

［语译］ 癫疾发作时，多言耳鸣，口歪颊肿，邪气盛实的，则耳聋，喉闭塞不能说话，龋齿痛，鼻流涕或衄血；正气虚的，则膈间痹阻不畅，应取手阳明别络偏历穴主治。

［原文］ 癫疾，吐舌鼓颔，狂言见鬼，温溜主之[①]。

［校勘］

①“之” 此下原有“在腕后五寸”，疑后人粘注，故删。

［语译］ 癫疾，舌出不收，下颔颤动，或狂言乱语，目视怪异，应取手阳明郄穴温溜主治。

［原文］ 目不明，腕急，身热，惊狂，躄痿痹重[①]，瘈疭，曲池主之。

［校勘］

①“重” 原无，据《外台》卷三十九补。

［语译］ 目视不明，手腕拘急，周身发热，惊恐发狂，两足痿躄不能行走，并觉麻木沉重，应取手阳明经合穴曲池主治。

［原文］　癫疾吐舌，曲池主之。

［语译］　癫疾吐舌不收，应取手阳明大肠经的合穴曲池主治。

［原文］　狂疾，液门主之；又侠溪、丘墟、光明主之。

［语译］　狂病，应取手少阳荥穴液门主治；足少阳荥穴侠溪、原穴丘墟、络穴光明，也可以主治。

［原文］　狂，互引头痛，耳鸣，目痛[①]，中渚主之。

［校勘］

①"痛"　原作"痹"，据《外台》卷三十九改。

［语译］　狂疾，发作时筋脉互引，头痛，耳鸣，目痛，应取手少阳俞穴中渚主治。

［原文］　热病汗不出，互引颈嗌外肿，肩臂痠重[①]，胁腋急痛，四肢[②]不举，痂疥，项不可顾，支沟主之。

［校勘］

①"痠重"　《外台》卷三十九作"酸痟"。

②"四肢"　原无，据《外台》卷三十九补。

［语译］　热病不出汗，引起颈嗌外部肿，肩臂痠沉无力，胁腋胀痛，四肢不举，皮肤生痂疥，项强不能回顾，应取手少阳经经穴支沟主治。

［按语］　此节所论热病，似不属本篇范围，疑是卷七六经受病发伤寒热病第一下的一节，错简于此。

［原文］　癫疾，吐舌[①]沫出，羊鸣戾颈，天井主之[②]。

［校勘］

①"舌"　原作"血"，据《千金》卷三十、《外台》卷三十九改。

②"之"　此下原有"在肘后"三字，疑后人粘注，故删。

［语译］　癫疾发作时，吐舌口外而流涎沫，声如羊鸣而颈扭弯曲，应取手少阳经合穴天井主治。

［原文］　热病汗不出，狂互引癫疾，前谷主之。

［语译］　热病不出汗，因而引起狂病与癫病交替发作的，应取手太阳荥穴前谷主治。

［原文］　狂互引[①]癫疾数发，后溪主之。

［校勘］

①“引”　原无，据《外台》卷三十九补。

［语译］　狂病而引起癫疾频繁发作的，可取手太阳的俞穴后溪主治。

［原文］　狂，癫疾，阳谷及筑宾、通谷主之。

［语译］　狂病和癫疾，应取手太阳经的阳谷、足少阴经的筑宾、足太阳经的通谷主治。

［原文］　癫疾，狂，多[①]食，善笑不发于外，烦心渴，商丘主之。

［校勘］

①“多”　此下原有“善”字，据《外台》卷三十九删。

［语译］　癫疾发狂，多食，好笑而不露于人前，心烦口渴，应取足太阴经原穴商丘主治。

［原文］　癫疾，短气，呕血，胸背痛，行间主之。

［语译］　癫疾而有短气、呕血、胸背痛的，应取足厥阴经荥穴行间主治。

［原文］　痿厥癫疾，洞泄，然谷主之。

［语译］　痿厥兼发癫疾，大便稀溏，应取足少阴经之荥穴然谷主治。

［原文］　狂仆，温溜主之。

［语译］　狂疾仆倒，应取手阳明经温溜穴主治。

［原文］　狂癫，阴谷主之。

［语译］　狂癫病，应取足少阴合穴阴谷主治。

［原文］　癫疾发[①]寒热，欠，烦满，悲泣出，解溪主之。

［校勘］

①“发”　《外台》卷三十九作“厥”。

［语译］ 癫疾，身发寒热，呵欠，心中烦闷，悲伤流泪，应取足阳明经经穴解溪主治。

［原文］ 狂，妄走善欠，巨虚上廉主之。

［语译］ 狂病，乱跑而好呵欠，应取足阳明经巨虚上廉主治。

［原文］ 狂易，见鬼与火，解溪主之。

［语译］ 狂痴病，眼见怪异和火焰，应取足阳明经经穴解溪主治。

［原文］ 癫狂，互引僵仆，申脉主之。先取阴跷，后取京骨、头上五行。目反上视，若赤痛从内眦始，踝①下半寸各三痏，左取右，右取左[1]。

［校勘］

①"踝" 原作"腹"，据《素问》缪刺论文义改。

［注释］

[1]"若赤痛从内眦始……右取左" 《素问》缪刺论曰："邪客于足阳跷之脉，令人目痛从内眦始。刺外踝之下半寸所，各二痏，左刺右，右刺左，如行十里顷而已。"与此文义同。踝下半寸，即申脉穴。

［语译］ 癫和狂，两病交互发作，以致僵直仆倒，应取阳跷脉之申脉穴主治。但必须先取阴跷的照海穴，再取足太阳经原穴京骨及头上五行的穴位。若两目反折上视，或目红肿疼痛从内眦开始，应取外踝下半寸之申脉穴各刺三针，若左眼有病则刺右侧穴位，若右眼有病则刺左侧穴位。

［原文］ 寒厥癫疾，噤龂①瘈疭，惊狂，阳交主之。

［校勘］

①"龂" 原作"吤"，据《外台》卷三十九改。

［语译］ 寒厥兼发癫疾，症见口噤切齿，筋脉抽搐，惊恐发狂等，应取阳维之郄穴阳交主治。

［原文］ 癫疾，狂，妄行，振寒①，京骨主之。

［校勘］

①“行，振寒” 《外台》卷三十九无此三字。

［语译］ 癫疾，发狂，妄行，恶寒战栗的，应取足太阳经原穴京骨主治。

［原文］ 身痛，狂，善行，癫疾，束骨主之[①]。

［校勘］

①“之” 此下原有“补诸阳”三字，疑衍文或粘注，故删。

［语译］ 身痛，发狂，善行走，或发癫疾，应取足太阳之俞穴束骨主治。

［原文］ 癫疾，僵仆，转筋，仆参主之。

［语译］ 癫疾发作僵仆，转筋，应取足太阳、阳跷之会仆参穴主治。

［原文］ 癫疾，目晾晾，鼽衄，昆仑主之。

［语译］ 癫疾，两目不明，鼻流涕或鼻出血，应取足太阳经的经穴昆仑主治。

［原文］ 癫狂疾，体痛，飞扬主之。

［语译］ 癫疾或狂病，身体疼痛，应取足太阳之别络飞扬穴主治。

［原文］ 癫疾，反折，委中主之。

［语译］ 癫疾而脊强反折，应取足太阳经合穴委中主治。

［原文］ 凡好太息[①]，不嗜食，多寒热，汗出，病至则善呕，呕已乃衰，即取公孙及井俞。实则肠中切痛，厥，头面肿起，烦心，狂[②]，多饮，不嗜卧[③]；虚则鼓胀[④]，腹中气大满[⑤]，热痛不嗜食[⑥]；霍乱，公孙主之。

［校勘］

①“凡好太息” 《外台》卷三十九无此四字。

②“狂” 此下《外台》卷三十九有“言”字。

③“不嗜卧” 原无，据《千金》卷三十、《外台》卷三十

九补。

④"胀"　原作"浊",据《灵枢》经脉篇、《外台》卷三十九改。

⑤"满"　原作"滞",据《外台》卷三十九改。

⑥"食"　原作"卧",据《千金》卷三十、《铜人》卷五改。《外台》卷三十九作"饮"。

［语译］　凡病人好叹息,不嗜食,身发寒热而出汗,病发作时就呕吐,吐后病即减轻,应取足太阴别络公孙及井穴隐白主治。若邪气实,则肠中剧痛,厥气上逆,头面浮肿,烦心,狂妄,多饮,不欲安卧;若正气虚,则腹中气胀满,热痛而不欲饮食;或为霍乱吐泻,应取公孙穴主治。

阳脉下坠阴脉上争发尸厥第三

［提要］　本篇说明尸厥的形成,是由于阳脉之气下降,阴脉之气上逆所致。并提出了尸厥的主治俞穴。

［原文］　尸厥,死不知人,脉动如故,隐白及大敦主之。

［语译］　尸厥,猝然如死不知人事,而脉的搏动和平常一样,这是由于阳脉之气突然下降,阴脉之气突然上逆所致。应取足太阴之井穴隐白及足厥阴之井穴大敦主治,使阴阳经气顺接而尸厥自愈。

［原文］　恍惚[1]尸厥,头痛[2],中极及仆参主之。

［校勘］

①"恍惚"　《外台》卷三十九作"忽忽少气"。

②"头痛"　《千金》卷三十作"烦痛"。《外台》卷三十九作"心烦痛"。

［语译］　神志恍惚不清而卒发尸厥,头痛,应取足三阴、任脉之会穴中极及阳跷之本仆参穴主治。

［原文］　尸厥暴死,金门主之。

[语译] 尸厥突然如死，当取足太阳之郄金门穴主治。

气乱于肠胃发霍乱吐下第四

[提要] 本篇说明气乱于肠胃发霍乱吐泻的证治。列举了霍乱的各种症状和主治俞穴，并说明了针刺转筋取经卒刺的方法。

[原文] 霍乱[1]，刺俞傍五[2]，足阳明及上傍三[3]。

[注释]

[1]"霍乱" 《灵枢》五乱篇："清气在阴，浊气在阳，营气顺脉，卫气逆行，清浊相干……乱于肠胃，则为霍乱。"《类经》刺胸背腹病注："邪在中焦，则既吐且泻，脏气反复，神志缭乱，故曰霍乱"。

[2]"俞傍五" 《太素》刺霍乱数注："霍乱刺主疗霍乱，输傍可五取之。"《素问》通评虚实论王注："霍乱者，取少阴俞傍志室穴。"

[3]"足阳明及上傍三" 《素问》通评虚实论王注："足阳明，言胃俞也，取胃俞兼取少阴俞外两傍，向上第三穴则胃仓穴也。"马莳以为是刺胃仓、意舍各三痏。张介宾以为是胃俞和意舍各三痏。张志聪曰："上刺阳明俞旁三。三者，先浅刺绝皮以出阳邪，后刺深之以出阴邪，最后极深入于分肉之间以致谷气。"

[语译] 从略。

[按语] 本节所言刺法，原文已不可解，诸家说法不一，未知孰是，仅录于前，以供参考。

[原文] 呕吐烦满，魄户主之。

[语译] 呕吐而兼烦乱满闷，应取足太阳经的魄户穴主治。

[原文] 阳逆霍乱，刺人迎，刺入四分，不幸杀人。

［语译］ 阳邪上逆而成的霍乱病，应刺人迎穴，直刺四分深。但在针刺时要避开动脉，若误刺伤动脉，就会造成死亡。

［原文］ 霍乱，泄出不自知，先取太溪，后取太仓之原。

［语译］ 霍乱，大便泄出而自己不知道的，是阳气虚脱不能固摄的现象，应先取肾之原穴太溪，以固先天元阳，后取胃之原穴冲阳以补后天谷气。

［原文］ 霍乱，巨阙、关冲、支沟、公孙、解溪主之（《千金》又取阴陵泉）。

［语译］ 霍乱吐泻，应取任脉巨阙及手少阳经关冲、支沟，足太阴经公孙，足阳明经解溪主治。

［原文］ 霍乱泄注，期门主之。

［语译］ 霍乱而暴泄不止，应取肝募期门穴主治。

［原文］ 厥逆霍乱，府舍主之。

［语译］ 厥气上逆而致的霍乱病，应取足太阴郄穴府舍主治。

［原文］ 胃逆霍乱，鱼际主之。

［语译］ 胃气上逆而形成的霍乱，应取手太阴的荥穴鱼际主治。

［按语］ 《灵枢》经脉篇云："胃中寒，手鱼之络多青矣；胃中有热，鱼际络赤。"是以鱼际的变化情况，可以作为胃病的诊断依据。本条即是以胃病的反应点鱼际穴，作为胃病的治疗穴位。

［原文］ 霍乱逆气，鱼际及太白主之。

［语译］ 霍乱而有气上逆的，应取手太阴经荥穴鱼际及足太阴经输穴太白主治。

［原文］ 霍乱，遗矢失[①]气，三里主之。

［校勘］

①"失" 原无，据《千金》卷三十、《外台》卷三十九补。

［语译］ 霍乱若大便失禁和放屁的，应取足阳明合穴三里

主治。

[原文] 暴霍乱,仆参主之。

[语译] 急性发作的霍乱,应取足太阳经仆参穴主治。

[原文] 霍乱转筋,金门、仆参、承山、承筋主之。

[语译] 霍乱而至转筋的,应取足太阳经的金门、仆参、承山、承筋等穴主治。

[原文] 霍乱,胫痹不仁,承筋主之(《千金》云:主瘛疭脚痠)。

[语译] 霍乱,若小腿麻痹不仁,应取足太阳经承筋穴主治。

[原文] 转筋于阳,理其阳,转筋于阴,理其阴,皆卒刺之。

[语译] 转筋在四肢外侧的,当调理三阳的经脉;转筋在四肢内侧的,当调理三阴的经脉,因转筋病多系突然而发,故针刺亦应不拘时日,随病随刺。

足太阴厥脉病发溏泄下痢第五

[提要] 本篇说明溏泄下痢的病因和关于难治易治的辨证,及其发展变化和预后等情况,并根据不同的兼症,分别指出主治俞穴。

[原文] 春伤于风,夏生飧泄肠澼。久风为飧泄[1]。飧泄而脉小,手足寒者难已。飧泄而脉小①,手足温者易已。

[校勘]

①“小” 原作“大”,据《灵枢》论疾诊尺篇、《脉经》卷九第九改。

[注释]

[1]“久风为飧泄” 《素问》脉要精微论王注:“久风不变,但在胃中,则食不化而泄利也。以肝气内合而乘胃,故为是病焉。”阴阳应象大论曰:“风气通于肝。故内应于肝也。”

[语译] 人在春天若伤于风邪,到了夏季就发生完谷不化的泄泻或痢疾。感受风邪,日久不愈,与肝气内合而乘胃,也可发生完谷不化的泄泻病。飧泄而脉小,手足寒,为脾气亏虚,其病难愈;飧泄而脉小,手足温,是脾气尚和,其病易愈。

[按语] 本文所云飧泄及肠澼二证,后世注家多以"伏邪"作解,似不恰当,盖"春伤于风"与"久风"同义,都是说风邪伤肝,缠绵日久而未能痊愈,自春至夏,机体逐渐衰弱,而肝邪传脾,必致足太阴脾运化失常,形成完谷不化的飧泄病或痢疾。

[原文] 黄帝问曰:肠澼便血何如?

岐伯对曰:身热则死,寒则生。

曰:肠澼下白沫何如?

曰:脉沉则生,浮则死[1]。

曰:肠澼下脓血何如?

曰:悬绝则死,滑大则生[2]。

曰:肠澼之属,身不热,脉不悬绝,何如?

曰:脉滑大皆生;悬涩皆死,以脏期之[3]。

[注释]

[1]"脉沉则生,浮则死" 脉沉者为脉尚有根,所以当生;脉浮而无根为气血虚极,所以当死。

[2]"悬绝则死,滑大则生" 《类经》肠澼注:"悬绝者,谓太过则坚而搏,不足则微而脱,皆胃气去而真脏见也,邪实正虚,势相悬绝,故死。滑因血盛,大以气充,血气未伤,故生。"

[3]"以脏期之" 病之死期,当在脏气所不胜之日。如肝气绝者,当死于庚辛日,以庚辛日属金,金克木,为肝气所不胜之日,故当死。其他各脏同此例。这是以五行相克的理论推算的。

[语译] 黄帝问:痢疾便血是怎样诊断生死的?

岐伯答:若兼身发热,是阳胜阴败,主死;若身寒,是营气未伤,主生。

问:痢疾下白沫怎样呢?

答:寒痢脉沉者,是脉尚有根,主生;若脉浮无根,气血虚极,主死。

问:痢疾而下脓血怎样呢?

答:脉象悬绝无胃气的主死;滑大有胃气的主生。

问:痢疾这一类病,身不发热,脉搏也不悬绝,又怎样呢?

答:脉象滑大的都主生,脉象悬涩的都主死,病之死期,当在脏气所不胜之日。

[原文] 飧泄补三阴交,上[①]补阴陵泉,皆久留之,热行乃止。

[校勘]

①"交,上" 《灵枢》四时气篇、《太素》杂刺均作"之上"。

[语译] 完谷不化的飧泄病,是脾气虚弱所致,应取足太阴经三阴交穴,用补法针刺,上取阴陵泉穴,皆久留针,待针下有热感时,即止针。

[原文] 病泄[①]下血,取曲泉、五里[②]。腹中有寒[③],泄注肠澼便血,会阳主之。

[校勘]

①"泄" 原作"注",据《千金》卷三十、《外台》卷三十九改。

②"五里" 《灵枢》厥病篇、《太素》瘫泄均无。

③"腹中有寒" 原作"肠中有寒热",据《千金》卷三十、《外台》卷三十九改。

[语译] 病泄泻下血,应取足厥阴经之合穴曲泉及五里穴主治。腹中有寒而致泄泻下痢便血,应取足太阳经的会阳穴主治。

[原文] 肠鸣澼泄,下窌主之。

[语译] 肠间有水以致肠鸣泄泻,应取足太阳经的下窌穴主治。

[原文] 肠澼泄切痛,四满主之。

［语译］ 痢疾下泄，而腹中切痛，应取足少阴经的四满穴主治。

［原文］ 便脓血，寒中，食不化，腹中痛，腹哀主之。

［语译］ 痢疾便脓血，内有寒邪，食不消化，以致腹中疼痛的，应取足太阴经之腹哀穴主治。

［原文］ 绕脐痛，抢心，膝寒，泄利①，腹结②主之。

［校勘］

①“泄利” 原作“注利”，据《外台》卷三十九改。

②“腹结” 原作“腹哀”，据《外台》卷三十九改。

［语译］ 绕脐作痛，气上冲心，膝部发凉，大便泄泻，应取足太阴经的腹结穴主治。

［原文］ 溏瘕，腹中痛，脏痹，地机主之。

［语译］ 溏泄病，邪气留滞肠中而为瘕者，腹中疼痛，脏气痹闭，应取足太阴之郄穴地机主治。

［原文］ 飧泄，太冲主之。

［语译］ 完谷不化的飧泄病，应取足厥阴经之原穴太冲主治。

［原文］ 溏泄①不化食②，寒热不节，阴陵泉主之。

［校勘］

①“泄” 原无，据《外台》卷三十九补。

②“不化食” 《外台》卷三十九作“谷不化”。

［语译］ 溏泄而完谷不化，是由于寒热不节所致，应取足太阴经之合穴阴陵泉主治。

［原文］ 肠澼，中郄主之。

［语译］ 痢疾，应取足厥阴经之郄穴中郄（即中都）主治。

［原文］ 飧泄，大肠痛，巨虚上廉主之。

［语译］ 飧泄而有大肠疼痛的，应取大肠之合穴巨虚上廉主治。

五气溢发消渴黄瘅第六

［提要］　本篇主要论述五谷之气停留不行，溢而为病，则发生消渴黄瘅等症。内容有：

一、消瘅和黄瘅的外候。

二、脾瘅、消瘅、口甘等症的病因、病机、治疗原则、禁忌和主治俞穴。

［原文］　黄帝问曰：人之善病消瘅者，何以候之？

岐伯对曰：五脏皆柔弱者，善病消瘅[1]。夫柔弱者，必刚强，刚强多怒，柔者易伤也。此人薄皮肤而目坚固以深者，长衡①直扬[2]，其心刚，刚则多怒，怒则气上逆，胸中畜积，血气逆留（《太素》作留积），腹皮充胀（《太素》作臆皮充肌），血脉不行，转而为热，热则消肌，故为消瘅。此言其刚暴而肌肉弱者也。

［校勘］

①“衡”　《灵枢》五变篇作“冲”。

［注释］

［1］“五脏皆柔弱者，善病消瘅”　《灵枢集注》张志聪注：“消瘅者，瘅热而消渴消瘦也……盖五脏，主藏精者也；五脏皆柔弱，则津液竭，而善病消瘅矣。”

［2］“长衡直扬”　视力深远而眉直竖的意思。“衡”，指眉上。《汉书》王莽传：“盱衡厉色。”注：“眉之上为衡。”“扬”，即眉。《诗经》猗嗟：“美目扬兮。”传：“扬，眉。”

［语译］　黄帝问：有的人容易患消瘅，怎样诊察呢？

岐伯答：五脏都柔弱的人，容易患消瘅。因为五脏柔弱的人，其性必然刚强，刚强则多怒，五脏柔弱就容易损伤。这种人的皮肤薄，目视深远，眼眉直竖，其性刚强，刚强则多怒，怒则气上逆，使气血蓄积于胸中，血气留滞，气逆则腹皮充胀，血留则脉道不利，郁而为热，热则伤津耗气，消烁肌肉，所以就成为消瘅。

这是指性情刚暴而肌肉柔弱的一类人而言。

［按语］ 消瘅属消渴之类，原因很多，本条主要指出五脏柔弱善病消瘅的病机。此病名最早见于《内经》，又名“热瘅”，其特点是邪热内炽，消灼津液，以多食而消瘦为主症。

［原文］ 面色①微黄，齿垢黄，爪甲上黄，黄瘅也。安卧，小便黄赤，脉小而涩者，不嗜食。

［校勘］

①“面色” 《灵枢》论疾诊尺篇作“身痛而色”。

［语译］ 面色发黄，齿垢黄色，爪甲也黄，这是黄疸病的表现。身体困倦安卧，小便黄赤，脉小而涩的，是湿热困脾所致，必然不思饮食。

［按语］ 黄疸病，本篇论述甚简，仅是指出一般证候，必须参考其他文献。本病的临床表现，以身黄、目黄、小便黄为主，病因是由于脾湿内蕴所引起，其分类始自《金匮要略》，有黄疸、谷疸、酒疸、黑疸、女劳疸五种；之后又有二十八候，九疸，三十六黄的分类法，名称十分复杂。到了元代罗天益《卫生宝鉴》进一步归纳，概括为阴证和阳证，也就是阴黄和阳黄。从色泽上诊断，《仁斋直指方》说：“湿气胜则为熏黄而晦，热气胜则如橘黄而明”。所论皆切合实用。

［原文］ 曰：有病口甘者，病名曰何？何以得之？

曰：此五气[1]之溢也，名曰脾瘅。夫五味入口，藏于胃，脾①为之行其精气，津液在脾，故令人口甘[2]，此肥美之所发也。此人必数食甘美而多肥②，肥令人内热，甘令人中满，故其气上溢，转为消瘅（《素问》作渴）。治之以兰，除陈气[3]也。

［校勘］

①“藏于胃，脾” 原作“发于脾胃”，据《素问》奇病论、《太素》脾瘅消渴改。

②“数食甘美而多肥” 原作“数食美而多食甘肥”，据《素问》奇病论、《太素》脾瘅消渴改。

[注释]

[1]“五气” 指五谷之气。

[2]“令人口甘” 《素问》奇病论王注:“脾热内渗,津液在脾,胃谷化余,精气随溢,口通脾气,故口甘,津液在脾,是脾之湿。”

[3]“治之以兰,除陈气” 《素问》奇病论王注:“兰谓兰草也……除,谓去也。陈,谓久也。言兰除陈久甘肥不化之气者,以辛能发散故也。”

[语译] 问:有患口中发甜的,病名叫什么?是怎样得的?

答:这是由于五谷气味向上泛溢所致,名叫脾瘅。五谷气味入于口,藏于胃,其精气上输于脾,脾为胃行其津液,如果津液停留于脾而不运化反而向上泛溢,则使人口中发甜,这是由于多食肥美所发的疾病。这种人必然是经常吃气味甘美肥腻的食物,肥腻能助阳使人内热,甜味则性缓不散使人中满,所以使气不运化,反而上溢,转化为消渴病,本病应用兰草汤治疗,以除其陈腐久郁之气。

[按语] 本节主要指出:脾瘅为消渴病一类,并为消渴病的早期。其致病原因,为多食甘腻肥美,蕴郁而成。其病机是因脾不运化,津液停留不行,酿为湿热,气味上溢,使人口甘。其治疗可取兰草之芳香化湿宣气醒脾,以去其湿热。在临床应用时可以根据这一原则,但不能拘于此药,以辨清湿热轻重,进行治疗,即所谓“师其法而不泥其方”之意。

[原文] 凡治消瘅,治仆击①偏枯,厥气逆满,肥贵人则膏粱之病也;鬲塞闭绝,上下不通,暴忧之病也[1]。

消瘅脉实大,病久可治[2];脉悬绝小坚②,病久不可治也。

曰:热中消中[3],不可服膏粱芳草石药[4]。石药发疽(《素问》作瘅③),芳草发狂。夫热中消中者,皆富贵人也,令禁膏粱,是不合其心,禁芳草石药,是病不愈,愿闻其说。

曰:夫芳草之气美,石药之气悍,二者其气急疾坚劲,故非缓心和人，不可以服此二者[5]。夫热气慓悍，药气亦然，二者相遇，恐内伤脾[6]。脾者，土也，而恶木；服此药也，至甲乙日当愈甚（《素问》作当更论）。

瘅成为消中。

［校勘］

①“仆击” 原无，据《素问》通评虚实论、《太素》病解补。

②“悬绝小坚” 《素问》通评虚实论无“绝”字。《脉经》卷四第七作“悬小坚急”，于义为长。

③“瘅” 原脱，据本经嘉靖本补。

［注释］

［1］“鬲塞闭绝……暴忧之病也” 《吴注素问》注：“若隔而闭绝，使上下水谷不得通利，则暴忧之所为也。”

［2］“脉实大，病久可治” 《素问注证发微》注：“此言消瘅之病，得阳脉而生也。消瘅者，热证也，故脉实大，虽病久亦可治。”

［3］“热中消中” 《素问》腹中论王注：“多饮数溲，谓之热中，多食数溲，谓之消中。”

［4］“膏粱芳草石药” 《类经》消瘅热中注：“膏粱，厚味也。芳草，辛香之品也。石药，煅炼金石之类也。三者皆能助热，亦能消阴，凡病热者，所当禁用。”

［5］“非缓心和人，不可以服此二者” 《素问》腹中论王注：“脾气溢而生病，气美则重盛于脾，消热之气躁疾，气悍则又滋其热。若人性和心缓，气候舒匀，不与物争，释然宽泰，则神不躁迫，无惧内伤，故非缓心和人，不可以服此二者。”

［6］“恐内伤脾” 《类经》消瘅热中注：“脾者，阴中之至阴也，阳胜则伤阴，故二热气合，必致伤脾。”

［语译］ 凡治疗消瘅，或治仆倒偏枯，厥气逆满，若系肥胖的权贵之人，则是由于过食肥甘厚味不能运化所造成的病；若是隔塞闭绝，水谷之气上下不通，则是由于暴怒忧郁所造成的病。

消瘅病，脉象实大的，病虽日久，尚可治疗；若脉象悬小而坚急的，为病久正气虚极，不可治疗。

问：热中和消中病，按其病情，是不能吃膏粱厚味和服用芳草石药的。因为石药性烈，容易发疸，芳草辛散，容易发狂。但热中消中的患者，大多是富贵之人，若禁用膏粱厚味，则不适合他们的心理，禁用芳草石药，又不能治好疾病，愿听听你的意见。

答：芳草之性香窜，石药之性猛悍，这两类药物的性能，都是急疾坚劲的，所以不是性情和缓的人，是不可服用这两类药物的，因为病的性质是热气炽烈，药物的性能也是如此。如果这两种热气相合，恐怕要内伤脾阴。脾是属土的，最畏肝木克制，用这种药，能助肝阳，所以当至甲日和乙日肝木主令之时，病情就要加重。

内热日久郁积不愈，就会转变成为多食多尿的消中病。

［按语］ 本文反复指出消渴病的成因是由于膏粱厚味所致，同时又指出禁用芳草石药治疗。此处所言禁用芳草和上文云“治之以兰”，并不矛盾，因为脾瘅是“津液在脾”，由于津液停留于脾，不得外运，郁而成湿，所以脾瘅虽然也是热症，但属于湿热，故非芳香不能化；而热中消中，是“热气慓悍”。既为热盛，自然不可再用芳美石药一类助热的药物。所以文中提到“石药发疸，芳草发狂”，即是此意。文中提出“富贵人”易患此症的原因，是由于封建贵族过食厚味而又好逸恶劳脾胃不能运化所致。从而可以体会到，过食肥甘厚味，而又不从事体力劳动，是容易诱发本病的，因此在日常生活中，对此必须加以注意。

［原文］ 黄瘅(《千金》云腹重不动作①)，刺脊中。

［校勘］

①“腹重不动作” 《千金》卷三十作“腹满不能食”。

［语译］ 黄疸病，应刺督脉的脊中穴。

［原文］ 黄瘅善欠，胁下满欲吐(《千金》云身重不动作)，脾俞主之。

［语译］ 黄疸病，好打呵欠，胁下满闷而欲呕吐的，应取足太阳经的脾俞穴主治。

［原文］ 消渴身热，面目[①]黄，意舍主之。

［校勘］

①“目” 原作赤，原校：“《千金》作目”。《外台》卷三十九与原校同，据改，并删原校。

［语译］ 消渴而身发热，面目皆黄，应取足太阳经的意舍穴主治。

［原文］ 消渴嗜饮，承浆主之。

［语译］ 消渴而饮水不止的，应取足阳明任脉之会承浆穴主治。

［原文］ 黄瘅目黄，劳宫主之。

［语译］ 黄疸目黄，应取心主之荥穴劳宫主治。

［原文］ 嗜卧，四肢不欲动摇，身体黄，灸手五里，左取右，右取左。

［语译］ 好卧床而四肢不愿活动，身体发黄的，应灸手阳明经五里穴。病在左取右边的五里穴，病在右，取左边的五里穴。

［原文］ 消渴，腕骨主之。

［语译］ 消渴，应取手太阳经的原穴腕骨主治。

［原文］ 黄瘅，热中善渴，太冲主之。

［语译］ 黄疸，热在中焦而多口渴的，应取足厥阴经原穴太冲主治。

［原文］ 身黄，时有微热，不嗜食，膝内廉[①]内踝前痛，少气，身体重，中封主之。

［校勘］

①“廉” 原无，据《千金》卷三十、《外台》卷三十九补。

［语译］ 身体发黄，时有微热，不愿吃饭，膝部内侧和足踝前面疼痛，气短，身体沉重，应取足厥阴经中封穴主治。

［原文］ 消瘅，善噫①，气走喉咽而不能言，手足清，溺黄，大便难，嗌中肿痛，唾血，口中热，唾如胶，太溪主之。

［校勘］

①“噫” 原作“喘”，据《外台》卷三十九改。

［语译］ 消瘅病，时常嗳气，气上冲咽喉而不能言，手足发冷，小便发黄，大便排出困难，或咽中肿痛，唾血，口中热，唾液粘稠如胶，应取足少阴经原穴太溪主治。

［原文］ 消渴黄瘅，足一寒一热，舌纵烦满，然谷主之。

［语译］ 消渴兼发黄疸，两足一寒一热，舌弛缓而心烦闷的，应取足少阴经荥穴然谷主治。

［原文］ 阴气不足，热中，消谷善饥，腹热身烦，狂言，三里主之。

［语译］ 阴气不足，而致阳气有余，热郁胃中，使人消谷善饥，腹热身烦，狂言乱语的，应取胃经之合穴三里主治。

动作失度内外伤发崩中瘀血呕血唾血第七

［提要］ 本篇说明由于摄生不慎，动作失度，可以影响身体健康，并能诱发崩中、瘀血、呕血、唾血等疾病。主要内容有：

一、养生对身体健康的重要意义及五劳所伤所致之病。

二、血枯病与劳风病的病机、症状、治疗及主治俞穴。

［原文］ 黄帝问曰：人年半百而动作皆衰者，人将失之耶？

岐伯对曰：今时之人，以酒为浆[1]，以妄①为常[2]，醉以入房，以欲竭其精，以好②散其真[3]，不知持满[4]，不时③御神[5]，务快其心，逆于生乐，起居无节，故半百而衰矣。夫圣人之教也，形劳而不倦，神④气从以顺[6]，色⑤欲不能劳其目，淫邪不能惑其心，智愚贤不肖[7]，不惧于物，故合于道数⑥[8]。年度百岁而动作不衰者，以其德全不危故也。

久视伤血，久卧伤气，久坐伤肉，久立伤骨，久行伤筋。

［校勘］

①“妄” 原作“安”，据日刻本、京师医局本、《素问》上古天真论改。

②“好” 原作“耗”，据《素问》上古天真论新校正改。

③“时” 《素问》上古天真论新校正：“别本时作解”。

④“神” 《素问》上古天真论、《千金》养性序均无。

⑤“色” 《素问》上古天真论作“嗜”。

⑥“道数” 《素问》上古天真论无“数”字，《千金》养性序同本经。

［注释］

［1］“以酒为浆” “浆”，饮料之名。《吴注素问》注：“古人每食，必啜汤饮，谓之水浆。以酒为浆，言其饮无节也。”

［2］“以妄为常” 肆行妄为以为常务。

［3］“以欲竭其精，以好散其真” 《类经》上古之人春秋百岁今时之人半百而衰注：“欲不可纵，纵则精竭；精不可竭，竭则真散。盖精能生气，气能生神，……故善养生者，必宝其精，精盈则气盛，气盛则神全，神全则身健，身健则病少。神气坚强，老而益壮，皆本乎精也。”“好”，指女色美好。

［4］“不知持满” “持满”，满而不溢也。《素问》上古天真论王注：“言爱精保神，如持盈满之器，不慎而动，则倾竭天真。”

［5］“不时御神” 不能根据四时阴阳变化运用精神。也就是不知保养精神的意思。

［6］“神气从以顺” 指善于养生的人恬淡虚无，无所贪嗜，故精神调和，真气从顺。

［7］“不肖” 不贤的意思。

［8］“道数” “道”，此指养生之道。“数”，理的意思，即养生的道理。

［语译］ 黄帝问：现在的人年龄到了半百，动作就要衰退，

这是不是人们违失了养生之道呢？

岐伯答：现在的人，把酒当做水浆来饮，把肆行妄为当作日常的习惯，酒醉以后肆行房事，以淫欲竭尽其精，以贪图女色散失其真气，不知持满不溢的道理，不懂得按时调摄精神，只求贪图快活，违背了养生道理，一切举止行动，也没有节制。所以年龄到了半百，动作就衰退了。按照“圣人”的教导，形体虽然劳动但不要过度疲倦，精神正气才能随从而和顺，美色不能动摇他的视听，淫乱邪说不能诱惑他的心志，这样，不论聪明、愚笨、贤良、不肖，对于一切事物都无所畏惧，所以也就能合于养生的道理，年龄到了百岁时而动作并不衰退的，这是因为他完全掌握了养生之道，不会受到什么危害的缘故。

久视则过度劳心而伤血，久卧则过度劳肺而伤气，久坐则过度劳脾而伤肉，久立则过度劳肾而伤骨，行久则过度劳肝而伤筋。

[按语] 本节从精神到形体等生活的各个方面，全面论述了养生的道理，说明无论体力或脑力劳动都不可过分，以防耗竭精气。同时指出一切不正当的行为，不良的嗜好，都是有损于身体健康的，最后指出了五种因起居不当而引起的损伤，这些都是值得我们注意的。

[原文] 曰：有病胸胁楮满，妨于食，病①至则先闻腥臊臭[1]，出清涕，先唾血[2]，四肢清，目眩，时时前后血，何以得之？

曰：病名曰血枯，此得之少年时，有所大夺血，若醉以入房，中气竭，肝伤，故使月事衰少不来也[3]。治之以②乌贼鱼骨③[4]，䕡茹[5]，二物并合，丸以雀卵[6]，大如小豆，以五丸为后饭，饮以鲍鱼[7]汁④，利伤中⑤及伤肝也。

[校勘]

①“病” 原作“食”，据《素问》腹中论、《太素》血枯改。

②“以” 此下《素问》腹中论、《太素》血枯有“四”字。

③“骨” 此下《素问》腹中论、《太素》血枯有“一”字。

④“汁” 此下原有“以饮”二字，据《素问》腹中论、《太素》血枯删。

⑤“伤中” 原作“肠中”，据《素问》腹中论新校正改。

［注释］

［1］“先闻腥臊臭” 《类经》血枯注：“肺主气，其臭腥，肝主血，其臭臊，肺气不能平肝，则肝肺俱逆于上，浊气不降，清气不升，故闻腥臊。”

［2］“出清涕，先唾血” 《吴注素问》注：“出清冷鼻液者，肺中无胃气以和之，故肺金清肃之液出耳。先唾血者，肝病不能藏血也，又以木性上行，故先唾血。”

［3］“此得之少年时……故使月事衰少不来也” 《素问》腹中论王注：“夫醉则血脉盛，血脉盛则内热，因而入房，髓液皆下，故肾中气竭也，肝藏血，以少大脱血，故肝伤也。然于丈夫则精液衰乏，女子则月事衰少而不来。”

［4］“乌贼鱼骨” 《本草经》：“味咸微温，主女子漏下赤白经汁，血闭。”

［5］“藘茹” 《本草经》：“味辛寒，……主恶血。”

［6］“雀卵” 《素问》腹中论王注：“味甘温平无毒，主治男子阴痿不起，强之令热，多精有子。”

［7］“鲍鱼” 《素问》腹中论王注：“味辛臭温平无毒，主治瘀血血痹在四肢不散者。”

［语译］ 问：有的患者，胸胁支满，妨碍饮食，发病时先闻到腥臊的气味，鼻出清涕，先吐血，四肢清冷，头目眩晕，时常前阴及大便出血，这是什么原因得的？

答：这种病叫“血枯”。得病的原因，是在少年时患过大失血的病，使内脏有所损伤，或是酒醉后肆行房事，使肾气竭，肝血伤，所以月经闭止而不来。治疗的方法是：乌贼鱼骨，藘茹，将二药合而为末，以雀卵为丸，如小豆大，每服五丸，饭后服，再饮以鲍鱼汁。这种疗法，能够补精活血，有利于伤中及伤肝的病。

[按语] 本节所述是指肝肾亏损而成的血枯病，所以治疗方法，是用活血兼以雀卵鲍鱼，以滋养肝肾为主。这一治疗方法，不但适用于女子血枯，即男子精血亏损之证，亦可以此法治之。

[原文] 曰：劳风[1]，为病何如?

曰：劳风法在肺下[2]，其为病也，使人强上[3]而瞑视[4]，唾出若涕[5]，恶风而振寒，此为劳风之病也。

曰：治之奈何?

曰：以救俯仰[6]。太阳引精者三日，中若①五日，不精者七日[7]（《千金》云：候之三日五日，不精明者，是其症也）。咳出青黄涕，其状如脓，大如弹丸，从口中若鼻空出，不出则伤肺，伤肺则死矣。

[校勘]

①"若" 原作"年者"，据《素问》评热病论新校正改。

[注释]

[1]"劳风" 《素问》评热病论王注："从劳风生，故曰劳风，劳谓肾劳也。"《太素》热病说注："劳中得风为病，名曰劳中，亦名劳风。"

[2]"法在肺下" 《素问》评热病论王注："肾脉者，从肾上贯肝鬲，入肺中，故肾劳风生，上居肺下也。"《太素》热病说注："肺下，病居处也。"

[3]"强上" 指头项强，不得俯仰貌。《太素》热病说注："强上，好仰也。"《素问》评热病论王注："今肾精不足，外吸膀胱，膀胱气不能上营，故使人头项强而视不明也。"

[4]"瞑视" 即视物不明。

[5]"唾出若涕" 《吴注素问》注："肺中津液，为风热蒸灼稠粘，故唾出若鼻中之涕。"

[6]"以救俯仰" 劳风强上而不得俯仰，故治之宜先救其不得俯仰之症。

[7]“太阳引精者三日……不精者七日” 肾合膀胱，膀胱之脉起于目内眦，还出别下项。今肾劳精亏，不能循太阳之脉营其头项精明，因而强上瞑视，不得俯仰，故治之法，应引肾精以助太阳，若肾精即至者，三日可愈，中等者五日可愈，若精至而缓者，须待七日方可病起。

[语译] 问：劳风的病情是怎样的？

答：劳风一般病发于肺下，其症状是使人项强，视物不清，吐出粘痰似涕，恶风而战栗怕冷，这就是劳风的发病情况。

问：怎样治疗呢？

答：先以针、药制止其项强等俯仰不灵的症候。若肾精随足太阳经即至者，三日可愈，中等的五日可愈，精至迟缓的七日可愈，愈时有青黄色象脓一样的痰液，大小如弹丸一般，从口鼻中而出，如果不能咯出，热郁肺中则伤肺，伤肺就属于死证。

[按语] 劳风证，马元台以为劳证，叶文龄以为痉证，王好古以为肺痿，诸说不一，《病源》列为风热候，曰：“风热之气，先从皮毛入于肺也。肺为五脏上盖，候身之皮毛，若肤腠虚，则风热之气，先伤皮毛，乃入肺也。其状……若不出则伤肺，变咳嗽唾脓血也。”似指过劳之后，风热袭肺，郁积不解，变为咳吐脓血之症。

[原文] 少气，身漯漯也，言吸吸也[1]，骨痠体重，懈惰不能动，补足少阴。

[注释]

[1]“身漯漯也，言吸吸也” 《类经》刺厥痹注：“身漯漯，寒栗也。言吸吸，气怯也。此皆精虚不能化气，故当补足少阴肾经。”

[语译] 少气的病人，身上经常恶寒战栗，说话气怯，断断续续，骨节痠痛，身体沉重，懈惰无力不能动作，在治疗时，应补足少阴。

[原文] 短气，息短不属，动作气索[1]，补足少阴，去①

血络。

[校勘]

①“去”《太素》少气作“取”。

[注释]

[1]“短气……动作气索”《灵枢集注》张志聪注：“短气者，气上而短，故息短而不能连属，若有动作则气更消索矣。”

[语译] 呼吸气短的病人，呼吸短促不相连接，若有活动，则呼吸更觉不足，这是气虚所致。在治疗时，应补足少阴经，察有瘀血的赤络，则当尽去其血。

[按语]《类经》刺厥痹云：“按此二节，皆属气虚，不补手太阴而补足少阴者，阳根于阴，气化于精也，治必求本，于此可见，用药用针，其道皆然”。此说有道理。

[原文] 男子阴端寒，上冲心中佷佷①[1]，会阴主之。

[校勘]

①“佷佷” 原作“俍俍”，据《铜人》卷四改。

[注释]

[1]“佷佷(hén hén 痕痕)” 戾也。即扭转的意思。

[语译] 男子阴头发凉，气上冲心中，有如互相扭转一样，应取任脉的会阴穴主治。

[原文] 男子脊急目赤，支沟主之。

[语译] 男子脊背拘急，目色赤的，应取手少阳经经穴支沟主治。

[原文] 脊内廉痛，溺难，阴痿不用，少腹急引阴，及脚内廉痛①，阴谷主之。

[校勘]

①“痛” 原无，据《外台》卷三十九补。

[语译] 脊柱内痛，小便难，阴痿不用，少腹拘急牵引阴器，以及脚的内侧痛，应取足少阴经的合穴阴谷主治。

[原文] 善魇①[1]梦者，商丘主之。

[校勘]

①"魇" 原作"厌",据《铜人》卷五改。

[注释]

[1]"魇(yǎn 演)" 《说文新附》:"梦惊也。"《正字通》:"人气窒,心惧神乱则魇。"

[语译] 好作魇梦的人,应取足太阴经经穴商丘主治。

[原文] 丈夫失精,中极主之。

[语译] 男子遗精病,应取任脉及足三阴之会穴中极主治。

[原文] 男子精溢,阴上缩,大赫主之。

[语译] 男子精液外溢,阴器上缩,应取足少阴经冲脉之会穴大赫主治。

[原文] 男子精不足,太冲主之。

[语译] 男子精液不足,应取足厥阴之原穴太冲主治。

[原文] 崩中,腹上下痛,中郄主之。

[语译] 女子血崩症,腹部上下作痛,应取足厥阴经的郄穴中郄(即中都)主治。

[原文] 胸中瘀血,胸胁榰满,鬲痛,不能久立,膝痿寒,三里主之。

[语译] 胸中有瘀血,以致胸胁支满,膈痛,或不能久立,膝关节痿弱无力而又发凉的,应取足阳明经合穴三里主治。

[原文] 心下有鬲,呕血,上脘主之。

[语译] 心下隔塞不通,或呕血的,应取任脉的上脘穴主治。

[原文] 呕血,肩①息,胁下痛,口干,心痛与背相引,不可咳,咳则引②肾痛,不容主之。

[校勘]

①"肩" 原作"有",据《外台》卷三十九改。

②"引" 原无,据《外台》卷三十九补。

［语译］ 呕血，喘息抬肩，胁下痛，口干，心痛牵引脊背也痛，不敢咳嗽，咳嗽则牵引肾区痛，应取足阳明经的不容穴主治。

［原文］ 唾血，振寒，嗌干，太渊主之。

［语译］ 唾血，恶寒战栗，喉咙干，应取手太阴经原穴太渊主治。

［原文］ 呕[①]血，大陵及郄门主之。

［校勘］

①“呕” 原作“咳”，据《千金》卷三十、《外台》卷三十九改。

［语译］ 呕血病，应取心主之大陵和郄门二穴主治。

［原文］ 呕血上气，神门主之。

［语译］ 呕血而气上逆的，应取手少阴经神门穴主治。

［原文］ 内伤不足，三阳络主之。

［语译］ 由于内伤而气血不足的，应取手少阳经三阳络穴主治。

［原文］ 内伤唾血不足，外无膏泽，刺地五会。

［语译］ 内伤唾血，以致气血不足，肌肤不润泽的，应取足少阳经地五会穴主治。

［原文］ 凡唾血，泻鱼际，补尺泽。

［语译］ 凡系唾血的病人，多与肺经有关，所以应泻手太阴经的鱼际穴，补尺泽穴。

邪气聚于下脘发内痈第八

［提要］ 本篇主要论述邪气结聚于下脘发生内痈的病机与证治，内容有：

一、下鬲病的病机、症状和治法。

二、胃脘痈的诊断特点，肺痈、肝痈、肾痈的主要症状。

［原文］ 黄帝问曰：气为上鬲[1]。上鬲者，食入而还出，余

已知之矣。虫为下鬲，下鬲者，食晬时乃出，未得其意，愿卒闻之。

岐伯对曰：喜怒不适，食饮不节，寒温不时，则寒汁留①于肠中，留①则虫寒，虫寒则积聚守于下脘，守下脘则肠胃充郭，卫②气不营，邪气居之。人食则虫上食，虫上食则下脘虚，下脘虚则邪气胜，胜则积聚以留，留则痈成，痈成则下脘约。其痈在脘内者，则沉而痛深；其痈在脘外者，则痈外而痛浮，痈上皮热。微③按其痈，视气所行[2]，先浅刺其傍，稍内益深，还而刺之，无过三行[3]，察其浮沉以为浅深，已刺必熨，令热入中，日使热内，邪气益衰，大痈乃溃[4]。互以参禁，以除其内，恬澹无为，乃能行气[5]，后服酸④苦，化谷乃下⑤矣[6]。

［校勘］

①“留”　《灵枢》上鬲、《太素》虫痈均作“流”。

②“卫”　原作“胃”，据《灵枢》上鬲、《太素》虫痈改。

③“微”　原无，据《灵枢》上鬲、《太素》虫痈补。

④“酸”　《灵枢》上鬲作“咸”

⑤“下”　此下原有“鬲”字，据《灵枢》上鬲、《太素》虫痈删。

［注释］

[1]“气为上鬲”　《类经》上膈下膈虫痈之刺注：“气为上鬲者，食饮入而还出。夫气有虚实，实而气壅，则食无所容，虚而气寒，则食不得化，皆令食入即出也。”

[2]“微按其痈，视其所行”　《太素》虫痈注：“以手轻按痈上，以候其气，取知痈气所行有三：一是欲知其痈气之盛衰；二是欲知其痈之浅深；三是欲知其刺处之要，故按以视也。”

[3]“先浅刺其傍……无过三行”　《太素》虫痈注：“候其痈傍气之来处，先渐浅刺，后以益深者，欲导气令行也。还，复也，如此更复刺，不得过于三行也。”“三行”，三次也。

[4]“已刺必熨……大痈乃溃”　《太素》虫痈注：“寒汁邪

气聚以为痈,故痈塞也。令刺已熨之,令热入中者,以寒温,使其日有内热,寒去痈溃也。”

[5]“恬澹无为,乃能行气” 恬澹无为,则情志舒畅,气血才能得以流通。

[6]“后服酸苦,化谷乃下矣” 《太素》虫痈注:“酸为少阳,苦为太阳,此二味为温,故食之化谷也。”

[语译] 黄帝问:由于气机郁滞而发生了上鬲病。上鬲病的症状是,饮食入胃之后立即吐出,我已经知道了。虫积发生下鬲病。下鬲病的症状是,饮食入胃之后,要经过一昼夜的时间才吐出,我还没有领会其意义,愿听你详细的谈谈。

岐伯答:情志抑郁不畅,饮食不知节制,气候的寒温失于调摄,则胃气伤而阳虚,寒凉的液体留于肠中,肠中的寄生虫感到寒冷,遂即向上积聚于胃的下脘,虫皆积聚于胃的下脘,则使肠胃充实扩大,下脘壅塞不通,卫气不能转运,邪气即居留而不去。当人吃饭的时候,虫闻食气,亦向上求食,虫向上求食则下脘空虚,下脘气虚则邪气更胜,邪气胜则积结而留聚,邪气留聚痈即形成,痈成则下脘约束而不得畅通。如果痈在脘内的,则痈沉痛而深;痈在脘外的,则痈渐向外,其痈浮浅,并且痈上的皮肤发热。针刺的时候,用手轻按其痈,以诊察痈之气行的情况,先在旁边浅刺之,然后再稍微向内,逐步加深,这样取针再刺,但不能超过三次,针刺的深度,必须要根据其痈的深浅,针刺之后,要加火熨,使热气入内,每日使热气入内,邪气即逐渐衰退,大痈就可以溃散。在调养方面,必须起居饮食适宜,以除其内伤,使精神安定,气血便能畅行,再服用酸苦的药物,以助胃的运化,则水谷即可下通,不至再上逆吐出了。

[按语] 本节所论之证,历来看法不一,张介宾说:“上膈下膈,即膈食证也……此篇特言虫痈者,盖亦下膈之一证耳”。丹波元简说:“今据其有痈上皮热,及大痈乃溃等语而推之,则似因内痈而膈食者,盖上文所谓上膈者,《病源》诸书所论五膈

之属，所谓下膈，食晬时乃出，因虫与痈者，五膈等外，别是一种之膈证也。”丹波氏之说，较为妥当。本证病机，系由饮食起居不当，寒温失调，使胃气不振，邪气结聚于下脘，渐变为痈，更加寄生虫之阻塞，致使下脘约束不通，似属内痈兼有虫证。至于针刺的方法，后世文献未见用者，尚须作进一步探讨。

[原文] 曰：有病胃脘痈者，诊当如何？

曰：诊此者，当候胃脉，其脉当沉涩(《素问》作细)。沉涩者气逆，气逆者则人迎甚盛，甚盛则热。人迎者，胃脉也，逆而盛则热聚于胃口而不行，故胃脘为痈[1]。

[注释]

[1]“胃脘为痈” 《素问》病能论王注：“血气壮盛而热内薄之，两气合热，故结为痈也。”

[语译] 问：有患胃脘痈的应当如何诊断？

答：诊断这种病，应当诊其胃脉，胃为水谷之海，多气多血，脉应有力，如患此病，则脉当沉涩。沉涩脉是胃气逆而上行，所以人迎脉很盛，脉盛则热，人迎也是属于胃脉，胃气逆而经气盛，则热聚于胃口不行，因而形成痈肿。

[按语] 本节主要指出胃脘痈的脉象，对病机症状方面的论述则甚略。《圣济总录》中说：“夫阴阳升降，则营卫流通，气逆而膈，则留结为痈。胃脘痈者，由寒气隔阳，热聚胃口，寒热不调，故血肉腐坏……令人寒热如疟，身皮甲错，或咳或呕，或唾脓血。”此说可供临床参考。在治疗方面该书有方五首，以清热解毒为主。

[原文] 肝满肾满肺满皆实，则为瘇[1]。肺痈①喘而两胠②满；肝痈①两胁(《素问》作胠)下满，卧则惊，不得小便[2]；肾痈①胠(《素问》作脚)下至少腹满，胫有大小，髀胫跛，易偏枯[3]。

[校勘]

①“痈” 《素问》大奇论均作“雍”。

②“胠” 原作“胫”，原校：“《素问》作胠”，今本《素问》大

奇论与原校同,据改,并删原校。

[注释]

[1]“瘇(zhǒng 肿)” 在此指痈肿的意思。

[2]“卧则惊,不得小便” 肝主惊骇,所以卧则易惊;肝脉环阴器抵少腹,所以不得小便。

[3]“胫有大小……易偏枯” 足少阴肾脉,循内踝之后,别入跟中,以上腨内,出腘内廉,上股内后廉。今肾痈为病,循其一脉下注,故致两侧下肢粗细大小不同,患侧髀胫活动受限,而易于发生偏枯病。

[语译] 肝满、肾满、肺满,都是邪气壅实,邪气壅实,则形成痈肿。肺痈则气喘两胠胀满;肝痈则两胁下胀满,卧则惊惕不安,小便不利;肾痈则胠下至少腹部胀满,两侧下肢粗细不一,患侧髀胫活动受限,而易于发生偏枯病。

[按语] 本节杨上善、王冰皆按内痈解释,马元台则解为壅滞,他说:“按《甲乙经》壅作痈,今愚细思之,肺、肝、肾三经,不宜生痈……此雍断宜作壅,盖言气之壅滞也。”杨、王之注,与经义较切,马氏以为三脏不宜生痈,证之临床,似不可从,至其症状,当然不限于文中所指,这和上文胃脘痈一样,不过是指出其重点而已。

寒气客于经络之中发痈疽风成发厉浸淫第九上

[提要] 本篇主要论述风寒邪气侵犯人体,使经脉不能畅通而发生痈疽、厉风、浸淫疮等病的病机、症状、治疗和预后。内容有:

一、痈疽的病机、治疗原则,以及顺症和逆症的辨证。

二、有关痈疽、厉风、浸淫疮等病的俞穴主治。

三、痈和疽的区别。

[原文] 黄帝问曰:肠胃受谷,上焦出气,以温分肉,以养骨节,通腠理[1]。中焦出气如露①,上注溪谷而渗孙脉,津液和调,变化而赤②为血。血和则孙络先满,乃注于络脉,络脉皆盈,乃注于经脉。阴阳乃张[2],因息而行,行有经纪,周有道理,与天合同,不得休止。切而调之,从虚去实,泻则不足,疾则气减,留则先后;从实去虚,补则有余,血气已调,神气乃持[3]。余已知血气之平③与不平③,未知痈疽之所从生,成败之时,死生之期,或有远近,何以度之?

曰:经脉流行不止,与天同度,与地合纪,故天宿失度,日月薄蚀[4],地经失纪,水道流溢,草蓂④[5]不成,五谷不植,径路⑤不通,民不往来,巷聚邑居,别离异处。血气犹然,请言其故。夫血脉营卫,周流不止,上应星⑥宿,下应经数。寒邪客于⑦经络之中则血泣,血泣则不通,不通则卫气归之不得复反,故痈肿也。寒气化为热,热胜则肉腐,肉腐则为脓,脓不泻则筋烂,筋烂则骨伤,骨伤则髓消,不当骨空,不得泄泻,则筋骨枯空,枯空则筋骨肌肉不相营⑧,经脉⑨败漏,熏于五脏,脏伤则死矣。

[校勘]

①“露” 原作“雾”,据《灵枢》痈疽、《太素》痈疽改。

②“而赤” 原作“赤而”,据《灵枢》痈疽、《太素》痈疽改。

③“平” 原作“至”,据《灵枢》痈疽、《太素》痈疽改。

④“蓂” 《灵枢》痈疽作“萓”,《太素》痈疽、《医心方》作“蘆”,《千金翼》卷二十三第一、《灵枢略》作“芦”。

⑤“径路” 原作“经纪”,据《灵枢》痈疽、《太素》痈疽改。

⑥“星” 原作“天”,据《灵枢》痈疽、《太素》痈疽改。

⑦“于” 原无,据《灵枢》痈疽、《太素》痈疽补。

⑧“营” 原作“亲”,据《灵枢》痈疽、《太素》痈疽改。

⑨“脉” 原作“络”,据《灵枢》痈疽、《太素》痈疽、《鬼遗方》改。

[注释]

[1]“上焦出气……通腠理” 《类经》痈疽注:“上焦出气,宗气也。宗气出于喉咙而行呼吸,其以温分肉,养骨节,通腠理者,是卫气化于宗气也。”

[2]“阴阳乃张” 指营卫气血张起而运行。“张”,起的意思。

[3]“从虚去实……神气乃持” 此指调治之法。若系虚中挟实的,欲从虚中去其实,不可急用泻法,因为泻则正气益不足,疾刺则正气益衰减,必须留针以待气至,再进行补泻;若系实中挟虚的,欲从实中去其虚,不可急用补法,因为补则邪气益有余,总以达到血气调和,神气才能守持于内。

[4]“日月薄蚀” 《汉书》天文志韦昭曰:“气往迫之为薄,亏毁曰食也。”“食”与“蚀”义同。

[5]“草蓂” 蓂,指蓂荚。《类经》人身应天地注:“蓂荚,瑞草也。尧时生于庭,随月雕荣,朔后一日荚生,望后一日荚落。”“草蓂”,诸说不一,此处泛指众草木而言。

[语译] 黄帝问:肠胃受纳水谷,化为精微,与肺吸入的清气相合而为宗气,其出于上焦者为卫气,以温暖分肉,濡养筋骨,通利腠理。其出于中焦者为营气,象露水一样,注于溪谷之中,渗于孙脉之内,于是津液调和,变化为赤色的血液。血脉调和,首先使孙络充满,然后注于络脉,络脉都充实之后,再注于经脉。这样使营卫气血,都已张起,再因呼吸的作用而运行于全身,它的循行有一定的度数,环周有一定的道路,并且和自然界的变化相适应,运行不息,不能停止。如果发生异常变化时,则须切循察其虚实进行调治,若系虚中挟实的,欲从虚中去其实,不可急用泻法,因为泻则正气益不足,疾刺则正气益衰减,必须留针以待气至,再进行补泻;若系实中挟虚的,欲从实中去其虚,不可急用补法,因为补则邪气益有余,总以达到气血调和,神气才能守持于内。我已经知道了气血是否平和,但是不知道痈疽是怎样发生的,以及病情的成败,死生日期的远近等,应该怎样去揣

度呢？

答：经脉的流行不止，是和天地间各种自然现象一样，有其一定的规律，所以天空星宿的运行失度，就会出现日月薄蚀，地面的河流失常，就会使水道泛滥，草木枯萎不成，五谷不能繁殖，道路不通，民众不能往来，聚居于巷邑之中，和他处隔离。人体气血的运行也是这样的，我再讲讲其中的道理。血脉营卫周流不休，上应天空星宿之度，下应大地经水之数，寒邪侵犯于经脉之中，则血脉凝滞不通，血脉不通则卫气聚结不能往返运行，所以要发生痈疽。寒气久郁则化为热，热胜则肌肉腐烂为脓，脓不能及时排出则筋烂骨伤，骨伤则髓液消耗，不能充实骨空，骨髓不能泄泽，则筋骨枯萎空虚，筋骨和肌肉也不能互相营养，使经脉败坏，毒气内熏于五脏，如果脏气被伤，就是死证。

[**按语**] 本节首先阐述了气血营卫运行的情况，进而指出痈肿的病机和致死的原因。《病源》痈候对病机的阐发，更为简明，兹录之以供参考。“喜怒不测，饮食不节，阴阳不调，则六腑不和，荣卫虚者，腠理则开，寒客于经络之间，经络为寒所折，则荣卫稽留于脉，……荣血得寒则涩而不行，卫气从之，与寒相搏，亦壅遏不通，气者阳也。阳气蕴积则生于热，寒热不散，故聚积成痈。”

寒气客于经络之中发痈疽风成发厉浸淫第九下

[**原文**] 黄帝问曰：病之生时，有喜怒不测，饮食不节，阴气不足，阳气有余，营气不行，乃发为痈疽[1]；阴阳气不通，两①热相搏，乃化为脓，小针能取之乎？

岐伯对曰：夫致②使身被痈疽之疾，脓血之聚者，不亦离道远乎？痈疽之生，脓血之成也，积微③之所生；故圣人自治于未形也，愚者遭其已成也。

曰：其已有形，脓已成，为之奈何？

曰：脓已成，十死一生。

曰：其已成有脓血，可以小[4]针治乎？

曰：以小治小者，其功小；以大治大者，其功大；以小治大者，多害[5]。故其已成脓血者，其惟砭石铍[6]锋之所取也。

［校勘］

①"两" 原作"而"，据《灵枢》玉版篇、《太素》疽痈逆顺刺改。

②"致" 《灵枢》玉版篇、《太素》疽痈逆顺刺作"至"。

③"微" 原作"聚"，据《灵枢》玉版篇、《太素》疽痈逆顺刺改。

④"小" 原作"少"，据《灵枢》玉版篇、《太素》疽痈逆顺刺改。

⑤"害" 此下原有"大"字，据《灵枢》玉版篇、《太素》疽痈逆顺刺删。

⑥"铍" 原作"铫"，据《灵枢》玉版篇、《太素》疽痈逆顺刺改。

［注释］

［1］"喜怒不测，……发为痈疽" 《类经》痈疽五逆注："喜怒不测，则气有所逆，饮食不节，则脏气有所伤，阴气不足，故营有不行，阳气有余，故热从而聚，皆足以致痈疽也。"

［语译］ 黄帝问：病在初生时，有的因为喜怒无常，饮食不节，致使阴气不足，阳气有余，营气不通，卫气蕴积，就发生了痈疽，由于阴阳之气不通，内外两热聚结，而化为脓，这样的病，小针能够治疗吗？

岐伯答：致使身体受邪发生了痈疽病，以致脓血结聚者，不是背离养生之道也太远了吗？因为痈疽的发生，脓血的形成，是渐积而生；所以高明的医生治疗其于未成形之前，低劣的医生，才治疗其已成之时。

问：痈肿已有形，脓已形成，应当怎样？

答：到脓已形成时，往往是十死一生。

问：已经有了脓血，可以用小针去治疗吗？

答：以小针治小痈，其作用较小；以大针治大痈，其作用较大；若以小针治大痈，作用不大，贻误病机，则害多。所以当大痈脓血已经形成时，只有用石针、铍针、锋针等较大的针，才能决破其脓血，使之外流。

[按语] 本节主要精神是，指出痈疽的发生并非一日所形成，必须争取早日治疗，若当脓血已经形成时，则须用大针早为排出脓血，以免烂筋伤骨，败坏经络，熏于五脏，致使病情恶化。至于“脓已成，十死一生”一说，其主要精神乃是示人对痈疽必须争取早期治疗。

[原文] 曰：多害者，其不可全乎？

曰：在逆顺焉耳。

曰：愿闻顺逆？

曰：已为伤者，其白睛青黑，眼小，是一逆也；内药而呕[1]，是二逆也；腹①痛渴甚[2]，是三逆也；肩项中不便[3]，是四逆也；音嘶色脱[4]，是五逆也。除此五者为顺矣。

[校勘]

①“腹” 《病源》痈溃后候、《外台》痈疽发背证候等论均作“伤”。

[注释]

[1]“内药而呕” 《灵枢集注》张志聪注：“内药而呕，胃气败也”。

[2]“腹痛渴甚” 《灵枢集注》张志聪注：“脾主为胃行其津液，腹痛渴甚，脾气绝也。”

[3]“肩项中不便” 《灵枢注证发微》注：“肩属手之三阳，项属手足六阳及督脉经，今肩项不便，是阳盛阴虚也。”《灵枢集注》张志聪注：“太阳为诸阳主气，肩项中不便，阳气伤也。”按：

张、马二注，似觉牵强。《圣惠方》述七恶，有"肩项不便，四肢沉重"一条，与本条义同，似属气血虚甚，不能营养筋骨，关节为之不灵，只云"肩项"者，仅举其一也。

[4]"音嘶色脱"　《灵枢注证发微》注："音嘶者，肺衰也；色脱者，五脏衰也。"

[语译]　问：多害的就不能保全了吗？

答：要看病情的逆顺。

问：我愿听听病情的逆顺。

答：身体已经受了损伤，如果眼的白睛青黑，眼睛变小的是一逆；服药而呕吐的是二逆；腹部疼痛，口渴严重的是三逆；肩部项部等关节活动不灵便的是四逆；声音嘶哑，色脱无泽的是五逆。这是由于气血衰弱，脏腑损伤所致，所以称为逆证。除去这五逆之外的，是顺证。

[按语]　本节主要指出痈疽的五逆证，这对于观察痈疽的预后是非常重要的，惟文中所述症候比较简单，因而后世医家通过进一步观察，又总结归纳出"五善"和"七恶"，如《圣惠方》卷六十一辨痈疽证候好恶法及各外科专书，均有详细记载，可以互相参看。

[原文]　邪之入于身也深，其寒与热相薄，久留而内著，寒胜其热，则骨疼肉枯；热胜其寒，则烂肉腐肌为脓；内伤骨为骨蚀[1]。

有所结，筋①屈不得伸，气居其间而不反，发为筋瘤也。

有所结，气归之，卫气留之不得复反，津液久留，合而为肠（一本作疡）疽②。留久者，数岁乃成。以手按之柔。

有所结，气归之，津液留之，邪气中之，凝结日以易甚，连以聚居为昔瘤，以手按之坚。

有所结，气深中骨，气因于骨，骨与气并息，日以益大，则为骨疽③。

有所结，气中于肉，宗气归之，邪留而不去，有热则化为脓，无热则为肉疽[④]。

凡此数气者，其发无常处而有常名。

[校勘]

①“有所结，筋” 原作“有所疾前筋”，《灵枢》刺节真邪篇、《太素》卷二十九残篇均作“有所疾前筋，筋”，《医学纲目》瘿瘤注：“‘疾前’二字衍文也，筋当作‘结’”。据下文例参《灵枢》、《医学纲目》改。

②“肠疽” 《灵枢》刺节真邪篇、《太素》卷二十九残篇均作“肠溜”，溜义同瘤，疑“肠疽”应为“肠瘤”。

③“骨疽” 按本段是专论瘤病，疑“疽”为“瘤”之误。

④“肉疽” 疑为“肉瘤”之误。

[注释]

[1]“骨蚀” 《类经》邪变无穷注：“其最深者，内伤于骨，是谓骨蚀，谓侵蚀及骨也。”后世所谓附骨疽、多骨疽等，多属本病。

[语译] 邪气侵入人体比较深的，则寒热相互搏结，久留不去，而停著于内，如果寒胜于热，则骨节疼痛，肌肉枯萎；热胜于寒，则肌肉腐烂而化为脓；如果向内损伤了骨，就成为“骨蚀”。

邪气有所结聚，而中于筋，使筋屈而不得伸，邪气居留其中不去，就可以发生“筋瘤”。

邪气有所结聚，而气归藏于内，则卫气亦留于内而不能复出，津液不能向外输布，停留于胃肠，与邪气相合而成为“肠疽”。如果邪留日久的，需要好几年才能形成，用手按之是柔软的。

邪气有所结聚，而气归藏于内，津液停留，复中邪气后，则凝结不散日益加重，互相连聚起来，就成为“昔瘤”。用手按之是坚硬的。

邪气有所结聚，深中于骨部，邪气因而停留于骨中，和骨相并存，日渐增大，就成为“骨疽”。

邪气有所结聚，气中于肌肉，而宗气归藏于内，邪气停留不去，如果有热则化为脓，没有热就成为“肉疽”。

这几种邪气为患，其发病虽然没有固定的部位，但却有一定的名称。

［**按语**］ 本节似专论瘤病，指出了瘤病的分类和成因，但无症状描述。《外科正宗》瘿瘤论对瘤病所记甚详，今录取部分内容以供参考。“瘤者阴也，色白而漫肿，亦无痒痛，人所不觉……肝统筋，怒动肝火，血燥筋挛曰筋瘤。心主血，暴急太甚，火旺逼血沸腾，复被外邪所搏而肿曰血瘤。脾主肌肉，郁结伤脾，肌肉消薄，土气不行，逆于肉里而为肿曰肉瘤。肺主气，劳伤元气，腠理不密，外寒搏而为肿曰气瘤。肾主骨，恣欲伤肾，肾火郁遏，骨无荣养而为肿曰骨瘤。予曰：筋瘤者，坚而色紫，垒垒青筋，盘曲甚者，结若蚯蚓……血瘤者，微紫微红，软硬兼杂，皮肤隐隐，缠若红丝，擦破血流，禁止不住……肉瘤者，软若绵，硬似馒，皮色不变，不紧不宽，终年只似覆碗然……气瘤者，软而不坚，皮色如故，或消或长，无热无寒……骨瘤者，形色紫黑，坚硬如石，疙瘩高起，推之不移，昂昂坚贴于骨。”

［**原文**］ 曰：病痈①肿颈痛，胸满腹胀，此为何病？

曰：病名曰厥逆，灸之则喑，石之则狂，须其气并[1]，乃可治也，阳气重上（一本作止），有余于上，灸之则②阳气入阴，入则喑[2]，石之则②阳气虚，虚则狂[3]；须其气并而治之，使愈。

曰：病颈痈者，或石治之，或以针灸治之，而皆已，其治何在？

曰：此同名而异等者也。夫痈气之息者，宜以针开除去之；夫气盛血聚者，宜石而泻之。此所谓同病而异治者也。

［**校勘**］

①“痈” 《素问》腹中论作“膺”。

②“则” 原无，据《素问》腹中论、《太素》痈疽补。

［**注释**］

[1]“气并”《类经》厥逆之治须其气并注:“气并者,谓阴阳既逆之后,必渐通也。”

[2]“灸之则阳气入阴,入则瘖”《类经》厥逆之治须其气并注:“阳气有余于上,而复灸之,是以火济火也,阳极乘阴,则阴不能支,故失声为瘖。”

[3]“石之则阳气虚,虚则狂”《类经》厥逆之治须其气并注:“阳并于上,其下必虚,以石泄之,则阳气随刺而去,气去则上下俱虚,而神失其守,故为狂也。”

[语译] 问:患了痈肿颈痛,胸满腹胀,这是什么病?

答:病名叫做厥逆。这种病如果用灸法就会失音,用砭石就会发狂,须其阴阳之气相并而渐通后,乃可治疗。因为病系阳气逆上,有余于上,如果用灸法,灸能助阳,使阳气更盛,阳气溢入于阴中,则阴气被伤而不能上承,所以失音;如果用砭石治疗,则气随外泄,泄则阳气虚,而神气失守,就要发狂;所以必须待其阴阳之气合并之后治之,才可以痊愈。

问:患了颈痈病,或用砭石治疗,或用针灸治疗,都能治好,这是什么道理呢?

答:这是因为病名虽同而症候不同,所以亦用不同的治法。颈痈属于气结不行的,要用针法开导以除去其病;若气壅盛而血结聚的,要用砭石以泄之。这就是所说的“同病而异治”的原则。

[按语] “同病而异治”,是祖国医学诊治疾病的一条重要原则,它被广泛运用于每一种比较复杂疾病的治疗中,病情的变化是随着时间、地区和体质等不同情况而有所差异的,如上文所论,同一颈痈,而有在气在血的不同,即所谓“同名而异等”,所以在治疗时必须采取不同的方法。

[原文] 曰:诸痈肿筋挛骨痛,此皆安生①?

曰:此皆寒气之肿也,八风之变也。

曰:治之奈何?

曰：此四时之病也，以其胜，治其俞。

［校勘］

①“生” 原作“在”，据《素问》脉要精微论、《太素》痈疽改。

［语译］ 问：各种痈肿以及筋脉拘挛骨节疼痛等证，是什么原因形成的？

答：这都是由于感受了寒气和四时八风的侵袭变化而生的。伤血则为痈肿，伤筋则为拘挛，伤骨则为骨节疼痛。

问：怎样治疗？

答：这种疾病既是四时的邪气所引起，就用五行胜克的刺法，取其俞穴以治之。

［原文］ 暴痈筋緛①[1]，随分而痛，魄汗[2]不尽，胞气不足[3]，治在其经俞[4]。腋痈大热，刺足少阳[5]五，刺而热不止，刺手心主[6]三，刺手太阴经络者[7]、大骨之会[8]各三。

［校勘］

①“緛” 原作“濡”，原校：“一本作緛”，《素问》通评虚实论与原校同，据改，并删原校。

［注释］

[1]“緛（ruǎn 软）” 短缩的意思。

[2]“魄汗” 肺合皮，内藏魄，故皮肤出汗称魄汗。

[3]“胞气不足” 胞同脬，即膀胱。“胞气不足”，就是膀胱经气不足。

[4]“暴痈筋緛……治其经俞” 《素问》通评虚实论王注：“痈若暴发，随脉所过，筋怒緛急，肉分中痛，汗液渗泄如不尽，兼胞气不足者，悉可以本经脉穴俞补泻之。”

[5]“足少阳” 马莳认为是渊液穴，张介宾认为是渊腋辄筋。

[6]“手心主” 马莳认为是天池穴。

[7]“手太阴经络者” 张介宾认为是列缺穴。

[8]"大骨之会"　马莳认为是肩贞穴。

[语译]　急性痈肿而致筋肉缩急，痈肿处的分肉疼痛，如果汗出不止，是由于膀胱经气不足，应刺其所属之经的俞穴。患腋痈的病人，发高热，应刺足少阳经五次，针过之后，热仍不退，可刺心主手厥阴经三次，刺手太阴经的络穴和大骨之会各三次。

[原文]　痈疽不得顷回[1]。痈不知所，按之不应手，乍来乍已[2]，刺手太阴傍[3]三，与缨脉[4]各二。

[注释]

[1]"不得顷回"　《类经》冬月少针非痈疽之谓注："谓不可使顷刻内回也。内回则毒气攻脏，害不小矣。"

[2]"乍来乍已"　即时痛时止的意思。

[3]"刺手太阴傍"　《类经》冬月少针非痈疽之谓注："太阴之脉，自腋下出中府，中府之旁乃足阳明气户库房之次。"

[4]"缨脉"　《类经》冬月少针非痈疽之谓注："结缨两旁之脉，亦足阳明颈中水突气舍等穴。"《吴注素问》注："缨脉，结缨两旁之脉，不言其经者，约而言之，不必拘其经也。"

[语译]　痈疽病，要急泻脓毒，不可使疮毒顷刻回转而致内攻，内攻则内烂筋骨，穿通脏腑。若痈疽初起，不知处所，按之也不肿，时痛时止，不知痛处，当刺手太阴之旁三次，与结缨两旁之脉各二次。

[原文]　治痈肿者，刺痈上，视痈大小深浅刺之，刺大者，多而深之，必端内针为故止也(《素问》曰：刺大者多血，小者深之，必端内针为故止)。

[语译]　治痈肿已腐败为脓的，当刺痈上，要根据痈肿的大小深浅刺之，刺大痈应多刺深刺，但必须直入其针，免伤良肉。

[原文]　项肿不可俯仰，颊肿引耳，完骨主之。

[语译]　项肿不能俯仰，颊肿牵连到耳，这是太阳和少阳二经之病，应取足太阳少阳之会完骨穴主治。

[原文]　咽肿难言，天柱主之。

[语译] 咽部肿而语言困难的，以足太阳经的天柱穴主治。

[原文] 颛肿唇痈，颧窌主之。

[语译] 眼下和上唇痈肿的，应取手太阳经的颧窌穴主治。

[原文] 颊肿痛，天窗主之。

[语译] 颊部肿痛的，应取手太阳经的天窗穴主治。

[原文] 颈[1]项痈肿不能言，天容主之。

[校勘]

①"颈" 原作"头"，据《外台》卷三十九、《千金》卷三十改。

[语译] 颈项痈肿不能说话的，应取手太阳经的天容穴主治。

[原文] 身肿，关门主之。

[语译] 身肿，应取足阳明经的关门穴主治。

[原文] 胸下满痛，膺肿，乳根主之。

[语译] 胸下胀满而痛，或是胸两侧肿，应取足阳明经的乳根穴主治。

[原文] 马刀肿瘘，渊腋、章门、支沟主之。

[语译] 腋下瘰疬肿瘘，多系病在少阳与厥阴经，应取足少阳经的渊腋、足厥阴经的章门、手少阳经的支沟等穴主治。

[原文] 面肿目痈肿[1]，刺陷谷出血立已。

[校勘]

①"肿" 原无，据《外台》卷三十九补。

[语译] 面目痈肿的，应刺足阳明经之俞穴陷谷，使之出血，病可立时痊愈。

[原文] 犊鼻肿，可刺其上，坚勿攻，攻之者死[1]。

[校勘]

①"可刺其上……攻之者死" 《千金》作"可灸不可刺，若

其上坚勿攻,攻之即死”。《外台》作“先熨去之,其赤坚勿攻,攻者死”。

［语译］ 犊鼻处肿,可浅刺其肿上,如果肿而坚硬的,不可针刺,若刺之则毒内陷而死。

［原文］ 疽①,窍阴主之。

［校勘］

①“疽” 此上《千金》卷三十有“痈”字。

［语译］ 疽病,应取足少阳经头部的窍阴穴主治。

［原文］ 厉风[1]者,索[2]刺其肿上,已刺以吮①[3]其处,按出其恶血,肿尽乃止,常食方食,无食他食。

［校勘］

①“吮” 《灵枢》四时气篇作“锐针锐”,《太素》杂刺作“兑针兑”。

［注释］

[1]“厉(lì 利)风” 即麻风。

[2]“索” 在此作“须”或“应”解。

[3]“吮(shǔn 顺上)” 吸的意思。

［语译］ 麻风病人,应在肿块之上刺针,刺后吸其刺处,再用手按出其恶血,待肿块消尽,乃停止针刺。刺后应注意饮食,平常吃的东西才吃,不要乱吃其他食物。

［原文］ 脉风成为厉,管①疽发厉[1],窍阴主之。

［校勘］

①“管” 《外台》卷三十九、《资生经》发背作“营”,注云:“明堂经作骨”。

［注释］

[1]“管疽发厉” 指鼻管败坏的麻风病。《千金》卷三十曰:“窍阴主鼻管疽发为厉鼻。”

［语译］ 风中于脉可以成为厉病,鼻管败坏而发厉风的,应取足少阳经头部的窍阴穴主治。

［原文］　头大浸淫，间使主之。

［语译］　头部肿大的浸淫疮，应取手厥阴经的间使穴主治。

［原文］　管疽①，商丘主之。

［校勘］

①“管疽”　《外台》卷三十九作“骨疽蚀”。

［语译］　麻风而鼻管败坏的，应取足太阴经的商丘穴主治。

［原文］　瘃蛘[1]欲呕，大陵主之。

［注释］

[1]“瘃蛘(zhúyàng 竹杨)”　肿核瘙痒的意思。“瘃”，《灵枢》阴阳二十五人“血少气多则肉而善瘃”。《说文》：“中寒肿核也”，即冻疮。“蛘”搔蛘也，见《说文》段注：“玄应引《礼记》蛘不敢搔，俗多用痒字，非也”。

［语译］　肿核搔痒，兼欲呕吐的，应取手厥阴经的大陵穴主治。

［原文］　痂疥[1]，阳溪主之。

［注释］

[1]“痂疥”　指疮痂搔痒的意思。“痂”，《说文》：“干疡也。”“疥”，《说文》：“搔也”。非后世所指的“疥疮”。

［语译］　浸淫疮结痂搔痒的，应取手阳明经的阳溪穴主治。

［原文］　黄帝问曰：愿尽闻痈疽之形与忌日①名？

岐伯对曰：痈发于嗌中，名曰猛疽[1]，不急治化为脓，脓不泻塞咽，半日死；其化为脓者，脓泻已，则含②豕膏[2]，无冷食③，三日已。

［校勘］

①“忌日”　《外台》卷二十四、《鬼遗方》卷四均作“期日”。

②“含”　原作“合”，据《太素》痈疽、《千金翼方》疮痈、《外

台》卷二十四改。

③“无冷食” 原作“冷食”，据《外台》卷二十四改。《太素》痈疽、《鬼遗方》、《医心方》均作“毋冷食”，义同。

[注释]

[1]“猛疽” 《医宗金鉴》结喉痈注：“此痈发于项前结喉之上，又名猛疽，以其毒势猛烈也……肿甚则堵塞咽喉，汤水不下，其凶可畏，若脓成不针，向内溃穿咽喉者则难生矣。”

[2]“豕膏” 苏颂曰：“利血脉，散风热，润肺，入膏药主诸疮。”《类经》痈疽注：“即猪脂之炼净者也。”

[语译] 黄帝问，愿听听痈疽的症状和死生的忌日？

岐伯答：痈疽发于喉内的，叫猛疽，若不急治，即会化脓，若已化脓，应急泻其脓，不泻则脓塞咽喉，半日死；脓泻尽以后，可口含豕膏，但不要冷用，三天即可痊愈。

[按语] 本症《医宗金鉴》以为即结喉痈，发于喉的外部，而本文云：“发于嗌中”，系指发于喉内，亦似喉风一类疾病。本症若脓成不泄，则脓血痰涎梗塞，不急治，最易窒息而死。

[原文] 发于颈者，名曰夭疽[1]。其状大而赤黑。不急治则热气下入渊腋[2]，前伤任脉[3]，内熏肝肺，熏则十余日死矣。

[注释]

[1]“夭疽” 《证治准绳》以颈痈为夭疽。《外科正宗》：“生于耳后一寸三分，致命之处，左为夭疽，是属肝木，右为锐毒，是属肺金，为阴恶之候。”

[2]“下入渊腋” 《类经》痈疽注：“渊液，足少阳经穴。其发在颈，则连于肺系，下入足少阳，则及乎肝脏矣，故至于死。”

[3]“前伤任脉” 任脉行颈前正中，所以本症若毒气向前侵犯，即可损伤任脉。

[语译] 痈疽发于颈部的，叫夭疽，它的形色大而赤黑。若不急治，则热毒向下发展至渊液穴处，向前发展则伤及任脉，向内发展则内熏肝肺二脏，毒气内陷而熏肝肺的，十余日便会

死亡。

[原文] 阳气大发，消脑溜项，名曰脑烁[1]。其色不乐①，项②痛如刺以针。烦心者，死不治。

[校勘]

①“不乐” 《病源》疽候作“不荣”，义较长。

②“项” 此下原有“脑”字。据《灵枢》痈疽篇、《太素》痈疽、《病源》疽候删。

[注释]

[1]“脑烁” 《灵枢集注》张志聪注：“阳气大发者，三阳之气并发也。三阳者，太阳也。太阳经脉入于脑出于项，故发于项，名曰脑烁，此盛阳之气，消烁脑髓也。”《证治准绳》认为本证系“脑疽”，引《鬼遗方》云：“正脑上一处起为脑痈及脑疽脑烁，并在大椎骨上入发际。”

[语译] 由于阳热亢盛，消烁脑部而痈疽发于项部的，叫脑烁。患者的神色不正常，项部疼痛如针刺。若出现心烦不安的症状，即为不治的死证。

[按语] 此症即脑疽，又名对口，有偏正之分，正者在督脉上，偏者生太阳脉上，若灼热刺痛者，毒尚在外；若疮塌不痛者，则毒将内陷；若心烦不安，神志不清者，为毒气入里，多属难治。临床所见，多因积热湿毒上壅而致。

[原文] 发于肩及臑，名曰疵疽。其状赤黑，急治之，此令人汗出至足[1]，不害五脏，痈发四五日逆焫[2]之。

[注释]

[1]“令人汗出至足” 即使病人全身出汗的意思。

[2]“逆焫” 迎而灸之之意。“逆”，迎也，“焫”，灸也。

[语译] 痈疽发于肩部和臑部的，名叫疵疽。痈疽的颜色赤黑，必须急治，使病人全身出汗，汗出透则不致损害内脏，若痈已发四五日，应用灸法迎而灸之。

[按语] 《医宗金鉴》：“此疽生于肩中廉，属三焦、胆二经，

红活高肿，一名疵痈；坚硬平塌为肩中疽。肩之前廉属大肠经，名干疽，一名疔疽；肩之后廉属小肠经，名过肩疽。"《证治准绳》称为"肩疽"。

[原文] 发于腋下赤坚者，名曰米疽①。治之以砭石，欲细而长，疏砭之，涂以豕膏，六日已，勿裹之。其痈②坚而不溃者，为马刀挟瘿，以急治之。

[校勘]

①"米疽" 《千金翼》卷二十三、《医心方》均作"朱疽"。

②"痈" 《千金翼》卷二十三、《鬼遗方》均作"疽"。

[语译] 疽发于腋下色赤而坚硬的，名叫米疽。应用细而长的砭石治之，但刺时宜疏不宜密。刺后涂以豕膏，六天可以痊愈，不须包扎。如果痈疽坚硬而没有溃破的，是马刀挟瘿，应当急治。

[按语] 本节自"其痈"以下，历来注家均另作一段，但本经和《病源》、《千金翼》、《鬼遗方》均作一节，其意义有三：一者指出米疽之证治；二者指出米疽与马刀挟瘿之区别；三者指出马刀挟瘿之病不但能发于项部，亦可发于腋下。米疽又名腋疽或疚疽。《医宗金鉴》说："腋疽一名米疽，又名疚疽，发于肐肢窝正中，初起之时，其形如核。"

[原文] 发于胸，名曰井疽[1]。其状如大豆，三四日起，不早治，下入腹；不治，七日死[2]。

[注释]

[1]"井疽" 《内经知要》病能注："井者，喻其深而恶也。"

[2]"七日死" 《类经》痈疽注："发于胸者，能熏心肺，若不早治而使之入腹，毒尤甚矣，故死期之速如此。"

[语译] 痈疽发于胸部的，名叫井疽，形状象大豆，三四天就发出，若不早治，则向下入腹；若再不治，七天就会死亡。

[按语] 井疽是一种发展迅速的外科疾患，《医宗金鉴》从其部位、成因、症状上论述说："此证生于心窝，属任脉中庭穴，

由心经火毒而成。初如豆粒，肿痛渐增，心燥如焚，肌热如火……若溃后经年不愈者，必成穿心冷瘘，难治。”

[原文] 发于膺，名曰甘疽[1]。色青，其状如谷实[2]瓜蒌，常苦寒热。急治之，去其寒热；不急治，十岁死，死后出脓[3]。

[注释]

[1]“甘疽”《医宗金鉴》：“此证由忧思气结而成。生于膺上，即胸膛两傍肉高处，属肺经中府穴之下，无论左右，皆能为患。”

[2]“谷实” 即楮实子。“谷”，树名，又叫“楮”。

[3]“常苦寒热……死后出脓” 《灵枢集注》张志聪注：“疽至十年而后，发乃死，死后出脓者，谓至将死之候，然后出脓而死，此即乳岩石痈之证也。夫寒热者，厥阴阳明之气病也……肝脏胃腑之郁毒，留于脉络之间，即如鼠瘘寒热之毒，其本在脏，其末在脉，故不易消而亦不即发也。至十年之久，脏腑之气将衰，则毒气发而溃烂死矣。”

[语译] 痈疽发于胸膺部位的，名叫甘疽。其病灶部位色青，形状象楮实或瓜蒌，时常发寒热。应急予治疗，以去其寒热症状；若不急治，十年死，死时出脓。

[按语] “甘疽”证，据后世所指，乃属一般痈疽，其症初起色青，渐大变紫，坚硬疼痛，恶寒壮热，溃后脓稠者，易愈；病久寒热不退，难以成脓，脉见浮数的，预后不良，本文所指似非此义。《灵枢集注》张志聪以为乳岩石痈，又如鼠瘘之说，虽未必尽合经旨，但也有其一定的道理。本症似属发于胸膺部位的鼠瘘一类疾病，故常日久复发，溃烂则多不愈。

[原文] 痈发于胁，名曰败疵[1]。此言女子之病也，久之①，其状大痈脓，其中乃有生肉大如赤小豆②，治之以蔆翘草根③[2]及赤松子根④[3]各一升，以水一斗六升，煮之令竭，得三升，即强饮，厚衣坐于釜上，令汗至足已。

[校勘]

①“久之” 原作“灸之”，据《千金翼》卷二十三、《外台》卷二十四、《鬼遗方》改。

②“大如赤小豆” 《病源》卷三十二无“大”字，“豆”后有“麻、黍也”三字。

③“陵翘草根” 《外台》卷二十四作“连翘草及根”。

④“及赤松子根” 他书均无，惟《太素》注：“有本翘松各一升”，与本经合。

[注释]

[1]“败疵” 《证治准绳》以为即胁疽，《灵枢识》：“潘云：亦乳串之类”。

[2]“陵翘草根” “陵翘”，即连翘。《本草经》：“连翘，味苦平，主寒热鼠瘘，瘰疬痈肿，恶疮瘿瘤，结热蛊毒。”

[3]“赤松子根” 性味作用不详，待考。

[语译] 痈疽发于胁部的，名叫败疵。这种病多发生于女子，病久则形状大而有痈脓，其中生有息肉，如赤小豆大。治疗时可用陵翘草根和赤松子根各一升，用水一斗六升，煮至三升，趁热强服之，并穿厚衣坐于盛有热汤的锅上，使其全身出汗到足部。

[原文] 发于股胫[①]（一作胻），名曰股胫疽[②]。其状不甚变色，痈脓内薄于骨，急治之，不急治三[③]十日死。

[校勘]

①“股胫” 《病源》卷三十二作“股阴。”

②“股胫疽” 《太素》痈疽、《医心方》均作“脱疽”。《千金翼》卷二十三、《外台》卷二十四均作“股脱疽”。

③“三” 原作“四”，据《灵枢》痈疽篇、《太素》痈疽、《千金翼》卷二十三改。

[语译] 痈疽发于股胫部位的，名叫股胫疽。病灶皮肤的颜色变化不大，其痈脓内迫于骨，应急治之，不急治则三十天死。

[按语] 此证张介宾以为即贴骨痈，贴骨痈也就是附骨

疽，胡公弼曰："贴骨痈即附骨疽，生大腿外侧骨上，高不见高，肿不见红，痛深至骨者是也。"附骨疽的发生，多因风、寒、湿阻于筋骨，气血凝滞而成。表现症状初起寒热往来，继则筋骨疼痛，表面不红不热，但痛如锥刺，不能屈伸转动。日久寒郁化热，腐肉为脓，而外形仍漫肿无头，皮色不变。溃后脓水淋漓，不易收口，可形成瘘管和死骨，待死骨脱出后，才能逐渐愈合。

[原文] 发于尻，名曰锐疽[1]。其状赤坚大，急治之，不治三①十日死。

[校勘]

①"三" 《病源》、《医心方》均作"四"。

[注释]

[1]"锐疽" 《医宗金鉴》鹳口疽注："此证一名锐疽，生于尻尾骨尖处，初肿形如鱼肫，色赤坚痛，溃破口若鹳咀，属督脉经，由湿痰流结所致。"

[语译] 痈疽发于尻部的，名叫锐疽。病灶色赤坚硬而大，须急治之，不急治则三十日死。

[原文] 发于股阴，名曰赤弛①。不治六十②日死；在两股之内，不治十日③死。

[校勘]

①"赤弛" 《灵枢》痈疽篇、《太素》痈疽、《医心方》均作"赤施"。《鬼遗方》作"赤施疽"。

②"六十" 《太素》痈疽、《病源》卷三十二、《外台》卷二十四、《医心方》均作"六"。

③"十日" 《太素》痈疽、《病源》卷三十二、《医心方》均作"六十日"。

[语译] 痈疽发于股部内侧的，名叫赤弛。不及时治疗则六十日死；若发两股之内，不及时治疗则十日死。

[按语] 张志聪以为此证是火毒损害于阴部，故名"赤施"，《证治准绳》以为股阴疽。《医宗金鉴》股阴疽注："此证一

名赤施，发生于股内合缝下近阴囊之侧……坚硬漫肿木痛，由七情不和，忧思愤郁凝结而成。”

[原文] 发于膝，名曰疵疽①[1]，其状大痈色不变。寒热而坚者，勿石，石之者即死；须其色异②，柔[2]乃石之者生。

[校勘]

①“疵疽”《鬼遗方》作“雌疽”。

②“色异”《灵枢》痈疽、《太素》痈疽、《医心方》均无，《病源》卷三十二作“色黑”。

[注释]

[1]“疵疽”《医宗金鉴》：“疵疽亦生在膝盖，肿大如痈，其色不变，寒热往来，属气血虚。”

[2]“柔”系指疮已柔软，为脓成之象。

[语译] 痈疽发于膝部的，名叫疵疽，病灶大而皮肤的颜色不变。如发寒热而痈坚硬，是脓未成，不可用砭石刺破，刺破则易使病势恶化；必须在局部皮肤颜色已经改变，痈已变软时，才可用砭石刺之。

[原文] 诸痈之发于节而相应者，不可治[1]。发于阳者，百日死；发于阴者，四十①日死[2]。

[校勘]

①“四十”《灵枢》痈疽篇、《外台》卷二十四均作“三十”。

[注释]

[1]“诸痈之发于节而相应者，不可治”《太素》痈疽注：“当节生痈，脓入节间，伤液，故不可疗也。”《类经》痈疽注：“诸节者，神气之所游行出入也，皆不宜有痈毒之患，若其相应，则发于上而应于下，发于左而应于右，其害尤甚，为不可治。”

[2]“发于阳者，……四十日死”对本段注释，马莳等皆与上文相连，作一节解读。然详考《太素》、《千金翼》、《鬼遗方》均与上文分开，且首文亦作“发于”二字，似当分开为是。至于

"发于阳"、"发于阴",说法不一,如:《太素》痈疽注:"丈夫阴器曰阳,妇人阴器曰阴。"《类经》痈疽注:"发于三阳之分者,毒浅在腑,其死稍缓;发于三阴之分者,毒深在脏,不能出一月也。"《灵枢集注》闵士先注:"痈者,壅也;疽者,阻也。上古以痈疽所发之处,分阴阳而命名,后世以发于背者曰发背。发于臂者曰臂痈,是以古今之命名各异焉。"今从后说。

[语译] 凡是痈疽发于关节,而且上下左右相应的,均不易治愈。发于阳部的,一百天死;发于阴部的,四十天死。

[原文] 发于胫,名曰兔啮[1],其状如赤豆至骨①,急治之,不急治杀人。

[校勘]

①"如赤豆至骨" 《灵枢》痈疽篇、《太素》痈疽、《病源》卷三十二、《外台》卷二十四、《鬼遗方》、《医心方》均作"赤至骨"。

[注释]

[1]"兔啮" 《证治准绳》、《疡医大全》均以为"胫疽",因其疼痛状若兔啮,故以为名。

[语译] 痈疽发于胫部的,名叫兔啮,形状好象赤豆而深至骨,必须急治,不急治则易发生危险。

[原文] 发于内踝,名曰走缓[1]。其状痈色不变。数石其俞①[2],而止其寒热,不死。

[校勘]

①"石其俞" 《病源》卷三十二、《鬼遗方》均作"灸"。

[注释]

[1]"走缓" 《医宗金鉴》内外踝疽注:"此二证生两足踝近腕之处,在内踝者名走缓,又名鞋带疽;在外踝者,名脚拐毒。盖内踝骨,属三阴经脉络也;外踝骨,属三阳经脉络也。俱由寒湿下注,血涩气阻而成。"

[2]"数石其俞" 《类经》痈疽注:"数石其俞,砭其所肿之

处也。”

[语译] 痈疽发于内踝部的，名叫走缓。病灶皮肤的颜色不变。应多砭其所肿之处，以止其寒热，病可不死。

[原文] 发于足上下，名曰四淫[1]。其状大痈。不急治之①，百日死。

[校勘]

①“不急治之” 《病源》卷三十二、《医心方》均作“不色变，不治”。

[注释]

[1]“四淫” 《医宗金鉴》：“四淫生足跗之前上下，其大如痈，左右同。”

[语译] 痈疽发于足上下部位的，名叫四淫。其形象大痈。若不急治，则一百天死。

[原文] 发于足旁，名曰厉痈[1]，其状不大，初从小指发，急治①之，去其②黑者，不③消辄益，不治，百日死。

[校勘]

①“治” 此下原有“去”字，据《灵枢》痈疽篇、《太素》痈疽、《病源》卷三十二、《外台》卷二十四删。

②“去其” 原作“其状”，据《灵枢》痈疽篇、《太素》痈疽、《外台》卷二十四改。

③“不” 此下原有“可”字，据《灵枢》痈疽篇、《太素》痈疽、《外台》卷二十四删。

[注释]

[1]“厉痈” 《医宗金鉴》：“厉痈生足跗两旁，小如枣栗，左右同。”

[语译] 痈疽发于足旁的，名叫厉痈，痈不很大，开始先发于足小指，应急治之，去其色黑者，若不消而痈日益增大，不治疗，则一百天死。

[按语] 厉痈是生于足背两旁的肿疡，形虽小而病情较

重，故称“厉痈”。足三阴亏损者重，仅限于湿热下注者轻，如红肿疼痛，溃破流脓，腐去无黑变现象，乃系顺症；若微红略肿，溃后脓水稀薄，时出时止，属阴寒凝滞，不易愈合；疮色暗黑，漫肿无头，疼痛而不化脓，伴有恶寒发热，心烦口渴，小便淋漓，则病情险恶。

［原文］ 发于足指，名曰脱疽[①]。其状赤黑者，死不治；不赤黑者不死；治之不衰，急斩去之[②]，不去则死矣。

［校勘］

①“脱疽” 《灵枢》痈疽篇作“脱痈”。

②“去之” 此下《病源》卷三十二、《千金翼》卷二十三、《外台》卷二十四均有“活也”二字。

［语译］ 痈疽发于足指的，名叫脱疽。颜色赤黑的，为不治的死证；颜色未赤黑的，可以不死；若治疗而病势不见好转，应即割除，如不割除，即易造成死亡。

［按语］ 脱疽一证，手足部均可发生，但以生于足趾者为多。常因嗜食膏粱厚味，生活失于调节，或过服香燥、温肾壮阳药物，使郁热邪毒蕴积脏腑，消灼津液；或外感寒湿之邪，与内热相结，引起局部气血凝滞。发病过程比较缓慢，初起如米粒状黄疱，皮色紫暗似煮熟的红枣，黑气浸漫，腐烂逐渐向周围和深部蔓延，上至脚面，或波及邻近之趾，有烧灼样间歇性剧痛，在行走时或夜间睡眠中发生。能腐肉、蚀筋、烂骨，疮面的脓水恶臭难闻。早期治疗预后较好，晚期黑腐败坏者难治。此证相当于现代医学的血栓闭塞性脉管炎。

［原文］ 黄帝问曰：何为痈？

岐伯对曰：营气积留于经络[①]之中，则血泣而不行，不行则卫气归之，归而不通，壅遏而不得行，故[②]热；大热不止，热胜则肉腐，肉腐则为脓，然不能陷[③]于骨髓，骨髓不为焦枯，五脏不为伤，故名曰痈。

曰：何为疽？

曰：热气纯盛，下陷肌肤筋髓骨肉，内连五脏，血气竭绝，当其痈下筋骨良肉皆无余，故名曰疽。疽者，其皮上[4]夭[5]以坚，状如牛领皮；痈者其皮上薄以泽，此其候也。

[校勘]

①“经络” 《灵枢》痈疽篇、《太素》痈疽、《千金翼》卷二十三均作“经脉”。

②“故” 此下原有“曰”字，据《灵枢》痈疽篇、《外台》卷二十四删。

③“陷” 此下原有“肌肤”二字，据《灵枢》痈疽篇、《太素》痈疽删。

④“皮上” 原作“上皮”，据《千金翼》卷二十三、《外台》卷二十四及下文义改。

⑤“夭” 此下原有“瘀”字，据《灵枢》痈疽篇、《太素》痈疽删。

[语译] 黄帝问：什么样的疮属于痈？

岐伯答：营气留滞于经络之中，则血液凝涩不行，血凝涩不行，则卫气归藏于营血之中，壅遏而不得通行，所以发热，大热不止，热毒过盛，则肌肉腐烂为脓，但脓毒较浅，不能内陷于骨髓，骨髓不至于枯焦，五脏也不至于受伤，所以叫做“痈”。

问：什么样的疮属于疽？

答：热气极盛的，深陷于肌肤筋骨髓道之中，向内连及五脏，使气血枯竭，正当疮处下部的筋骨肌肉也都败坏无余，所以叫做“疽”。疽的特点是：其皮色晦暗无泽，而且坚硬得象牛颈项部的皮一样；痈的特点是：其皮薄而有光泽，这是两者在诊断方面的区别。

[原文] 曰：有疽死者奈何？

曰：身有[1]五部：伏菟一，腨（《灵枢》作腓）二，背三，五脏之俞四，项五。此五部有疽死也。

[校勘]

①“有” 原无，据《灵枢》寒热病篇、《太素》寒热杂说、《病源》卷三十二补。

[语译] 有的患疽病而死，是什么道理？

答：身体有五处重要部位：一是伏兔，二是腨部，三是背部，四是五脏背俞，五是项部。这五处如果生了疽，有致死的危险。

[按语] 本节主要指出身体重要部位生疽，容易发生死证。由于上述五处有的是经脉通行的要道，有的离脏腑很近，特别是项部、背部等处，毒气很容易内陷而害及内脏，故在临床工作中，必须及时托毒外出，以防内陷。

[原文] 曰：身形应九野奈何？

曰：请言身形之应九野①也：左足②应立春，其日戊寅③己丑；左胸（一作胁）应春分，其日乙④卯；左手⑤应立夏，其日戊辰己巳；膺喉头首应夏至，其日丙午；右手应立秋，其日戊申己未；右胸（一作胁）应秋分，其日辛酉；右足应立冬，其日戊戌己亥；腰尻下窍应冬至，其日壬子；六腑及鬲下三⑥脏应中州，其日大禁，太乙所在之日[1]，及诸戊己。

凡此九者，善候八正所在之处，主左右上下身体有痈肿者，欲治之，无以其所直之日溃治之，是谓天忌[2]日也。

五子[3]夜半[4]五丑[3]鸡鸣[4]

五寅[3]平旦[4]五卯[3]日出[4]

五辰[3]食时[4]五巳[3]禺中⑦[4]

五午[3]日中[4]五未[3]日昳[4]

五申[3]晡时[4]五酉[3]日入[4]

五戌[3]黄昏[4]五亥[3]人定[4]

以上此时得疾者皆不起。

[校勘]

①“九野” 《千金翼》卷二十三作“九宫”。

②“足” 原作手，据《灵枢》九针论改。

③“寅” 《针灸问对》针灸宜避天忌日作“子”。

④“乙” 《千金翼》卷二十三、《针灸问对》针灸宜避天忌日作“己”。

⑤“手” 原作足，据《灵枢》九针论、《千金翼》卷二十三、《铜人》改。

⑥“三” 原作“五”，据《灵枢》九针论改。

⑦“禺中” 原作“喁中”，据《千金翼》卷二十三改。

[注释]

[1]“太乙所在之日” 《灵枢》九宫八风篇：“太一常以冬至之日，居叶蛰之宫四十六日。明日居天留四十六日。明日居仓门四十六日。明日居阴洛四十五日。明日居天宫四十六日。明日居玄委四十六日。明日居仓果四十六日。明日居新洛四十五日。明日复居叶蛰之宫。……太乙移日，天必应之以风雨。”“太乙所在之日”，即指“太乙”移居之日。“太乙”亦称“太一”。《史记》天官书：“中宫天极星，其一明者，太一常居也。”正义曰：“太一，天帝之别名也。”《淮南子》天文训：“太微者，太乙之庭也，紫宫者，太乙之居也。”注：“太乙，天神也。”《星经》：“太一星在天一南半度，天帝神。”据此则“太乙”乃指天帝神而言。张介宾认为即北极也，似与“太乙常居”之义不符，又与“太乙”移居之文不合。今从前说。此说实际是受占星术的影响，属于封建迷信性的糟粕。

[2]“天忌” 《素问》八正神明论王注：“人忌于天，故曰天忌。”

[3]“五子” “五丑”“五寅”“五卯”“五辰”“五巳”“五午”“五未”“五申”“五酉”“五戌”“五亥”古人以天干与地支配合计日，天干六循环，地支五循环，则天干与地支之末数相配，共得六十之数，称为六十甲子。其中有五个子日，即甲子、丙子、戊子、庚子、壬子。五个丑日，即乙丑、丁丑、己丑、辛丑、癸丑。五个寅日，即甲寅、丙寅、戊寅、庚寅、壬寅。五个卯日，即乙卯、丁卯、己

卯、辛卯、癸卯。五个辰日，即甲辰、丙辰、戊辰、庚辰、壬辰。五个巳日，即乙巳、丁巳、己巳、辛巳、癸巳。五个午日，即甲午、丙午、戊午、庚午、壬午。五个未日，即乙未、丁未、己未、辛未、癸未。五个申日，即甲申、丙申、戊申、庚申、壬申。五个酉日，即乙酉、丁酉、己酉、辛酉、癸酉。五个戌日，即甲戌、丙戌、戊戌、庚戌、壬戌。五个亥日，即乙亥、丁亥、己亥、辛亥、癸亥。

[4]“夜半”　“鸡鸣”“平旦”“日出”“食时”“禺中”“日中”“日昳（dié 蝶）”“晡（bū 逋）时”“日入”“黄昏”“人定”古代对一日中十二个时辰的代称。若以昼夜相平的时间约之，则夜半相当于子时，鸡鸣相当于丑时，平旦相当于寅时，日出相当于卯时，食时相当辰时，禺中相当于巳时，日中相当于午时，日昳相当于未时，晡时相当于申时，日入相当于酉时，黄昏相当于戌时，人定相当于亥时。

[语译]　问：身形应九野是怎样的呢？

答：我谈谈身形应九野的情况：左足应在立春，其日应在戊寅己丑；左胸应在春分，其日应在乙卯；左手应在立夏，其日应在戊辰己巳；膺、喉及头部应在夏至，其日应在丙午；右手应在立秋，其日应在戊申己未；右胸应在秋分，其日应在辛酉；右足应在立冬，其日应在戊戌己亥；腰、尻及前后二阴应在冬至，其日应在壬子；六腑及鬲下肝脾肾三脏应在中州，其日所应，大忌太乙移居之日，以及所有戊日和己日。

上述九应，能察明八方和中州与人体相应之处，凡身体上下左右有痈肿，要进行治疗时，不要在其部位相应之日采用溃破的治疗方法，因为这叫“天忌日”。

五子日的“夜半”时，五丑日的“鸡鸣”时，五寅日的“平旦”时，五卯日的“日出”时，五辰日的“食时”时，五巳日的“禺中”时，五午日的“日中”时，五未日的“日昳”时，五申日的“晡时”时，五酉日的“日入”时，五戌日的“黄昏”时，五亥日的“人定”时。

以上这些时间内，患痈肿的，都不能治愈。

[按语] 痈疽之证，能否痊愈，主要取决于病邪的轻重，病发部位的深浅及人体的正气盛衰，治疗方法的恰当与否，而本节内容，却机械地将人体规定一些忌日，及所谓“太乙所在之日”，称之为“天忌日”，在每日的时间内，又规定一定的时间，以为发病不起之时。这是唯心主义的玄学，应予以批判。

卷之十二

欠哕唏振寒噫嚏軃泣出太息漾下耳鸣啮舌善忘善饥第一

[提要] 本篇论述了欠、哕、唏、振寒等十四种疾病的病因、病机,以及针刺治疗方法。

[原文] 黄帝问曰:人之欠者,何气使然?

岐伯对曰:卫气昼行于阳,夜行于阴,阴主夜,夜主卧。阳主上,阴主下,故阴气积于下,阳气未尽,阳引而上,阴引而下,阴阳相引,故数欠[1]。阳气尽,阴气盛,则目瞑;阴气尽,阳气盛,则寤。肾主欠。故泻足少阴,补足太阳[2]。

[注释]

[1]"数欠" 即呵欠频作,为欲眠或精神疲倦的表现。《类经》口问十二邪之刺注:"欠者,张口呵吸,或伸臂展腰,以阴阳相引而然也……故人于欲卧未卧之际,欠必先之者,正以阳气将入阴分,阴积于下,阳犹未静,故阳欲引而升,阴欲引而降,上下相引,而欠由生也。今人有神疲劳倦而为欠者,即阳不胜阴之候。"

[2]"泻足少阴,补足太阳" 《灵枢注证发微》注:"以足少阴肾经有邪,故不能寐,宜泻其照海穴;阳跷虚故多欠,宜补足太阳膀胱经之申脉穴也。"

[语译] 黄帝问:人打呵欠,是什么原因?

岐伯答:卫气白天行于阳分,夜间行于阴分,阴气主静主夜,所以夜间人就要睡卧。阳在上主升，阴在下主降，当阴气留积于下，阳气将入阴中而尚未尽时，阳欲引之而上，阴欲引之而下，阴阳之气上下相引，所以频打呵欠。按正常的情况是，阳气尽入于阴中，阴气充盛，则合目而眠；阳气尽出于阴中，阳气充盛时，则寤而清醒。肾为阴中之阴，若受邪则阴阳不合，相引而欠，故肾主欠。数欠的，当泻足少阴之照海穴，补足太阳之申脉穴，以调阴阳，而和跷脉。

［原文］ 曰：人之哕者何？

曰：谷入于①胃，胃气上注于肺。今有故寒气与新谷气俱还入于胃，新故相乱，真邪[1]相攻，气并②相逆，复出于胃，故为哕。肺主哕[2]。故补手太阴，泻足太阴③；亦可以草刺其鼻，嚏而已；无息而疾迎④引之立已；大惊之亦可已。

［校勘］

①"于"　原无，据《灵枢》口问篇、《太素》十二邪补。

②"气并"　原无，据《灵枢》口问篇补。

③"足太阴"　《灵枢》口问篇、《太素》十二邪均作"足少阴"。

④"迎"　原无，据《灵枢》杂病篇、《太素》疗哕补。

［注释］

[1]"真邪"　在此真气指胃气，邪气指寒气。

[2]"肺主哕"　《类经》口问十二邪之刺注："上文言哕出于胃，此言哕主于肺，盖寒气上逆而为哕，气病于胃而主于肺也。"

［语译］　问：人发生呃逆，是什么原因？

答：饮食入胃之后，其中精微部分，由脾上输于肺，浊气从胃下行。现因中焦素有寒气，使脾胃的运化功能减弱，当饮食入胃以后，则素有之寒气与新入之谷气，都聚积于胃中而混于一起，胃气与邪气互相搏击互相混杂，以致气不下行，逆出于胃，因而发生呃逆。肺主一身之气，故肺主呃逆。治疗时可以补手太阴以利肺气，泻足太阴以降胃气；也可以用草茎刺鼻，使其喷嚏，就可以止住；或闭住口鼻，暂不呼吸，急以吸入之气，迎其上逆之气，引其下行，也可以立时停止；或出其不意，突然对其惊吓，也可以止住。

[按语] 呃逆的形成，原因很多，本文所说的，主要是由于气逆所致。在治疗上当以利气为主，据本文所取的刺法，可以补肺之原穴太渊，使肺气增强则气顺而肃降之令自行，泻足太阴之荥穴大都、俞穴太白，则中焦升降自调，胃中浊气亦降。

[原文] 曰：人之唏[1]者何？

曰：此阴气盛而阳气虚，阴气疾而阳气徐，阴气盛而阳气绝，故为唏。唏①者，阴盛阳绝，故补足太阳，泻足少阴[2]。

[校勘]

①“唏” 原无，据《灵枢》口问篇、《太素》十二邪补。

[注释]

[1]“唏(xī 希)” 抽息之声。

[2]“补足太阳，泻足少阴” 《类经》口问十二邪刺注：“当亦是阳跷申脉，阴跷照海也。”

[语译] 问：人发生泣而抽息，是什么原因？

答：这是由于阴气充盛而阳气虚少，阴气急疾而阳气徐缓，阴气过盛则阳气阻绝不行，故泣而抽息。唏是由于阴气充盛而阳气阻绝所致，故在治疗时应补足太阳以宣发阳气，泻足少阴以抑制阴气。

[原文] 曰：人之振寒者何？

曰：寒气客于皮肤，阴气盛阳气虚，故为振寒寒栗。补诸阳[1]。

[注释]

[1]“补诸阳” 《类经》口问十二邪刺注：“补诸阳者，凡手足三阳之原、合及阳跷等穴，皆可酌而用之。”

[语译] 问：人发生振栗恶寒，是什么原因？

答：寒气侵袭于皮肤，阳气不能卫外，卫气不能温分肉充皮肤，则阴寒之气过盛而阳气反虚，所以要发生振栗恶寒。治疗时，应当取诸阳经的穴位，运用补法，以通行阳气。

[原文] 曰：人之噫者何？

曰：寒气客于胃，厥逆从下上散，复出于胃，故为噫。补足太阴、阳明（一云补眉本）。

[语译] 问：人发生嗳气，是什么原因？

答：寒气侵犯于胃，则中阳不振，运化无力，厥逆之气，反从下而上散，复从胃中上出，即发生嗳气。治疗时，可以取足太阴和足阳明的穴位，运用补法，以振奋脾胃的阳气。

[按语] 嗳气的形成原因很多，有寒热虚实之分，若系饮食积滞而成的，宜消食导滞，针刺当用泻法；若系痰火郁滞而成的，当清热化痰；本文所论，系指脾胃虚寒者而言，故可用补法。

[原文] 曰：人之嚏者何？

曰：阳气和利，满于心，出于鼻，故为嚏，补足太阳荥、眉本（一云眉上）。

[语译] 问：人打喷嚏，是什么原因？

答：阳气调和顺利，充满于心，上达于肺而出于鼻，所以发出喷嚏。治疗时，当取足太阳经的荥穴通谷和攒竹穴，运用补法。

[按语] 本节云，喷嚏系阳气和利所致，似与补太阳之法不合，疑有脱文。张介宾以为属“阳虚于下则不能上达”所致，姑从其说。

[原文] 曰：人之亸[1]者何？

曰：胃不实则诸脉虚，诸脉虚则筋脉懈惰，筋脉懈惰，则行阴[2]用力，气不能复，故为亸。因其所在补分肉间。

[注释]

[1]“亸（tuǒ 妥）” 垂首斜倾，懈惰之态也，乃指头项四肢或肌肉（如面、口等肌）下垂无力。

[2]“行阴” 指房事而言。《太素》十二邪注：“行阴，入

房也。”

［语译］ 问：人发生肢体下垂无力的亸病，是什么原因？

答：胃为水谷之海，主腐熟水谷吸收精微以营养全身，若胃气不足，则水谷之精微少而全身经脉空虚，经脉空虚，则筋脉肌肉因失濡养而懈惰无力，筋脉懈惰则房事必强力而为之，气化更难恢复，所以发生亸病。治疗时要根据发病的部位，取分肉间，运用补法。

［按语］ 本病是由于脾胃虚弱，筋脉肌肉失养所致，所以治疗时，除用上述治法外，着重要健脾胃壮肾阳补气血，针刺时亦可根据这些原则，选择穴位，倘若迁延失治，进一步发展，可能瘫痪不起。

［原文］ 曰：人之哀而泣涕出①者何？

曰：心者，五脏六腑之主也；目者，宗脉之所聚也，上液之道也[1]；口鼻者，气之门户也。故悲哀愁忧则心动，心动则五脏六腑皆摇，摇则宗脉感，宗脉感则液道开，液道开故涕泣出焉。液者所以灌精濡空窍者也，故上液之道开则泣，泣不止则液竭，液竭则精不灌，精不灌则目无所见矣，故命曰夺精。补天柱经侠颈。侠颈者，头中分也。

［校勘］

①“出” 原无，据《灵枢》口问篇、《太素》十二邪补。

［注释］

[1]“目者，宗脉之所聚也，上液之道也” 《类经》口问十二邪刺注：“宗，总也。凡五脏六腑之精气，皆上注于目而为之精，故目为宗脉之所聚，又为上液之道。”

［语译］ 问：人在悲哀时则泪涕俱出，是什么原因？

答：心是五脏六腑的主宰；五脏六腑的精气都上注于目，所以目是宗脉会聚的地方，又是精气津液上行的道路；气由口鼻出入，所以口鼻是气的门户。当人遇到悲哀忧愁的事情时，则感动于心，心动则五脏六腑都随之而动，脏腑动则宗脉必然发生感应，宗脉感应则涕泣等液体的通行道路也随之开放，液道开则涕泪就要流出。人身的液体，有灌输精气，濡润空窍的作用，所以上部液体通行的道路开则泪出，泪出不止则液竭，液竭则不能灌输精气，不能灌输精气则目失所养而视物不明，所以叫“夺精”。治疗时可以取足太阳膀胱经的天柱穴，穴位在侠颈项两旁。所谓挟颈项两旁，是说在头部中线的两侧。

[原文] 曰：有哭泣而泪不出者，若出而少涕，不知水所从生，涕所从出也？

曰：夫心者，五脏之专精[1]也，目者其窍，华色其荣。是以人有德①，则气和②[2]于目，有亡忧知[3]于色。是以悲哀则泣下，泣下水所由生也。众精(《素问》作水宗)者，积水也；积水者，至阴也；至阴者，肾之精也。宗精[4]之水所以不出者，是精持之也，辅之裹之，故水不行也。夫气之传也③，水之精为志，火之精为神，水火相感，神志俱悲，是以目之水生④也。故谚[5]言曰：心悲又名曰志悲[6]。志与心精共凑于目也，是以俱悲则神气传于心，精上不⑤传于志而志独悲，故泣出也。泣涕者，脑也；脑者，阴⑥也；髓者，骨之充也；故脑渗为涕。志者，骨之主也；是以水流涕从之者，其类⑦也。夫涕之与泣者，譬如人之兄弟，急则俱死，生则俱生(《太素》作出则俱亡)，其志以摇⑧悲，是以涕泣俱出而相从者，所属之类也。

曰：人哭泣而泣不出者，若出而少，涕不从之，何也？

曰：夫泣不出者，哭不悲也。不泣者，神不慈也。神不慈则志不悲，阴阳相持，泣安能独来？夫志悲者惋[7]，惋则冲阴[8]，冲阴则志去目，志去目⑨则神不守精，精神去目，涕泣出也。

[校勘]

①“德” 《素问》解精微论新校正云:《太素》“德”作“得”。

②“和” 《太素》水论作“知”。

③“夫气之传也” 《素问》解精微论、《太素》水论均无此五字。

④“生” 《太素》卷二十九作“不生”。

⑤“不” 原作“下”，据《素问》解精微论、《太素》水论改。

⑥“阴” 原作“阳”，原校：“《素问》作阴”。《素问》脉要精微论与原校同。又据《素问》五脏别论曰，脑为奇恒之府，“皆藏于阴而象于地。”当以作“阴”为是，故从《素问》，据改，并删原校。

⑦“其类” 《素问》解精微论作“其行类”。《太素》水论作“行其类”。

⑧“摇” 原作“早”，据《太素》水论改。

⑨“目” 原无，据《太素》水论补。

[注释]

[1]“五脏之专精” 指五脏之精气，均为心所主持。《素问》解精微论王注：“专，任也，言五脏精气，任心之所使，以为神明之府，是故能焉。”

[2]“和” 相应的意思。

[3]“知” 见的意思。

[4]“宗精” 言水液化生的精气，由肾中精气所主持。《类经》涕泪注：“五液皆宗于肾，故又曰宗精，精能主持水道，则不使之妄行矣。”

[5]“谚（yàn 宴）” 在群众中流传的成语。

[6]“心悲又名曰志悲” 因心肾相交、心动而波及肾，故有同语。《素问集注》张志聪注：“夫心肾相通，神志交感，心悲而未有不动其志者，故谚有之曰，心悲名曰志悲。”

[7]“惋（wǎn 腕）” 阴郁凄惨的意思。

[8]“冲阴” 指气逆而上冲于脑，阴指脑。

[语译] 问：有的人在哭泣时不流泪，或虽然流泪，而很少有鼻涕，不知道水液是从何处所生，鼻涕从何处而来？

答：心为五脏六腑之大主，主持五脏之精气，故为五脏之专精，心藏神，神气外现于目，故目为心之外窍，面部之光华色泽是心的外荣。所以人在得意的时候，其喜悦之情则应于目，人在失意的时候，其愁容则见于色。所以人在悲哀时就落泪，泪是水液所生的。人身所有的精气，都是由水液聚积化生；积水之处，属于“至阴”；所谓“至阴”，是指肾中之精气说的。水液所化生的各种精气之所以不能随便溢出于外，就是由于肾中精气主持之，辅裹之，使水液不至妄行。人体气化的传变是，心属火而藏神，肾属水而藏志，所以水之精为志，火之精为神，由于心肾上下交通，水火互相感应，因而神和志都可以生悲，悲则水生于目而泪出，故谚语说，心悲又叫做志悲。心和肾的精气都可以向上输注于目，当神志为悲哀所感应的时候，则神气内传于心，精气随即向上而不传于肾，同时肾志也由于独悲失去了主持水液的机能，所以流出眼泪。哭泣而涕出的，是由于脑的关系，脑是属阴的，髓主充满于骨空，而藏于脑，鼻窍通脑，所以脑中水液渗出为涕。髓是由水液来补充，而水液骨髓，都是由肾来主持，泪水外流而涕亦随之外出，是因为属于同类的关系。涕和泪，好象兄弟一样，急就可以同死，生就可以同生，当肾志悲而动摇时，涕泪齐出，就是因为同类相从，都属水液的缘故。

问：有的人在哭泣时不流泪，或虽流泪但很少，并且也不流鼻涕，这是什么原因？

答：哭时泪不出，是因为他的哭并不悲痛，不流泪，是因为他的心神不慈，心神不慈则肾志不悲，阴（志）阳（神）之气各持本位，怎么能够流出泪来呢？当肾志为悲哀所动时，则阴郁凄惨之气生，此气上冲于脑，上冲于脑，则肾志不守于目，志不守目，则神也不能守精，精和神都不能灌注于目，所以涕泪都出来了。

[原文] 夫经言乎，厥则目①无所见（自涕之与泣者以下至目光无所见原本漏，今以《素问》《灵枢》补之）②。

夫人厥则阳气并于上，阴气并于下，阳并于上，则火独光也，阴并于下，则足③寒，足寒则胀[1]。夫一水不能胜五④火[2]，故目眦⑤[3]。是以气冲风泣下而不止，夫风之中目也，阳气内守于精，是火气燔目，故见风则泣下也。有以比之夫(《素问》下有火字)疾风生，乃能雨，此之类也(《九卷》言其形，《素问》言其情，亦互相发明也)。

[校勘]

①“目” 此下原有“光”字，据《素问》解精微论、《太素》水论删。

②原注云：“自涕之与泣者……补之”一段，系据《素问》、《灵枢》补，按今本《灵枢》无此文。

③“足” 《太素》水论作“手足”，下同。

④“五” 《太素》水论作“两”。

⑤“目眦” 原作“目盲”，《素问》解精微论作“目眦盲”，《太素》水论作“目眦而盲”。今据《素问》新校正引本经改。

[注释]

[1]“阳并于上……足寒则胀” 《类经》涕泣注：“并，偏聚也。火独光，阳之亢也。厥因气逆，故阴阳各有所并，并则阳气不降，阴气不升，故上为目无所见，而下为足寒。阴中无阳，故又生胀满之疾。”

[2]“一水不能胜五火” 《素问》解精微论王注：“一水目也，五火谓五脏之厥阳也。”

[3]“眦” 疑为疵的借字，作“病”解。

[语译] 在经书上有这样的话：气厥而不顺，则眼睛看不见东西。

当人有厥气时，则阳不下降而偏聚于上，阴不上达而偏聚于下。阳聚于上，则上部之火独亢，阴聚于下，阳气不降，则下部阴中无阳，故足寒，同时由于气不运化而发生胀满病。由于目之一水，不能胜过五脏上逆之火，所以目病。迎风流泪不止的，是因为风邪中于目，阳气内守于精，风火相煽，上燔于目，所以见风就要泪出。有这样的比喻，阴云密布，突然风起，接着就能下雨，就好象这一类情况。

[原文] 曰:人之太息者何?

曰:忧思则心系急,心系急则气道约,约则不利,故太息以伸出之[1]。补手少阴心主[2],足少阳留之[3]。

[注释]

[1]“太息以伸出之” 指通过太息而舒伸其胸中郁闷之气。《太素》十二邪注:“忧思劳神,故心系急,心系连肺,其脉上迫肺系,肺系为喉通气之道,既其被迫,故气道约不得通也,故太息出气以伸出之。”

[2]“手少阴心主” 指手厥阴心包络经。

[3]“留之” 《类经》口问十二邪刺注:“助木火之脏,则阳气可舒,抑郁可解,故皆宜留针补之。”

[语译] 问:人发生太息,是什么原因?

答:忧愁思虑则心系急,心系急则气道受到约束,约束则不能通利,所以太息以伸出其胸中郁闷之气。治疗时可以取心主手厥阴经和足少阳的穴位,留针用补法。

[按语] 本症是由于阳气郁于胸中不得舒散所致,可以取手厥阴之内关,足少阳之侠溪、丘墟等穴,以通其气。

[原文] 曰:人之漾下者何?

曰:饮食皆入于胃,胃中有热,热则虫动,虫动则胃缓,胃缓则廉泉开,故漾下[1]。补足少阴[2]。

[注释]

[1]“胃缓则廉泉开,故漾下” 指口涎的分泌,从廉泉来。《太素》十二邪注:“廉泉,舌下孔,通涎道也。人神守则其道不开,若为好味所感,神者失守,则其孔开涎出也。亦因胃热虫动,故廉泉开涎因出也。”

[2]“补足少阴” 《类经》口问十二邪刺注:“肾为胃关而脉系于舌,故当补之,以壮水制火,则液有所主,而涎自止也。”

[语译] 问:人流口涎,是什么原因?

答:饮食物都是进入胃中,若胃中有热时,则胃肠中的寄生虫扰动不安，虫动则胃弛缓，胃弛缓则津液之道廉泉开，故口中流涎。治疗时可以取足少阴经用补法。

［原文］ 曰：人之耳中鸣者何？

曰：耳者，宗脉之所聚[1]也。故胃中空①则宗脉虚，虚则下溜，脉有所竭者，故耳鸣。补客主人，手大指爪②甲上，与肉交者。

［校勘］

①“空” 此下原有“空”字，据《灵枢》口问篇、《太素》十二邪删。

②“爪” 原无，据《灵枢》口问篇、《太素》十二邪补。

［注释］

［1］“耳者，宗脉之所聚” 《太素》十二邪注：“人耳有手、足少阳、太阳及手阳明等五络脉，皆入耳中，故曰宗脉所聚也。”

［语译］ 问：人发生耳鸣，是什么原因？

答：耳，是很多经脉会聚之处。胃为经脉之海，所以胃中水谷之精微不足，则宗脉空虚，虚则脉气下流而不能上升，因而上部的经脉虚竭，所以发生耳鸣。治疗时，可取足少阳之客主人穴及手太阴之少商穴，运用补法。

［按语］ 客主人，又名上关，为手少阳、足阳明之会，在耳前，治耳聋、耳鸣均有效。但要根据病情虚实，运用补泻手法。少商为肺之井穴，运用补法，可以壮肺气，肺气增强，则经脉之气化自通，此穴仅可作为补助穴位。

［原文］ 曰：人之自啮[1]舌者何？

曰：此厥逆走上，脉气皆①至[2]也。少阴气至则自啮舌；少阳气至则啮颊；阳明气至则啮唇矣。视主病者补之。

［校勘］

①“皆” 《灵枢》口问篇、《太素》十二邪均作“辈”。义长。

［注释］

［1］“啮（niè 聂）” 同齧，咬的意思。

[2]“脉气皆至” 《类经》口问十二邪刺注:“厥逆走上,则血涌气腾,至生奇疾,所至之处,各有其部,如少阴之脉行舌本,少阳之脉循耳颊,阳明之脉环唇口,故或为肿胀,或为怪痒,各因其处,随而齧之,不独止于舌也。”

[语译] 问:人发生自己咬舌的,是什么原因?

答:这是由于厥逆之气走于上部,则循行于口颊范围的脉气亦随之而至。如少阴之脉气上逆,则容易咬舌;少阳之脉气上逆,则容易咬颊;阳明之脉气上逆,则容易咬唇。治疗时必须诊察是哪一经所致之病,即取该经之穴用补法。

[原文] 曰:人之善忘者何?

曰:上气不足,下气有余,肠胃实而心肺虚。虚则营卫留于下[1],久不以时上,故善忘也。

曰:人之善饥不嗜食者何也?

曰:精气并于脾,则热留于胃,胃热则消谷,消谷故善饥,胃气逆上,故胃脘塞,胃脘塞故不嗜食。

善忘及善饥,先视其腑脏,诛其小过[2],后调其气,盛则泻之,虚则补之。

[注释]

[1]“营卫留于下” 《灵枢集注》张志聪注:“夫营卫生于中焦之阳明,运行于形身之外内。气者,先天之真元,生于下焦精水之中,上通于心肺,环转于上下。上气不足,下气有余,则肠胃实而心肺虚矣,虚则营卫留于下。”

[2]“诛其小过” 去其微邪的意思。

[语译] 问:有的人健忘,是什么原因?

答:上部之脏气不足,下部之脏气有余,也就是肠胃之气充实,心肺之气虚弱。心肺之气虚弱,则营卫留滞于肠胃的时间较长,不能按时循行于上,所以健忘。

问:有的人容易饥饿而又不想吃东西,是什么原因?

答:若水谷的精气都归并于脾,则胃中阴气不足,阳盛而生内热，因而使热气留于胃，胃热则消化水谷，所以容易饥饿；但胃热则胃气上逆，使胃脘滞塞不通，所以又不想吃东西。

善忘和善饥病，都应首先诊察出脏腑的寒热虚实，去其微邪，然后调其正气，邪气盛的用泻法，正气虚的用补法。

[原文] 凡此十四邪者，皆奇邪走空窍者也。邪之所在，皆为不足[1]。故上气不足，脑为之不满，耳为之善鸣，头为之倾，目为之瞑。中气不足，溲便为之变，肠为之善鸣。下气不足，则乃为痿厥，心闷[2]。补之足外踝下留之①。急刺足大指上二寸留之。一曰补足外踝下留之。

[校勘]

①"补之足外踝下留之" 原在"肠为之善鸣"句下，今据《灵枢》口问篇、《太素》十二邪移此。

[注释]

[1]"邪之所在，皆为不足" 《太素》十二邪注："邪气所至之处，损于正气，故令人不足为病也。"《类经》口问十二邪之刺注："惟正气不足，然后邪得乘之。"二说似异而实同，惟一指受邪之后，一指受邪之前。

[2]"心闷" 《类经》口问十二邪之刺注："下气不足则升降不交，故心气不舒而为悗闷。"

[语译] 以上所说的十四种邪气，都是指的奇邪走于空窍而发生的病变。凡邪气所在之处，正气都是不足的。所以上气不足时，则脑髓不能充满，耳中鸣响，头重不支，目视不明。中气不足时，则大小便发生变化，肠中鸣。下气不足时，则肢体痿弱厥冷，心中烦闷。以上各证，治疗时都可以取足太阳经足外踝的昆仑穴，运用补法。急刺足大趾上足厥阴经的太冲穴留针。另一说法是取足外踝下，用补法留针。

寒气客于厌发喑不能言第二

［提要］ 本篇以论述邪气侵犯会厌，不能发音的病机和治法为重点，其主要内容有：

一、喉咙、会厌、唇、舌、颃颡、悬雍垂、横骨等，对于发音的作用，及会厌之大小厚薄对发音的影响。

二、寒邪侵犯会厌，卒然无音的病机及主治俞穴。

［原文］ 黄帝问曰：人之卒然忧恚而言无音者，何气不行？少师对曰：咽喉[1]者，水谷之道路也。喉咙[2]者，气之所以上下者也。会厌者，音声之户也[3]。唇口①者，音声之扇[4]也。舌者，音声之机也。悬雍②垂者，音声之关也。颃颡者，分气之所泄也[5]。横骨[6]者，神气之所使，主发舌者也。故人之鼻洞③洟出不收者，颃颡不闭④，分气失也。其厌小而薄，则发气疾，其开合利，其出气易；其厌大而厚，则开合难，其出气迟，故重言[7]也。所谓吃者，其言逆，故重之⑤，卒然无音者，寒气客于厌⑥，则厌不能发，发不能下至其机扇，机扇开合不利，故无音。足少阴之脉上系于舌本，络于横骨，终于会厌，两泻血脉，浊气乃辟；会厌之脉，上络任脉，复取之天突，其厌乃发也。

［校勘］

①“口” 《病源》卷一风失音、《灵枢略》均无，疑衍。

②“雍” 原作“痈”，据《灵枢》忧恚无言篇改。

③“鼻洞” 《千金》卷六上第一引《素问》气厥论“鼻渊”作“鼻洞”。本经卷十二第四“鼻渊”，注云“一作洞”。即鼻渊。疑为唐人因避高祖李渊讳，故改“渊”为“洞”。

④“闭” 《灵枢》忧恚无言篇作“开”。

⑤“所谓吃者，其言逆，故重之” 《灵枢》忧恚无言篇无此十字。《灵枢略》有“所谓吃者，其言重”，作细书小字。故此十字，疑后人粘注，混入正文。

⑥“厌” 《病源》卷一风失音不语候、《卫生宝鉴》咽喉口齿门引《针经》均作“会厌”。

[注释]

[1][2]“咽喉”、“喉咙” 《类经》卒然失音之刺注:“人有二喉,一软一鞕。软者居后,是谓咽喉,乃水谷之道,通于六腑者也。鞕者居前,是谓喉咙,为宗气出入之道,所以行呼吸,通于五脏者也。”

[3]“会厌者,音声之户也” 《类经》卒然失音之刺注:“会厌者,喉间之薄膜也,周围会合,上连悬雍,咽喉食息之道得以不乱者,赖其遮厌,故谓之会厌,能开能阖,声由以出,故谓之户。”

[4]“扇” 扉也,在此有门户之义。

[5]“颃颡者,分气之所泄也” 《灵枢集注》张志聪注:“颃颡者,腭之上窍,口鼻之气及涕唾,从此相通,故为分气之所泄,谓气之从此而分出于口鼻者也。”

[6]“横骨” 此指舌骨。

[7]“重言” 即口吃。

[语译] 黄帝问:人有因突然忧虑忿怒而说话发不出音来,这是什么气阻塞不行?

少师答:咽喉通于胃,是水谷内入的道路。喉咙通于肺,是气息上下之处。会厌主开合,是发音之户。口唇主启闭,是发音的门扇。舌主运动,能协助发出各种声音,是发音之机。悬雍垂适居喉前,为音声发出之冲要,是声音之关。口鼻二窍,均通于颃颡,所以颃颡能分气以外泄。横骨连舌本,受神气的主使,主舌之发动。所以人患鼻渊而涕出不止的,是由于颃颡不闭,分气失职所致。凡是会厌小而薄的,发气迅速,开合顺利,出气容易,振动声门快速,则语音流利;会厌大而厚的,开合困难,出气迟慢,振动声门滞涩,则说话口吃。所谓口吃,是由于出言逆而不顺,所以反复重言。突然不能发音的,是由于风寒侵入会厌,使会厌不能发动,或虽动不足以扇动声门,声门开合不利,所以不能发音。足少阴之脉，上系舌根，络于舌下之横骨，终止于会厌，故治疗本病时，可取足少阴之经穴，两次泻其血脉，则会厌部的浊气便可除去；会厌之脉，又络于任脉，可再取任脉的天突穴，会厌就能发音。

［按语］ 失音病有虚实之分，因病迁延日久而气血亏损者，可致失音，如虚劳咳嗽，津亏阴虚，导致金破不鸣之失音，即属此类。本文所论有二：一为忧恚而言无音，系由忧虑忿怒，木火上炎，使肺气不通，会厌开合不利而失音，治当清热利气化痰为主，一为寒邪客于会厌，卒然无音，系由风寒之邪，外犯于喉，使肺气不宣所致，治当疏散外邪为主。二者一为热闭于内，一为寒闭于外，皆属实证。另有因局部痈肿而致失音者，则不在此例。

［原文］ 暴瘖气哽[①]，刺扶突与舌本出血。

［校勘］

①“哽” 原作“硬”，据《外台》卷三十九改。

［语译］ 突然失音，是寒气梗阻在会厌，以致开合不利，不能发声，应刺手阳明经之扶突穴，和任脉之廉泉穴出血。

［原文］ 瘖不能言，刺脑户。

［语译］ 从略。

［按语］ 脑户，本经言不可灸，令人瘖。《铜人》云：“禁不可针，针之令人哑不能言。”《素问》刺禁论云：“刺头中脑户，入脑立死。”只有《素问》骨空论王注：“不可妄灸，灸之不幸令人瘖，刺入三分，留三呼。”本条言“瘖不能言，刺脑户”。其义不详。

［原文］ 暴瘖不能言，喉嗌痛，刺风府。

［语译］ 突然失音而不能语言，及咽喉痛，可刺督脉、阳维之会风府穴。

［按语］ 风府，本经谓：“疾言其肉立起，言休其肉立下。”这说明它与口舌喉嗌有着密切联系，所以对突然失音不能言，以

及喉嗌痛，刺之可愈。

［原文］ 舌缓，瘖不能言，刺瘖门。

［语译］ 舌弛缓，失音而不能语言的，可刺督脉的瘖门穴。

［原文］ 喉痛瘖[①]不能言，天突主之。

［校勘］

①“喉痛瘖” 《外台》卷三十九作“暴瘖”。

［语译］ 喉痛而失音不能语言的，应取任脉之天突穴主治。

［原文］ 暴瘖气哽[①]，喉痹咽痛[②]，不得息，食饮不下，天鼎主之。

［校勘］

①“哽” 原作“硬”，据《外台》卷三十九改。

②“痛” 《外台》卷三十九作“肿”。

［语译］ 突然失音而气梗阻，喉咽疼痛，呼吸不利，饮食不能下咽的，应取手阳明经的天鼎穴主治。

［原文］ 食饮善呕，不能言，通谷主之。

［语译］ 饮食后善呕，不能语言的，应取冲脉足少阴的会穴通谷主治。

［原文］ 瘖不能言，期门主之。

［语译］ 风火上逆而致失音不能语言的，应取肝募期门穴主治。

［原文］ 暴瘖不能言，支沟主之。

［语译］ 三焦相火炽盛，而致咽肿喉痹，突然失音不能语言的，应取手少阳经的支沟穴主治。

［原文］ 瘖不能言，合谷及涌泉、阳交主之。

［语译］ 失音不能言，应取手阳明的合谷以清燥热，取足少阳经的阳交以引相火，取足少阴经的井穴涌泉以滋肾水，火降水升，则病自愈。

目不得眠不得视及多卧卧不安不得偃卧肉苛诸息有音及喘第三

［提要］　本篇主要是说明目不得眠不得视等证的病机和治法，其中主要内容有：

一、根据卫气的生理机能变化，论述目不得眠、不得视、多卧、卧不安、不得偃卧等证的病机和治法。

二、肉苛的病机和预后。

三、喘息的不同病机，及其与肺、胃、肾三脏的关系。

四、俞穴主治。

［原文］　黄帝问曰：夫邪气之客于人也，或令人目不得眠者，何也？

伯高对曰：五谷入于胃也，其糟粕津液宗气，分为三隧。故宗气积于胸中，出于喉咙，以贯心肺，而行呼吸焉。营气者，泌其津液，注之于脉，化而为血，以营四末，内注五脏六腑，以应刻数焉[1]。卫气者，出其悍气之慓疾，而先行于四末、分肉、皮肤之间，而不休息也，昼行于阳，夜行于阴，其入于阴也，常从足少阴之分间，行于五脏六腑。今邪气客于五脏①，则卫气独卫②其外，行于阳，不得入于阴。行于阳则阳气盛，阳气盛则阳跻满；不得入于阴，阴气虚，故目不得眠。治之，补其不足，泻其有余[2]，调其虚实，以通其道，而去其邪。饮以半夏汤一剂，阴阳已通，其卧立至。此所以决渎壅塞，经络大通，阴阳得和者也。其汤方以流水千里以外者[3]八升，扬之万遍[4]，取其清五升，煮之，炊以苇薪火[5]，沸煮秫米[6]一升，治半夏[7]五合，徐炊令竭为一升半，去其柤[8]，饮汁一小杯，日三、稍益，以知为度。故其病新发者，覆杯则卧，汗出则已矣；久者，三饮而已。

［校勘］

①“五脏”　《灵枢》邪客篇、《外台》卷十七虚劳虚烦不得

眠均作“五脏六腑”。《病源》卷三虚劳不得眠候、《太素》营卫气行均作“脏腑”。

②“卫” 原作“营”，据《灵枢》邪客篇、《太素》营卫气行改。

[注释]

[1]“营气者……以应刻数焉” 《类经》不卧多卧注：“荣气出于中焦。中焦者，受水谷之气，泌其津液，变化以为血脉，外而四支，内而脏腑，无所不至，故其运行之数，与刻数皆相应也。”按：刻数，详本经卷一第九。

[2]“补其不足，泻其有余” 不足指阴气，有余指阳气。《类经》不卧多卧注：“补其不足，即阴跷所出，足少阴之照海也。泻其有余，即阳跷所出，足太阳之申脉也。”

[3]“流水千里以外者” 习称“长流水”，前人认为以之煎药，有通滞开塞作用。《内经知要》病能注：“千里流水，取其流长源远，有疏通下达之义也。”

[4]“扬之万遍” 习称“甘澜水”，又称“劳水”。《内经知要》病能注：“扬之万遍，令水珠盈溢，为甘澜水，可以调和阴阳。”

[5]“苇薪火” 《内经知要》病能注：“炊以苇薪者，取其火烈也。”

[6]“秫米” 《本草纲目》：“即黄米。甘微寒无毒……治肺疟及阳盛阴虚夜不得眠。”

[7]“治半夏” 按炮制法制过的半夏。

[8]“柤(zhā 渣)” 即药渣。《灵枢》邪气篇、《太素》营卫气行均作“滓”，义同。

[语译] 黄帝问：邪气侵犯人体之后，或者使人不能睡眠，是什么原因？

伯高答：饮食物入胃，经过消化之后，其中糟粕走于下焦，津液走于中焦，宗气走于上焦，分别为三条道路。所以宗气积于胸中，出入于喉咙，贯通于心肺，而进行呼吸。营气出自中焦，吸收水谷的精气，然后泌别其津液，灌注于脉中，变化为血，外以营养四肢，内以灌注于五脏六腑，它在周身的循行时间，和昼夜百刻之数相应。卫气出于上焦，所出之气慓悍滑疾，先通行于四肢、分肉、皮肤之间，而不休止，白天行于手足三阳经之阳分，夜晚行于内脏之阴分；每次入于阴分的时候，是从足少阴肾经之分间开始，然后行于五脏六腑。现在由于邪气侵犯于五脏，使卫气单独卫于外，只能行于阳分，不能入于阴分。卫气只行于阳分，则阳气偏盛，阳气偏盛则阳跷充满不能交于阴分；阳跷不能交于阴分，则阴虚，由于阴跷阳跷两脉不交，阳盛阴虚，所以不能合目而眠。治疗的原则，应该补其不足的阴分，泻其有余的阳分，以调其阴阳之虚实，通其营卫之道路，而去其邪气。可饮服半夏汤一剂，使其阴阳之气通畅，就可以立即睡眠。这样，就好象壅塞的水道，被决开一样，使其经络大通，阴阳得和。半夏汤方：源出千里以外的长流水八升，经多次搅扬，澄取其中之清者五升，用苇薪火煮之，待水沸时，放入秫米一升，制半夏五合，慢火煮至浓缩成一升半时，去渣，每服一小杯，一日三次，逐次加量，以药生效为度。如果是新发生的病，服过药，很快就可以睡着，睡后出点汗，病就好了；病情久的，服三剂就可以痊愈。

[按语] 本节指出不眠的病机，是由于邪客于五脏，使卫气独行于外，阴阳跷脉不得相交，阳盛阴虚所致。治疗的原则，应补阴而泻阳。张介宾指出用针刺法可取照海、申脉二穴，以调二跷，证之临床，确有安眠的作用。半夏汤方，后人在这一基础上，又作了进一步的发展，如《千金》之千里流水汤、半夏千里流水汤、温胆汤等，《外台》引小品方流水汤等均是，特别是温胆汤一方，尤为现在临床治失眠症所常用。

[原文] 曰：目闭不得视者何也？

曰：卫气行于阴，不得入于阳。行于阴则阴气盛，阴气盛则阴跻满；不得入于阳则阳气虚，故目闭焉（《九卷》行作留，入作行）。

[语译] 问:闭目而不能看东西,是什么原因?

答:这是因为卫气只能行于阴分,不能入于阳分的缘故。卫气只行于阴分则阴气偏盛,阴气偏盛则阴跷充满;阴跷不能交于阳分,则阳虚,由于阴跷阳跷两脉不交,阴盛阳虚,所以闭目不能看东西。

[按语] 本节与上节所述,说明卫气行阳不入阴,行阴不入阳,导致阳跷满或阴跷满,是目不得眠和目闭不得视的重要病机,结合下篇"阴跷阳跷,阴阳相交,阳入阴出,交于兑眦"的生理活动,则对这一问题更为明确。在治疗方面,上节所说的"补其不足,泻其有余",也同样适合于本症,可以用补阳泻阴之法,补申脉泻照海。

[原文] 曰:人之多卧者何也?

曰:此人肠胃大而皮肤涩(《九卷》作湿,下同)。涩则分肉不解焉,肠胃大则卫①气行留久,皮②肤涩,分肉不解[1],则行迟。夫卫气者,昼常行于阳,夜常行于阴,故阳气尽则卧,阴气尽则寤。故肠胃大,卫气行留久,皮肤涩,分肉不解,则行迟,留于阴也久,其气不精(一作清),则欲瞑,故多卧矣。其肠胃小,皮肤滑以缓,分肉解利,卫气之留于阳也久,故少卧焉。

[校勘]

①"卫" 原作"胃",据《灵枢》大惑论、《太素》七邪改。

②"皮" 此上原有"则"字,据《灵枢》大惑论、《太素》七邪删。

[注释]

[1]"解" 在此作利解。

[语译] 问:有的人睡眠很多,是什么原因?

答:这种人的肠胃较大而皮肤滞涩。皮肤滞涩则分肉间不滑利,肠胃大则卫气行于内停留的时间较久,皮肤滞涩,分肉不滑利,则卫气之行于外较为迟缓。卫气的循行,是白天行于阳分,夜晚行于阴分,所以当行阳已尽而入于阴分时则睡,行阴已尽而入于阳分时则醒。肠胃大的人，由于卫气行于阴分的时间较久，分肉不滑利，在阳分时迟滞，留于阴分较久，则阳气不精明，所以闭目睡眠较多。如果肠胃小皮肤缓滑而分肉滑利的，则卫气留于阳分的时间较久，所以睡眠就较少了。

[原文] 曰：其非常经也，卒然多卧者何也？

曰：邪气留于上焦，上焦闭而不通，已食若饮汤，卫气久留于阴而不行，故卒然多卧[1]。

曰：治此诸邪奈何？

曰：先视其腑脏，诛其小过，后调其气，盛者泻之，虚者补之，必先明知其形志①之苦乐[2]，定乃取之。

[校勘]

①“志” 原作“气”，据《灵枢》大惑论改。

[注释]

[1]“卒然多卧” 《类经》不卧多卧注：“邪气居于上焦，而加之食饮，则卫气留闭于中，不能外达阳分，故猝然多卧。”

[2]“形志之苦乐” 《类经》不卧多卧注：“盖苦者忧劳，多伤心肺之阳。乐者纵肆，多伤脾肾之阴。”《灵枢集注》张志聪注：“盖志者，精神魂魄志意也。形者，荣卫血气之所荣也。故志苦则伤神，形劳则伤精气矣。”

[语译] 问：有的人素常并不好睡，而突然多睡的，是什么原因？

答：邪气侵犯上焦，使上焦之气闭塞不通，并以吃饭或热饮之后，卫气久留于阴分而不外行于阳分，所以突然多睡卧。

问：这几种病，应当怎样治疗呢？

答：治疗这些病证，首先要诊察出脏腑的寒热虚实，去其微邪，然后调其正气，实者泻之，虚者补之，并事先了解其形体神志等方面的变化，最后，才能根据具体情况，决定治疗方法。

[原文] 曰：人有卧而有所不安者，何也？

曰：脏有所伤[1]，及情有所倚，则卧不安(《素问》作精有所寄则安,《太素》作精有所倚则不安),故人不能悬其病也[2]。

曰:人之不得偃卧者何也?

曰:肺者脏之盖也。肺气盛则脉大,脉大则不得偃卧。

[注释]

[1]“脏有所伤” 指五脏受到损伤,皆能使人卧不安。《类经》不得卧注:“如七情劳倦,饮食风寒之类皆是也。”

[2]“不能悬其病也” 即是说不能悬置其病而不论。“悬”,搁置不论的意思。

[语译] 问:有的人睡卧不能安宁的,是什么原因?

答:五脏有所损伤,和情志有所偏重,所以睡卧不能安宁,因为这种病人在睡眠时,是不能悬置其病的。

问:有的人不能平静的仰卧,是什么原因?

答:肺居胸上,为五脏六腑之华盖。如果肺气为邪气所犯,邪气盛于肺,则肺气实而脉大,仰卧时肺气不利,所以不能平静的仰卧。

[原文] 曰:人之有肉苛[1]者何也?是为何病?

曰:营气虚,卫气实也①。营气虚则不仁,卫气虚则不用,营卫俱虚,则不仁且不用[2],肉加苛②也。人身与志不相有也,三十日死③。

[校勘]

①“营气虚,卫气实也” 此七字《素问》逆调论同,与下文“营气虚则不仁,卫气虚则不用”等之义不合,疑衍或误。

②“肉加苛” 《素问》逆调论作“肉如故”。

③“三十日死” 《素问》逆调论作“曰死”。

[注释]

[1]“肉苛” 肌肉顽麻四肢不举的病。

[2]“不仁且不用” 不仁,不知痛痒寒热。不用,不能举动。

[语译] 问:有的人肌肉顽麻,是什么原因?属于什么病?

答：营气虚弱，则肌肉麻木不仁，卫气虚弱，则肢体不能举动，营卫俱虚，则既麻木不仁，又不能举动，这是肉苛病，及至形体和意志不能相互为用时，三十日左右就要死亡。

[按语] 肉苛病，似属严重的肌肉麻木肢体不用的疾病，由于卫气不能"温分肉充皮肤肥腠理"，营气不能"泌津化血以营四支"，所以肌肉四肢，完全失去了知觉和运动。《病源》卷一风不仁候云："风寒入于肌肉，使血气行不宣流，其状搔之皮肤，如隔衣是也。诊其寸口脉缓则不仁，不仁脉虚数者生，牢急疾者死。"与本证相似。《圣惠方》称之为"顽麻风"，亦同此类。在治疗方面，《圣济总录》和《圣惠方》大多以养血和络祛风为主，可作临床参考。

[原文] 曰：人有逆气不得卧而息①有音者；有不得卧而息无音者；有起居如故而息有音者；有得卧行而喘者；有不得卧不能行而喘者；有不得卧，卧而喘者。此何脏使焉？

曰：不得卧而息有音者，是阳明之逆也。足三阳者，下行，今逆而上行，故息有音也[1]。阳明者，胃脉也，胃者六腑之海也，其气亦下行。阳明逆不得从其道，故不得卧。《下经》曰：胃不和则卧不安，此之谓也。夫起居如故而息有音者，此肺之络脉逆，不得随经上②下，故留经而不行；络脉之病人也微，故起居如故，而息有音也[2]。夫不得卧，卧则喘者，水气客也。夫水气循津液而留（《素问》作流）者也，肾者，水脏，主津液，主卧与喘也[3]。

[校勘]

①"息" 原脱，据嘉靖本，京师医局本补。

②"上" 此下原有"行"字，据《素问》逆调论、《太素》卧息喘逆删。

[注释]

[1]"故息有音也" 《太素》卧息喘逆注："阳明为三阳之长，故气下行顺而息调，失和上行逆而有音。"

[2]“故起居如故而息有音也” 《太素》卧息喘逆注：“夫络脉循经脉(原作脉经，疑误，故改)上下而行，络脉受邪，注留于经，病人也甚，故起居不安，息亦有声。今络脉气逆，不循于经，其病也微，所以起居如故息有音也。”

[3]“主卧与喘也” 《类经》不得卧注：“水病者，其本在肾，其末在肺，故为不得卧，卧则喘者，标本俱病也。”

[语译] 问：有的人患气逆不能安卧而呼吸有声；有的不能安卧而呼吸无声；有的起居照常而呼吸有声；有的能安卧，行动则气喘；有的不能安卧，不能行动，而有气喘；有的不能安卧，卧时气喘。这是哪些脏腑发生病变，使他这样呢？

答：不能安卧而呼吸有声的，是阳明经之气上逆所致。足三阳经的经脉，从头走足，都是下行的，现在足阳明之气，逆而上行，所以呼吸有声。阳明是指胃的经脉而言，胃是六腑之海，主受纳水谷，胃气也是以下行为顺。如果阳明气逆，则胃气不得循其道路下行，所以不能安卧。《下经》说：“胃不和则卧不安”，就是这个意思。起居照常而呼吸有声的，这是由于肺之络脉上逆，络脉不能随着经脉往来上下，因而留滞不行；络脉生病是比较轻微的，所以起居照常而呼吸有声。不能安卧，卧而气喘的，是由于水气的侵犯。水气是循着津液的道路流动的，肾为水脏，又主管津液，如果肾病则不能主水，水气上犯而客于肺，所以肾病主卧而气喘。

[按语] 本节是论述喘息病的病机，其中所问有六，而所答者仅四，王冰以为有脱简，张介宾以为其义有同类者，故不复答。根据原文之意，虽有相类，但并不尽同，当以王说为是。从所解四条来看，喘息一病，主要关系到肺、胃、肾三脏，从生理方面来看，三者的关系也较为密切，因而任何喘病也常与三脏有关，特别是慢性久喘之证，更容易出现这种情况，所以在治疗时，必须注意到肺、胃、肾三个方面，辨清轻重，分别施治。

[原文] 惊不得眠，善龂①水气上下，五脏游气[1]也，阴

交②主之。

[校勘]

①“龂” 原作“断”，嘉靖本作“断”，疑“断”为“龂”之误，故改。

②“阴交” 原作“三阴交”，据《外台》卷三十九改。

[注释]

[1]“五脏游气” 《病源》卷十三游气候：“夫五脏不调，则三焦气满，满则气游于内，不能宣散，故其病，但烦满虚胀。”“五脏”，在此泛指内脏而言。“五脏游气”，即内脏气游行不散，发生胀满的意思。

[语译] 由于水气上凌，心惊不得眠，常喜咬牙，腹中水气上下活动，内脏之气游行不散而为胀的，应取任脉、冲脉、少阴之会阴交穴主治。

[原文] 不得卧，浮郄主之。

[语译] 由于阴气虚而阳气盛，阳气不能入于阴，以致不能安卧的，应取足太阳经的浮郄穴主治。

[原文] 身肿①皮痛②不可近衣，淫泺瘈疭③，久则不仁，屋翳④主之。

[校勘]

①“肿” 《外台》卷三十九作“体重”。

②“痛” 原作“肤”，据《千金》三十改。

③“瘈疭” 原作“苛获”，据《外台》卷三十九改。

④“屋翳” 原作“屏翳”，据《外台》卷三十九改。

[语译] 身体肿，皮肤痛而不能着衣，四肢痠痛无力，筋脉抽搐，病久则肌肤麻痹不仁的，应取足阳明经屋翳穴主治。

足太阳阳明手少阳脉动发目病第四

[提要] 本篇指出足太阳、阳明和手少阳的经脉，都直接

与目有联系，若这些经脉有了变动，就要发生目病。其主要内容有：

一、五脏六腑精神魂魄和目的关系，及根据目病的外候，诊察与病情有关的脏腑经络。

二、足阳明、足太阳及阴阳二跷脉与目的关系。

三、目病的主治俞穴。

[原文] 黄帝问曰：余尝上青霄①之台，中陛[1]而惑，独瞑②视之，安心定气，久而不解，被发长跪，俯而复③视之，久不已，卒然自止。何气使然？

岐伯对曰：五脏六腑之精气，上注于目而为之精，精之裹（《灵枢》作窠，下同）者为眼。骨之精④为瞳子，筋之精为黑睛（《灵枢》作黑眼），血之精为其络，气之精为白睛（《灵枢》亦作白眼），肌肉之精为约束[2]。裹契（一作撷）[3]筋骨血气之精而与脉並（《灵枢》作并）为系，上属于脑，后出于项中。故邪中于头目，逢身之虚，其入深，则随眼系以入于脑，入则脑转，脑转则引目系急，目系急则目眩以转矣。邪中其⑤精，则其精所中者不相比，不相比则精散，精散则视岐[4]，故见两物也。目者，五脏六腑之精也，营卫魂魄之所常营也，神气之所生也。故神劳则魂魄散，志意乱[5]，是故瞳子黑睛⑥法于阴，白睛赤脉法于阳，故阴阳合揣（《灵枢》作传）[6]而精明也。目者，心之使也，心者神之所舍也，故神分精乱而不揣（一作转），卒然见非常之处，精神⑦魂魄散不相得，故曰惑。

曰：余疑何其然也，余每至东苑，未尝不惑，去之则复。余惟独为东苑劳神乎，何其异也？

曰：不然，夫心有所喜，神有所恶，卒然相感⑧，则精气乱，视误故惑，神移乃复。是故间者为迷，甚者为惑。

[校勘]

①“青霄” 《灵枢》大惑论、《太素》七邪均作“清冷”。

②“瞑” 原作“冥”，据《灵枢》大惑论、《太素》七邪改。

③“复” 《灵枢》大惑论、《太素》七邪均无。

④“精” 此下原有“者”字，据《灵枢》大惑论删。

⑤“其” 原作“之”，据《灵枢》大惑论改。

⑥“睛” 原作“眼”，据前后文义改。

⑦“神” 原作“气”，据《灵枢》大惑论、《太素》七邪改。

⑧“感” 原作“惑”，据《灵枢》大惑论、《太素》七邪改。

[注释]

[1]“陛(bì 避)” 台阶。

[2]“肌肉之精为约束” 《类经》神乱则惑注：“约束，眼胞也，能开能阖，为肌肉之精，主子脾也。”

[3]“裹契” 在此有包罗之义。“契”，合的意思。

[4]“岐” 与歧义同。

[5]“故神劳则魂魄散，志意乱” 《太素》七邪注：“目之有也，凡因三物，一为五脏六腑精之所成，二为营卫魂魄血气之所营，三为神明气之所生，是则以神为本，故神劳者，魂魄意志五神俱乱也。”

[6]“阴阳合揣” 阴阳相持而平衡协调。“揣”，持的意思。《汉书》贾谊传：“何足控揣。”孟康注：“揣，持也”。

[语译] 黄帝问：我曾经攀登过高上青云的望台，行到台阶中部的时候，忽然眼花缭乱，视物不清，我便合上眼睛，以安心定气，经过时间很久，仍然不能解除，于是我便披散头发跪下，低下头再来看看，也是很久不好，后来竟突然自动地停止了这种现象。这是什么原因呢？

岐伯答：五脏六腑的精气，都向上灌注于目，从而使目能视物精明，所以目是裹藏精气之处。肾主骨，骨之精气上注于瞳人，肝主筋，筋之精气上注于黑睛，心主血，血之精气上注于目中血络，肺主气，气之精上注于白睛，脾主肌肉，肌肉之精，上注于眼胞，它包裹着筋、骨、血、气的精气，与血脉合并而组成目系，向上连属于脑，向后出于项中。所以邪气自项部中于头目，都是遇到身体虚弱，邪气侵入深部，则随着目系内入于脑，邪入于脑，则头晕脑转，脑转则引动目系紧张，目系紧张则两目昏眩，视物如转。由于邪中于精明之处，则其精气不和，精不和则精气散乱无主，精散无主则失去了对目的调节作用，视物不专一，因而发生视歧，把一个东西，反而看成为两个了。目是五脏六腑精气汇聚的地方，也是营卫魂魄经常营居之处，又为精神之所生。精神过劳时，则魂魄消散，志气紊乱，因为瞳人黑睛为筋骨之精，内应肝、肾，属于阴，白睛、赤脉为气血之精，内应心、肺，属于阳，所以阴阳相持平衡协调，则目视物清楚明亮。由于目为神之使，神又内藏于心，所以神气分散精气紊乱而不协调，突然见到异乎寻常的场所，使精神魂魄，不能适应这种突然的改变，因而发生眼花缭乱视物不清的惑症。

问：我疑惑不解的是为什么我每次到了东苑，未尝有不惑的时候，离开了那里，就可以恢复。难道我惟独在东苑这个地方劳神吗？为什么和别的地方不一样呢？

答：不是这样，由于你的心情本来是喜悦的，但有些异常的环境，又使你在精神上感到厌恶，喜和恶两种不同的感情，突然交感在一起，使精气紊乱，失去了对目的调节作用，所以看东西不正常，因而使眼花缭乱，视物不清，当精神转移之后，自然就恢复了。这种现象，轻的叫做“迷”，重的叫做“惑”。

［**按语**］　本节主要指出：一、眼和五脏六腑的关系，所指瞳子、黑睛、赤脉、白睛、约束为骨、筋、血、气、肌肉之精，即后世五轮学说的基础。二、目和精神魂魄的关系极为密切，这与经文所云：“目为精明之府”的意义一致。三、指出“迷”“惑”的主要原因，是由于喜恶相感，神分精乱所致。精神的突然改变，使目的调节功能未能立即适应，所以治疗时必须转移其精神。文中虽是对“迷”“惑”的论述，但根据其精神，可以体会到，过度劳神和精神上经常喜恶交集的人往往可以导致目病，在治疗时要注意精神作用。目之精明，必须五脏阴阳协调，才能保持正常视力，

因此一般目病亦必须从整体出发，进行诊断和处理。

[原文] 目眦外决(一作次)于面者为兑眦，在内近鼻者，上为外眦，下为内眦。

目色赤者，病在心；白色者，病在肺；青色者，病在肝；黄色者，病在脾；黑色者，病在肾；黄色不可名者，病在胸中[1]。

诊目痛赤脉从上下者，太阳病；从下上者，阳明病；从外走内者，少阳病[2]。

[注释]

[1]“黄色不可名者，病在胸中” 此文费解，疑有脱简，姑引二注以备参考。《太素》卷十七残篇注：“恶黄之色不可譬喻言之，言之故不可名之也。”《灵枢集注》张志聪注：“黄色不可名者，色黄而有黑白青赤之间色也。病在胸中者，五脏之气，皆从内膈而出，故所见之色若是。”

[2]“诊目痛……少阳病” 《类经》色脉诸诊注：“足太阳经为目上网，故赤脉从上下者为太阳病。足阳明经为目下网，故赤脉从下上者为阳明病。足少阳经外行于锐眦之后，故从外走内者为少阳病也。”

[语译] 目眦向外裂于面颊的一端是锐眦，在内靠鼻的一端，上边为外眦，下边为内眦。

目色赤的是病在心；色白的是病在肺；色青的是病在肝；色黄的是病在脾；色黑的是病在肾；黄色恶而不可名状的是病在胸中。

诊视目痛病，如果赤脉自上向下的，是太阳经的病；自下向上的，是阳明经病；自外向内的，是少阳经病。

[原文] 夫胆移热于脑，则辛頞鼻渊(一作洞)。鼻渊者，浊涕下不止，传为衄懵[1](《素问》作衄蠛)瞑目，故得之气厥。

[注释]

[1]“懵(méng 萌)” 目不明。

[语译] 从略。

［按语］ 本节已见于本经卷六五脏传病大论第十，因鼻渊病日久可以发生目瞑，所以重见于本篇。

［原文］ 足阳明有侠鼻入于面者，名曰悬颅[1]，属口，对入系目本。头痛引颔取之①，视有过者取之，损有余，补不足，反者益甚。

足太阳有通项入于脑者，正属目本，名曰眼系[2]。头目苦痛，取之在项中两筋间。入脑乃别[3]，阴跷阳跷，阴阳相交，阳入阴出，阴阳交于兑眦②，阳气盛则瞋目，阴气盛则瞑目③。

［校勘］

①"头痛引颔取之" 《灵枢》寒热病篇、《太素》寒热杂说、《千金》卷六上第一均无。

②"阳入阴出，阴阳交于兑眦" 《灵枢》寒热病篇作"阳入阴，阴出阳，交于目锐眦"。"兑眦"《医学纲目》卷十五多卧注："以跷脉考之，当作目内眦"。

③"阳气盛则瞋目，阴气盛则瞑目" 原作"阳气绝则瞑目，阴气绝则眠。"据《灵枢》寒热病篇、《太素》寒热杂说改。

［注释］

［1］"足阳明有侠鼻入于面者，名曰悬颅" 《太素》寒热杂说注："足阳明大经，起鼻交頞，下鼻外入上齿中，还出侠口交承浆，循颐出大迎，上耳前循发际，气发悬颅之穴。"《灵枢注证发微》注："足阳明胃经之脉，有侠鼻孔入于面者，其脉会于足少阳胆经之悬颅穴。"按"悬颅"，马注本于本经卷三，云为少阳脉气所发。《素问》气府论王注云为阳明脉气所发，与《太素》注一致，二说均有所本，故并存之。

［2］"正属目本，名曰眼系" 《太素》寒热杂说注："足太阳经，起目内眦，上额交颠上。其直者，从颠入络脑，还出别下项，有络属于目本，名曰目系。"

［3］"在项两筋间入脑乃别" 《灵枢注证发微》注："足太阳膀胱经有通项入于脑者，名曰玉枕。此正属于目之根，两眼中

之系，皆系于此，故名之曰眼系……其脉在项中两筋间入于脑，与阴跷阳跷相别。”

[语译] 足阳明经脉，有一支脉挟鼻入于面部，并上至颛颥中，即悬颅穴处，连属于口周围，对口上入于目，系于目本。头痛牵引到颌部的，可以取本经之穴治之，诊视到本经有病时，也可以取此经治之。邪气有余的用泻法，正气不足的用补法，反之就要加重病情。

足太阳经脉，有一支脉通过项部入于脑中，直接联属于目本，叫做眼系。如果苦于头目痛的病，可以取此经脉之在项中两筋间的玉枕穴。此脉入脑之后，乃别属于阴跷阳跷，二脉阴阳相交，阳气内入，阴气外出，阴阳气之出入，交于目内眦足太阳之睛明穴处，所以当阴出于外阳跷满时，则阳气盛，阳气盛则目开，当阳入于内，阴跷满时，则阴气盛，阴气盛则目合。

[按语] 阴跷阳跷与瞋目瞑目的关系，极为密切，其所谓阳入阴出，亦与卫气行阴行阳的出入有关，所以本节必须与卫气行及有关寤寐等文合看。

[原文] 目中赤痛，从内眦始，取之阴跷。

[语译] 阴跷脉上属目内眦，所以目中赤痛，先从内眦开始的，应取阴跷脉所生照海穴主治。

[原文] 目中痛不能视，上星主之。先取譩譆，后取天牖、风池。

[语译] 目睛痛而不能视物的，应刺上星出血，以宣泄诸阳热气。须先取譩譆，后取天牖、风池，以泻足太阳、少阳和手阳明的风热。

[原文] 青盲①[1]，远视不明，承光主之。

[校勘]

①“青盲” 《外台》卷三十九作“目生白翳”。

[注释]

[1]“青盲” 眼球瞳神均无异常变化，但视物不清。

［语译］ 青盲，远视不清，应取足太阳经的承光穴主治。

［原文］ 目瞑，远①视䀮䀮，目窗②主之。

［校勘］

①“远” 原作“还”，据《千金》卷六、《外台》卷三十九改。

②“目窗” 原作“目光”，据《千金》卷六、《外台》卷三十九改。

［语译］ 两目不明，远视不清，应取足少阳经的目窗穴主治。

［原文］ 目䀮䀮，赤痛，天柱主之。

［语译］ 两目视物不清，色赤疼痛，应取足太阳经的天柱穴主治。

［原文］ 目眩无所见，偏头痛，引目①外眦而急，颔厌主之。

［校勘］

①“目” 原无，据《千金》卷六、《外台》卷三十九补。

［语译］ 两目眩晕，视不见物，偏头痛，牵引目外眦拘急，应取足少阳经的颔厌穴主治。

［原文］ 目不明①，恶风，目②泪出憎寒，目痛③目眩④，内眦赤痛，目䀮䀮无所见，眦痒痛，淫肤白翳⑤，睛明主之。

［校勘］

①“目不明” 《千金》卷六作“目远视不明”。

②“目” 原作“日”，据《千金》卷六、《外台》卷三十九改。

③“目痛” 《千金》卷六、《外台》卷三十九作“头痛”。

④“目眩” 《千金》卷六、《外台》卷三十九作“目眩懵”。

⑤“淫肤白翳” 《外台》卷三十九作“白肤瞖。”

［语译］ 目视物不明，恶风，流泪，憎寒，或目痛，目眩，内眼角赤痛，视物不清，或眼角痒痛，眼皮湿润，睛生白翳，应取足太阳经的睛明穴主治。

［原文］ 青盲无所见，远视䀮䀮，目中淫肤，白膜覆瞳子，目窗①主之。

[校勘]

①“目窗” 《千金》卷六及《外台》卷三十九均作“巨窌”。

[语译] 青盲视物不见,或远视模糊不清,或目中湿润生白翳膜覆盖瞳子,应取足少阳经的目窗穴主治。

[原文] 目不明,泪出,目眩瞢①,瞳子痒,远视䀮䀮,昏夜无见,目瞤动,与项口参相引,㖞僻口不能言,刺承泣。

[校勘]

①“瞢” 原作“瞀”,据《千金》卷六、《外台》卷三十九改。

[语译] 目视物不明,流泪,目眩头昏,瞳子痒,远视不清,夜盲,或目睑和项、口同时互相牵引跳动,口眼歪斜,不能言语。应刺足阳明经的承泣穴。

[原文] 目痛口僻,泪出①,目不明,四白主之。

[校勘]

①“泪出” 原作“戾”,原校:“一作泪出”,《外台》卷三十九与原校同,据改,并删原校。

[语译] 目痛口歪,泪出,目视物不清,应取足阳明经的四白穴主治。

[原文] 目赤黄①,颧窌主之。

[校勘]

①“目赤黄” 《千金》卷六、《外台》卷三十九均作“目赤目黄”。

[语译] 目赤和目黄,应取手太阳经的颧窌穴主治。

[原文] 睊[1]目,水沟主之。

[注释]

[1]“睊(juàn 倦)” 即斜视的意思。

[语译] 目斜视,应取手阳明经的水沟穴主治。

[原文] 目痛不明,龂交主之。

[语译] 目痛而视物不明,应取督脉的龂交穴主治。

[原文] 目瞑身汗出,承浆主之。

［语译］ 两目视物不明，身体出汗，应取任脉的承浆穴主治。

［原文］ 青盲瞶目恶风寒，上关主之。

［语译］ 青盲以及目病恶风寒，应取足少阳经的上关穴主治。

［原文］ 青盲，商阳主之。

［语译］ 青盲，应取手阳明经的商阳穴主治。

［原文］ 瞶目，目𥆨𥆨，偏历主之。

［语译］ 目病，视物不清，应取手阳明经的偏历穴主治。

［原文］ 眼痛，下廉主之。

［语译］ 眼痛，应取手阳明经的下廉穴主治。

［原文］ 瞶目，目𥆨𥆨，少气，灸手五里，左取右，右取左。

［语译］ 目病，视物不清，呼吸少气，灸手阳明经手五里穴，但应左病取右，右病取左。

［原文］ 目中白翳，目痛泣出，甚者如脱，前谷主之。

［语译］ 目中生白翳膜，目痛流泪，病剧则目如脱出，应取手太阳经的前谷穴主治。

［原文］ 白膜覆珠，瞳子无所见，解溪主之。

［语译］ 目中生白翳膜，遮盖眼珠，看不到瞳子，应取足阳明经的解溪穴主治。

［按语］ 以上所述关于目病的俞穴主治，都是以疏泻手、足三阳经络的风火为治疗目的，这仅是局限于外感风热内郁火邪所致的目病。如果因情志内伤，精气亏损而导致的目病，则又当兼补五脏六腑之精气为主。

手太阳少阳脉动发耳病第五

［提要］ 本篇论述由于手太阳和手少阳脉动而发生耳病的治法，其主要内容有：

一、暴厥耳聋的病机及各种耳病的针刺俞穴。

二、发蒙的针刺手法。

[原文] 暴厥而聋，耳①偏塞闭不通，内气暴薄也[1]。不从内外中风之病，故留瘦著也[2]。

头痛耳鸣，九窍不利，肠胃之所生也[3]。

[校勘]

①“耳” 《素问》通评虚实论无。

[注释]

[1]“内气暴薄也” 《类经》杂病所由注：“此以内气之逆，暴有所薄而然。薄，侵迫之谓。”

[2]“留瘦著也” 即肌肉消瘦，皮肤留著于筋骨的意思。

[3]“头痛耳鸣……肠胃之所生也” 《类经》杂病所由注：“头耳九窍，皆手足阳明经脉所及，故病由肠胃之所生。然肠胃二字，实兼六腑为言，盖六腑俱属三阳，三阳偏于九窍也。”

[语译] 突然逆气上冲而耳聋，或一侧的耳朵闭塞不通，都是由于内气突然相迫而不协调所致。这种病既不是风中于内，也不是风中于外，故其人必肌肉消瘦，皮肤留著筋骨。

凡头痛耳鸣，九窍不通利的病，多是由于肠胃等三阳经之气不利所生。

[原文] 黄帝问曰：刺节言发蒙①者，刺腑俞以去腑病，何俞使然？

岐伯对曰：刺此者，必于白②日中刺其听宫③，中其眸子，声闻于外④，此其俞也。

曰：何谓声闻于外？

曰：已刺⑤以手坚按其两鼻窍，令疾偃[1]，其声必应其中⑥。

[校勘]

①“蒙” 《灵枢》刺节真邪篇、《太素》五节刺均作“朦”。“蒙”“朦”古字通。

②“白” 《灵枢》刺节真邪篇、《太素》五节刺均无。疑衍。

③“听宫” 原作“耳听”，原校：“一作听宫”。《灵枢》刺节真邪篇、《太素》五节刺与原校同，据改，并删原校。

④“外” 《灵枢》刺节真邪篇、《太素》五节刺均作“耳”。

⑤“已刺” 《灵枢》刺节真邪篇作“刺邪”。《太素》五节刺作“邪刺”。

⑥“其中” 《灵枢》刺节真邪篇、《太素》五节刺均作“于针”。

［注释］

［1］“疾偃” 偃，在此为停止，停息的意思。疾偃，即急速闭住口鼻，息止呼吸的意思。

［语译］ 黄帝问：刺节篇中说，发蒙的方法，是取六腑的俞穴以去六腑的病，什么俞穴能起到这种作用呢？

岐伯答：这种刺法，必须在日中阳气正盛时，刺其听宫穴，通过经脉循行道路，其气能直中于目中瞳子，则声可闻于外，这就是这种刺法所取的俞穴。

问：什么叫声闻于外？

答：将针刺入俞穴后，用手坚按鼻孔，并使其迅速闭止呼吸，则其声音，必应于耳中。

［原文］ 耳鸣，取耳前动脉。

［语译］ 耳鸣，应取耳前动脉，即手少阳经的耳门穴，取之可泻三焦之火。

［原文］ 耳痛不可刺者，耳中有脓，若有干擿抵（一作耵聍），耳无闻也。

［语译］ 耳痛而耳中有脓的，或耳中有耵聍而听不到声音的，都不可用针刺治疗。

［原文］ 耳聋，取手、足①小指次指②爪甲上与肉交者，先取手，后取足。

［校勘］

①“足” 原无，据《太素》耳聋补。

②“小指次指” 原作“少指”，原校：“《太素》云少指次指”，《灵枢》厥病篇、《太素》耳聋与原校同，据改，并删原校。

[语译] 耳聋，应取手小指次指爪甲上与肉交者（即手少阳井穴关冲）和足小指次指爪甲上与肉交者（即足少阳井穴窍阴）主治，应先取手少阳，后取足少阳。

[原文] 耳鸣，取手①中指爪甲上。左取右，右取左；先取手，后取足②。

[校勘]

①“手” 此下《太素》耳聋有“足”字。

②“先取手，后取足” 《太素》耳聋注：“手之中指手心主脉，《明堂》不疗于耳。足之中指，十二经脉并皆不上，今手足中指皆疗耳鸣，今刺之者未详。”疑衍。

[语译] 耳鸣，应取手中指爪甲上的中冲穴治之。左耳鸣取右手中指，右耳鸣取左手中指。

[原文] 聋而不痛，取足少阳[1]；聋而痛，取手阳明[2]。

[注释]

[1]“取足少阳” 《灵枢集注》张志聪注：“手足少阳之脉皆络于耳之前后，入耳中。”

[2]“取手阳明” 本经卷二十二经脉络脉支别第一下云：“手阳明之别名曰偏历，……其别者入耳，会于宗脉，实则龋齿耳聋”。所以耳聋而痛者可取手阳明。

[语译] 耳聋不痛的，取足少阳经的俞穴治之；耳聋疼痛的，取手阳明的俞穴治之。

[原文] 耳鸣，百会及颔厌、颅息、天窗、大陵、偏历、前谷、后溪皆主之。

[语译] 治疗耳鸣，百会、颔厌、颅息、天窗、大陵、偏历、前谷、后溪等穴，都可主治。

[原文] 耳痛聋鸣，上关主之，刺不可深。

[语译] 耳痛、耳聋、耳鸣，应取手少阳、足阳明之会穴上

关主治，但不可刺的太深。

［按语］《灵枢》口问篇曰："耳者，宗脉之所聚也，故胃中空则宗脉虚，虚则下溜，脉有所竭者，故耳鸣，补客主人。"本条所谓"耳痛聋鸣"俱取上关为主治，取之可泻少阳之火而补阳明之虚。应开口取之，针一分，得气即泻，但不可刺的太深，若刺的太深，会使人耳不闻声。

［原文］ 耳聋鸣①，下关及阳溪、关冲、掖门、阳谷主之。

［校勘］

①"耳聋鸣"《外台》卷三十九作"耳痛聋鸣。"

［语译］ 治疗耳聋耳鸣，下关、阳溪、关冲、掖门、阳谷等穴，皆可主治。

［原文］ 耳聋鸣，头颔痛，耳门主之。

［语译］ 耳聋，耳鸣，头颔部痛的，应取手少阳经的耳门穴主治。

［原文］ 头重，颔痛引耳中，脓脓嘈嘈①[1]，和窌主之。

［校勘］

①"脓脓嘈嘈" 原作"侬侬嘈嘈"，据《外台》卷三十九改。下同。

［注释］

［1］"脓脓（nóng nóng 农农）嘈嘈（cáo cáo 曹曹）" 耳鸣的意思。

［语译］ 头沉重，颔痛牵引到耳内，致使耳中鸣的，这是三焦风火循经发病，应取手、足少阳、手太阳之会和窌穴主治。

［原文］ 聋，耳中颠飕①风，听会主之。

［校勘］

①"颠飕" 原作"癫溲，癫溲者，若"，据《外台》卷三十九改。

［语译］ 耳聋而耳中有刮风之声的，应取手少阳之听会主治。

[按语]　上述耳聋症多系气闭火闭所致。《素问》缪刺论云："耳聋，刺手阳明不已，刺其通脉出耳前者。"王冰注："正当听会之分。"就是治疗此类病的。临床证明耳聋针听会，确有良好效果。

[原文]　耳聋填填[1]，如无闻，眣眣嘈嘈，若蝉鸣，鹌鴂①[2]鸣，听宫主之。下颊取之，譬如破声，刺此②(《九卷》所谓发蒙者)。

[校勘]

①"鹌鴂"　原作"颇颊"，据《外台》卷三十九改。

②"下颊取之……刺此"　《外台》卷三十九无此十字。其义亦不详，存疑。

[注释]

[1]"填填"　雷声。

[2]"鹌鴂(yàn jué 晏决)"：鸟名。

[语译]　耳聋，耳中鸣如雷声，听不到声音，或耳中声如蝉鸣，或如鹌鴂叫声，应取手太阳经的听宫穴主治。

[原文]　聋，翳风及会宗、下关①主之。

[校勘]

①"下关"　原作"下空"，据《外台》卷三十九改。

[语译]　耳聋，应取手、足少阳之会穴翳风及手少阳之郄穴会宗、足阳明、少阳之会穴下关主治。

[原文]　耳聋无闻，天窗①主之。

[校勘]

①"天窗"　原作"天空"，据《外台》卷三十九改。

[语译]　耳聋听不到声音，应取手太阳经的天窗穴主治。

[原文]　耳聋嘈嘈[1]无所闻，天容主之。

[注释]

[1]"嘈嘈(cáo cáo 曹曹)"　声音嘈杂。在此是形容耳鸣。

[语译]　耳聋，耳鸣嘈嘈听不到声音，应取手太阳经的天容穴主治。

［原文］ 耳鸣无闻，肩贞①及腕骨②主之。

［校勘］

①“肩贞” 原作“肩真”，据日刻本、《千金》卷三十、《外台》卷三十九改。

②“腕骨” 原作“完骨”，据《千金》卷三十、《外台》卷三十九改。

［语译］ 耳鸣听不到声音，应取手太阳经的肩贞和手太阳经的原穴腕骨主治。

［原文］ 耳中生风，耳鸣耳聋时不闻，商阳主之。

［语译］ 耳中觉得像有风声，耳鸣，耳聋时常听不到声音，应取手阳明经的井穴商阳主治。

［原文］ 聋，耳中不通，合谷主之。

［语译］ 耳聋，耳中闭塞不通，应取手阳明经的原穴合谷主治。

［原文］ 耳聋，两颞颥痛，中渚主之。

［语译］ 耳聋听不到声音，头两侧颞颥处疼痛，应取手少阳经的俞穴中渚主治。

［原文］ 耳焞焞浑浑[1]聋①无所闻，外关②主之。

［校勘］

①“聋” 原无，据《千金》卷三十、《外台》卷三十九补。

②“外关” 原作“外闻”，据《千金》卷三十、《外台》卷三十九改。

［注释］

[1]“焞焞(tūn tūn 吞吞)浑浑” 听不清楚的意思。“焞焞”，暗也。“浑浑”，浊也。在此均作不清楚解。

［语译］ 耳聋听不到声音，应取手少阳经的络穴外关主治。

［原文］ 卒气聋，四渎主之。

［语译］ 突然因气闭而聋不闻声的，应取手少阳经的四渎

穴主治。

手足阳明脉动发口齿病第六

［提要］　本篇论述：由于手足阳明经脉感受邪气而发生口齿疾病的辨证、治疗原则及主治俞穴。

［原文］　诊龋痛，按其阳明之来，有过者独热。在左者左热，在右右热，在上上热，在下下热。

［语译］　龋齿痛应诊察阳明经脉，若按手足阳明之脉，搏动太过的，即知其经受热邪。邪在左则左热，邪在右则右热，邪在上则上热，邪在下则下热。

［原文］　臂之阳明，有入頄遍①齿者，名曰大迎②，下齿龋取之臂。恶寒补之（一作取之），不恶③泻之[1]（《灵枢》名曰禾窌，或曰大迎，详大迎乃是阳明脉所发，则当云禾窌是也，然而下齿龋又当取足阳明禾窌大迎，当试可知耳）。

［校勘］

①“頄遍”　原作“鼽”，据《灵枢》寒热病篇、《太素》寒热杂说改。

②“大迎”　《太素》寒热杂说作“人迎”。

③“不恶”　《太素》寒热杂说、《灵枢》寒热病均作“不恶寒”。

［注释］

[1]“臂之阳明……不恶泻之”　《灵枢注证发微》注：“此言齿龋者，当即上下齿而分经以治之也。臂阳明即手阳明大肠经也，以其脉行于臂，故不称曰手而曰臂也。手阳明之脉，其支者从缺盆上颈，循天鼎、扶突，上贯于颊，入下齿缝中，还出挟口，交人中，左之右，右之左，上挟鼻孔，循禾髎、迎香以交于足阳明。故曰臂阳明有入頄遍齿者，其名曰大迎，正以大迎出足阳明穴，而手阳明之脉，则入而交之也。齿有痛病，谓之龋，故下齿病龋

者，当取此臂阳明之穴。如恶寒饮者，虚也，宜补之。不恶寒饮者，实也，宜泻之。”

[语译] 手阳明脉，有上入颧部而遍行于齿的，叫做大迎，下齿龋痛，应取手阳明经治疗。若恶寒饮的就用补法，不恶寒饮的就用泻法。

[原文] 足太阳①有入頄②遍齿者，名曰角孙，上龋齿取之在鼻与頄③前。方病之时，其脉盛，脉盛则泻之，虚则补之。一曰取之出鼻外④，方病之时，盛泻虚补[1]。

[校勘]

①“足太阳” 原作“手太阳”，据《灵枢》寒热病篇、《太素》寒热杂说改。

②“頄” 《太素》寒热杂说作“颊”。

③“頄” 原作“鼽”，原校：“一作頄”，《灵枢》寒热病篇与原校同，据改，并删原校。

④“鼻外” 原作“眉外”，据《灵枢》寒热病篇改。

[注释]

[1]“足太阳有入頄遍齿者……盛泻虚补” 《灵枢注证发微》注：“足太阳膀胱经之脉，亦入頄遍齿。其所入之脉，乃手少阳三焦经之角孙穴。其上齿龋者，正足阳明胃经脉气之所历，取之在鼻与頄前，乃地仓、巨髎等穴也。如正痛之时，其脉必盛，盛则宜泻之，或虚则宜补之。一曰当取之出于鼻外，即本经之禾髎、迎香等穴也。”

[语译] 足太阳脉有入颧遍行于齿的，叫做角孙。上齿痛，当取鼻和颧前。正在痛时，其脉必盛，盛则泻之，若脉虚则补之。一说，当取鼻外，盛则泻，虚则补。

[原文] 齿动①痛，不恶清饮，取足阳明；恶清饮，取手阳明。

[校勘]

①“动” 《灵枢》杂病篇、《太素》头齿痛均无。

［语译］ 齿动而痛，不恶凉饮的，应取足阳明胃经；恶凉饮的，应取手阳明大肠经。

［原文］ 舌缓漾下，烦①闷，取足少阴。

［校勘］

①“烦” 原作“频”，据《灵枢》寒热病篇、《太素》寒热杂说改。

［语译］ 舌弛缓而口流涎，心中烦闷的，应取足少阳经的俞穴补之。

［原文］ 重舌，刺舌柱以铍针①。

［校勘］

①“铍针” 原作“排针”，据《灵枢》终始篇改。

［语译］ 重舌，应用铍针刺舌柱以治之。

［原文］ 上齿龋肿，目窗主之。

［语译］ 上齿痛肿，应取足少阳、阳维之会目窗穴主治。

［原文］ 上齿龋痛，恶风寒，正营主之。

［语译］ 上齿疼痛，兼恶风寒的，应取足少阳、阳维之会正营穴主治。

［原文］ 齿牙[1]龋痛，浮白及完骨主之。

［注释］

[1]“牙” 《左隐五年传疏》：“颔上大齿谓之为牙”。

［语译］ 齿牙都疼痛，应取足太阳、少阳之会浮白及完骨两穴主治。

［原文］ 齿痛，颧窌及二间主之。

［语译］ 上齿和下齿都痛，应取手太阳、少阳之会穴颧窌、手阳明之荥穴二间主治。

［原文］ 上齿龋，兑端及耳门主之。

［语译］ 上齿痛，应取督脉的兑端穴及手少阳经的耳门穴主治。

［原文］ 齿间出血者，有伤酸，齿床①落痛[1]，口不可开，引

鼻中，龂交主之。

［校勘］

①“齿床”《外台》卷三十九作“齿尖”。

［注释］

［1］“齿床落痛” 即指牙根处痛。“落”，坐落，即地处的意思。

［语译］ 齿缝出血的，因过食酸物而牙根疼痛，口张不开而痛引鼻中，应取督脉的龂交穴主治。

［原文］ 颊肿，口急，颊车骨①痛，齿②不可以嚼，颊车主之。

［校勘］

①“骨” 原无，据《外台》卷三十九补。

②“齿” 原无，据《外台》卷三十九补。

［语译］ 颊肿，口拘急，颊车骨痛，牙齿不敢嚼物，应取足阳明经的颊车穴主治。

［原文］ 上齿龋痛，恶寒者，上关主之。

［语译］ 上齿疼痛而身恶寒的，应取手少阳与足阳明之会穴上关主治。

［原文］ 厥，口僻，失欠，下牙痛，颊肿恶寒，口不收，舌不能言，不得嚼，大迎主之。

［语译］ 四肢发凉，口唇歪斜，不能张口，下牙疼痛，颊肿而身恶寒，口流涎，舌不能言，牙不能嚼，这是风邪侵及阳明经脉所致，应取手足阳明之会大迎穴主治。

［原文］ 失欠，下齿龋，下牙痛，颇肿，下关主之。

［语译］ 不能张口，下部的牙齿痛，眼眶下部肿，这是风邪在足阳明经所致，应取足少阳、阳明之会下关穴主治。

［原文］ 齿牙不可嚼，龂肿，角孙主之。

［语译］ 齿牙疼痛不敢嚼食，齿龂肿痛，应取手足太阳与手、足少阳之会角孙穴主治。

［原文］ 口僻不正，失欠脱颔[①]，口噤[②]不开，翳风主之。

［校勘］

①“脱颔” 原无，据《外台》卷三十九补。

②“噤” 原无，据《外台》卷三十九补。

［语译］ 口歪斜，不能张口，张口则颊车脱臼，或口噤而牙关紧闭，应取手足少阳之会翳风穴主治。

［原文］ 舌下肿，难言，舌纵，喎戾不端，通谷主之。

［语译］ 舌下肿而难以言语，或舌纵弛而口歪斜，这是邪在足少阴经，循经发病，应取冲脉、足少阴之会通谷穴主治。

［原文］ 舌下肿，难以言，舌纵，涎出，廉泉主之。

［语译］ 舌下肿而难以言语，舌纵弛而口流涎的，应取舌根下阴维，任脉之会廉泉穴主治。

［原文］ 口僻，刺太渊，引而下之。

［语译］ 口歪斜，若系风邪侵入手阳明经脉所引起的，应刺手太阴之原太渊穴，以引阳邪而泻之。

［原文］ 口中肿腥[①]臭，劳宫主之。

［校勘］

①“腥” 原无，据《外台》卷三十九补。

［语译］ 口中肿而有腥臭气味，应取手心主经之荥穴劳宫主治。

［原文］ 口干[①]下齿痛，恶寒頔肿，商阳主之。

［校勘］

①“干” 原作“中”，据《外台》卷三十九改。

［语译］ 口中发干，下齿疼痛，恶寒，眼眶下肿，应取手阳明经的井穴商阳主治。

［原文］ 齿龋痛，恶清，三间主之。

［语译］ 齿龋痛，恶饮清冷的，应取手阳明经的俞穴三间主治。

［原文］ 口僻，偏历主之。

［语译］ 口歪斜，应取手阳明经的络穴偏历主治。

［原文］ 口齿痛，温溜主之。

［语译］ 口齿痛，应取手阳明经的温溜主治。

［原文］ 下齿龋，则上齿痛，液门主之。

［语译］ 下齿龋痛，上齿也痛，应取手少阳经的荥穴液门主治。

［原文］ 齿痛，四渎主之。

［语译］ 下齿痛，应取手少阳经的四渎主治。

［原文］ 上牙龋痛，阳谷（一作阳络）主之。

［语译］ 上牙疼痛，应取手太阳的经穴阳谷主治。

［原文］ 齿龋痛，合谷主之。又云少海主之。

［语译］ 齿龋痛，若兼见面口疾患的，应取手阳明经的合穴合谷主治。齿龋痛，若兼见腋下疾患的，应取手少阳经的合穴少海主治。

［原文］ 舌纵涎下，烦闷，阴谷[①]主之。

［校勘］

①“阴谷” 原作“阴交”，据《外台》卷三十九改。

［语译］ 舌纵缓，口流涎，心中烦闷的，应取足少阴经的合穴阴谷主治。

血溢发衄第七（鼻鼽息肉著附）

［提要］ 本篇论述了血溢口鼻而致衄的病因及主治俞穴。

［原文］ 暴瘅[①]内逆，肝肺相薄，血溢鼻口，取天府，此为胃之大腧[②]五部也（五部，按《灵枢》云：阳逆头痛，胸满不得息，取人迎；暴瘖气哽，刺扶突与舌本出血；暴聋气蒙，耳目不明，取天牖；暴拘挛痫痓，足不任身者，取天柱；暴瘅内逆，肝肺相薄，血溢鼻口，取天府。此为胃之五大俞五部也。今士安散作五穴于篇中，此特五部之一耳）。

［校勘］

①“瘴” 原作“痹”，据《灵枢》寒热病篇、《太素》寒热杂说改。

②“胃之大腧” 《灵枢》寒热病篇作“天牖”。

[语译] 突发热病而热留结在内，涉及肺脉，以致脾胃气逆，肝肺之气交迫，而鼻口流血，应取手太阴经的天府穴，这是胃之大腧五部之一。

[原文] 衄而不[1]衃，血流，取足太阳；衃[2]，取手太阳。不已刺腕骨[3]下；不已刺腘中出血。

[校勘]

①“不” 此下原有“止”字，据《太素》衄血删。

②“衃” 原作“大衄衃血”，据《太素》衄血删改。

③“腕骨” 原作“脘骨”，据《太素》衄血改。

[语译] 鼻衄而血不止，赤黑的败血直流，应取足太阳经的俞穴刺之；若败血大出，应取手太阳经的俞穴刺之。如果刺后血仍不止的，应刺腕骨下的腕骨穴；再不止，即刺腘中出血。

[原文] 鼻鼽衄，上星主之；先取譩譆，后取天牖、风池。

[语译] 鼻流清涕及出血，应取督脉的上星穴主治；要先取譩譆，后取天牖、风池。

[原文] 鼻管疽，发为厉[1]，脑空主之。

[校勘]

①“为厉” 《千金》卷三十、《外台》卷三十九均作“为厉鼻”。

[语译] 鼻管疽，发为厉风的，应取足少阳经的脑空穴主治。

[原文] 鼻鼽不利，窒洞气塞，㖞僻多洟鼽衄有痈，迎香主之。

[语译] 鼻流涕而窒塞气息不通，或口歪斜而多鼻涕，或鼻塞衄血而有痈肿的，应取手阳明经的迎香穴主治。

[原文] 鼽衄洟出，中有悬痈，宿肉，窒洞不通，不知香臭，

素窌主之。

[语译] 鼻鼽衄,流鼻液,鼻中生痈或有息肉,以致鼻孔室塞不通,不知香臭的,应取督脉的素窌穴主治。

[原文] 鼻室口僻,清洟出,不可止,鼽衄有痈,禾窌主之。

[语译] 鼻室塞,口歪斜,流清涕不止,或鼽衄而鼻有痈肿的,应取手阳明经的禾窌穴主治。

[原文] 鼻中息肉不利,鼻头额频①中痛,鼻中有蚀疮[1],断交主之。

[校勘]

①"额频" 《外台》卷三十九作"頞頔"。

[注释]

[1]"蚀疮" 蚀,败创也,蚀疮,其疮形状如有虫食之。

[语译] 鼻中生有息肉,致气不通利,鼻头和额频中疼痛,或鼻中有蚀疮的,应取督脉的断交穴主治。

[原文] 鼻鼽不得息,不收洟,不知香臭,及衄不止,水沟主之。

[语译] 鼻室塞不得呼吸,鼻液自流,不闻香臭,以及衄血不止的,应取督脉的水沟穴主治。

[原文] 衄血不止,承浆及委中主之。

[语译] 鼻出血不止的,应取任脉的承浆穴及足太阳经的合穴委中主治。

[原文] 鼻不利,前谷主之。

[语译] 鼻窍不通,应取手太阳经的荥穴前谷主治。

[原文] 衄,腕骨主之。

[语译] 鼻出血不止的,应取手太阳经的原穴腕骨主治。

[按语] 本篇所言衄血诸症,其致病原因,都是火热之邪,伤及手足三阳经络,因而血液为热邪所扰而上溢为衄。至其所列俞穴,亦系以大泻手、足三阳经脉的热邪,为其主要治疗目的。

手足阳明少阳脉动发喉痹咽痛第八

［提要］　本篇说明喉痹咽痛的不同症状，以及俞穴主治。

［原文］　喉痹不能言，取足阳明；能言，取手阳明[1]。

［注释］

［1］“喉痹不能言……取手阳明”　《灵枢集注》张志聪注：“喉痹者，邪闭于喉而肿痛也。足阳明之脉，循喉咙挟于结喉之旁，故邪闭则不能言矣，当取之足阳明。手阳明之脉，在喉旁之次，故能言者，取手阳明。”

［语译］　喉痹，不能言语的，病较重，应取足阳明经以泻其下；能言语的，病较轻，应取手阳明经以清其上。

［原文］　喉痹，完骨及天容、气舍、天鼎、尺泽、合谷、商阳、阳溪、中渚、前谷、商丘、然谷、阳交悉主之。

［语译］　（从略）。

［按语］　邪闭于喉而发喉痹肿痛，上列各穴，皆可选为主治。另外如十宣穴，以及少商、关冲、照海、中冲等穴，亦皆可取而主治。

［原文］　喉痹咽肿①，水浆不下，璇玑主之。

［校勘］

①“咽肿”　《外台》卷三十九作“咽痛”。

［语译］　喉痹咽肿，而致水浆不能咽下的，应取任脉的璇玑穴主治。

［原文］　喉痹食不下，鸠尾主之。

［语译］　喉痹而至不能进食的，应取任脉的鸠尾穴主治。

［原文］　喉痹咽①如哽②，三间主之。

［校勘］

①“咽”　《外台》卷三十九作“肿”。

②“哽”　原作“梗”，据《外台》卷三十九改。

［语译］　喉痹，咽中如有物哽塞的，应取手阳明经的俞穴三间主治。

［原文］　喉痹不能言，温溜及曲池主之。

［语译］　从略。

［按语］　此与上文“喉痹不能言”重出，但上文言“取足阳明”，而此则曰“温溜及曲池主之”，两者所取之经和俞穴，虽有差异，但以清热通闭为治疗目的，则是一致的。

［原文］　喉痹气逆，口㖞，喉咽如扼①状，行间主之（《千金》作间使）。

［校勘］

①“扼”原作“栀”，据嘉靖本、《千金》卷三十、《外台》卷三十九改。

［语译］　喉痹而气上逆，口歪斜，喉咽如有被用手掐住一样的感觉，应取足厥阴经的荥穴行间主治。

［原文］　咽中痛，不可内食，涌泉主之。

［语译］　邪在足少阳之络，致肾水虚火上炽而咽中痛不能进食的，应取足少阴经的井穴涌泉主治。

气有所结发瘤瘿第九

［提要］　本篇说明瘤瘿的腧穴主治。

［原文］　瘿[1]，天窗（一本作天容，《千金》作天府）及臑会主之。

瘤[2]瘿，气舍主之。

［注释］

[1]“瘿”　颈瘤病。《病源》瘿候：“瘿者，由忧恚气结所生。亦曰饮沙水，沙随气入于脉，搏颈下而成之。初作与樱核相似，而当颈下也，皮宽不急，垂搥搥然是也。恚气结成瘿者，但垂核搥搥无脉也；饮沙水成瘿者，有核瘟瘟，无根，浮动在皮中。又

云：有三种瘿：有血瘿，可破之；有息肉瘿，可割之；有气瘿，可具针之。《养生方》云：诸山水黑土中，出泉流者，不可久居，常食令人作瘿病，动气增患"。

[2]"瘤" 《病源》瘤候："瘤者，皮肉中忽肿起，初梅李大，渐长大，不痛不痒，又不结强，言留结不散，谓之为瘤。不治，乃至坻大，则不复消；不能杀人，亦慎不可輙破。"

[语译] 瘿病，应取手太阳经的天窗穴、手阳明、手少阳络脉之会穴臑会主治。

瘤病，应取足阳明经的气舍穴主治。

[按语] 上述三穴都有行气散结的作用，所以古人取之以治瘿瘤。现今此三穴的治疗效果，还须在临床实践中，作进一步的观察。

妇人杂病第十

[提要] 本篇论述了妇人杂病的症状和治法，其主要内容有：

一、妇人重身九月而瘖的道理，怀妊的脉象、产后热病预后的诊断。

二、妇人杂病的不同症状和俞穴主治。

[原文] 黄帝问曰：人有重身[1]，九月而瘖，此为何病？

岐伯对曰：胞之络脉绝也[2]。胞络者，系于肾，少阴之脉贯肾，系舌本，故不能言。无治也，当十月复。《刺法》①曰：无损不足，益②有余，以成其辜(《素问》作疹)。所谓无损③不足者，身羸瘦，无用镵石也。无益其有余者，腹中有形而泄之，泄之则精出而病独擅中。故曰成辜。

[校勘]

①"《刺法》" 原作"治法"，据《素问》奇病论、《太素》重身病改。

②"益" 原作"溢",据《素问》奇病论、《太素》重身病改。

③"无损" 原无,据《素问》奇病论、《太素》重身病补。

[注释]

[1]"重身" 指妇女怀孕。《素问》奇病论王注:"重身,谓身中有身,则怀妊者也。"

[2]"胞之络脉绝也" 《类经》胎孕注:"胎怀九月,儿体已长,故能阻绝胞中之络脉"。

[语译] 黄帝问:妇人怀孕九月而音哑的,这是什么病?

岐伯答:这是因为胞中的络脉阻滞不通的缘故。胞中络脉,连系肾脏,少阴肾脉贯通肾脏而上系舌本。怀孕以后,由于胎儿压迫,致使胞络被阻,少阴脉不能荣于舌本,所以说话时就发不出声音了。这种情况,不须治疗,待至十个月分娩以后,胞络之脉得通,即可恢复。《刺法》上说:不要损不足,益有余,以免因误治而造成疾病。所谓"无损不足",就是说怀孕九月,身体瘦弱,不可再用针刺以伤其气。所谓"无益其有余",就是说腹中已经怀孕,如再用针刺之,会使精气泄而伤胎气,则病邪独得据于胞中。所以说这是因误治而发生的病变。

[按语] 此病名子瘖,是妊娠期间出现声音嘶哑或不能发音的一种疾患,与肾阴不足有关。由于妊娠九个月左右,胎体膨大,胞脉被阻水液不能上荣舌本所致。其临床表现往往伴有头眩耳鸣,心烦,咽喉干燥,甚至五心烦热等阴虚症状,一般不需治疗,绝大多数产后皆可自行恢复。

[原文] 曰:何以知怀子且生也?

曰:身有病而无邪脉也[1]。

[注释]

[1]"身有病而无邪脉也" 《类经》胎孕注:"身有病,谓经断恶阻之类也。身病者,脉亦当病,或断续不调,或弦涩细数,是皆邪脉,则真病也。若六脉和滑,而身有不安者,其为胎气无疑矣。"

[语译] 问:怎样知道是怀孕和生育呢?

答:身有经闭,恶阻,腹大等症候,而脉无病象,就可诊为怀孕。

[原文] 诊女子,手少阴脉动甚者,妊子也[1]。乳子[2]而病热脉悬小,手①足温则生,寒则死。

[校勘]

①"手" 《素问》通评虚实论新校正云:"按太素无手字,杨上善云:足温气下故生,足寒气不下者逆而致死。"

[注释]

[1]"手少阴脉动甚者,妊子也" 《类经》孕脉注:"启玄子云:手少阴脉,谓掌后陷者中,当小指动而应手者也。盖指心经之脉,即神门穴也,其说甚善,然以余验之,左寸亦应。"

[2]"乳子" 妇女在哺乳期间。《素问经注节解》注:"乳子谓妇人生子而哺乳者。"

[语译] 诊察女子的手少阴脉流利滑动的,是已怀孕。

妇女在哺乳期间,发生热病,但脉却动摇无力,这是阳病而得阴脉,主外假热而内真寒。若手足温暖,是元阳未绝,主生;若手足寒,则是邪气胜,元阳已败,主死。

[按语] 本文所说"手少阴脉",在一般情况下,此处的动脉搏动不甚突出,妇女于妊娠之后,特别在三个月后,则搏动比较明显,且带流利的滑象,前人常以之作为诊断妊子的重要依据。但是也有的医家认为"手少阴脉"的切诊部位,应在左寸。近代从事妇产科工作者,不少人对"手少阴脉"的切诊,普遍倾向后一种诊法。

[原文] 乳子中风,病热①喘渴(《素问》作鸣),肩息,脉实②大。缓则生,急则死[1]。

[校勘]

①"中风,病热" 《素问》通评虚实论作"中风热"。

②"实" 原作"急",据《素问》通评虚实论改。

［注释］

［1］“乳子中风……急则死”　《素问经注节解》云：“此肺受风寒，气浮而动，脉见实大有力者，外感之实证也，然实大则实大矣，而脉气和缓，为有胃气，无意外之虞。如不缓而急，是有升无降，真气内竭，未有不死者也。”

［语译］　妇女哺乳期间中风，发热，气粗喘息而肩动，脉象实大。若实大而缓是胃气尚存，主生；若实大而急是胃气已绝，真脏脉见，主死。

［原文］　乳子下赤白，腰俞主之。

［语译］　哺乳期间而患赤白带下，应取督脉的腰俞穴主治。

［原文］　女子绝子，阴挺出，不禁白沥，上窌主之。

［语译］　女子不孕，阴挺出，白带淋漓不止，应取足太阳经的上窌穴主治。

［原文］　女子赤白沥，心下积胀，次窌主之。

［语译］　女子，赤白带下，淋沥不止，心下有积聚而胀满的，应取足太阳经的次窌主治。

［原文］　腰痛不可俯仰次窌主之①，先取缺盆，后取尾骶②。

［校勘］

①“次窌主之”　原无，参《千金》卷三十、《外台》卷三十九补。

②“尾骶”　《外台》卷三十九作“尾骶与八窌”。

［语译］　腰痛不可俯仰的，应取足太阳经的次窌穴主治，要先取缺盆，后取尾骶。

［原文］　女子赤淫时白，气癃，月事少，中窌主之。

［语译］　女子阴道流出赤色浊物，有时还流白色浊物，膀胱气闭而小便不利，月事亦少，应取足太阳经的中窌穴主治。

［原文］　女子下苍汁，不禁赤沥，阴中痒痛，引①少腹控眇，

不可俯仰，下窌主之。刺腰尻交者，两胂上，以月死生为痏数，发针立已。

［校勘］

①“引” 原无，据《千金》卷三十、《外台》卷三十九补。

［语译］ 女子阴道流出苍青色浊物，或赤带淋沥不止，而且阴中痒痛，牵引到少腹和胁下空软处，身体不能俯仰，应取足太阳经的下窌主治。刺下窌穴和髂嵴以下的肌肉坚实处，要以月的盈亏为痏数，出针后，其病即立愈。

［按语］ 以上所述腰髁下尻骨两旁的八窌穴，治疗腰痛和女子前阴各种疾患，均具有良好的效果。

［原文］ 肠鸣泄注，下窌主之。

［语译］ 从略。

［按语］ 本条重出，见卷十一第五，内容似与本篇无关，疑有误。

［原文］ 妇人乳余疾，肓门主之[①]。

［校勘］

①“之” 原脱，据嘉靖本、京师本补。

［语译］ 妇女哺乳期间的其它病，都可取足太阴经的肓门穴主治。

［原文］ 乳痈[①]，寒热短气，卧不安，膺窗主之。

［校勘］

①“乳痈” 原脱，据嘉靖本、《千金》卷三十、《外台》卷三十九补。

［语译］ 乳痈，身发寒热，呼吸气短，睡眠不安，应取足阳明经的膺窗穴主治。

［原文］ 乳痈，凄索寒热，痛不[①]可按，乳根主之。

［校勘］

①“痛不” 原脱，据嘉靖本、《千金》卷三十、《外台》卷三十九补。

［语译］ 乳痈，发冷发热，疼痛拒按，应取足阳明经的乳根穴主治。

［原文］ 绝子，灸脐中，令有子。

［语译］ 妇女不孕，灸任脉的神阙穴，可使之怀孕。

［原文］ 女子手脚拘挛，腹满，疝，月水不通，乳余疾，绝子阴痒，阴交主之。

［语译］ 女子手脚筋脉拘挛，腹中胀满，寒疝作痛，月经不通，以及哺乳期间的疾患和不孕症，阴中作痒等症，均应取任脉的阴交穴主治。

［原文］ 腹满疝积，乳余疾，绝子阴痒，刺石门(《千金》云：奔豚上腹坚痛，下引阴中，不得小便，刺阴交入八分)。

［语译］ 妇人腹胀满，有寒疝积聚及哺乳期间的其他疾患，不孕，阴中作痒的，均应刺任脉的石门穴。

［原文］ 女子绝子，衃血在内不下，关元主之(《千金》云：胞转不得尿，少腹满，石水痛，刺关元，亦宜灸)。

［语译］ 女子不孕，有血块凝聚在腹内不能泄下，应取任脉的关元穴主治。

［原文］ 女子禁中痒，腹热痛，乳余疾，绝子内①不足，子门[1]不端，少腹苦寒，阴痒及痛，经闭不通，中极主之。

［校勘］

①"子内" 原无，据《千金》卷三十、《外台》卷三十九补。

［注释］

[1]"子门" 一说指子宫外口，一说指阴道，但多倾向于第一种说法。

［语译］ 女子阴中痒，腹中热痛，哺乳期间的其他疾患，或不孕，或内虚不足，或子门不正，少腹发凉，或阴部发痒及痛，经闭不通，应取任脉的中极穴主治。

［原文］ 妇人赤白沃①，阴中干痛，恶合阴阳[1]，少腹䐜坚，小便闭，曲骨主之(《千金》作屈骨)。

［校勘］

①“赤白沃” 原作“下赤白沃后”，据《千金》卷三十、《外台》卷三十九改。

［注释］

［1］“恶合阴阳” 即厌恶性交。

［语译］ 妇人患赤白带下，或阴中干痛，厌恶性交，少腹胀满坚硬，小便闭塞不通，应取任脉的曲骨穴主治。

［原文］ 女子血不通，会阴主之。

［语译］ 女子月经不通，应取任脉别络侠督脉、冲脉之会穴会阴主治。

［原文］ 妇人子脏中有恶血内①逆满痛，石关主之。

［校勘］

①“内” 原无，据《千金》卷三十、《外台》卷三十九补。

［语译］ 妇人子宫中有恶血留逆在内，胀满疼痛，应取冲脉、足少阴之会穴石关主治。

［原文］ 月水不通，奔豚泄气，上下①引腰脊痛，气穴主之。

［校勘］

①“奔豚泄气上下” 《千金》卷三十作“奔泄气”。《外台》卷三十九作“奔气”。《铜人》卷四作“泄利不止，贲气上下”。

［语译］ 子宫虚寒，以致月水不通；奔豚气上下，牵引腰脊疼痛的，应取冲脉、足少阴之会穴气穴主治。

［原文］ 女子赤淫，大赫主之。

［语译］ 女子赤带过多的，应取冲脉、足少阴之会穴大赫主治。

［原文］ 女子胞中痛①，月水不以时休止，天枢主之（《千金》云：腹胀肠鸣，气上冲胸，刺天枢）。

［校勘］

①“痛” 此下《千金》卷三十有“恶血”二字。

［语译］ 女子子宫中疼痛，月水应止而不按时停止的，应

取足阳明经的天枢穴主治。

［原文］ 小腹胀满痛，引阴中，月水至则腰脊痛，胞中瘕，子门有寒，引髌髀，水道主之（《千金》云：大小便不通，刺水道）。

［语译］ 小腹胀满疼痛牵引到阴中，月经来时则腰脊痛，胞中有病块，子门有寒邪，牵引到髌骨和股骨，应取足阳明经的水道穴主治。

［原文］ 女子阴中寒，归来主之。

［语译］ 女子阴中感觉寒冷的，应取足阳明经的归来穴主治。

［原文］ 女子月水不利，或暴闭塞，腹胀满癃，淫泺身热，腹中绞痛，㿉疝阴肿，及乳难，子上[1]抢心，若胞衣不出，众气尽乱，腹满不得反复[2]，正偃卧，屈一膝，伸一膝，并气冲，针上入三寸，气至泻之。

［校勘］

①“上” 原无，据《千金》卷三十、《外台》卷三十九补。

②“复” 《千金》卷三十、《外台》卷三十九均作“息”。

［语译］ 女子月经不调，或突然经闭，腹胀满而小便不利，四肢疫痛无力，身发热，腹中绞痛，㿉疝而前阴肿，以及生育困难，胎儿上冲到心下，或胞衣不下，以致上下诸经之气皆失其常，腹满而致不能反身，若正面仰卧，则必须屈一膝伸一膝，这些病，都应刺足阳明经的气冲穴，进针后针尖向上沿皮刺入三寸，待气至则泻之。

［原文］ 妇人无子，及少腹痛，刺气冲主之。

［语译］ 妇人不孕和少腹痛，是气血虚寒兼有瘀结所致，应刺足阳明经的气冲穴主治。

［原文］ 妇人产余疾，食饮不下，胸胁榰满，目眩[1]足寒，小便难[2]，心切痛，善噫，闻酸臭，痠[3]痹，腹满，少腹尤大，期门主之。

［校勘］

①“目眩” 原作“眩目”，据《外台》卷三十九改。

②“小便难” 原无，据《外台》卷三十九补。

③“痠” 原作“胀”，据《外台》卷三十九改。

［语译］ 妇人产后有疾，饮食不进，胸胁支撑胀满，目眩晕，足凉，小便不利，心下急痛，时常嗳气，能闻到酸臭的气味，四肢痠痛麻痹，腹满少腹部更大，这是肝脾不和所致，应取肝的募穴期门主治。

［原文］ 妇人少腹坚痛，月水不通，带脉主之。

［语译］ 妇人少腹有硬块疼痛，月经不通，这是瘀血凝滞，应取足少阳、带脉之会带脉穴主治。

［原文］ 妇人下赤白，里急瘈疭，五枢主之。

［语译］ 妇人患赤白带下，腹内拘急抽掣，应取足少阳、带脉之会五枢穴主治。

［按语］ 此证还可艾灸神阙、关元二穴。

［原文］ 妒乳[1]（《千金》云：膺胸痛），太渊主之。

［注释］

［1］“妒乳” 因乳汁蕴结，积于乳房，胀硬疼痛，手不得近。或乳头生细小之疮，或痛或痒，搔之则黄水浸淫。

［语译］ 妒乳疮，应取手太阴经的太渊穴主治。

［原文］ 绝子，商丘主之。穴在内踝前宛宛中①。

［校勘］

①“穴在内踝前宛宛中” 此八字疑后人粘注，混入正文，故不译。

［语译］ 妇人不孕，应取足太阴经的经穴商丘主治。

［原文］ 女子疝瘕[1]，按之如以汤沃其股，内至膝，飧泄，灸刺曲泉①。

［校勘］

①“灸刺曲泉” 《千金》卷三十、《外台》卷三十九均无。

［注释］

[1]"女子疝瘕" 病名,其临床表现,除下腹部热痛外还可能出现少腹部窜痛,痛时有形可按,不痛则散,阴道流出浊物等症。

[语译] 女子疝瘕病,少腹发热作痛,以手按之,象用热汤浇其大腿,从内侧至膝部,并兼有飧泄病,应取肝之合穴曲泉刺而灸之。

[原文] 妇人阴中痛,少腹坚急痛,阴陵泉主之。

[语译] 妇人阴中痛,少腹坚硬拘急疼痛,应取足太阴经的合穴阴陵泉主治。

[原文] 妇人漏下①,月②闭不通,逆气腹③胀,血海主之。

[校勘]

①"下" 此下《外台》卷三十九有"恶血"二字。

②"月" 原作"若血"据《外台》卷三十九改。

③"腹" 原无,据《外台》卷三十九补。

[语译] 妇人下血如漏,或者月经闭而不通,症见气逆腹胀,都是血虚的症候,应取足太阴经的血海穴主治。

[原文] 月事不利,见血①而有身反②败[1],阴寒,行间主之。

[校勘]

①"见血" 《千金》卷三十、《外台》卷三十九作"见赤白"。

②"反" 《外台》卷三十九作"皮"。

[注释]

[1]"见血而有身反败" 即妊娠因下血而流产。

[语译] 月经不调,或妊娠因下血而流产,阴中寒冷的,应取足厥阴之荥穴行间主治。

[原文] 乳难①,太冲及复溜主之。

[校勘]

①"难" 原作"痈",据《外台》卷三十九改。

[语译] 妇人产后血虚而乳汁少,应取足厥阴经的俞穴太

冲，足少阴经的经穴复溜主治。

[原文] 女子疝，及少腹肿，溏泄，癃，遗溺，阴痛，面尘黑，目下眦痛，太冲主之。

[语译] 女子患疝病，少腹肿，大便溏泄，小便不利或遗尿，前阴作痛，面色灰黑，目下睑痛，为肝邪犯脾，脾虚不能制水，肝肾气逆，循经发病，应取足厥阴经的俞穴太冲主治。

[原文] 女子少腹大，乳难，嗌干，嗜饮，中封主之。

[语译] 女子少腹膨大，产后乳汁少，咽喉发干而欲饮水，为肝经风火太盛，应取足厥阴经的经穴中封主治。

[原文] 女子漏血，太冲主之。

[语译] 女子前阴下血不止，若系风火煽动以致肝不藏血，足厥阴经的俞穴太冲主治。

[原文] 女子侠脐疝，中封主之。

[语译] 女子挟脐疝痛，应取足厥阴经的经穴中封主治。

[原文] 大疝绝子，筑宾主之。

[语译] 妇人因大疝病而不能受孕的，应取阴维之郄穴筑宾主治。

[原文] 女子疝，小腹肿，赤白淫，时多时少，蠡沟主之。

[语译] 女子患疝病而小腹肿大，赤白带下，时多时少，应取足厥阴经的络穴蠡沟主治。

[原文] 女子疝瘕，按之如以汤沃两股中，少腹肿，阴挺出痛，经水来下，阴中肿，或痒，漉[1]青汁若葵羹，血闭无子，不嗜食，曲泉主之。

[注释]

[1]“漉” 水下貌。

[语译] 女子患疝瘕病，按之象用热汤浇灌两股中一样的热痛；少腹肿大，阴挺出而痛，月经来时阴中肿，或作痒，下青色水液如菜汤；或经闭而不孕，不欲饮食。这些病都是气血虚损，肝失条达所致，应取足厥阴经的合穴曲泉主治。

［原文］ 妇人绝产，若未曾生产，阴廉主之。刺入八分，羊矢下一寸是也[①]。

［校勘］

①“刺入八分，羊矢下一寸是也” 疑后人粘注，混入正文，故不译。

［语译］ 妇人不孕，若从未生育而月经不调的，应取足厥阴经的阴廉穴主治。

［原文］ 妇人无子，涌泉主之。

［语译］ 妇人不孕，若系下元虚寒的，应刺足少阴经的井穴涌泉主治。

［原文］ 女子不字，阴暴出，经水漏，然谷主之。

［语译］ 女子不能生育，猝然阴挺出，经水漏下不止的，应取足少阴经的荥穴然谷主治。

［按语］ 此证亦可艾灸断红穴（二三指缝间指蹼的后方，握拳取之）五分钟。

［原文］ 女子不下月水，照海主之（《千金》云：痹惊善悲不乐，如堕坠，汗不出，刺照海）。

［语译］ 女子不来月经，若系肾阳虚而子宫有寒的，应取足少阴经的照海穴灸之。

［原文］ 妇人淋漓[①]，阴挺出，四肢淫泺，心[②]闷，照海主之。

［校勘］

①“淋漓” 原无，据《千金》卷三十、《外台》卷三十儿补。

②“心” 原作“身”，据《外台》卷三十九改。

［语译］ 妇人经下淋漓不断，阴挺出，四肢痠痛无力，心中发闷，应取阴跷脉所主照海穴主治。

［按语］ 据现代报导，在髂前上棘与耻骨结节联结线中点向内一横指，朝子宫方向斜刺，深度以感觉大阴唇发麻，子宫上抽，腰部和阴道部出现酸胀为标准。对治疗子宫脱垂有较好的

疗效。

[原文] 月水不来而多闭①，心下痛，目肮肮不可远视，水泉主之。

[校勘]

①"月水不来而多闭" 《外台》卷三十九作"月经不来，来而多"。

[语译] 妇人月经延期不来，或闭止，心下痛，眼睛看东西不清楚，或不能远看，应取足少阴经郄穴水泉主治。

[原文] 妇人漏血，腹胀满，不得息，小便黄，阴谷主之(《千金》云：漏血，小腹胀满如阻，体寒热，腹偏肿，刺阴谷)。

[语译] 妇人漏血不止，腹胀满，呼吸不利，小便色黄，应取足少阴经的合穴阴谷主治。

[原文] 乳痈[1]有热，三里主之。

[注释]

[1]"乳痈" 《医宗金鉴》妇科心法要诀云："乳房忽然红肿痛，往来寒热乳痈成"。此证多为阳明、厥阴二经风热壅盛所致。

[语译] 患乳痈而发热的，应取足阳明经的合穴足三里主治。

[原文] 乳痈惊痹①，胫重，足跗不收，跟痛，巨虚下廉主之。

[校勘]

①"惊痹" 《千金》、《外台》同，其义不详。《铜人》《西方子灸经》作"喉痹"，或是。

[语译] 妇人患乳痈，惊痹，足胫沉重，足背弛缓，跟骨疼痛，应取小肠下合穴巨虚下廉主治。

[原文] 月水不利，见血而有身则败，及乳肿，临泣主之。

[语译] 月经不调，或妊娠因下血而流产，以及乳房肿胀，均应取足少阳经的俞穴足临泣主治。

[原文] 女子字难[1],若胞不出,昆仑主之。

[注释]

[1]"字难" 即难产。

[语译] 女子难产,或胞衣不下,应取足太阳经的经穴昆仑主治。

小儿杂病第十一

[提要] 本篇论述小儿惊痫、瘈痛、飧泄的诊断和预后,及杂病的主治俞穴。

[原文] 婴儿病,其头毛皆逆上者死[1]。

婴儿耳间青脉起者,瘈,腹①痛。大便青瓣②,飧泄,脉大③,手足寒,难已;飧泄,脉小,手足温者,易已。

刺④惊痫脉五,针手、足⑤太阴各五,刺经[2],太阳[3]者五,刺手少阴⑥经络傍者[4]一,足阳明[5]一⑦,上踝五寸[6],刺三针。

[校勘]

①"腹" 《灵枢》论疾诊尺篇、《脉经》卷九第九均无。

②"青瓣" 《灵枢》论疾诊尺篇作"赤瓣",《脉经》卷九第九作"青赤瓣"。

③"大" 《灵枢》论疾诊尺篇、《脉经》卷九第九均作"小"。

④"刺" 原无,据《素问》通评虚实论、《太素》刺痫惊数均无。

⑤"足" 《素问》通评虚实论、《太素》刺痫惊数均无。

⑥"刺手少阴" 原作"刺手足少阴",《素问》通评虚实论作"刺手少阴",《太素》刺痫惊数作"刺手少阳"。今据删"足"字。

⑦"一" 《太素》刺痫惊数作"一寸"。

[注释]

[1]"头毛皆逆上者死" 《类经》色脉诸诊注:"婴儿渐成,

水为之本;发者,肾水之荣;头毛逆上者,水不足则发干焦如草之枯者,必劲直而竖也”。

[2]“刺经”《素问》通评虚实论连下句读,马莳、吴昆、张景岳均以此为句,《吴注素问》注:“凡言其经而不及其穴者,本经皆可取”。

[3]“太阳” 杨上善、王冰均以为足太阳,马莳、张景岳均以为手太阳,不知孰是。

[4]“经络傍者”《素问》通评虚实论王注:“手少阴经络傍者,谓支正。”《吴注素问》注:“著某经傍者,非经非穴,取其孙络也。”《类经》刺灸癫狂注:“手少阴之经穴灵台也,在络穴通里之傍。”按:诸说不一,似以吴注义长。

[5]“足阳明” 王冰、马莳、张景岳均指解溪穴。

[6]“上踝五寸” 王冰、张景岳均指光明,马莳指筑宾。

[语译] 婴儿病,头发干枯上竖的,是肾水枯竭,多属死证。

婴儿病,耳间发现青脉,表示有肝胆疾患,多主筋脉抽搐或腹痛等证。大便青色象乳瓣一样,或飧泄,其脉虽大而手足发凉,是阳气将脱,脾气欲绝,病难痊愈;若脉虽小而手足尚温,体虽虚而脾阳未败,病易痊愈。

针刺小儿惊痫病,可取以下五脉:针手、足太阴脉各五次,应当刺其经脉,刺太阳经五次,刺手少阴经傍孙络一次,足阳明一次,足少阳上踝五寸处刺三针。

[原文] 小儿惊痫,本神及前顶、颇会、天柱主之;如反视,临泣主之。

[语译] 小儿惊痫病,应取足少阳经的本神,督脉的前顶、囟会(小儿囟门未合者,取之宜慎)和足太阳经的天柱主治;如果兼有两眼上反症状,即加刺足少阳经的头临泣穴主治。

[原文] 小儿惊痫①,瘈疭,脊急强,目转上插[1],筋缩主之。

［校勘］

①“痫” 此下原有“加”字，据《外台》卷三十九删。

［注释］

［1］“目转上插” 即目上视的意思。

［语译］ 小儿惊痫，四肢抽搐，脊背强急，目转上视，应取督脉的筋缩穴主治。

［原文］ 小儿惊痫，瘈疭脊强，互相引，长强主之。

［语译］ 小儿惊痫，四肢抽搐，脊背强直，肢体互相牵引，应取督脉的络穴长强主治。

［原文］ 小儿食晦[1]头痛，譩譆主之。

［注释］

［1］“食晦” 《普济方》卷四二〇嗜卧：“王氏云：《千金》谓食多身瘦，名曰食晦。”

［语译］ 小儿患食晦病，头痛，应取足太阳经的譩譆穴主治。

［原文］ 小儿痫发，目上插，攒竹主之。

［语译］ 小儿痫发作时，两目上视的，应取足太阳经的攒竹穴主治。

［原文］ 小儿脐风[1]，目上插，刺丝竹空主之。

［注释］

［1］“脐风” 又名“撮口”、“噤风”。以牙关紧闭，强直痉挛，角弓反张，面带苦笑，发生在生下十日之内为特征。

［语译］ 小儿脐风而两目上视的，应取足少阳经的丝竹空穴主治。

［原文］ 小儿痫瘈①，呕吐泄注，惊恐失精，瞻视不明，眵䁾，瘈脉及长强主之。

［校勘］

①“瘈” 原作“痓”，据《外台》卷三十九改。

［语译］ 小儿惊痫，筋脉抽搐，呕吐水泄，惊恐不宁，两目

无神，视物不明，并有眵矆，应取手少阳经的瘈脉穴及督脉的长强穴主治。

［按语］ 长强穴为督脉所发，是治疗痫疾之要穴，今临床多采用治疗本病，瘈脉穴可刺出血，以清手、足少阳之热，筋脉之抽搐即止。

［原文］ 小儿痫喘①，不得息，颅顖[1]主之。

［校勘］

①“痫喘” 原作“惊痫”，据《千金》卷三十、《外台》卷三十九改。

［注释］

[1]“颅囟” 同“颅息”。今多列为手少阳三焦经。

［语译］ 小儿痫病，喘而呼吸不利，应取足少阳经的颅息穴主治。

［原文］ 小儿惊痫，如有见者，列缺主之，并取阳明络。

［语译］ 小儿惊痫，病发时有所妄见的，应取手太阴之络穴列缺主治，同时取手阳明络偏历。

［原文］ 小儿口中腥臭，胸胁榰满，劳宫主之。

［语译］ 小儿口中腥臭，胸胁支满，这是热邪在心与肺，应取心主手厥阴经之荥穴劳宫主治。

［原文］ 小儿咳而泄，不欲食者，商丘主之。

［语译］ 小儿咳嗽，泄泻，不欲进食，应取足太阴经的经穴商丘主治。

［原文］ 小儿痫瘈，手足扰，目昏，口噤，溺黄，商丘主之。

［语译］ 小儿痫病，筋脉抽搐，手足躁扰，目昏不明，口噤不开，小便色黄，应取足太阴经的经穴商丘主治。

［原文］ 小儿痫瘈，遗清①溺，虚则病诸瘕癫②，实则闭癃，小腹中热，善寐，大敦主之。

［校勘］

①“清” 原作“精”，据《外台》卷三十九改。

②“瘕癞” 原作“痫癫”，据《外台》卷三十九改。

［语译］ 小儿痫病，筋脉抽掣，遗清溺，正气虚则发生瘕块或癞疝，邪气实则出现小便闭或不利，以及小腹中热和好睡，这是足厥阴循经发病，均应取足厥阴经之井穴大敦主治。

［原文］ 小儿脐风，口不开，善惊，然谷主之。

［语译］ 小儿脐风，口噤不开，易惊，应取足少阴经的荥穴然谷主治。

［原文］ 小儿腹满，不能食饮，悬钟主之。

［语译］ 小儿腹部胀满，不能进饮食，应取足少阳经的悬钟穴主治。

［原文］ 小儿马痫[1]，仆参及金门主之。

［注释］

［1］“马痫” 是形容其发作的动态和声音。《千金》卷五上少小婴孺方上：“马痫之为病，张口摇头，马鸣欲反折”。

［语译］ 小儿马痫，应取太阳、阳跷之会仆参穴和足太阳之郄穴金门主治。

［原文］ 风从头至足，痫瘈，口闭不能开，每大便腹暴满，按之不下，噫①，悲，喘，昆仑主之。

［校勘］

①“噫” 原作“嚏”，据《外台》卷三十九改。

［语译］ 风邪客入太阳，从头到足，或痫病抽搐，口闭不能开，或每逢大便时则腹部胀满，按之不下，或嗳气，心悲，喘促等，应取足太阳经的经穴昆仑主治。

据校书目

一、《甲乙经》

1. 日本小岛父子批校明新安吴勉学校刊步月楼梓行古今医统正脉全书单行本，其中一、二、三卷曾据正统本批校，校勘中凡称“正统本”者即指此。

2. 余氏批校清末京师医局重刊医统本，曾据明嘉靖本批校，校勘中凡称“嘉靖本”者即指此。

3. 清末京师医局重刊医统本（简称“京师医局本”）。

4. 清光绪十一年乙酉四明存存轩刻本（简称“存存轩本”）。

5. 日本八尾勘兵卫刻本（简称“日刻本”）。

二、《黄帝内经》（简称“内经”）

1.《灵枢经》（简称“灵枢”）

①人民卫生出版社据明·赵府居敬堂刊本校勘排印本（简称“灵枢”或灵枢赵本）

②上海涵芬楼影印正统道藏本（简称“道藏本”）

③清末京师医局重刊医统本（简称“医统本”）

④元·至元己卯胡氏古林书堂刊本（简称“元刊本”）

2.《黄帝内经素问》（简称“素问”）

①人民卫生出版社 1956 年影印明·顾从德本

②人民卫生出版社 1963 年校勘排印本

③上海涵芬楼影印正统道藏本（简称“道藏本”）

④元·至元己卯胡氏古林书堂刊本（简称“元刻本”）

三、《黄帝内经太素》（简称“太素”）

①人民卫生出版社影印兰陵堂仿宋嘉祐本（简称“太素”或

“肖刻本”）

②日本灵溪精舍抄本（简称“日抄本”）

③清·光绪丁酉通隐堂刻本（简称“袁刻本”）

四、《黄帝内经明堂》（简称“明堂”）

《六驿馆丛书》本（残本，只存一卷）

五、《八十一难经》（简称“难经”）

上海涵芬楼影印道藏本

六、《脉经》晋·王叔和

人民卫生出版社影印元广勤书堂刊本

七、《备急千金要方》（简称“千金”）唐·孙思邈

人民卫生出版社影印日本江户医学影北宋本

八、《千金翼方》（简称“千金翼”）唐·孙思邈

人民卫生出版社影印日本文政十二年重雕元大德刊本

九、《诸病源候论》（简称“病源”）隋·巢元方

人民卫生出版社影印周氏校刊本

十、《外台秘要》（简称“外台”）唐·王焘

人民卫生出版社影印经余居刊本

引用及参考书目

1.《类经》明·张介宾

人民卫生出版社影印金阊童涌泉刊本

2.《类经图翼》明·张介宾

人民卫生出版社影印金阊童涌泉刊本

3.《吴注素问》明·吴昆

明·万历木刻本

4.《黄帝内经灵枢注证发微》(简称"灵枢注证发微")明·马莳

古歙鲍氏藏版木刻本

5.《黄帝内经素问注证发微》(简称"素问注证发微")明·马莳

古歙鲍氏藏版木刻本

6.《内经知要》明·李念莪

人民卫生出版社 1956 年影印本

7.《素问集注》清·张志聪

康熙木刻本

8.《灵枢集注》清·张志聪

康熙木刻本

9.《素问直解》清·高士宗

光绪丁亥浙江书局重刊本

10.《素问经注节解》清·姚止庵

人民卫生出版社 1963 年据抚松堂藏版排印本

11.《素问识》日·丹波元简

人民卫生出版社排印本
12.《灵枢识》日·丹波元简
上海科学技术出版社排印本
13.《素问绍识》日·丹波元坚
人民卫生出版社排印本
14.《读素问钞》元·滑寿编辑明·汪机续注
新安祁门朴墅藏版木刻本
15.《黄帝内经素问校义》清·胡澍
商务印书馆丛书集成本
16.《素问灵枢类纂约注》清·汪昂
上海卫生出版社排印本
17.《五行大义》隋·肖吉文休撰
商务印书馆丛书集成本
18.《增辑难经本义》(简称“难经本义”)元·滑寿
商务印书馆排印本
19.《难经集注》吴·吕广等注、明·王九思等辑
商务印书馆排印本
20.《难经汇注笺正》张山雷
上海科学技术出版社排印本
21.《伤寒论》汉·张仲景
重庆人民出版社铅印本
22.《金匮要略》汉·张仲景
人民卫生出版社1963年影印本
23.《医经正本书》宋·程迥
商务印书馆丛书集成本
24.《神农本草经》孙星衍、孙冯翼辑本
商务印书馆排印本
25.《铜人腧穴针灸图经》(简称“铜人”)宋·王惟一
人民卫生出版社影印玉海堂影刻金大定本

26.《针灸资生经》(简称“资生经”)宋・王执中
上海科学技术出版社排印本
27.《十四经发挥》(简称“十四经”)元・滑寿
日本亨保元丙申年翻刻明嘉靖本
28.《针灸大全》明・徐凤
人民卫生出版社排印本
29.《针灸集成》清・廖润鸿
人民卫生出版社影印本
30.《针灸经穴图考》黄竹斋
人民卫生出版社排印本
31.《循经考穴编》不著撰人
上海科学技术出版社排印本
32.《针灸大成》明・杨继洲
人民卫生出版社 1963 年排印本
33.《针灸聚英》明・高武
上海科学技术出版社排印本
34.《针灸问对》明・汪机
上海科学技术出版社排印本
35.《经穴纂要》日・小坂元祐
人民卫生出版社排印本
36.《针灸经穴概要》董德懋
人民卫生出版社排印本
37.《西方子灸经》西方子
元・熊氏卫生堂刊本
38.《针灸学》南京中医学院
江苏人民出版社排印本
39.《中国针灸学概要》中国针灸学概要编辑组
人民卫生出版社排印本
40.《针灸学讲义》高等中医院校统一教材

上海科学技术出版社排印本
41.《针灸腧穴图谱》陆瘦燕、朱汝功
上海科学技术出版社排印本
42.《刘涓子鬼遗方》南齐·龚庆宣编
商务印书馆丛书集成本
43.《活人书》宋·朱肱
商务印书馆丛书集成本
44.《卫生宝鉴》明·罗天益
上海涵芬楼影印元延祐刊本
45.《营卫运行考》廖平
成都存古书局六译馆医学丛书木刻本
46.《肘后备急方》晋·葛洪
上海涵芬楼影印正统道藏本
47.《濒湖脉学》明·李时珍
人民卫生出版社影印本
48.《医经原旨》清·薛雪
简香斋藏版木刻本
49.《三因极一病证方论》(简称"三因方")宋·陈言
人民卫生出版社排印本
50.《兰室秘藏》金·李杲
人民卫生出版社影印本
51.《脾胃论》金·李杲
人民卫生出版社影印医统正脉本
52.《人镜经》不著撰人
据明崇祯十三年徐州河防府校刊本抄本
53.《张氏医通》清·张璐
康熙木刻本
54.《医学纲目》明·楼英
世界书局排印本

55.《圣济总录》宋徽宗赵佶敕撰
人民卫生出版社排印本
56.《太平圣惠方》(简称“圣惠方”)宋·王怀隐等
人民卫生出版社排印本
57.《普济方》明·朱橚等
人民卫生出版社排印本
58.《东医宝鉴》朝鲜·许浚
人民卫生出版社影印朝鲜内医院校正重刊本
59.《图书集成医部全录》(简称“医部全录”)
人民卫生出版社排印本
60.《医宗金鉴》清·吴谦等
人民卫生出版社影印本
61.《景岳全书》明·张介宾
上海卫生出版社影印本
62.《医心方》日·丹波康赖
人民卫生出版社影印日本弘玄院文库本
63.《证治准绳》明·王肯堂
上海卫生出版社影印万历初刊本
64.《本草纲目》明·李时珍
务本堂藏版道光木刻本
65.《奇经八脉考》明·李时珍
人民卫生出版社影印本
66.《医学入门》明·李梴
粤东翰文堂光绪戊戌木刻本
67.《诊家枢要》元·滑寿
上海卫生出版社 1958 年影印本
68.《类证普济本事方》(简称“本事方”)宋·许叔微
上海科学技术出版社排印本
69.《质疑录》明·张介宾

上海图书集成书局光绪丙申排印本
70.《外科正宗》明·陈实功
人民卫生出版社影印本
71.《小儿卫生总微论方》不著撰人
上海卫生出版社排印本
72.《中国医学大辞典》谢观
商务印书馆排印本
73.《中国药学大辞典》陈存仁
人民卫生出版社排印本
74.《永乐大典》
中华书局影印本
75.《宋以前医籍考》日·冈西为人
人民卫生出版社排印本
76.《医籍考》日·丹波元胤
人民卫生出版社排印本
77.《扁鹊神应针灸玉龙经》
明刊本
78.《疡医大全》清·顾世澄
艺石堂藏版木刻本